유태종 박사의
식품동의보감

유태종 박사 著

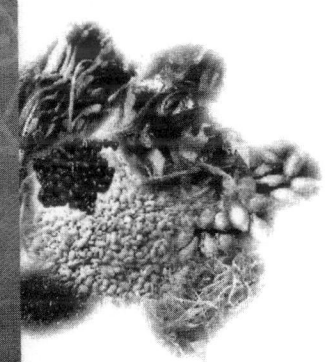

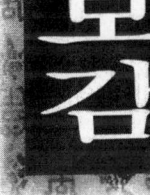

아카데미북

식품동의보감

유태종 박사 지음

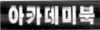

머리말

'식이위천(食而爲天)'이라는 말이 있다. 이 말은 음식의 소중함을 잘 표현하고 있다. 음식을 먹는 것은 본능에 속하는 일이면서 생명 활동의 근원인 동시에 먹는 즐거움 또한 안겨 주는 것이다.

중국에서 일찍이 신농씨(神農氏) 이래 약은 풀로 근본을 삼았다고 하여 나온 말이 '본초(本草)'이다.

본초의 명저『본초강목(本草綱目)』은 중국 명나라 이시진(李時珍)이 1590년에 집대성했다. 1892종을 7항목으로 나눈 것으로 총 52권이나 된다.

우리나라에서는 조선 선조 때 허준(許浚)이 어명으로 편찬한『동의보감(東醫寶鑑)』이 빛나고 있다. 식탁에 올리는 식품이 훌륭한 약이 되며 산과 들의 식물도 좋은 음식 재료가 될 수 있다는 것을 깨우쳐 준 것이다.

서양의학의 시조라는 히포크라테스도 치료를 위해 꿀과 우유 등 식품을 이용했지만 동양보다는 미흡한 점이 많은 것이 사실이다.

위에 소개한 고전들은 출간된 지도 오래고, 그간 많은 과학적 사실이 밝혀지게 되었다. 물론 그 당시에는 없던 식품도 많다.

특정한 식품만이 몸에 좋다고 생각하는 경향이 요즘 팽배하고 있는데 그것은 잘못된 것이다. 저마다의 성분과 특성이 다 다르기 때문에 그것을 잘 알고 활용하는 것이 건강 유지의 기본임을 알아야 한다.

이 책은 그간 동아일보・중앙일보・한국일보 등에 연재한 「식품 카르테」・「식보약보(食補藥補)」・「건강장수와 식생활」과, MBC의 「5분 백과」, 평화방송의 「식품과 건강」, KBS의 「알고 먹읍시다」와 「무엇이든지 물어보세요」 등을 모두 종합하여 정리한, 말 그대로 『식품동의보감』이다.

온 가족의 건강을 위해 가정마다 한 권씩 비치되기를 바라면서 머리말에 대신한다.

1999년 8월
지은이 유 태 종

차 례

ㄱ

가물치 ………………………… 13
가재 …………………………… 15
가지 …………………………… 17
간 ……………………………… 20
갈치 …………………………… 22
감 ……………………………… 24
감잎 …………………………… 28
감자 …………………………… 31
갓 ……………………………… 34
강낭콩 ………………………… 36
개구리고기 …………………… 38
개암 …………………………… 40
거위와 모기 눈알 요리 ……… 42
게 ……………………………… 44
겨자 …………………………… 47
결명자 ………………………… 49
고구마 ………………………… 51
고들빼기 ……………………… 54
고등어 ………………………… 56
고사리 ………………………… 58
고수 …………………………… 61
고추 …………………………… 63
고추냉이 ……………………… 67
곤약 …………………………… 68

구기자 ………………………… 71
국화 …………………………… 74
굴 ……………………………… 77
귀리 …………………………… 80
귤 ……………………………… 81
그레이프푸르트 ……………… 84
근대 …………………………… 86
김 ……………………………… 88
김치 …………………………… 91
꽁치 …………………………… 93
꽃가루 ………………………… 95
꿩 ……………………………… 97

ㄴ

내장 …………………………… 98
냉이 …………………………… 100
넙치 …………………………… 102
녹두 …………………………… 104
녹용 …………………………… 106
녹즙 …………………………… 108
녹차 …………………………… 110
농어 …………………………… 113
느타리버섯 …………………… 115

ㄷ

다슬기 …………………… 116
다시마 …………………… 117
달걀 ……………………… 120
달래 ……………………… 122
달맞이꽃 종자유 ………… 124
달팽이 …………………… 127
닭고기 …………………… 129
당근 ……………………… 133
대구 ……………………… 136
대추 ……………………… 138
더덕 ……………………… 141
도라지 …………………… 143
도루묵 …………………… 145
도미 ……………………… 147
도토리 …………………… 149
돌나물 …………………… 151
동아 ……………………… 152
동충하초 ………………… 154
돼지고기 ………………… 157
두더지고기 ……………… 159
두릅 ……………………… 161
두부 ……………………… 163
두유 ……………………… 166
두충 ……………………… 168
둥글레차 ………………… 171
들깨 ……………………… 172
딸기 ……………………… 175
땅콩 ……………………… 177
뚱딴지 …………………… 180

ㄹ

레몬 ……………………… 182
로열젤리 ………………… 184

ㅁ

마 ………………………… 186
마늘 ……………………… 189
막걸리 …………………… 193
망고 ……………………… 196
매실 ……………………… 197
맥주 ……………………… 199
머루 ……………………… 202
머위 ……………………… 203
메기 ……………………… 205
메뚜기 …………………… 207
메밀 ……………………… 209
메추리고기 ……………… 212
멜론 ……………………… 214
멧돼지고기 ……………… 216
멸치 ……………………… 217
명일엽 …………………… 219
명태 ……………………… 221
모과 ……………………… 223
무 ………………………… 226
무화과 …………………… 229
문어 ……………………… 231
미꾸라지 ………………… 234
미나리 …………………… 236
미역 ……………………… 239
민들레 …………………… 242
밀 ………………………… 244

ㅂ

바나나 …… 247
바지락조개 …… 250
밤 …… 252
배 …… 255
배아 …… 258
배추 …… 260
버섯 …… 262
버찌 …… 265
번데기 …… 267
벌꿀 …… 269
보리 …… 274
보신탕 …… 276
복숭아 …… 278
복어 …… 281
부레 …… 284
부추 …… 286
붕어 …… 288
브로콜리 …… 290
비름 …… 292
비파 …… 293
빵 …… 295

ㅅ

사과 …… 298
사과식초 …… 301
사슴 …… 303
산낙지 …… 305
산딸기 …… 307
산초 …… 309
살구 …… 311

상어 …… 313
상어지느러미와 제비집 …… 316
상치 …… 318
새우 …… 320
생강 …… 323
생수 …… 325
석류 …… 328
석이 …… 330
선짓국 …… 332
설탕 …… 334
성게 …… 337
셀러리 …… 339
소금 …… 341
소라 …… 343
솔잎 …… 345
송이 …… 348
쇠고기 …… 349
수박 …… 352
수수 …… 354
순무 …… 355
술 …… 356
숭어 …… 358
스쿠알렌 …… 360
스피루리나 …… 362
시금치 …… 364
식이성섬유 …… 366
식초 …… 369
쌀 …… 372
쏘가리 …… 376
쑥 …… 378
쑥갓 …… 380
씀바귀 …… 383

ㅇ

아가리커스 …………………… 384
아귀 …………………………… 387
아보카도 ……………………… 388
아스파라거스 ………………… 389
아욱 …………………………… 391
알로에 ………………………… 393
앵두 …………………………… 397
얌 ……………………………… 399
양고기 ………………………… 400
양배추 ………………………… 401
양파 …………………………… 403
어성초 ………………………… 407
여지 …………………………… 408
연근 …………………………… 410
연어 …………………………… 413
염교 …………………………… 415
염소고기 ……………………… 417
엽록소 ………………………… 420
영지 …………………………… 422
오갈피 열매 ………………… 424
오디 …………………………… 427
오리고기 ……………………… 429
오리알 ………………………… 432
오미자 ………………………… 435
오이 …………………………… 437
오징어 ………………………… 439
옥수수 ………………………… 441
올리브 ………………………… 444
완두 …………………………… 446
요구르트 ……………………… 448
우렁이 ………………………… 451
우엉 …………………………… 453

우유 …………………………… 456
유자 …………………………… 459
율무 …………………………… 462
은어 …………………………… 465
은행 …………………………… 467
인삼 …………………………… 470
잉어 …………………………… 475

ㅈ

자두 …………………………… 478
자라 …………………………… 480
잣 ……………………………… 483
장어 …………………………… 486
재첩 …………………………… 490
전복 …………………………… 492
전어 …………………………… 495
젓갈 …………………………… 497
젤라틴 ………………………… 500
조 ……………………………… 502
조개 …………………………… 503
조기 …………………………… 506
조제분유 ……………………… 508
죽순 …………………………… 511
준치 …………………………… 513
쥐치 …………………………… 515
질경이 ………………………… 516

ㅊ

차즈기 ………………………… 518
참깨 …………………………… 519

참새고기 ········· 521	
참외 ············· 523	
참치 ············· 525	
찹쌀 ············· 529	
청경채 ··········· 531	
청국장 ··········· 533	
청어 ············· 536	
초란 ············· 538	
취나물 ··········· 541	
치즈 ············· 543	
칠면조 ··········· 546	
칡 ··············· 548	

ㅍ

파 ··············· 579
파래 ············· 581
파슬리 ··········· 582
파인애플 ········· 584
파파야 ··········· 586
파프리카 ········· 587
팥 ··············· 589
팽이버섯 ········· 592
포도 ············· 593
포도주 ··········· 595
피망 ············· 598
피조개 ··········· 600

ㅋ

커피 ············· 550
컴프리 ··········· 553
케일 ············· 556
코코아 ··········· 558
콜라 ············· 560
콩 ··············· 561
콩나물 ··········· 564
클로렐라 ········· 567
키위 ············· 569

ㅎ

한천 ············· 601
해구신 ··········· 603
해바라기씨 ······· 605
해삼 ············· 607
해파리 ··········· 610
호도 ············· 612
호박 ············· 615
호박씨 ··········· 617
홍어 ············· 619
홍화유 ··········· 621
효모 ············· 623
후추 ············· 626

ㅌ

토끼고기 ········· 571
토란 ············· 573
토마토 ··········· 575
톳 ··············· 578

ㄱ

가물치

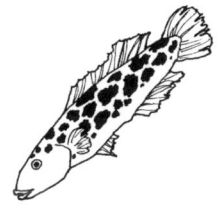

양질의 단백질·칼슘 함량 풍부
임산부 보신에 널리 이용

　가물치는 튼튼해 보이는 생김새만큼 기운도 세고 용맹한 물고기이다. 가물치는 동물성 먹이를 즐기는 공격성 어종으로 번식과 성장이 빠르다. 워낙 식성이 좋아 잉어나 붕어 등 다른 고기의 새끼를 마구 잡아먹어 양어를 하는 사람들에게는 적대시되어 왔다.
　가물치는 가물치과에 속하는 민물고기로, 큰 것은 60㎝ 가량 된다. 몸빛은 짙은 암청갈색이며, 배는 백색 또는 황백색이다. 옆에서 보면 위아래에 가로로 된 불규칙한 무늬가 한 줄 있고 등지느러미 양쪽에 여덟 개의 무늬가 있다. 머리는 뱀과 비슷하게 생겼으며 살은 붉은색을 띤 백색이다.
　가물치는 산모의 보혈 식품으로 널리 이용되어 왔고, 동어(銅魚)·수염(水厭)·여어(鱧魚)·네이(鱧魚)·흑어(黑魚) 등 다른 이름이 많다.

단백질의 함량이 많고(18~20%), 그 질도 우수하며 소화성도 좋다. 다른 생선에 비해 칼슘의 함량이 월등히 많은 것이 특징이다. 이런 점으로 보아 임산부나 발육기의 청소년에게 아주 좋은 보신 식품이라고 볼 수 있다.

가물치는 보신용으로 푹 고아 만든 곰이 좋은데, 가물치의 별미를 맛보기 위해서는 가물치회가 좋다.

가물치회는 가물치의 껍질을 벗기고 살만 도려내어 막걸리에 빨아낸 다음 초고추장에 버무려 만든다. 막걸리에 빠는 것은 가물치의 비린내와 잡맛을 제거해 주는 역할을 한다. 그러나 이 별미의 가물치회도 간디스토마 때문에 이제는 마음 놓고 먹을 수가 없다.

민간요법에서는 이뇨와 몸이 퉁퉁 붓는 증세에 사용해 왔다.

가물치의 쓸개는 급성인후두염에 특효로 알려져 있는데, 쓸개즙을 목구멍 언저리에 떨어뜨리는 방법으로 치료한다. 가물치 쓸개는 다른 종류의 쓸개와는 달리 쓰지 않고 단맛이 난다.

만성신장염에는 동아와 파뿌리를 넣어 곰국을 끓여 먹기도 한다.

가물치 내장을 구워서 항문에 바르면 치질이 잘 낫는다고 한다.

□ 단백질 21.8g 지질 0.8g 탄수화물 0.3g 칼슘 75㎎ 인 191㎎ 칼륨 267㎎

가재

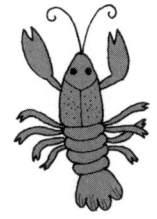

디스토마의 중간숙주 역할
날것은 먹지 않는 것이 좋아

모양이 비슷하고 서로 인연이 있는 데로 편들어 붙는다는 뜻으로 '가재도 게편'이라는 말이 있다. 개울 상류의 돌 밑에 살기 때문에 어렸을 때 돌을 살며시 들어 올려 잡던 추어을 가진 사람이 많을 것이다.

우리나라와 일본 북해도에 주로 분포하는 가재는 가잿과에 속하는 절족(絶足) 동물이다. 새우와 게의 중간형으로 대하(大蝦)와 비슷한데 몸길이는 3~7㎝ 가량이다. 맨 앞의 큰 발에 집게발톱이 있고 뒷걸음질을 잘하는 특성이 있다. 그래서 뒷걸음질이나 지지부진하고 진보가 없는 모양을 비유하는 데 '가재걸음'이라는 말이 쓰인다.

한명(漢名)은 '석해(石蟹)'로, '바위나 돌 밑에 사는 게'라는 뜻이다.

껍데기는 먹지 못하므로 먹을 수 있는 부분은 40%에 지나지 않는다. 껍데기는 키틴질이라는 물질로 구성되어 있는데 이것은 갑각류나 곤충에 있으며 탄산칼슘에 의해 단단하게 강화되고 있다. 이것은 사람이 거의 소화하지 못한다.

게는 새우와 마찬가지로 키로티노이드에 속하는 아스타잔신이라는 빨간색을 가지고 있다. 이것은 조직 내에서 단백질과 결합해서 복합체로 존재하기 때문에 청색 또는 남색을 나타낸다. 그러나 가열되면 아스타잔신과 결합한 단백질이 변성, 분리되어 아스타크산틴이 떨어져 나와 공기 중에서 계속 가열되는 동안에 다시 산화되어 짙은 홍색을 가진 아스타신으로 변하는 것이다. 그렇기 때문에 가재나 게를 요리하면 빨간색으로 변한다.

침을 잘 흘리는 아이에게 가재를 구워 먹이면 잘 낫는다고 민간요법에서는 쓰여 왔다. 열이 날 때는 생가재를 짓찧어 한 공기 정도의 즙을 만들고 조개를 넣어 함께 끓여 먹기도 하였다.

종기가 아물지 않는 곳에 즙을 내어 바르기도 했는데, 홍역에 즙을 먹이면 발진(發疹, 꽃)을 촉진한다는 이야기는 잘못된 것 같다는 견해가 있다.

가재는 겉으로 보아 제아무리 깨끗한 물에 사는 것이라도 기생충을 가지고 있으며 디스토마의 중간숙주 역할을 하고 있다. 그렇기 때문에 생즙을 먹이는 것은 병을 고치기는커녕 난치병을 불러들인다는 것을 명심해야 할 것이다.

가재의 등딱지와 발목을 떼어내고, 쇠고기·파·생강·고추장·기름과 한데 주물러 물을 치고 지진 반찬인 가재지짐이(石蟹騰)가 별미이다.

□ 단백질 16.1g 지질 1.7g 칼슘 149mg 인 238mg 비타민 B_1 0.26mg.

가지

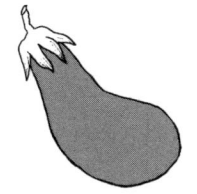

영양가 보잘것없어도 색깔로 한몫
기름 흡수 잘해 튀김 요리로 유용

윤택이 나는 고운 보라색을 우리는 가지색이라고 한다. 가짓과의 식물은 전 세계적으로 82속 1,700여 종이라고 알려져 있는데 한국에는 가지·독말풀·사리풀·담배·꽈리·미치광이·까마중 등 재배종을 합하여 9속 30여 종이 분포하고 있다.

우리가 먹는 가지는 가짓과에 속하는 일년초로서, 줄기의 높이는 60~100cm 가량이다. 한명으로는 '가자(茄子)'라고 한다.

가지는 인도가 원산지로 알려져 있는데 우리나라에는 중국을 거쳐 상당히 오래 전에 도입된 것 같다. 열매의 모양은 둥근 것, 달걀모양인 것, 긴 원통 모양 등 여러 가지다.

열매의 빛깔도 자주색, 흰색, 노란색, 녹색 줄무늬로 되어 있는 것 등 세계 각지에 150여 종이 분포되어 있다.

우리나라 속담에는 몹시 딱하거나 서러워서 목 맬 나무의 크고 작음을 가리지 않고 죽으려 한다는 뜻으로 '가지나무에 목맨다'는 말이 있다.

영양학적으로는 보살 것이 없어 과채류 중에서 영양가가 가장 낮은 것으로 되어 있다. 그럼에도 불구하고 오랫동안 동서양에서 식탁의 벗으로 애용되어 온 데는 무슨 특색이 있었던 것이 틀림없다.

그 특색의 하나는 가지 고유의 고운 빛깔이라고 할 수 있다. 식품의 가치란 꼭 영양가만 가지고 논할 수는 없기 때문이다. 식품의 기호성으로는 빛깔·향기·맛 등을 들 수 있다. 식품의 빛깔은 시각적 효과로 식욕을 도와주는 것이다. 음식의 빛깔은 시각을 통해 중추신경을 자극해서 침이 많이 나게 하며, 먹고 싶은 생각을 강하게 만드는 역할을 한다. 음식을 만들 때 식품의 빛깔을 살리고 색의 조화를 꾀하는 이유가 바로 여기에 있는 것이다.

가지의 매력이라고 할 수 있는 특유한 가지색은 안토시안계의 나스닌(자주색)과 히아신(적갈색)이라는 것이 주성분인데 이들은 딜피니딘과 포도당이 결합한 배당체(配糖體)이다. 이 가지의 빛깔은 익히면 변색하게 되므로 가지의 빛깔을 오랫동안 그대로 살리려면 다음과 같이 하면 좋다.

명반(明礬)을 가지 분량의 0.2~0.3% 정도 물에 녹이거나 녹이 슨 못 0.3~0.4%을 이용하면 변색을 예방할 수 있다. 이 명반이나 쇠를 가지 데치는 물에 섞어 쓰면 알루미늄(명반 속에 있음)과 철분이 안토시안 색소와 강하게 결합해서 가지의 고운 빛깔을 오래도록 유지하게 한다.

가지는 영양분이 적은 식품이라고 하지만 기름 흡수를 잘해 튀김하기에는 알맞은 채소이므로 식욕이 떨어졌을 때 튀김으로 먹으면 칼로리 공급을 쉽게 할 수 있어 좋다.

날것으로 먹으면 혓바늘이 생긴다.

예부터 가지는 천식이나 기침을 하는 사람이 먹으면 기침이 더 나며, 목소리를 많이 쓰는 사람이 많이 먹으면 목을 거칠게 하여 고운 목소리가 안 나온다고 전해 오고 있다.

가지가 든 음식은 식품이 부패, 변질해서 식중독을 일으키는 것을 중화한다고 전해 오고 있으나 확실한 근거는 없는 것 같다.

가지를 서양 사람들은 '달걀나무'라고 부르는데 둥근 가지가 많기 때문에 붙여진 이름인 것 같다.

가지는 빛깔이 선명하고 윤이 나며 가지 꼭지의 흰 부분이 많은 것이 좋은 것이다.

□ 단백질 1.2g 지질 0.4g 탄수화물 6.8g 칼슘 26㎎ 인 45㎎ 비타민 A 30I.U. 비타민 C 8㎎.

간

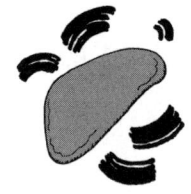

다양한 영양소의 보고
빈혈·강장에 특효

　백수의 왕이라는 사자가 가장 즐기는 것이 동물의 간이라고 한다. 영양학을 전연 모르는 사자가 어설프게 영양을 알고 있는 사람보다 낫다고 할 수 있다. 심한 생존 경쟁에서 피로하고 스태미나가 부족해서는 이겨낼 수가 없다. 사자와 같은 강인한 스태미나를 갖기 바라는 사람은 여러 동물의 간을 애용해야 할 것이다.
　먹은 것의 양이 적어서 먹은 것 같지 않음을 비유할 때 '간에 기별도 안 갔다'고 말할 정도로 간의 중요함을 표현하기도 한다.
　일반 근육의 살코기와는 달리 염통·간·이자·콩팥·지라·밥통·혀 등의 내장 고기를 내장육이라고 하는데 가축의 내장 중에서 간장이 차지하는 비율은 커서 생체 중의 백분율로 표시해 보면, 소는 내장이 33.8%인 데 비해 간은 1.07%, 돼지는 내장이 15.5%인 데 비해 간은 1.56%나 된다.
　간은 위를 반쯤 덮은 암적갈색의 소화선인데 좌우 두 개의 간엽(肝葉)으로 되어 있고 가운데에 쓸개가 붙어 있다. 지조가 없이 형편에 따라 이편에 붙었다 저편에 붙었다 하는 것을 '간에 붙었다 쓸개에 붙었다 한다'는 비유가 여기에 있다.

모든 동물의 간은 신진대사의 중심체이며 큰 화학공장과 같은 것으로 분해·합성·저장·해독·중화 등 만능에 가까운 작업을 수백 가지나 하고 있다. 살코기보다 간이 영양가로 보면 훨씬 비싸야 옳은데 더 싼 것은 어딘지 잘못된 일이 아닐 수 없다.

50g의 간을 먹게 되면 비타민 A는 하루의 필요량을 훨씬 넘게 섭취할 수 있고, 양질의 단백질·지질·비타민 B, 거기에 철·구리·코발트·망간·인·칼슘 등 빈혈이나 스태미나 증강에 필요한 무기질이 놀랄 만큼 풍부하다.

즉 간을 먹게 되면 창고에 쌓여 있는 영양소를 그대로 이용하게 되는 셈이다.

간에는 비타민 B_{12}의 함량도 많아 닭간에는 27.8μg, 돼지간이 65.2μg, 쇠간에는 52.7μg 들어 있다. 간이 악성 빈혈에 효과가 있는 것은 철분과 비타민 B_{12} 함량이 높은 탓이다.

또 간에는 여러 가지 효소가 많아 효소 작용이 강하므로 자기 소화도 잘되어 변질과 부패도 빠르다.

간은 독특한 냄새가 있어 사람에 따라 싫어하는 사람이 많다. 그러므로 요리할 때 머리를 써야 한다. 적당한 향신료를 쓰든지 우유에 한동안 담갔다가 조리하면 독특한 냄새가 가셔서 좋다. 포도주에 담갔다 조리해도 냄새가 가신다.

쇠간의 단백가를 보면 89로 굉장히 높다. 쇠고기의 단백가가 79인 것을 미루어 보아 간의 영양가가 높음을 짐작할 수 있다.

일반적으로 식물성 단백질에 동물성 단백질을 보충하면 영양가는 현저하게 높아진다. 이것은 식물성 단백질에 부족하기 쉬운 필수아미노산이 동물성 단백질에 포함된 것으로 보완되기 때문이다. 그러므로 가정에서 어린이나 남편을 위해 맛있는 간 요리를 자주 밥상에 올리는 주부는 현대판 현모양처인 것이다.

□ 단백질 19.8g 지질 3.4g 칼슘 5㎎ 인 368㎎ 철 10.1㎎ 비타민 A 4,500I.U.

갈치

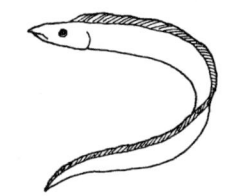

단백질 함량이 풍부
당질이 있어 고유한 풍미

'갈치가 갈치 꼬리를 문다'는 속담이 있는데, 이것은 친한 사이에 서로 모함하는 것을 비유하는 것이다.

칼같이 생겼다고 해서 '갈치'라고 하는데, 신라시대에 칼을 '갈'이라고 했던 사실로 보아 갈치라는 말은 이미 신라 시대에 있었던 것 같다.

새끼를 '풀치'라고 하며, 중부지방에서는 '빈쟁이'라고도 한다.

갈칫과에 속하는 생선으로 몸이 홀쭉하고 얄팍해서 띠 모양으로 길이가 1~1.5m에 달한다. 입은 크고 양 턱과 구개골에 이가 강하다. 등지느러미는 후두부에서 꼬리까지 걸쳐 있고 배지느러미와 꼬리지느러미가 없다. 뒷지느러미는 피하에 파묻혀 있다.

온몸에 비늘이 없고 은백색의 가루 같은 것이 덮여 있으며, 이것이 인공 진주의 광택을 내는데 쓰이므로 많은 양을 수출하고 있다. 한국 전 연해에서 나는데, 특히 서남해에서 많이 잡힌다.

표피에 묻어 있는 은백색의 색소는 소화도 안 되고 영양가치도 없는 것이다. 갈치는 단백질의 함량이 많고 지질이 알맞게 들어 있어 맛이 좋다. 지질은 지느러미가 달린 쪽에 더 많다.

한국 중요 어종의 하나로 서민에게 친숙한 생선이며, 소량이나마 당질이 있기 때문에 고유한 풍미가 있다. 다른 생선과 마찬가지로 칼슘에 비해 인산의 함량이 많아 산성식품이므로 채소와 곁들여 먹어야 한다.

갈치자반(佐飯)은 원래 소금에 절인 갈치를 토막 쳐서 굽거나 찐 반찬을 말하는 것이었는데, 요즈음 자반갈치는 생선 갈치에 소금을 절여 저장용으로 한 것이다.

자반갈치는 생선 갈치보다 수분이 적어 약 60% 정도이며, 단백질이 20%, 지질이 18% 가량으로 되어 있다.

갈치구이나 조림 등 요리를 할 때 미끈한 은백색 가루는 예전에는 호박잎으로 문질러 제거했으나 지금은 플라스틱 솔 같은 것으로 닦아내면 손쉽게 벗길 수 있다.

□ 회분 1.2g 칼슘 46㎎ 인 191㎎ 비타민 A 67I.U.

감

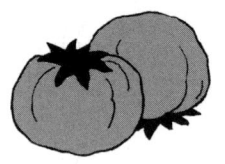

비타민 A와 C가 풍부
설사에 특효… 고혈압에는 간식으로 좋아

높고 푸른 하늘과 붉게 익은 감은 한국의 가을을 가장 잘 나타내 주는 풍경이다. 곶감과 호랑이의 이야기에서 알 수 있듯이 우리의 생활과 감은 매우 친숙한 것이다.

감은 중국·한국이 원산지인 동북아시아 특유의 과일이다. 재배 역사도 깊어 중국에서는 이미 기원전부터 재배해 왔다고 한다.

『제민요술(齊民要述)』(6세기에 저술된 것으로 현재 남아 있는 농업에 관한 중국에서 가장 오래 된 책)에는 이미 곶감 만드는 법과 떫은맛 빼는 방법까지 소개되어 있다.

우리나라에서는 고려 명종 때(1138년) 고욤(감과 비슷한데 과실이 작다)에 대한 기록이 가장 오래된 것이니 감 재배는 고려 때부터 시작된 것으로 추측된다.

감은 원래 온대 과수로서 한국, 중국, 일본에서 많이 난다. 우리나라는 중부 이남에서만 자라지만 병충해에 강하고 특별한 관리를 하지 않아도 되므로 집 근처 빈 터에서 많이 볼 수 있다.

감에는 단감과 떫은감이 있는데, 단감은 추위에 더 약해 따뜻한 곳에서 많이 난다. 나무에 매달려 단단하면서도 단맛을 갖는 품종이 단감이다. 여름이 끝날 무렵부터 떫은맛을 갖는 세포(탄닌 세포)가 굳어지면서 갈색 반점이 많이 생기면 단맛을 갖게 된다.

감의 영양 가치는 매우 높다. 수분이 83% 정도로 다른 과일에 비해 적은 편이며 당분이 14% 이상으로 대단히 많다. 당분의 대부분이 포도당과 과당이어서 소화 흡수가 잘된다. 곶감에는 당분이 45% 가량이나 되어 그야말로 고열량 식품의 대표적인 것이다.

비타민 A 효과를 나타내는 카로틴도 많아 100g에 400I.U. 이상이 들어 있다. 비타민 A는 질병에 대한 저항성을 높이며 피부를 탄력 있고 강하게 하는 특성이 있는 영양소이다.

비타민 C도 30mg% 가량 들어 있어 사과보다 6배나 더 많다. 그러나 다른 과일이 많이 가지고 있는 신맛이 적다. 신맛을 내는 유기산인 구연산과 사과산이 겨우 0.2%밖에 안 들어 있다.

감에는 다른 과일에 없는 떫은맛을 가지고 있다. 이 성분을 탄닌이라고 한다. 떫은감은 이 탄닌이 물에 잘 녹는 수용성으로 존재하기 때문에 떫게 느껴진다. 그런데 단감, 우린감(침시라고도 한다), 곶감이 단맛을 갖는 것은 탄닌이 물에 안 녹는 불용성으로 변했기 때문이다.

같은 품종의 감이라도 추운 지방에서 자란 것이 탄닌의 함량이 높다. 이 탄닌은 많은 약리작용을 해서 감은 예로부터 설사를 멎게 하고 배탈을 낫게 하는 것으로 알려져 왔다. 이것은 탄닌산의 수렴작용이 강하기 때문이다. 수렴(收斂)작용이란 피부를 오그라들게 하는 것인데 떫은맛을 한 입 베어 물면 입 안 가득 찬 것처럼 느껴지는 것이 바로 피부가 오그라들어 수렴작용이 나타나기 때문이다.

탄닌과 같은 수렴제는 체내에서 점막표면의 조직을 수축시켜 설사를 멎게 해준다. 그러므로 변비증세가 있는 사람은 감을 먹지 말아야 한다. 위궤양 증세가 있는 사람은 이 수렴작용이 효과적이어서 감은 좋은 식품으로 추천할 수가 있다.

감의 지혈 작용도 널리 알려져 있다. 피를 토하거나 뇌일혈 증세가 있는 환자에게는 감이 좋다.

지혈뿐 아니라 탄닌은 모세혈관을 튼튼하게 하는 작용도 있어 순환기계 질환을 앓고 있는 사람에게 좋은 것이다. 고혈압인 사람에게는 훌륭한 간식이 된다.

'감을 많이 먹으면 몸이 냉해진다'는 말이 전래되고 있는데, 이것은 떫은맛인 탄닌이 철분과 잘 결합하기 때문에 빈혈을 일으키기 쉬운데서 유래한 것이다.

식품으로 공급된 철분이 체내에 흡수되기 전에 탄닌과 만나면 탄닌산철이 되고 만다. 이 탄닌산철은 사람이 이용할 수 없어 철분 결핍현상으로 적혈구 생성에 문제가 생기는 것이다. 그래서 빈혈이 되면 몸이 차질 수밖에 없다. 빈혈이거나 저혈압인 사람은 감을 먹고 싶어도 안 먹는 것이 현명한 것이다.

술을 마신 후 골치가 아프거나 메스껍다는 등 이른바 숙취에 시달리는 일이 많다. 그때의 괴로움으로 술을 끊겠다고 하나 다시 찾게 되는 것이 술인데 이 고약한 숙취를 예방하거나 치료하는 데 도움이 되는 식품이 있다. 그중 하나가 감이다.

좋지 않은 술을 마셔서 숙취가 생겼다고 하는 사람이 많으나 숙취의 원인은 과음에서 오는 일이 가장 많다. 몸에 흡수된 알코올의 약 10%는 오줌과 호흡을 통해서 몸 밖으로 빠져나가고 그 나머지는 산화되어야 하는데 당질이나 지질 같은 식품 성분은 몸의 어느 곳에서나 산화되나 알코올은 간에서만 산화된다.

인체가 처리할 수 있는 알코올의 양은 시간당 약 15㎖이므로 그 이상의 양은 체내에 머무르게 된다. 취기는 섭취하는 알코올의 양이 늘어남에 따라 심해진다.

마신 술의 알코올은 속히 산화되어야 하는데 그렇지가 못한 것이다. 이 알코올의 산화 분해를 도와주는 영양소가 당분으로 과당, 비타민 C와 콜린으로 알려져 있다. 그러한 성분을 감은 풍부히 가지고 있기 때문에 숙취 예방과 치료 효과가 큰 것이다.

홍시를 먹으면 술이 잘 깬다는 말이 그래서 생긴 것이다. 술꾼은 감을 싫어한다고 하는데 술이 빨리 깨어 좋지 않다는 말이다.

감나무 잎에는 비타민 C가 많아 고혈압에 좋다고 하며, 감꼭지를 달여 마시면 딸꾹질이 잘 낫는다는 민간요법이 있다.

□ **칼슘** 13㎎ 인 36㎎.

감잎

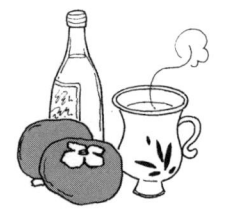

비타민 C의 보고
심장·당뇨병에 좋아

　신록의 5월에 햇볕을 받고 눈이 부시도록 반짝이는 감잎을 우리는 보게 된다. 새 생명이 커 가는 모습이다. 그 윤기 나는 감잎이 바로 비타민 C의 보고인 것이다.
　폴링 박사는 비타민 C에 대해 다음과 같은 말을 한 적이 있다.
　'비타민 C는 감기의 예방과 치료에 뛰어난 효과가 있다. 이것을 많이 섭취하게 되면 바이러스 감염에 대해서 저항력이 증가되어 감기를 예방할 수 있다.'
　또 다른 생화학자인 스톤 박사는 '건강 상태를 최고로 유지하기 위해선 괴혈병을 예방하기 위해 필요한 양보다 훨씬 많은 비타민 C가 필요하다. 단순히 감기나 괴혈병 예방 뿐 아니라 여러 가지 질병의 치료효과가 확인되고 있고 이른바 성인병에도 매우 좋은 것이다'라고 역설하고 있다.
　이러한 성인병 발생의 한 원인으로 청년기에서 중년기에 이르는 사이 비타민 C의 섭취 부족이 크게 관여하고 있다는 것이다. 그 까닭은 비타민 C의 부족으로 양질의 콜라겐이 만들어지지 않기 때문이라고 한다. 콜라겐은 우리 몸의 시멘트와 비슷한 구실을 하는 것인데 이것이 제대로 만들어지지 않으면 혈관을 비롯해 모든 기관이 약해져 뇌출혈 등의 큰 타격을 받게 된다.

그런데 우리는 하루에 얼마나 비타민 C를 먹고 있을까?

한국인은 채소류에서 그 대부분을 공급받고 있으며 과실에서의 공급량은 형편없이 적다.

흔히 비타민 C라고 하면 과실(딸기 52㎎, 귤 30㎎, 사과 6㎎)을 연상하기 마련인데 우리 주위에서 흔하게 보는 감나무 잎에는 놀라울 정도로 많이 들어 있다. 5월에 나는 어린잎에는 100g 중 500㎎이나 들어 있고, 성숙한 잎에는 200㎎ 가량의 비타민 C가 함유된다.

그러나 감잎을 생식할 수는 없다. 차를 만들어 마시면 독성이나 부작용이 없는 이뇨제로서도 좋고, 심장병과 신장병 등에 탁월한 효능이 인정되고 있다. 감잎차를 만드는 요령은 다음과 같다.

되도록 어리고 연한 감잎을 따서 엽맥을 떼어내고 펄펄 끓는 물에 1분가량 담갔다가 꺼내든가, 시루에 넣어 수증기로 찐다. 그 이상 가열히면 비타민 C가 많이 파괴되므로 주의해야 한다. 이렇게 잠시 고열로 처리하면 잎에 들어 있는 산화효소가 불활성화되므로 비타민 C가 더 이상 산화, 파괴되지 않게 된다.

물에서 건져낸 감잎을 물기를 가시게 한 후 잘게 썰어 그늘에서 말리고 밀폐된 용기에 넣어 차와 마찬가지로 냉암소에 보관한다.

감잎차를 마시는 법은 녹차와 마찬가지인데, 감잎차 2.5g에 800㎖의 비율로 끓인 물을 넣고 뚜껑을 닫아 5분 후에 우러나온 물을 마신다.

감잎차 속의 비타민 C는 열에 견디는 힘이 있어 비교적 안전해서 꽤 많은 양이 물에 녹아나와 유효하다. 감잎차가 비타민 C의 함량이 많아 좋다고 하나 맛이 별로 없는 것이 흠이다. 그러나 우려낸 감잎차에 매실주를 한 방울 떨어뜨리거나 유자청을 한 쪽 띄워 마시면 맛이 좋아진다.

감잎차는 순환기질환 외에도 위궤양, 십이지장궤양, 당뇨병 등의 만성질환에도 유효한 자연식품이다.

□ 단백질 12.2g 탄수화물 67.5g 칼슘 740㎎ 인 75㎎ 철 22.6㎎.

감자

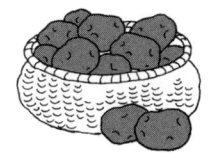

녹말 많고 담백한 맛
남미에서는 끼니마다 먹는 주식

    농가의 어둠침침한 등불 아래 다섯 식구가 둘러앉아 어설픈 식탁에 감자와 음료를 올려놓고 있는 명화가 고호의 「감자를 먹는 사람들」이다. 1880년대에 그려진 이 걸작은 당시의 유럽에서 감자가 가난한 사람들의 주식 역할을 하고 있던 것을 잘 묘사하고 있다.
    강원도의 별명이 '감자바위'라서 동양을 원산지로 알고 있으나 실은 남미이다. 남미 안데스 산맥에서는 잉카족이 오래 전부터 감자·옥수수 등을 식량으로 재배해 왔다.
    이 안데스의 감자를 최초로 신대륙에서 가지고 나간 사람은 스페인 사람이었다. 1532년경부터 그들은 배를 타고 항해할 때 식량으로 이용했는데, 스페인에 정식으로 도입한 것은 1570년으로 되어 있다.
    동양에는 1615년 인도에 도입되었으므로 유럽 전달보다 불과 40년 뒤졌을 뿐이다. 인도 시믈라(Simla)에는 국립중앙감자연구소가 있을 정도로 많이 재배하고 있고 생산량은 450만 톤이나 된다.
    감자는 재병성·육질·휴면성·외관 등을 목표로 많은 품종 개량이 이루어지고 있다.

우리나라에 도입된 것은 조선시대 순조 24년에 만주의 간도 지방에서 두만강을 건너 도입되었다고 하는데 북쪽에서 들어왔기 때문에 '북감자'라고 하기도 한다. 함경도 지방에서는 '양감자'라고 하여 외래 작물임을 말해 주고 있다.

　우리나라 감자 총생산량의 1/4 이상이 강원도에서 생산되고 있고, 순박한 마음씨를 가진 사람들이란 뜻에서 '감자바위'라는 애칭이 붙여진 듯하다.

　감자는 서늘한 기후를 좋아해서 생장 초기는 24℃가 적온이나 후에는 18℃가 적온이다. 식용으로 하는 뿌리줄기의 형성에는 20℃가 적당하며 30℃가 되면 정지하고 만다. 따라서 감자는 세계의 고랭지에 알맞은 일년생 식물이다. 보리가 자라지 못하는 서늘한 곳에서 자란다.

　육식을 많이 하는 나라에서는 끼니마다 식탁에 없어서는 안 되는 식품으로, 독일에서는 '채소의 왕'이라고 할 정도로 감자를 많이 먹으며, 감자는 맛이 담백하고 조리법도 다채로워서 계속해서 먹어도 싫증이 안 나는 것이 특색이다.

　프랑스 사람은 튀긴 감자를, 영국과 북구 사람들은 삶아서 먹기를 좋아한다. 또한 미국 사람들은 다채로운 요리법으로 변화하는 맛과 모양으로 감자를 먹는다.

　지구상 많은 인구를 먹일 수 있는 천혜의 식품은 몇몇 종류로 제한되어 있는데 감자가 그중의 하나로 큰 구실을 하고 있다. 감자는 에너지원으로서 중요할 뿐 아니라 사람의 성장과 건강을 돕는 양질의 단백질과 질소화합물이 풍부한 식품이다.

　감자는 주성분이 녹말인 알칼리성식품이다.

　감자는 철분, 칼륨 및 마그네슘 같은 중요한 무기성분과 비타민 C를 비롯하여 비타민 B 복합체를 골고루 가지고 있다. 그래서 감자를 상용하고 있는 나라에서는 영양 결핍증이 거의 없으며 장수자가 많다. 성분은 품종에 따라 차이가 많으나 고구마보다 수분이 많고 녹말과 당분의 함량이 적은 편이다. 고구마에는 비타민 A가 있으나 감자에는 거의 없다.

그러나 감자는 아미노산의 조성이 우수한 식품으로 모든 필수아미노산을 골고루 가지고 있다. 특히 필수아미노산 중 리신은 식물성 식품에는 드물게 동물성 식품과 맞먹을 정도로 들어 있다.

아미노산 중에서 메티오닌의 양이 조금 적은 편이기 때문에 감자에 우유나 치즈를 곁들여 먹으면 영양 효율이 높아진다. 또 우유는 감자와 비교해볼 때 1/5~1/10의 마그네슘을 가지고 있을 뿐이다. 그래서 우유와 감자를 곁들여 먹으면 우유는 칼슘을 공급하고 감자는 마그네슘을 공급하기 때문에 영양상 서로 보완이 되어 좋다.

감자를 찌거나 삶아서 먹어도 좋지만 얄팍하게 저며서 과자처럼 기름에 튀긴 포테이토칩은 훌륭한 간식이다.

감자는 수분이 적은 밭감자가 좋고 눈 자국이 얕게 팬 것이 상품이다. 감자의 눈이나 햇볕에 쪼인 부분에는 솔라닌이라는 독소가 들어 있어 그것을 먹으면 식중독을 일으키게 된다. 녹색으로 변한 곳과 눈 자국은 잘라내고 조리해야 한다.

발아하면 성분의 소모가 일어나 중량이 가벼워질 뿐 아니라 발아 부분에 솔라닌이라는 독성물질이 더 많이 생긴다. 솔라닌은 아린맛이 있고 많이 먹으면 중독된다. 한 분석 보고에 따르면 솔라닌 함량은 다음과 같다. 꽃 0.6%, 어린줄기 0.5%, 식용 감자 0.012%.

□ 단백질 1.5g 탄수화물 19g 회분 1.2g 칼슘 3mg 인 62mg 철 1.6mg 비타민 B_1 0.17mg 비타민 C 18mg.

갓

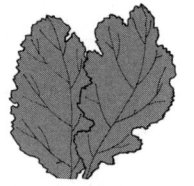

비타민 A · C 풍부
단백질 함량 높은 채소

갓의 한명은 '개채(芥菜)'이고 영어로는 '머스터드리프(mustardleaf)'라고 하는데, 모두 겨자라는 뜻이다. 십자화과에 속하는 일년 또는 이년생 초본이다.

머스터드 즉 겨자는 일반적인 호칭이고, 식물학적으로는 많은 변종이 포함된다. 갓은 겨자의 한 변종으로 가지와 잎이 무성하며 높이는 30~150㎝에 이른다. 갓은 아프리카를 원산지로 추정하고 있는데 이미 오래 전에 서인도 제도와 인도 지방으로 전해졌다고 한다.

서쪽으로는 이집트에서 유럽에 걸쳐, 동쪽으로는 중국을 중심으로 중요한 엽채가 되었다. 이 갓은 우리나라에도 도입되어 품종 분화가 이루어졌다. 동남아시아의 열대 지방에서는 채종이 불가능해 중국에서 종자를 들여다 재배하고 있으며, 히말라야 산록지대와 스리랑카에서도 채소로 재배되고 있다.

인도나 히말라야 산록지대에서는 갓을 주로 삶아 먹는다고 하는데 학명 Brassica의 뜻이 그리스어의 '삶는다'는 뜻인 'brasso'에서 유래했다고 한다.

티벳·네팔 등에서는 갓 잎을 햇볕에 말려 저장하였다가 먹기도 하며 김치 비슷한 절임으로 조리하여 먹기도 한다. 이것은 말하자면 갓김치의 원조가 되는 셈이다. 인도 지방에서는 겨울철의 동물사료로 많이 이용하고 있다.

종류에 따라 성분의 차이가 있으나 우리나라에서 식용으로 이용되는 갓의 잎과 줄기의 성분에는 채소로서는 의외로 단백질이 많다는 것을 알 수 있다. 오이의 단백질 함량은 100g 중 1g이며, 양배추는 1.4g이다. 이 숫자를 비교해 보면 갓의 단백질 함량이 꽤 높다는 것을 알 수 있을 것이다. 우리가 매일 마시는 우유는 단백질성 식품임에도 단백질 함량이 3%를 조금 넘을 뿐이다. 갓의 그 다음 특징은 비타민 A와 C가 대단히 많다는 점이다.

비타민 A는 그 모체가 되는 카로틴의 형태로 들어 있는데 함량이 2300mg나 된다. 카로틴은 흡수된 인체 내에서 비타민 A로 바뀌므로 프로비타민 A라고도 한다. 카로틴은 알파·베타·감마의 세 종류가 있는데 베타가 그 효력이 가장 강하다.

갓의 카로틴이 비타민 A로 이용되는 양이 1,300 I.U.이다. 사람이 하루에 필요로 하는 비다민 A의 양은 2,000 I.U.이다. 이를 보더라도 갓의 비타민 A 효율이 높다는 것을 잘 알 수 있다.

비타민 C의 양은 70mg이나 되는데 이는 매우 많은 양이다. 같은 100g 중의 비타민 C를 보면 사과 5mg, 무 15mg, 귤 35mg, 딸기 80mg으로서 갓의 비타민 C 함량이 높다는 것을 알 수 있다.

따라서 갓을 주재료로 하여 담근 갓김치는 말할 나위도 없거니와 김치의 속을 만드는 데에도 갓을 이용하는 것은 영양적 의의가 매우 크다 하겠다.

갓 열매는 매운맛이 있으면서도 독특한 향이 있어 양념인 겨자로 쓰인다. 겨자는 거담·건위 효과도 크다.

□ 단백질 2.9g 탄수화물 3.2g 칼슘 110mg 인 55mg.

강낭콩

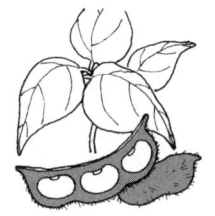

비타민 B군 풍부
당질 대사를 순조롭게 하는 식품

　남미 페루가 원산지로, 꽃은 자줏빛뿐 아니라 흰 것도 있다. 열매는 가늘고 긴 깍지에 백색·황갈색 또는 흑색의 종자가 10개가량 들어 있다. 한명으로는 '강남두(江南豆)'라고 한다.
　강낭콩은 말린 것과 깍지 달린 미숙한 것이 식용되는데, 강낭콩의 단백질은 글로불린이 많은데 필수아미노산으로 리신·류신·트립토판·트레오닌이 많아 우수한 편이다. 따라서 쌀이나 보리에 섞어 먹으면 단백가를 올릴 수 있어 영양 향상이 된다.
　지질 함량은 적으나 레시틴이 많다. 당질 중 전분이 가장 많아 약 35%를 차지한다. 그래서 강낭콩은 빵소 등 제과 원료로 큰 구실을 하고 있다.
　강낭콩 종류에는 일종의 청산배당체(靑酸配糖體)가 들어 있어 이것이 분해되면 청산이 생성된다. 이 청산은 우리가 잘 알고 있듯이 맹독 성분인 그 청산이다. 이 청산 함량이 종류에 따라 다르나 보통 0.005% 내외이어서 별로 문제되지 않으나 라이마콩이나 미얀마콩에는 많기 때문에 제독하지 않고 먹으면 식중독을 일으키게 된다.

강낭콩에는 특히 비타민 B_1·B_2·B_6가 많아 쌀밥을 주식으로 하고 있는 한국인에게는 탄수화물 대사를 순조롭게 하는 식품으로 아주 좋은 것이다.

비타민 B_1이 부족하면 각기병(脚氣病)에 걸린다는 것은 심한 경우이며, 가벼운 증세로는 식욕 부진·변비·피로·신경염·심장장애·부종(浮腫) 등이 일어난다.

비타민 B_1의 하루에 필요한 양은 섭취한 열량 1,000cal에 대해서 0.45mg을 기준으로 하고 있다. 하루에 3,000cal를 먹는 사람이면 1.35mg이 필요한 것이다.

비타민 B_2는 작은창자에서 흡수되며 간장·신장·심장 등에 비교적 많이 들어 있다.

사람은 비타민 B_2를 저장하는 능력은 비교적 작아 한꺼번에 많은 양을 먹어도 체내의 비타민 B_2 양은 그다지 증가하지 않는다. 대부분 오줌으로 배설되고 만다. 이것이 부족하면 동물은 성장이 멎게 되고, 구각염·설염·피부 건조 등의 증세가 나타난다.

필요량은 섭취 열량 1,000cal에 대해서 비타민 B_2 0.5mg을 기준으로 하고 있다.

비타민 B_6는 피리독신이라고도 한다. 단백질 대사와 관계가 깊기 때문에 이것이 부족하면 피부염·식욕부진·구내염(口內炎)·설염(舌炎)·신경염·빈혈 등의 증세가 나타나게 된다.

채소용으로 깍지 채 먹는 풋강남콩은 짙은 녹색이며 쩌먹으면 씹히는 촉감도 좋아 많이 애용되고 있다. 채소용으로 재배되는 품종으로는 마스터피스와 켄터키원다 등이 흔한데, 요리할 때 깍지에 붙은 힘줄을 빼기가 좀 귀찮은 일이다. 그래서 최근에는 미국에서 힘줄이 없는 강남콩(스트링 레스 빈)이 재배되어 인기를 끌고 있다. 이 풋콩은 비타민 C도 20mg나 들어 있다.

□ 단백질 202g 탄수화물 64.1g 회분 3.6g 칼슘 92mg 인 317mg 철 6.7mg.

개구리고기

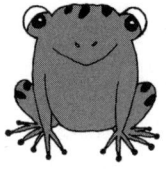

단백질이 많고 지질이 거의 없는 것이 특색

프랑스 등 격식 있는 레스토랑에서는 개구리 요리의 메뉴가 꼭 낀다고 한다. 그만큼 개구리는 고급 식품에 속한다. 나의 어린 시절만 해도 개구쟁이들이 개구리를 잡아 구워 먹는 광경을 흔히 볼 수 있었다.

최근 우리나라에도 식용개구리에 속하는 황소개구리가 도입되어 양식되고 있다. 큰 것은 몸길이가 18~20cm나 되고 무게가 700g이나 되는 것도 있다. 이 황소개구리(Bull frog)는 미국인들이 즐겨 먹는 종류인데 20cm 가량 되는 뒷다리만 잘라서 튀김 요리로 이용한다.

우리나라 사람들이 먹고 있는 이른바 만세탕이라는 것은 보기에도 끔찍하게 전체를 먹고 있다. 옛날부터 영양실조에 걸린 어린이나 헛배 부른 사람에게 특효가 있다고 해서 개구리를 먹여 왔는데 따지고 보면 단백질 결핍 증세를 치료하는 데 아주 적절한 방법이었던 것이다. 개구리 고기는 맛이 닭고기와 비슷해서 중국에서는 논에서 나는 닭이라는 뜻에서 '전계(田鷄)'라고 한다.

단백질이 많고 지질이 거의 없는 것이 특색이다. 식용 개구리의 원산지는 미국 동부지역인데 미식가들이 많이 찾아 이들은 외국에서 양식 개구리를 들여다 쓰고 있다.

개구리는 참개구리과·청개구리과·맹꽁이과·무당개구리과·송장개구리과에 속하는 동물을 총칭하는 것이다.

일부 지방에서는 개구리 알을 경칩(驚蟄 : 우수 다음에 오는 절후인데 동면하는 벌레들이 깨어 꿈틀거리기 시작하는 시기)이라고 해서 강장제로 먹기도 한다.

개구리는 검정말·말·수련 잎을 먹고, 미꾸라지·강새우도 잡아먹는다. 개구리 알은 5일 만에 올챙이로 변하는데 올챙이가 1년 자라면 개구리가 되고 개구리 모양이 된 후 6개월이 지나면 완전히 성숙해서 식용으로 이용한다.

프랑스 요리에도 개구리 다리가 쓰이며 중국에서도 당나라 때부터 개구리를 식용으로 이용했다는 기록이 있고 옛날부터 폐병의 특효약으로 활용해 왔다. 폐병은 '소모성 질환'이라는 표현을 쓰고 있을 정도로 단백질의 소모가 심한 질병이다. 그래서 폐병에 걸리면 빼빼 마른다. 체력 회복을 위해서는 양질의 단백질을 먹는 길밖에 없는 것이다.

임산부의 자양강장제로도 큰 몫을 차지해 왔다.

□ 단백질 16.1g 칼슘 11㎎ 인 175㎎ 비타민 A 20I.U. 비타민 B_1 0.12㎎ B_2 0.07㎎.

개암

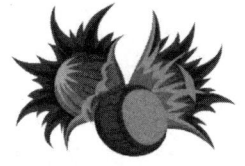

당질·칼슘·비타민 성분 풍부
기력 돋우고 위와 장을 튼튼하게

　개암나무 열매인 개암은 생긴 것이 도토리와 비슷한데 껍데기는 노르스름한 젖빛이며 속살은 유백색이고 맛이 고소하다. 개암나무에 속하는 낙엽 활엽의 관목인데 그 열매를 개암이라 하며, 한명으로는 '진자(榛子)'라고 한다.
　개암나무는 높이 2~3m이고 잎은 타원형인데 고르지 않게 톱니가 있다. 봄에 꽃이 피는데 수꽃은 암갈색, 암꽃은 녹색을 띠며 한 나무에 같이 핀다. 양지바른 따뜻한 곳에서 자라며, 우리나라와 일본, 유럽 등지에 널리 퍼져 있다.
　견과(堅果)는 구형으로서 10월에 익으며 껍질을 벗겨 먹는다.
　도깨비를 내쫓게 했다는 민담이 있는 개암은 날로도 먹고 개암죽과 개암장·개암사탕 등으로도 먹는다.
　유럽종 개암은 당질이 9.3%, 단백질이 14.9%, 지질 65.6%로 우리나라의 것과는 성분이 전혀 다르다.
　우리나라에 야생하는 개암은 성분에서 보는 바와 같이 당질이 많아 영양이 밤과 비슷하다. 특히 칼슘이 많아 발육기의 어린이에게는 우수한 알칼리성식품이다. 그래서 개암은 오랫동안 계속해서 먹으면 위와 장을 튼튼하게 해 주는 것으로 알려져 있다. 순하면서도 단맛을 갖고 있으며 독성이 없기 때문에 오래 계속해서 먹어도 몸에 해롭지가 않다.

개암은 소화성이 좋은 탄수화물과 비타민류를 가지고 있기 때문에 기력을 돋우고 위와 장을 튼튼하게 하는 것이다. 그래서 '개암을 장복한 사람은 배고픔을 모른다'는 말이 있을 정도이다.

그만큼 영양가가 좋다는 것이다. 이렇게 개암의 영양가가 높다는 것이 알려지자 최근에는 개암을 재배하기도 한다.

개암 알을 속에 넣고 밀가루와 설탕을 겉에 발라 만든 사탕을 개암사탕이라고 한다. 개암장이란 개암 알을 넣고 담가서 오래 묵혔다 먹는 간장을 말한다.

개암죽은 병후 회복 음식으로 좋다.

□ 단백질 19.8g 지질 58.5g 탄수화물 13.4g 회분 3.6g 칼슘 312mg 인 784mg 철 3.7mg.

거위와 모기 눈알 요리

콘드로이틴황산 성분이 들어 있어
강장·강정 효과 커

중국 청나라 때의 호걸로 널리 알려진 강의(江儀)가 정력제로 이용한 요리는 색다른 두 가지였다고 한다.

첫째는 거위 요리이다. 살이 통통한 거위 한 마리를 깨끗이 목욕시킨 후, 산 채로 넙적한 철판 위에 올려놓고 그 위에 철사로 엮은 큰 망을 덮는다고 한다. 그리고 약한 불을 지피기 시작하면 철판이 서서히 뜨거워진다. 그러면 거위는 발바닥이 화끈거려 견디지 못해 철사망 속에서 광란의 춤과 더불어 비명을 지르기 시작한다. 그러는 동안에 온몸의 지질이 차츰 발바닥으로 몰려 약 10시간이 지나면 발바닥이 5cm 이상의 두께가 된다는 것이다.

그러면 먼저 이 두툼해진 거위의 발을 잘라내어 먹는다고 한다. 거위의 전 에너지가 이곳에 모여 있어 힘의 원천이라는 것이다.

그 후에는 발이 잘린 채 철판의 열 때문에 심한 갈증으로 파닥거리는 거위에게, 그릇에 담은 매인장(梅仁醬 : 정력에 좋다는 간장의 한 가지)을 넣어 준다. 거위는 그 짠 매인장을 단숨에 들이켜다 숨을 거두게 되고, 거위 고기는 골고루 퍼진 매인장 때문에 조미료는 따로 준비할 필요가 없다고 한다. 호걸이며 호색가로 이름을 떨친 강의는 이 거위고기를 매일 한 마리씩 먹었다고 한다.

또 다른 요리는 문목(蚊目), 모기 눈알이다. 매우 작은 모기 눈알을 수집하는 일이 어려운 것은 당연하다. 그런데 이 희귀한 재료를 얻기 위해 기상천외의 방법을 그들은 생각해 낸 것이다.

평소에 모기를 잘 잡아먹는 것이 무엇인가를 알아본 것이다. 그랬더니 동굴에서 사는 박쥐라는 것을 알았다. 그곳에 사는 박쥐의 똥을 살펴보았더니 모기 몸은 모두 소화가 되었으나, 모기 눈만은 소화가 되지 않아 그대로 남아 있었던 것이다.

그래서 중국 서남쪽에 있는 운남성의 동굴에 사는 박쥐의 똥을 모아 그것을 명주실로 짠 보자기에 담아 흙에서 사금을 추려내듯 물에 담가 정성 들여 씻어낸다. 그러면 마지막에 검은깨보다 더 작은 알갱이가 보자기 천에 달라붙어 남게 된다. 이 까만 알갱이가 전날 밤 박쥐들이 밤하늘을 날면서 잡아먹은 모기떼의 소화되지 않은 눈알이다. 이 진귀한 모기 눈알을 한 숟갈 정도 모으는 데는 대두 한 말 정도의 박쥐 똥이 필요하다고 한다.

이 모기 눈알을 가지고 만드는 요리법도 여러 가지이나 강의가 즐긴 방법 또한 색다르다. 즉 족제비의 생식선에서 추출한 극소량의 기름을 조금씩 뿌리고 소금으로 간을 하면서 약한 불로 천천히 볶는 것이다. 이 희한한 모기 눈알 요리를 강의는 아침저녁으로 한 숟갈씩 즐겼다고 한다.

이 모기 눈알이나 상어지느러미에는 콘드로이틴황산이라는 성분이 들어 있다. 이것은 강장·강정 효과가 있는 성분으로 피부나 혈관, 내장 등에 생기를 주는 것이다. 이것은 또한 간장의 해독 작용이 있다고 한다.

거위 요리와 모기 눈알 요리를 먹고 여인과 접하면, 남자는 아홉 번이나 도원경을 헤매어도 약간의 여력이 남으며, 여인 쪽은 무려 아흔 아홉 번이나 천국을 왕래한 끝에 사흘 동안 실신한 채 깨어나지 못한다고 강의는 술회하고 있다.

게

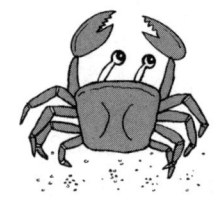

고단백 저지질의 식품
비만증·고혈압·간장병 환자에게 유용

　게는 갑각류(甲殼類) 십각목(十脚目)의 단미류(短尾類)에 속하는 절족(絶足) 동물이다. 꼬리가 짧기 때문에 재주 없는 사람을 '게꼬리 같다'고 한다. 몸이 납작하고 두흉부(頭胸部)가 크고 복부는 하면에 굽어 붙었으며 등과 배는 단단한 딱지에 싸였다.
　다섯 쌍의 발 중 첫째 한 쌍은 집게발로 되어 있는데, 옆으로 기어 다니기를 잘하고 거품을 내뿜는다. 사람이나 동물이 몹시 괴로울 때 부걱부걱 나오는 거품 같은 침을 '게거품'이라고 표현하고 있다.
　꽃게·꽃발게·농게·도적게·칠게·달랑게·바닷참게·탈게 등의 바닷게와 민물게 종류가 많다.
　민물게의 집게발은 짧고 그 바깥쪽에 긴 털이 덮여 있다. 넷째 발이 가장 길고 발마다 짧은 털이 줄을 지어 났기 때문에 식별하기가 쉽다. 몸빛은 녹색을 띤 갈색인데 등딱지 중앙에 H자 모양의 홈이 있으며 배딱지는 희다. 가을 생식기에 암컷의 등딱지 속에 단맛이 있을 때 장맛이 좋다. 그러나 민물게는 폐디스토마의 중간숙주이기 때문에 날것으로 먹거나 게장으로 먹으면 폐디스토마에 걸릴 위험성이 크다.

단백질의 함량이 단연 많은데 그 구성 아미노산의 종류로 중요한 것은 다음과 같다. 류신·아르기닌·리신·이소류신·메티오닌·트레오닌·페닐알라닌·발린·히스티딘·티로신·시스틴 등인데 필수아미노산이 많아 발육기에 있는 어린이에게는 아주 훌륭한 식품이라고 할 수 있다.

특히 지질의 함량이 적기 때문에 맛이 담백할 뿐 아니라 소화성도 좋아 회복기에 있는 사람이나 허약 체질인 사람과 노인에게 좋은 식품이다. 뿐만 아니라 고단백 저지질을 필요로 하는 비만증·고혈압·간장병 환자에게는 권장할 수 있는 것이다. 그러나 게는 산성식품이기 때문에 알칼리성식품과 어울려 먹어야만 그 효과를 더욱 높일 수 있다.

게는 옛날부터 금기식품의 대상으로 되어 왔다. 예를 들면 게와 꿀을 먹으면 죽는다느니, 게와 감을 먹으면 죽는다는 말이 그것이다.

게는 선도가 빨리 떨어지며 세균의 번식이 상당히 빨라 세균성 식중독을 일으키기 쉽다. 그래서 부패한 게를 먹고 난 뒤 꿀이나 감을 먹는 사람이 식중독을 일으켜 사망한 데서 생겨난 말일 것이다. 따라서 신선한 게를 먹고 다른 어떤 음식을 먹어도 탈이 나지는 않는 것이다.

게의 겉껍질이나 발에는 색소로 아스타잔틴이라는 성분이 단백질과 결합해 있다. 게를 삶거나 구우면 빨갛게 변하는 것은 이 색소 단백질이 변성해서 아스타잔틴이 유리되기 때문이다.

게의 산란기는 종류에 따라 다른데 바닷참게와 꽃게는 4월부터 6월 사이다. 게는 영양가가 뛰어나기도 하지만 그 맛이 독특한데 그것은 글리신·프로린·아르기닌·베타인·타우린 등의 성분이 많기 때문이다.

산란기의 게는 맛이 떨어진다. 배에 알이 다닥다닥 붙은 게를 골라서 사는 사람은 게의 맛을 모르는 사람이다.

게는 경북 영덕 게가 유명한데 그 지방의 파전은 게살을 바탕으로 한 것으로 맛이 일미이다. 말린 게살은 수컷의 것이 맛이 더 좋다.
　　게강정이란 음식은 게의 등딱지를 떼고 소를 넣어서 만든 것인데 별미이다.

□ 단백질 13.7g 지질 0.8g 회분 2.1g 칼슘 118mg 인 182mg 철 3.0mg 비타민 C 61mg.

겨자

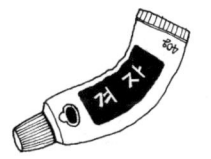

입맛 돋우는 향신료
몸이 찬 사람에게 좋은 식품

 겨자는 쌍자엽(雙子葉) 식물에 속하며 십자화과에 속하는 일년 또는 이년생 초본이다. 한국에는 갓·겨자무·배추·냉이·꽃다지 등 60여 종이 있다.
 아시아가 원산으로 알려져 있으나 서양겨자와 동양겨자의 두 종류가 있다. 1m 가량이나 자라는데 잎은 무 잎 비슷하나 쭈글쭈글하며 가장자리가 톱니 같다.
 4월경에 누런빛의 작은 꽃이 피고 길이 5cm 가량의 원주형의 열매가 맺는다.
 겨자씨는 몹시 작아서 작은 것의 비유로 자주 인용되는데, 황갈색의 맵고 향기로운 맛이 있어 양념과 약재로 쓰여 왔다.
 서양종에는 흑겨자와 백겨자가 있고, 동양종에는 백겨자가 있다. 서양종은 유지의 채취와 보존성을 향상시키기 위해 유지를 약 50% 탈지해서 가루를 내서 쓰고 있다. 동양종은 겨자씨를 천일건조해서 거칠게 빻아 체질을 해서 쓰기 때문에 향기와 매운맛이 차차 약해진다. 그러나 서양 겨자는 오랫동안 보존할 수가 있다.
 겨자의 매운 성분 중 중요한 것을 알릴이소티아시오네이트라는 물질이다. 이 성분은 겨자씨 안에 들어 있는 시니그린(흑겨자 성분)과 시날빈(백겨자 성분)과 같은 유황 배당체에 미로시나제라는 효소가 작용해서 만들어지는 것이다. 시날빈의 경우에는 매운맛이 약하기 때문에 대개 흑겨자와 백겨자를 섞어 쓴다.

겨자가루에 미지근한 물(40℃ 내외)을 넣고 개면 효소가 작용해서 휘발성인 아릴겨자유가 유리되어 겨자 특유의 향기와 맛이 생기게 된다. 따라서 배당체와 그것을 분리하는 효소가 잘 접촉이 되도록 빨리 개야 하는 것이다. 그래서 '겨자는 성급한 사람이 개야 한다'는 말이 생겨난 것이다. 갤 때 술과 식초를 조금 섞으면 보존성이 좋아진다.

겨자의 성분으로는 22% 가량의 탄수화물과 5% 가량의 단백질이 들어 있으며 비타민 B_1 0.70mg, 비타민 B_2 0.15mg가 들어 있다.

반죽된 겨자는 맵고 향기로워 육류의 냄새를 없애 주는 역할을 한다. 비프스테이크나 생선회 등에 겨자가 이용되는 이유가 바로 그것이다.

배추·무·움파·도라지·편육·돼지고기·전복·해삼배·밤 등을 잘게 썰어 뒤에 초·꿀·소금·깨소금 등의 양념을 하고 겨자와 버무려 만든 겨자선은 술안주로 좋을 뿐 아니라 입맛을 잃었을 때 구미를 돋우기도 하는 식품이다.

특히 겨자는 몸이 찬 사람에게 좋은 식품이다. 그러나 위장이 약한 사람은 삼가는 것이 좋다. 찜질약으로도 이용되어 왔고 편도선염과 폐렴에 효험이 크다고 한방에서는 말하고 있다.

한편 겨자물에 목욕을 하면 내장의 염증을 없애 주고 심한 설사를 멎게 하며 신경통과 류머티즘에 잘 듣는다고 한다. 목욕은 200g 가량의 겨자가루를 헝겊에 싼 다음 물에 풀면 된다.

결명자

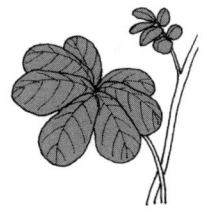

간·신장 기능 돕고 눈도 밝게
변비·고혈압에 좋고 해독 역할

결명자는 인체에서 가장 중요한 기관인 간장과 신장의 강장 효과가 있다고 해서 옛날부터 애용되어 온 음료이다. 결명자를 상용하면 눈이 밝아진다고 해서 한방에서 '결명자(決明子)'라고 한다.

결명자는 차풀과에 속하는 일년초로 줄기의 높이는 80~150㎝ 가량이며, 잎은 달걀모양이다. 잎은 저녁이 되면 손을 모은 것처럼 닫힌다. 초여름부터 노란 오판화가 피며, 활 모양으로 굽은 15㎝ 가량의 깍지가 달린다. 이 깍지 속에 30~35개의 씨앗이 일렬로 들어 있다. 이 반들반들한 암갈색 씨앗을 결명자라고 한다.

멕시코 원산으로 세계 각지에서 재배, 이용하고 있다. 고온을 좋아하며 여름에 왕성하게 발육하므로 한랭한 곳보다 따뜻한 곳에 자란 씨앗이 충실하다. 지력 소모가 심한 풀로 많은 비료를 필요로 한다.

『본초강목(本草綱目)』에 소개되고 있는 결명자의 효용에는 다음과 같은 것이 있다.

간장과 신장의 기능을 돕는다. 오랜 눈병에는 결명자 두 되를 가루 내어 죽에 섞어 먹으면 좋다. 입술의 혈색을 좋게 한다. 숙취에 좋다. 사독(蛇毒)에 잘 듣는다 등등…….

결명엽을 나물로 해서 먹으면 오장을 진하고 눈을 밝게 한다고도 기록되어 있어 결명자를 '환동자(環瞳子)'라고 하기도 한다.

결명자에는 안트라퀴논 유도체라는 성분이 있어 완하·강장·이뇨·고혈압·위가 약한 데 좋다는 사실이 입증된 바 있다.

효능이 좋은 것 몇 가지를 소개하면 다음과 같다.

① 변비는 만병의 근원이라고 말할 정도로 나쁜 것인데 증세가 심하지 않은 사람은 결명자 차를 매일 마시면 좋다. 심한 변비 증세는 결명자 20~30g을 물 0.7ℓ에 달여 0.5ℓ 가량으로 한 것을 하루 2~3회 마시면 효과가 있는데, 이때 꿀을 타서 마시면 더욱 좋다.

② 위약과 위궤양에 좋다.
③ 눈의 피로나 충혈에 좋다.
④ 신장병에 좋다.
⑤ 숙취에 좋다.
⑥ 벌레에 쏘였을 때 잎의 생즙을 바르면 잘 낫는다.
⑦ 고혈압과 간장병에 좋다.

□ 단백질 10.6g 지질 10.8g 탄수화물 50.8g 회분 9.4g 칼슘 4.9mg 인 533mg 철 430mg 비타민 A 18.2I.U.

고구마

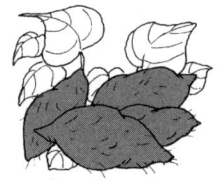

칼륨 성분이 많은 알칼리성식품
변통에 효과

군고구마의 구수한 향기는 따뜻한 고향의 정감을 우리에게 안겨 준다.

콜럼부스가 아메리카대륙을 발견했을 때 처음으로 가지고 간 것이 고구마인데, 지금은 세계 각지의 온대 지방에서 많이 재배되고 있다. 고구마는 중남미가 원산인 메꽃과에 속하는 일년초이다.

고구마는 단위 면적당 칼로리 생산량이 가장 큰 작물로 10ha당 180~200만cal나 된다. 쌀이나 밀에 비하면 재배 관리가 간단하며, 노력과 비료를 적게 들여도 되고, 기상 조건의 변화에도 저항력이 강하다. 세계의 생산량은 약 7,000만 톤인데, 그중 80% 이상이 아시아에서 생산되고 있다.

고구마는 알칼리성식품으로 칼륨 성분이 특히 많다. 그런데 이 칼륨 성분을 사람이 많이 먹게 되면 나트륨과의 길항작용이 있어 몸 밖으로 나트륨이 많이 빠져나가게 된다. 말하자면 칼륨과 나트륨은 서로 시샘을 하게 되는 것이다.

나트륨이라는 성분은 소금의 주성분으로 생리적으로 매우 중요한 것이다. 이것은 혈액·림프액 등에 많으며, 세포 조직의 삼투압 조절,

체액의 산·알칼리 평형 유지에 작용하는데, 특히 신경의 흥분성을 억제하는 작용이 있다. 따라서 칼륨이 많은 고구마를 먹게 되면 소금의 소비가 많아지게 되는 것이다. 그러므로 고구마를 먹을 때 소금기가 많은 김치를 곁들여 먹는 일은 영양의 균형으로 보아 매우 합리적이라고 할 수 있다.

대체로 고구마는 창자 안에서 발효가 일어나 가스가 발생하기 쉽다. 고구마에는 섬유가 많을 뿐만 아니라 아마이드라는 성분이 세균의 번식을 도와주기 때문인 것으로 알려져 있다. 고구마의 단맛은 설탕 3%, 포도당과 과당이 1%나 들어 있기 때문이다.

어린이가 놀다가 장난감이나 식품이 아닌 이물질을 먹었을 때 군고구마를 잘 씹지 않고 삼키게 하면 이물질이 고구마에 휩싸여 배설되게 된다.

고구마는 섬유질 뿐 아니라 수지 성분이 있어 배설을 촉진한다. 날고구마를 잘라 보면 하얀 진이 나오는데 이것은 수지(樹脂) 배당체인 '야라핀'이라는 성분이다. 고구마를 먹으면 피부가 고와진다고 알려져 있는 것도 바로 변통(便通)을 좋게 하는 성질 때문인 것으로 설명된다.

아무래도 고구마의 주성분은 전분이므로 비만증인 사람이나 고혈압·당뇨병·심장질환을 앓는 사람에게는 좋지 않다. 고구마는 100g당 130cal 이상이나 열량이 나오기 때문에 발육기에 있는 청소년에게는 아주 좋은 간식이라고 할 수 있다.

고구마는 수분이 많아 저장하기가 힘들기 때문에 썰어서 말린 고구마로 저장하여 알코올이나 소주를 만드는 데 이용하기도 한다.

고구마는 수확하는 시기에 따라서 부패율이 달라지는데, 땅의 온도가 4℃ 이하로 내려간 때 거둔 것은 100%가 썩게 된다. 서리가 내리기 전에 수확해야 된다는 말이 바로 여기에서 나온 말이다.

고구마를 가장 잘 저장하는 방법은 30~35℃, 습도 90% 이상인 방에다 4~6시간 둔 다음 방 밖에서 10℃ 가량으로 보관해 두는 큐

어링(상처를 아물게 한다는 뜻) 방법이다. 이렇게 하면 표피가 단단해져서 흑반병 같은 병균이 침입하지 못하게 된다.

□ 탄수화물 23.8g 칼슘 22mg 인 42mg 비타민 A 513I.U. 비타민 B_1 0.11mg 비타민 B_2 0.07mg.

고들빼기

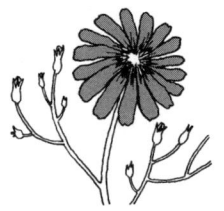

고들빼기 특유의 쌉쌀한 맛은 자연산이 좋아
식욕을 돋울 뿐 아니라 건위 작용까지

    꽃상추과의 산채로, 길이 12~80㎝에 줄기는 적자색을 띠고, 잎은 긴 타원형이나 주걱 모양이다. 산과 들, 논밭 등에서 자라며, 5~9월에 황색 꽃이 핀다.
    다른 산채에 비해 가지를 많이 치고 잎자루가 없는 것이 특징이다. 빗살모양의 잎 앞면은 녹색이지만 뒷면은 회청색에 가깝다. 잎 가장자리에 톱니 같은 것이 있어 까실까실하다.
    지금은 재배를 많이 하고 있다. 자연생은 뿌리가 굵고 길며 적자색이고 잎이 작은 반면, 재배한 것은 잎이 크고 뿌리가 가늘며 작고 암록색을 띤다. 고들빼기 특유의 쌉쌀한 맛은 자연산이 훨씬 좋다.
    한명으로는 '고채(苦菜)'라고 하는데 고들빼기김치와 나물, 겉절이 등으로 이용한다. 전남 지방에서는 고들빼기에 젓국과 양념으로 버무린 무말랭이와, 고춧가루에 버무린 소라젓, 꼴뚜기젓, 갈치속젓, 북어와 밤을 넣고 색다른 고들빼기김치를 담가 먹는다.
    깨끗이 손질하여 씻은 고들빼기를 5% 가량의 소금물에 약 1주일간 담가 쓴맛을 우려내면서 삭힌다. 우리는 동안 2~3회 물을 갈아 준다. 삭힌 고들빼기는 여러 번 씻어 소쿠리에 건져 물기를 뺀다. 달여서 받친 멸치젓국에 고춧가루를 타서 불린 다음 둥글납작하게 썬 밤과 다진 마늘, 생강, 물엿, 통깨를 넣고 고루 저어 양념젓국을 만든다.

이렇게 만든 양념젓국에 고들빼기를 먹기 좋은 크기로 찢어 넣고 실파를 잘라 넣은 다음 고루 버무려 항아리에 눌러 담는다.

쓴맛을 가지고 있어 식욕을 돋울 뿐 아니라 건위 작용을 하는 것으로 전해지고 있다. 쓴맛 성분은 배당체(配糖體)이고 베타카로틴이 많고 무기질을 골고루 가지고 있다.

□ 탄수화물 7.5g 단백질 3.5g 칼슘 101㎎ 인 69㎎ 칼륨 250㎎ 비타민 A 112I.U. 비타민 C 0.12㎎ 비타민 B_2 0.12㎎.

고등어

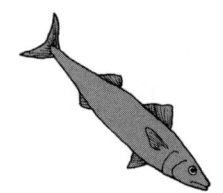

단백질 · 지질 풍부
여름에는 부패 빨라 식중독 위험

고등어만큼 세계 공통적인 생선도 드물 것이다. 고등어 · 꽁치 · 정어리 등 회유어(回遊魚)는 바다의 위층에 주로 살기 때문에 강한 수압을 받지 않는다. 그러므로 깊은 곳에 사는 생선보다 육질이 연해 부패하기 쉽다. 그래서 '고등어는 살아 있으면서도 썩는다'는 말이 생긴 것이다. 살아 있는 것이 썩을 리는 없으나 싱싱해 보이는 것이라도 잘못 먹으면 식중독을 일으키기 쉽다는 뜻일 것이다.

서민적인 생선인 고등어를 먹고 식중독을 일으키는 일이 많은데 그 이유를 보면 다음과 같다.

첫째는 고등어회를 먹으면 복통이나 설사를 일으키기 쉽다. 특히 산란기인 여름에는 내장에 유독 성분이 만들어지므로 삼가야 한다. 둘째는 부패 속도가 다른 생선보다 빠르기 때문이다. 겉으로 보기에는 멀쩡해도 속에서는 부패가 진행되고 있는 일이 많다. 그 이유는 고등어 내장에 들어 있는 여러 가지 소화 효소의 힘이 강한 것도 이유의 하나로 되어 있다.

고등어는 생명을 잃은 후부터 이 효소가 발동을 시작해서 자기소화가 이루어져 변질되며, 부패균이 오염되면 심해어와는 달리 살이 부드러워 부패균이 빨리 번식되는 것이다. 갓 죽어 싱싱한 것은 사후 경직되어 몸이 단단한데, 물이 간 것은 탄력이 없어진다.

고등어에 들어 있는 단백질에는 염기성 아미노산인 히스티딘이 많은 것이 특징이다. 이 히스티딘은 선도가 떨어져 부패가 시작되는 초기에 히스타민이라는 유해 성분으로 변화된다.

이 히스타민이 우리 몸에 쌓이게 되면 신진 대사의 기능에 이상을 가져와 여러 가지 부작용이 일어난다. 알레르기 현상이 일어나기도 한다.

고등어는 가을이 제철이라는 그 때가 맛이 제일 좋으며, 등쪽보다 은백색인 배쪽 살이 지질 함량이 많아 맛이 좋다. 선도가 떨어지는 것은 아가미 속이 붉지 않고 암갈색이며 배를 눌렀을 때 항문에서 즙액이나 내장이 밀려나기도 한다.

고등어의 한명은 고등어(古登魚)・고도어(古刀魚)・청(鯖) 등이다. 일본명이 '사바'여서 해방 후 한때 남에게 교제를 한다는 뜻의 은어로 '사바사바한다'는 말이 유행한 일도 있다.

□ 단백질 20.2g 지질 10.4g 칼슘 26mg 인 232mg 철 1.6mg 비타민 B_1 0.18mg 비타민 B_2 0.46mg.

고사리

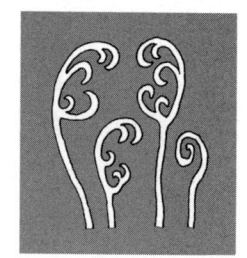

비타민 B₁ 파괴 성분 함유
오래 먹으면 양기와 다리의 힘 약화설

제사상에 올리는 나물이나 사찰 음식으로 가장 애용되는 산채가 고사리이다. 이른 봄 뿌리에서 싹이 돋으면 끝이 말려 있고 솜털이 덮여 있는데, 이 어린순이 나물로 쓰인다.

수양산에 들어간 백이, 숙제가 고사리를 즐겨 먹었으며, 한명으로는 '궐채(蕨菜)'라고 한다.

햇고사리를 넣고 끓인 조깃국이나 비빔밥의 고사리 맛은 독특한 풍미를 가지고 있어 별미가 아닐 수 없다.

그러나 고사리가 암을 유발하는 물질이 들어 있다는 말이 나돌게 되자 갑자기 서리를 맞게 된 듯하다. 암을 일으킨다고 하는데 선뜻 손이 안 갈 것은 당연한 일이다.

발암물질이 문제가 된 것은 외국의 목장이다. 직장암과 방광암 때문에 죽은 소에 대한 조사를 하고 보니 그 근처에 고사리가 많았다. 그 고사리에 미량이기는 하나 발암성인 브라켄톡신이라는 물질이 있는 사실이 밝혀졌다.

『본초강목(本草綱目)』이나 『동의보감(東醫寶鑑)』 등 옛날 문헌을 보면 고사리를 오랫동안 먹으면 눈이 침침해지고 다리 힘이 약해지며 양기가 떨어진다고 소개되어 있다. 그래서 고사리는 소양제(消陽劑)로 알려져 있다.

　식품영양학적으로 그것을 뒷받침하는 사실이 밝혀진 것이다. 고사리에는 특수 성분으로 비타민 B_1을 분해하는 아네우리나제라는 효소가 함유되는데, 이것이 다른 효소와는 달리 내열성이 강한 비타민 B_1 분해 인자라는 사실이다. 고사리에는 비타민 B_1이 들어 있지 않을 뿐 아니라 함께 먹은 식품의 비타민 B_1을 파괴하므로 너무 많이 먹으면 자칫 비타민 B_1 결핍증에 걸리게 되는 것이다.

　비타민 B_1 결핍으로 생기는 대표적인 질병은 각기병이다. 이것은 증세가 심한 경우이고 초기 증세는 나른하고 피로하기 쉬운 것이 특색이다. 이른바 봄을 탄다는 춘곤증의 한 원인이 바로 그것이다.

　포도당이 열량을 내기 위해선 탄산가스와 물로 분해되어야 하는데 중간에 초성포도산과 젖산이 만들어진다. 따라서 초성포도산과 젖산은 곧 분해될수록 몸에 부담을 적게 하므로 좋은 것이다.

　초성포도산과 젖산이 분해될 때 꼭 필요한 영양소가 비타민 B_1이다. 평소 먹는 식품 중에 B_1이 부족하면 맥없이 힘을 쓰지 못하게 되므로 양기가 떨어지는 것은 당연한 일이다.

　비타민 B_1을 많이 가지고 있는 식품은 보리 등 잡곡과 효모, 돼지고기, 땅콩, 포고버섯 등이다.

　삶은 고사리에는 2%의 단백질, 2.6%의 당질과 칼슘, 철분 등 무기질이 많다.

　9월경 고사리 뿌리에서 얻는 전분은 칡 전분보다 더 찰기가 있어 전을 부치거나 풀을 쑤거나 떡과 과자의 원료로도 써 왔다.

　한방에서는 어린잎을 탈항(脫肛) 치료제로, 잎 달린 물을 이뇨와 해열제로 이용한다. 설사에는 고사리 가루를 물에 타 먹기도 한다.

　고사리는 유해한 성분만 있는 것이 아니고 피를 맑게 하고 머리를 깨끗하게 해 주는 성분도 있다. 여러 가지 공해에 시달리는 현대인에게 좋은 짐도 많은 것이다. 그 이유는 칼슘과 갈륨 등 무기질 성분이 풍부한 것도 들 수 있다.

나른한 봄철에 고사릿국이나 고사리나물로 정신을 가다듬었던 조상들의 지혜도 있었다.

문제는 브라켄톡신이라는 발암성 물질이다. 그러나 이것이 처음에 발표된 것처럼 그다지 심각하지가 않다. 그것은 소와 사람의 고사리 먹는 방법과 먹는 양이 근본적으로 다른 점이다. 소는 고사리를 날것으로 먹지만 사람은 삶은 고사리를 먹게 되어 있다. 삶으면 상당히 많은 양의 브라켄톡신이 녹아 나가므로 피해를 줄일 수 있다.

둘째는 먹는 분량인데 소가 방광암을 일으킬 정도의 양은 사람의 경우 300g 이상의 양을 3개월 이상 먹어야 하는 것이다. 제아무리 고사리를 좋아하는 사람이라도 그러한 양을 먹을 수는 없는 노릇이다. 이따금 먹는 고사리나물이나, 찌개에 들어가는 것을 가지고 그렇게 걱정할 필요는 없는 것이다.

어떠한 식품이고 그 특성이 다 다르므로 지나치게 편식하지 말고 골고루 균형 있게 먹는 것이 영양 뿐 아니라 기호성에서도 바람직한 일이다. 식품의 특성을 알고 그 맛을 즐긴다는 것은 하늘이 내린 귀한 선물에 대한 올바른 대접인 것이다.

고사리는 습기가 많은 땅이면 어디서나 잘 자라는데, 온대와 열대에 걸쳐 2,800여 종이 된다. 우리나라에선 이른 봄 줄기가 변화된 뿌리에서 싹이 돋는다.

▢ 말린 고사리 : 단백질 23.7g 탄수화물 44.6g 회분 13.5g 칼슘 225 mg 인 283mg 철 9.5mg 비타민 B_1 0.13mg 비타민 B_2 0.50mg.

고수

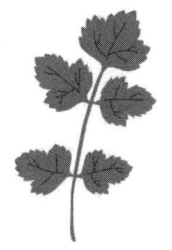

어린잎을 카레 원료나 생선 요리에 넣어 먹어
열매는 깨소금처럼 이용
건위·이뇨·해열·강장제

향신료 작물로 원산지는 지중해 연안 또는 동유럽이라고 알려져 있다. 옛날부터 사원에서 재배되었다고 한다. 향신료 식물 가운데 재배 역사가 가장 오래된 것 중의 하나로 이집트 파피루스에도 기록되어 있으며 고대 묘에서 종자가 발견되었다고 한다.

성서의 출애굽기에도 기록되어 있고 인도나 중국에서도 재배되어 왔다. 영어로는 '코리앤더'라고 하고, 한명은 '향유(香荽)'라고 한다.

미나리과의 일년초로, 줄기 속이 비었고 키는 30~70㎝이다. 잔가지가 많이 생기는데 잎 모양은 오그라들지 않은 파슬리처럼 생겼고 털이 있으며 진한 초록색이다. 씨는 두 개의 반원형으로, 직경이 3~5㎜이다.

익지 않은 종자는 빈대 냄새가 나지만 익으면 오렌지와 비슷한 향기가 난다. 이 빈대 냄새 때문에 독일에서는 '빈대풀(wanzenkraut)'이라고 한다. 독특한 향과 맛을 내는 정유 0.2~1.5%를 갖는다. 정유의 주성분은 리날룰(linalool)이고 제라니올 등도 있다.

잎은 말려서 카레 원료로도 쓰고 생선 요리 등에 넣어 먹는다. 어린 것을 주로 이용한다.

열매는 분쇄하여 깨소금을 이용하듯이 이용하기도 한다. 그리스, 유고, 불가리아, 인도, 동남아시아에서는 매우 중요한 조미식물이다. 한방에서는 건위, 이뇨, 해열, 강장제로 이용해 왔다.

음식으로는 고수풀을 날로 똘똘 말아서 초고추장에 찍어 먹는 고수강회가 있다.

□ 고수 잎 : 수분 87.9% 단백질 3.5% 지질 0.6% 탄수화물 6.5% 회분 1.7% 비타민 A 10,000I.U. 비타민 C는 50mg 이상.

고추

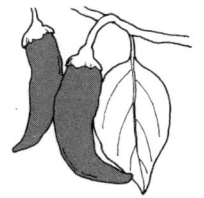

비타민 A와 C 풍부
많이 먹으면 간 기능 해쳐

높은 가을 하늘과 시골 초가지붕 위에 널린 붉은 고추는 한국의 가을 풍경을 나타내는 대표적인 풍물화였다. 뿐만 아니라 한국 음식의 대표적인 양념이 고추와 마늘이 되다시피 바뀌고 있다.

그래서 고추에 얽힌 이야기도 많고 속담도 많다. '고추는 자아도 맵다', '고추밭에 말 달리기', '고추밭을 매도 참이 있다', '고추나무에 그네를 뛰고 잣 껍질로 배를 만들어 타겠다' 등이 그것이다.

고추는 한명의 약초에서 나온 말인데 '당초(唐椒)', '번초(蕃椒)' 등의 이름도 있다. 우리나라와 같은 온대에서는 일년생인데, 열대에서는 다년초이다.

원래 고추는 열대의 남미가 원산지로 스페인 사람이 유럽으로 가지고 간 것이 전 세계로 전파되었다. 페루에서는 2,000년 전부터 재배되었다고 한다.

우리나라에는 임진왜란 때에 일본에서 들어왔다 하여 '왜개자(倭介子)'라고도 불렀다. 따라서 우리가 고추를 알게 된 것은 400년에 불과한데, 1인당 하루 소비량이 5g을 넘고 있을 정도로 한국 음식과는 불가분의 관계를 맺게 되었다.

생남했을 때에는 고추와 숯을 새끼에 주렁주렁 끼워 대문에 매달아 남성의 상징으로 삼았다. 또 고추는 귀신을 쫓는다고 해서 제사나 절간 음식에는 쓰지 않았다.

고추는 실고추·고춧가루·고추장·김치용으로 우리나라에서는 널리 이용하고 있는데, 서양에서도 육류와 채소 요리·소스·카레·케첩·소시지 등에 사용하고 있다. 그러나 이들은 우리와는 달리 고추 자체를 이용하는 것보다는 용매를 써서 매운맛을 우려낸 것으로 많이 이용하고 있다.

고추에는 매운맛이 강한 영양고추·풍각고추·새고추와 채소용으로 매운맛이 없는 피망과 익을 때까지 여러 색으로 변하는 관상 화초용 등 품종이 매우 다양하다.

마른 고추에는 비타민 A가 특히 많은데, 이것은 비타민 A의 모체인 카로틴이라는 형태로 들어 있다. 비타민 C의 함량이 높은 것이 또 하나의 특징인데 칼슘과 철분 등 무기질이 골고루 들어 있다.

그러나 고추는 뭐니 뭐니 해도 특성이 그 매운맛에 있다고 할 수 있다. 고추의 빨간 빛깔은 캡산틴이라는 성분이고, 매운맛은 캡사이신이라는 성분인데, 0.2~0.4%밖에 안 되는데도 매운맛을 강하게 나타낸다.

이 고추의 매운맛은 입안과 혀를 자극하는 특징을 갖고 있는데, 서양 사람들은 맵다는 것을 뜨겁다고 표현해서 'hot'이라고 한다. 양식에 쓰이는 향신료의 핫소스는 바로 고추를 이용한 것이며 식초를 곁들여 만든 것이다.

김치를 담그는 데 한국 고추가 좋다고 하는 것은 재래종이 단맛과 매운맛의 조화가 잘 이루어져 있기 때문이다. 곰탕 등에 이용하는 양념장은 고추만으로는 그 맛을 낼 수 없는 것과 같다.

고추의 매운맛은 열매 속에 있는 태좌(胎座) 부분이므로 다듬을 때 그것을 버려서는 안 된다. 고추와 마늘을 섞어 만든 양념은 고추의 캡사이신과 마늘의 알리신이 주된 매운 성분이다. 그런데 그 매운

맛을 더욱 돋우는 구실을 하는 것은 고추씨에 들어 있는 감칠맛 성분인 아데닌 때문이다.

그래서 옛날부터 고추씨와 같이 빻은 고춧가루에 날마늘을 갈아 섞은 양념이 쓰였던 것이다. 이렇게 만든 양념은 매운맛 말고도 단맛, 짠맛, 감칠맛 등이 잘 어울려 독특한 맛이 생긴 것이다. 식품의 맛은 음악의 화음과 같이 서로 조화가 이루어져야 한층 더 맛을 내게 된다.

고추를 고를 때 주의할 것은 허옇게 희나리가 없는 것, 껍질이 두껍고 씨가 적은 것, 꼭지가 단단하게 붙은 것, 반으로 갈라보아 곰팡이가 슬지 않은 것이 좋다. 줄이 있는 것은 맵지 않고 끝이 뾰족한 것보다 둥근 것이 과피가 두껍고 연하다. 용도에 따라 고추는 잘 선택해서 써야 한다.

성인의 경우 하루에 1~1.5ℓ의 위액이 분비되는데 위 속에 들어간 음식이 위 점막을 기계적으로 자극하여 분비하는 양이 45% 가량 된다. 이 위액의 분비는 단백질이 많은 육류의 경우에 많고 쌀밥, 빵, 고구마 등 전분질 식품은 적다.

향신료가 애용되는 이유는 새로운 맛의 창조와 위액분비촉진 효과에 있는 것이다. 향신료의 자극이 적당하면 소화액의 분비가 원활해지는 효과가 있으나 지나치면 점막이 충혈되기도 해서 도리어 해를 끼치게 된다.

정신적으로 피로하여 식욕이 떨어질 때라면 소화기관의 자극을 촉진시키는 고추는 뛰어난 효과를 발휘하게 된다. 그래서 그런지 스트레스 증가에 발맞추어 점점 더 맵게 먹는 경향이 강해지고 있어 큰일이다. 점막 자극이 심해지면 위궤양 발생이 늘어나고 간 기능에도 영향을 주게 되기 때문이다.

아무 음식에나 고춧가루를 듬뿍 뿌리는 나쁜 습관은 바로잡아야 한다. 동치미나 산채에 고춧가루를 듬뿍 넣었다고 생각하면 그 고유한 맛이 없어지는 것은 당연한 일이다.

향신료는 되도록 적게 취사선택을 해야 제 맛이 나는 것이다. 고춧가루도 당연히 식탁에 놓고 각자가 사용하는 것이 원칙이다. 한국 음식은 화끈하고 매운 것이란 통념은 고쳐야 할 것이다.

　고추의 과잉 섭취와 위궤양·간장병 발생률이 깊은 상관 계가 있다는 것을 알고 식생활을 하는 것이 현명한 일이다.

　고추는 말리는 방법에 따라 질이 크게 달라진다. 자연 건조를 시킨 태양초가 가열 건조한 것보다 빛깔도 곱고 고추 맛이 좋다.

　□ 단백질 1.3g 탄수화물 6.4g 칼슘 13㎎ 인 32㎎ 철 1.0㎎ 비타민 A 1151I.U. B_1 0.09㎎ 비타민 B_2 0.20㎎ 비타민 C 84㎎.

고추냉이

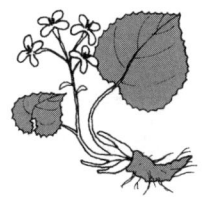

일본 특산의 향신료인 '와사비'
휘발성 매운맛이 상큼

 흔히 일본말 '와사비'로 통용되고 있는 십자화과에 속하는 다년초이다. 시냇가에 자생하는데 요즘은 재배하고 있다.
 지하경(地下莖)은 굵은 원주형으로 잎꼭지와 함께 매운맛이 난다. 줄기높이는 30㎝ 가량이고 5~6월에 흰 사판화가 핀다. 이 지하경이 향신료로 쓰인다. 수분 80% 정도로 비교적 적고 당질이 14% 정도인데 녹말질을 많이 갖는다.
 뿌리를 마쇄하면 효소 미로시나아제의 작용으로 배당체 시니그린이 분해되어 아릴 이소티오시아네이트와 미량의 부틸 이소티오시아네이트가 생겨 매운맛을 낸다. 이 매운맛은 휘발성이 커서 분해가 빠르며 매운맛이 없어지기 쉽다.
 일본특산의 향신료로 와사비라 부르고 생선회, 초밥, 면류 등에 쓰인다.
 서양고추냉이(horseradish)는 뿌리가 크고 매운맛은 고추냉이에 비해 약하지만 가루로 만들기 쉬워 분말제품으로 만들어 쓰고 있다. 고추냉이의 한명은 '산규(山葵)'이다.

곤약

영양가·칼로리 거의 없음
변비증에 큰 효과

    곤약(菎蒻)이란 '구약나물'을 가리키는 것인데 식용하는 것은 뿌리로 생각하는 지하경(地下莖)이다. 구약나물은 인도가 원산지로 우리 나라에는 중국을 거쳐 들어온 듯하나 확실한 연대는 알 수 없다.
    곤약을 애용하는 일본에는 1,400여 년 전에 의약용으로 우리나라에서 전래되었다고 한다.
    곤약 감자에서 가루를 내고 가공하는 법을 일본인이 알아내었고 약용이 아닌 식품으로 널리 이용하기에 이르렀다.
    뼈 없이 흐물흐물한 것을 지칭하는 말로 쓰이는 것이 곤약(일본명'곤냐쿠')이다. 곤약을 가공하려면 심어서 3년째 되는 지하경(地下莖)을 원료로 한다.
    곤약 감자의 성분은 수분 75~83%, 탄수화물 11~14%, 단백질 2~4.5%이다. 탄수화물의 주성분은 글루코만난인데 곤약의 주성분인 글루코만난은 거의 소화가 안 된다.
    이 감자를 가지고 곤약을 만들려면 먼저 감자를 씻어 잔뿌리를 떼고 껍질을 벗긴다. 1~2일 햇볕에 말린 것을 6mm 가량으로 둥글게 썰어 대꼬챙이에 꽂아 천일 건조 또는 화력 건조한다. 10kg의 날감자가 2kg 가량으로 될 때까지 건조시킨다. 건조시킨 것을 0.6mm 가량의 작은 알갱이로 가루를 낸다.
    솥에 미지근한 물 5.5ℓ를 넣고 가루 150g을 조금씩 넣으면서 휘저어 푼다. 다 넣고 30~50분간 강하게 휘저으면 처음에는 거품이 많이 생기나 차차 거품이 삭는다. 이것을 1~2시간 방치하면 만난이 완전히 팽창해서 풀 모양이 된다.

이것에 석회유(물 30㎖에 석회 4g을 푼 것)를 넣고 잘 휘저어 틀에 담는다. 40분가량 방치해서 굳히고, 미리 끓여 놓은 물속에 넣어 30분가량 가열 응고시킨다. 이것을 냉수 중에 담가두면 석회가 녹아나와 알칼리의 잡맛이 없어진다.

제품이 된 곤약의 성분은 수분 97%, 글루코만난 2.3% 가량이다.

곤약의 특수 성분은 글루코만난인데, 이 물질은 물을 흡수해서 끈끈해지며 석회와 같은 알칼리와 만나면 응고해서 굳는다. 곤약의 글루코만난은 만노스 2와 포도당 1의 비율로 결합한 것이다.

곤약 감자의 품종으로는 적경종과 청경종이 있는데 씨감자를 길러서 5월 중순과 상순에 심는다. 곤약을 만들기 위한 곤약 감자는 3년 된 것을 이용한다. 수확은 10월 중하순에 한다.

성분상으로 보면 영양가는 거의 0에 가깝다.

곤약을 먹으면 입 자국이 난 대로 거의 변하지 않고 그대로 배설되고 만다. 소화 흡수가 안 되며 영양분이 없는 하찮은 기호품인 것처럼 생각되나 그렇지만은 않다.

전래되는 말로 곤약을 먹으면 배나 고환에 찼던 모래가 씻겨나간다고 하는데 이것은 정장 작용이 크기 때문에 생겨난 말일 것이다.

변비증인 사람에게는 매우 좋은 식품으로 위에서 소화되지 않고 창자에 부드러운 자극을 주게 되므로 배에 통증을 주지 않고 배설을 돕는다.

따라서 육식을 즐기는 사람, 만성 질환을 앓고 있는 사람, 임산부와 같이 변비가 잦은 사람에게는 하제를 먹는 것보다 때때로 곤약을 먹는 것이 현명하다.

곤약은 칼로리가 거의 없으므로 살찌는 것에 공포감을 가지고 있는 사람에게는 썩 좋은 식품이다. 곤약은 완제품이 판매되고 있으며 음식점에서는 꼬치(어묵)에 섞여 나온다.

□ 곤약 가루 : 전분이 주성분으로 되어 있는 당질이 80% 섬유 1.6% 단백질 2.9% 지질 0.1% 칼륨 2,900㎎%.

구기자

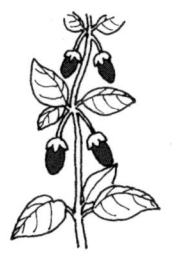

독성 없어 오용해도 부작용 없는 약재
강장제·해열제로 널리 이용

'일소일소(一笑一少) 일노일로(一怒一老)'라는 말이 있다. 한 번 웃으면 한 살 젊어지고, 한 번 화를 내면 나이를 더 먹게 된다는 뜻이다. 화를 내면 혈액은 곧 산성으로 기울게 되며 항상 즐거운 마음으로 있으면 혈액은 알칼리성으로 되어 몸에 좋다는 뜻이다.

1,800년 전 후한 시대에 저술된 『신농본초경(神農本草經)』은 약을 상약(上藥)·중약(中藥)·하약(下藥)으로 나누고 있다. 이 중 상약은 무독한 것으로 인삼과 구기 등을 들고 있다. 한방에서 말하는 이른바 음허증(陰虛症 : 맥이 약해서 잠만 자고 있는 듯한 병상)에 쓰이는 인삼과는 달리 체질을 따질 필요가 없다는 것이다.

한방약을 한방 처방으로 하는 경우 음(陰)·양(陽)·허(虛)·실(實) 등 체질에 따라 알맞은 처방을 찾아내야 한다. 이것은 잘못하면 병이 오히려 악화되는 일이 많다.

그러나 구기는 열매나 뿌리가 한약재이기는 하나 염려할 필요가 없다. 『본초경(本草經)』에는 오랫동안 복용하면 근골을 단단하게 하며 몸이 가벼워져 늙지 않고 더위와 추위를 타지 않는다고 소개되어 있다. 당나라의 유우석(劉禹錫)이 쓴 「구기정시(拘杞井詩)」에는 건강 장수의 효능이 있어 한 잔을 마시면 그만큼 나이를 연장할 수 있다고 읊어지고 있다.

구기는 가짓과에 속하는 낙엽 활엽 관목인데, 줄기는 가늘고 회백색이며 대개 가시가 있다. 여름에 자색 꽃이 피고 열매는 가을에 붉게 익는다.

한국·중국·일본에 분포한다. 과실은 '구기자(拘杞子)'라 하며 약용하고 고춧잎 같이 생긴 어린잎은 식용하며, 관상용으로도 심고 있다.

구기는 강장제·해열제로 허로요통(虛勞腰痛)에 쓰인다. 구기자 뿌리껍질은 '지골피(地骨皮)'라 하여 한방에서 소갈(消渴), 도한(盜汗) 등의 해열제로 이용된다. 구기는 촌락이나 길가에 나는데, 다른 한약제와는 달리 오용해도 부작용이 생기지 않는 특색을 가지고 있다. 이시진(李時珍)의 『본초강목(本草綱目)』에는 다음과 같이 기록되어 있다.

'구기는 독성이 없으며, 해열하고 체내에 있는 사기(邪氣), 가슴의 염증·갈증을 수반하는 당뇨병이나 신경이 마비되는 질병에 좋다. 구기자는 정기를 보하고, 폐나 신장의 기능을 촉진하여 시력이 좋아져 꺼져가는 등불에 기름을 부은 것 같이 된다.'

구기의 새순과 연한 잎을 데쳐서 만든 구기나물은 반찬으로 먹어 왔다. 자라나 장어 요리에 구기자를 곁들이는 중국 요리가 많다.

구기자 가루나 구기자 즙에 꿀을 친 흰죽은 병후 회복 음식으로 좋다. 구기를 사용한 구기주는 고서에 허약을 보하고 양기를 왕성하게 하여 허리를 튼튼하게 한다고 소개되어 있다.

가정에서 쉽게 만들 수 있는 방법은 다음과 같다. 마른 구기자 약 150g을 소주 1.8ℓ에 담그는데, 설탕은 100g 가량 섞고 밀봉해서 서늘한 곳에 두면 두 달 후면 마실 수 있다.

잘 익은 구기 열매를 물로 씻고 구기와 같은 양의 더운물을 넣어 약한 불 위에서 짓눌러 으깬다. 술을 조금 섞고 뜸을 들인 뒤 설탕을 넣어 수분이 졸아들 때까지 졸이면 색다른 구기잼이 된다.

잘 익은 구기 열매를 들기름에 섞어 두 달 이상 된 것을 머리에 바르면 백발이 방지되며 화상을 입은 데도 유효하다고 전한다.

구기차나 구기주는 특정한 병의 치료에 쓰이는 것이 아니라 오래 장복하면 인체 자신이 가지고 있는 생리작용을 원활히 하며 오래 묵은 병의 자각 증상을 모르는 사이에 잊게 되어 건강을 되찾게 되는 것이다.

중국과 우리나라 속담에도 '목이 마를 때가 되어서야 우물 파지 말라(勿臨渴而掘井)'는 말이 있듯이 평소에 건강에 유의해서 인생의 즐거움을 더해야 할 것이다.

□ 단백질 14.6g 지질 10.7g 탄수화물 57.2g 회분 5.0g 칼슘 49mg 인 259mg 철 14.7mg 비타민 A 48,800I.U. 비타민 C 11mg.

국화

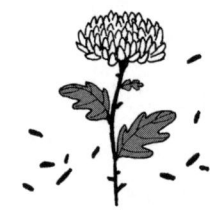

장수초로 애용
오장을 도우며 감기·두통에 유효

국화는 국화과의 국화속에 속하는 식물로 대개 아름다운 꽃이 피는데 전 세계에 약 200여 종이나 분포한다.

우리나라에도 야생종이 10여 종이나 된다. 가을꽃으로 가장 널리 재배되는데, 개량 품종이 많다.

불로장수와 영초(靈草)로서 옛날부터 애용되어 왔으며 약용과 양조용으로서도 이용되는데, '은군자(隱君子)' 또는 '중양화(重陽花)'라고도 불린다.

시인 소동파(蘇東坡)는 국화를 식품으로 다루고 있다. 즉 봄에는 쌀을 먹고, 여름에는 잎을, 가을에는 꽃을, 겨울에는 뿌리를 먹는다고 한다. 하나도 버리지 않고 먹을 수 있으며, 사시사철 이용한다는 것이다.

시인 도연명(陶淵明)이 '采菊東籬下 壽宴見南山'이라고 읊고 있듯이 국화는 여러 시인이 그 아름다움과 향기를 노래하고 있다.

우리나라에선 국화전(깨끗이 씻은 국화꽃에 찹쌀가루를 잘 묻혀 기름에 지진 것, 음력 9월 9일에 많이 해먹은 음식)이나 국화주(국화꽃에 생지황·구기자나무 뿌리의 껍질과 찹쌀을 섞어서 빚은 술로, 치풍제(治風劑)) 등으로 먹어왔다.

　중국에서 싹은 나물로 먹고, 꽃은 약으로 하고, 베개 속에 넣기도 하며, 빚어서 마시는 것으로 알려져 있다.

　진존인(陳存仁)의 저서인 『약학대사전(藥學大辭典)』에도 '正月採根, 三月採葉, 五月採莖, 九月菜花, 十一月採實을 하며, 어느 것이나 그늘에 말려 사용한다'고 적혀 있다.

　그리고 『본초강목』에는 국화의 효용에 대해서 다음과 같이 소개되어 있다.

　'오랫동안 복용하면 혈기에 좋고 몸을 가볍게 하며 쉬 늙지 않는다. 위장을 편안케 하고 오장(五臟)을 도우며 사지를 고르게 한다. 그 밖에도 감기·두통·현기증에 유효하다'고 기록되어 있는데 그러한 약효를 얻으려면 그늘에 말린 국화꽃 10g을 물에 달여 매일 마시면 좋다고 한다.

　옛날부터 궁중에서는 축하주로 국화주를 마셔 왔다고 하는데 그 풍습은 한나라 때에 시작되었다고 한다. 이 국화주를 담그는 방법은 여러 가지가 있는데, 몇 가지를 소개하면 다음과 같다.

　① 국화꽃이나 싹을 달여서 그 즙으로 담근 술.

　② 국화·설탕·숙지황·인삼을 소주 항아리에 넣어 봉하였다가 70일 만에 찌꺼기를 버리고 만든 술.

　③ 그늘에 말린 국화꽃 200g을 소주로 15분간 찐다. 그것을 식혀서 햇볕에 잘 말린다. 이렇게 말린꽃을 1.8ℓ의 소주에 담는데 이 때 단 것을 좋아하는 사람이 마실 것이면 설탕이나 꿀 150ℓ 가량을 함께 섞어서 만든다. 3~4주일이면 완성되는데 국화꽃은 건져내어 버린다. 이 술은 매실주와 마찬가지로 오래 저장할수록 맛이 완숙해진다.

　④ 국화꽃을 말리지 않고 잘 씻어서 항아리나 병에 담고 꽃의 양의 약 3배가량의 소주를 부어 숙성시킨다. 단것을 좋아하는 사람

이면 20일 후에 꽃을 건져내고 숙성시킬 때 설탕이나 꿀을 조금 넣는다.

이 국화주를 담글 때 쓰이는 종류는 황국이 좋고 들국화 종류로 담은 것이 향미가 뛰어나 좋다. 이 술은 엷은 황색이고 특유한 향기가 있어 그대로 마셔도 좋으나 얼음에 띄운 칵테일로 하면 그 풍미가 좋다.

국화 베개는 국화꽃 말린 것을 베갯속에 넣은 것인데 이 베개를 베면 머리가 맑아지고 단잠을 잘 수 있다고 전한다. 참으로 멋진 풍류라 아니 할 수 없다.

개량종 국화로 꽃잎이 크고 긴 것은 밀가루에 묻혀 튀김하면 별미로 좋다.

굴

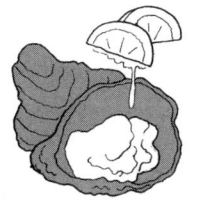

비타민과 미네랄이 풍부
빈혈·간장병 후의 체력 회복에 유효

굴만큼 세계 여러 나라에서 애용되는 식품도 드물 것이다.

굴은 어패류 중에서 여러 가지 영양소를 가장 이상적으로 갖고 있는 영양 식품이기 때문에 고대 로마 황제들은 굴 요리를 즐겼다고 하며, 지금도 서양에서는 굴을 '바다에서 나는 우유'라고 부를 정도이다.

패총(貝塚)에서 굴 껍질이 많이 나오는 것으로 보아 먼 옛날부터 식품으로 이용해 온 것을 짐작할 수 있는데, 고대 중국과 로마에서는 굴을 양식했다는 기록이 있다.

레몬을 곁들인 굴 요리는 프랑스 요리로 유명하며, 중국에서는 훌륭한 강장 식품으로 전해 왔다. 굴과 조개는 소금기가 적은 해안에서 작은 미생물인 규조류(硅藻類)를 먹고 자라는데 1년 만에 성숙한다. 바위에 붙어살기 때문에 '석화(石花)'라 하며, 한명으로는 '모려(牡蠣)'라 한다. 굴은 수놈뿐이고 암놈이 없다는 착각에서 붙여진 이름이다.

가을부터 겨울 동안에 영양가가 높아지고 맛도 좋다. 그래서 서양에서는 R자가 안 들어 있는 달 즉 5, 6, 7, 8월에는 굴을 먹지 말라는 말이 있다.

산란기가 바로 그 때이므로 영양분도 줄어들고 그 때가 여름철이라 빨리 부패하기 때문에 식중독을 일으키기 쉬워 본전을 찾기 어려운데서 생긴 말일 것이다. 이때의 굴은 아린맛이 심해서 좋지 않다.
   비타민과 미네랄의 보고(寶庫)라고 불리는 굴은 비타민 A, B_1, B_2, B_{12}·철분·동·망간·요오드·인·칼슘 등이 많은 산성식품이다. 단백질을 구성하는 아미노산에는 일반 곡류에 적은 리신과 히스티딘 등이 풍부하며 소화 흡수가 잘된다.
   굴의 당질은 대부분이 글리코겐인데, 이 성분은 동물성 녹말이라는 별명이 있듯이 소화 흡수가 잘되는 것으로 어린이나 노인, 병약자에게 부담을 주지 않는 식품으로 권장되고 있다. 옛날부터 빈혈과 간장병 후의 체력 회복에 좋고, 강장식품으로 훌륭한 것이다.
   굴은 살이 부드럽고 상하기 쉬운 식품이기 때문에 신선할 때 먹어야 한다. 굴은 날것으로 먹어야 독특한 향기와 맛을 음미할 수 있다. 싱싱한 굴에다 레몬즙을 짜 넣어 먹으면 맛이 좋을 뿐 아니라 산성식품인 굴에 알칼리성식품인 레몬이 잘 어울려 균형 잡힌 식품이 된다.
   초장에 찍어 먹는 것도 좋다고 볼 수 있는데, 굴은 몸집이 오돌오돌하고 통통한 것이 좋고 유백색이고 미끈미끈하며 손가락으로 눌러 보아 탄력이 있고 바로 오그라드는 것이 신선한 것이다. 물이 간 것이라도 물에 담가 하루쯤 재워두면 싱싱한 것처럼 보이므로 살 때에는 탄력성을 잘 보아야 한다.
   굴을 씻을 때에는 맹물에 씻으면 영양 성분이 없어지게 되고 굴이 물을 먹어 불어나게 된다. 따라서 찬 소금물에 조용히 헹구듯 껍질과 잡티를 가려내고 소쿠리나 조리로 건져 물기를 빼야 한다. 이때 마구 다루면 살이 상하기 쉽고 맛도 없어진다.
   굴은 다른 어패류보다 육질이 부드러워 수온의 변화, 공장의 폐수, 오물 등으로 독성화하기 쉽고 부패하게 된다.
   굴에는 종류가 많은데 천연굴은 알이 잘고 양식굴은 크다. 맛은 천연굴이 더 좋고 알이 잘아서 회나 굴젓(石花醢)으로 알맞으며, 양식굴은 전유어 등에 이용된다.

한방에서는 땀을 흘리지 않게 하고 신경쇠약에 효과가 있는 것으로 알려져 있고, 뇌일혈과 불면증에 좋다고 한다. 굴껍질은 간장 및 장질환과 두통에 가루 내어 달여 먹으면 특효가 있다고 한다.

□ 단백질 10.0g 지질 3.6g 칼슘 40㎎ 인 140㎎ 철 8.0㎎ 비타민 A 160I.U. 비타민 B_1 0.30㎎ 비타민 B_2 0.20㎎ 비타민 C 5㎎.

귀리

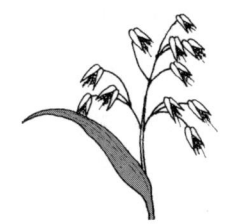

독특한 맛 · 소화성 좋고
비타민 B 함량도 많아

밀이나 보리보다 재배역사가 길지 않아 그리스에서는 기원전 250년부터 재배되었다고 한다. 스코틀랜드 · 독일 · 러시아 등에서 식용으로 개발되었다.

귀리는 모양이 보리와 비슷하나 조금 갸름하다. 껍질귀리와 쌀귀리가 있다.

다른 곡류보다 단백질 함량이 높고 품질도 좋다. 독특한 맛이 있고 소화성도 좋고 비타민 B 함량도 많다.

사료로 많이 쓰이지만 도정 제분하여 가루로 이용하거나 정백하여 오트밀(oat meal)로 이용한다. 귀리 모양을 죽 모양으로 만들어 우유와 같이 섞어 아침식사로 이용한다.

말 사료로 가장 좋다고 하는데 영양가가 높고 많이 먹어도 소화불량을 일으키지 않기 때문이라고 한다.

□ 수분 12.5% 단백질 13% 지질 5.4% 조섬유 10.6% 회분 3% 탄수화물 55%.

귤

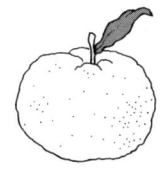

비타민 C가 풍부
감기 예방·피로 해소·피부 미용에 효과

'귤껍질 한 조각만 먹어도 동정호(洞庭湖)를 잊지 않는다'는 말이 있다. 이 말은 '귤껍질만 한 작은 은혜를 입어도 동정호 같은 크나큰 은혜를 잊지 않는다'는 뜻이다.

귤은 동남아시아와 중국이 원산지인데, 우리나라에서는 옛날부터 제주도에서 재배되어 해마다 동짓달에 귤과 유자가 상감께 진공(進貢)되었다고 한다. 조선 시대에는 우선 대묘(大廟)에 바쳐지고 신하들에게 하사되는 등 아주 귀한 과실로 여겨졌다.

귤 하면 비타민 C가 연상될 정도로 비타민 C가 풍부하게 들어 있는 알칼리성식품이다. 운향과에 속하는 상록수로서 첫여름에 향기가 나는 흰 꽃이 피고 열매를 맺는데, 첫겨울에 노랗게 익는다. '파아란 귤이 노랗게 익으면 의사의 얼굴이 파래진다'는 말은 귤의 영양가를 잘 나타낸 말이라고 할 수 있다.

귤에는 오렌지·네이블·하귤·팔삭·금강 등 10여 종이 있는데, 보통 귤이라면 온주(溫州) 밀감을 말한다. 온주 밀감은 중국에서 일본에 전해진 것으로 통조림으로 가공되기도 한다.

귤은 종류에 따라 성분이 다르다.

귤에 들어 있는 비타민 C는 10월경에 나오는 것보다는 추운 겨울로 접어들면서 더 증가한다. 비타민 C는 겨울에 더 필요한 것으로 추위에 견딜 수 있게 신진대사를 원활히 하여 체온이 내려가는 것을 막아 준다. 피부와 점막을 튼튼하게 하는 작용이 있으며 겨울철 감기 예방의 효과가 인정되고 있다.

귤의 특유한 향미는 귤 속에 들어 있는 당분·유기산·아미노산·무기질·비타민 등의 여러 성분이 복잡하게 얽혀서 생기는 것이다. 당분과 구연산의 함량은 귤의 성숙도에 따라 달라지는데, 덜 익었을 때에는 당분이 적으며 구연산의 함량이 높고, 익어 가면서 정반대가 된다.

귤이 피로 해소와 피부 미용에 좋다는 것은 비타민 C와 구연산의 작용이 큰 때문이다.

귤에는 헤스페리딘이라는 비타민 P 성분이 들어 있다. 이 비타민 P가 부족하면 혈관의 침투성을 증가하여 자줏빛 반점이 생긴다. 이 P의 효과를 갖는 성분으로는 귤에 있는 헤스페리딘, 메밀에 들어 있는 루틴, 레몬에 들어 있는 에리오치트린 등이 있다.

이 P는 모세혈관에 대해 투과성의 증가를 억제하고 취약성을 회복시키기 때문에 동맥경화와 고혈압의 예방에 효과가 있다. 그 밖에도 폐출혈과 동상·치질·감기 치료에도 효능이 있다.

귤의 껍질에는 비타민 C가 과육보다 4배가량이나 더 들어 있고 향기 성분인 정유가 들어 있는 것이 특색이다. 껍질을 가공해서 과즙과 함께 조려 만든 잼인 마멀레이드는 맛이 독특할 뿐만 아니라 영양도 풍부한 식품이다.

귤껍질을 말린 것은 '진피(陳皮)'라 하여 한약제로 기침과 감기에 긴요하게 쓰고 있다. 귤껍질을 버리지 말고 진피로 하거나 날것을 목욕물에 넣고 목욕을 하면 상쾌하고 몸의 보온이 되어 좋다.

최근에는 귤껍질에 농약이 묻어 있는 수도 있고 신선도를 유지하기 위해 피막제를 발라 놓은 것도 있어 그것을 제거하려면 껍질에 소금을 발라 문질러 씻어야 한다.

영양이 좋다고 귤을 지나치게 많이 먹으면 부작용이 나는 일이 있다. 귤에는 소량의 수산(蓚酸)이 있어 신장에 나쁜 영향을 주기 때문이다. 귤의 색소가 피부의 지질을 물들여 피부가 황달에 걸린 것처럼 되기도 한다.

중국에서는 여성들의 신경성 위병의 특효 식품으로 전해져 오고 있다.

□ 수분 86.5% 탄수화물 12.1g 칼슘 18mg 인 10mg 비타민 A 82I.U. B_1 0.11mg B_2 0.06mg 비타민 C 25mg.

그레이프푸르트

미국에선 아침식사 과일로 인기가 가장 높아
다이어트 할 때 비타민 보충에 도움

　흔히 우리나라에선 '자몽'이라 부르기도 하는, 감귤과에 속하는 과일이다. 이름이 그레이프푸르트여서 가끔 사람들이 혼돈을 일으키기도 한다. 그레이프는 포도이기 때문에 포도인 줄 알고 주스를 주문하고 나서 당황해 하는 모습을 자주 접하게도 된다.
　그레이프푸르트는 생김새가 여름 귤인 하귤과 비슷하게 생겼는데 하귤보다는 신맛이 덜하고 단맛이 강하다.
　이 이상한 이름은 중미 자메이카에서 생긴 것이라고 하는데 과일 향기가 조금 포도와 비슷하다고 해서 생겼다고도 하고 이것이 가지에 매달리는 모양이 포도송이 같기 때문에 붙여진 것이라고도 한다.
　서인도제도가 원산이라고도 하는데 1750년에 그리피스 휴즈가 쓴 『발바도스 박물지』 안에 금단의 과일이라는 이름으로 소개하고 있다. 발바도스에서 이것이 많이 재배되었던 것이다.
　그레이프푸르트는 그 성질로 보아 스위트오렌지와 하귤의 교배에 의해서 생긴 것으로 생각된다. 과육의 색깔은 두 가지가 있어 대부분은 주황색이지만 핏빛깔이 나는 종류가 있다.
　1840년경 미국 플로리다에 도입된 후 차츰 알려지게 되었다. 최근에 건강과일로 거론되면서 주스나 샐러드로 수요가 급히 늘었고 미국에선 아침식사 때의 과일로 인기가 가장 높다.
　과즙이 많고 쓴맛과 신맛을 동시에 갖는 감귤류인데 천연과즙은 생과와 성분이 비슷하다.

하루 반 개만 먹으면 비타민 C 1일 필요량을 섭취할 수 있다. 감기 예방과 피로 해소, 숙취에 좋고 당질이 적기 때문에 다이어트 할 때 비타민 보충에 도움이 된다. 100g에서 얻어지는 칼로리는 36㎉에 불과하다.

식이성섬유인 펙틴도 들어 있어 변비에 좋다.

□ 수분 89% 단백질 0.8% 지질 0.1% 당질 8.9% 회분 0.4% 비타민 C 40㎎%.

근대

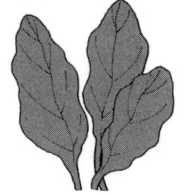

무기질과 비타민 함량 풍부
어린이들의 발육에 좋은 식품

근대는 명아줏과에 속한 이년생 채소이다. 원산지는 남유럽인데 현재는 세계 각국에서 널리 재배하고 있다.

근대는 사탕무와 똑같은 원종에서 분화된 것으로 줄기는 곧고 높이는 1m 가량으로 가지가 많다. 줄기와 잎을 식용하는데 잎은 긴 난형이고 밋밋하며 살은 두껍다. 이른 여름 가지 위에 황록색의 꽃이 긴 이삭 모양으로 핀다.

근대는 줄기와 잎을 잘라 먹으면 새순이 곧 돋아나 사철 언제나 식용하는데 생활력이 그만큼 강한 것이 특색이다. 그래서 '부단초(不斷草)'라고도 한다. 근대의 한명은 '군달(莙蓬)' 또는 '첨채(菾菜)'인데 예부터 위와 장을 튼튼하게 해 주는 식품으로 전래된다.

근대는 무기질과 비타민의 함량이 비교적 많다. 단백질 함량은 적기는 하나 그 구성 아미노산은 리신·페닐알라닌·류신 등 필수아미노산이 많아 질이 우수하다.

당분은 대부분이 포도당이다. 성분상으로 보아 시금치와 비슷하며 무기질과 비타민의 공급원으로 우수한 식품이다.

근대국이나 나물은 시금치와 같은 요리법으로 하면 되는데 엽체

류치고는 잡맛이 좀 강한 편이다. 조직은 시금치보다 부드럽다. 영양상으로 보아 어린이들에게 특히 좋은 식품이다.

비타민 A가 많아 밤눈을 못 본다든가 피부가 거친 사람과 성장 발육이 뒤늦어지는 어린이에게는 매우 좋은 채소이다. 근대국은 그 맛이 좋아 즐겨먹는 사람이 많은데, 조개와 뜨물을 넣고 끓이면 잡맛이 없어지고 더 구수하다.

된장으로 하는 음식에 물을 사용할 때는 언제나 뜨물을 쓰는 것이 좋다. 쌀뜨물은 쌀을 여러 번 씻어낸 후 깨끗한 물이 나올 때까지 쌀을 치대서 우유 같은 속뜨물을 받아 두었다가 된장국을 끓일 때 쓴다. 뜨물을 붓고 뭉근히 끓이면 된장국은 구수해진다.

근대국은 위와 장을 튼튼하게 하는 것으로 알려져 있으며, 위와 장이 나쁜 사람을 위한 식이요법에 쓰면 좋다.

□ 탄수화물 5.5g 칼슘 75mg 인 80mg 철 5.0mg 비타민 A 2,600I.U. 비타민 B_1 0.16mg 비타민 B_2 0.24mg 비타민 C 56mg.

김

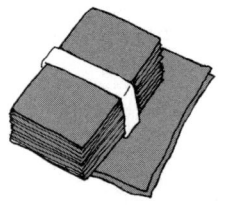

단백질 · 비타민 풍부
겨울에 비타민 공급원으로 중요한 구실

『동국여지승람(東國輿地勝覽)』에 김은 전남 광양에서 400여 년 전 토산물로 채취됐던 것으로 기록되어 있다. 200여 년 전 전남 완도(莞島)에서 방염(防簾)이라는 기구로 양식을 시작한 것이 재배의 시초인데, 지금은 그 방법이 많이 개량되었으며, 완도와 강진만이 그 생산 중심지가 되어 있다. 김은 미역이나 다시마 등과 함께 우리나라에서 가장 많이 채취되고 소비되는 해조류이다.

채취한 김은 바닷물에 씻고 잘라서 발 같은 데에 종이 모양으로 펴서 말린다. 채취한 시기에 따라 품질이 다른데, 일반적으로 겨울 것이 가장 좋아서 단백질의 함량도 많다. 품질이 좋은 것일수록 단백질이 많은데 30~35%에 이르며, 그 밖에 20~50%는 단백질 유사 물질이다. 이것은 김 맛을 좋게 하는 성분이다.

김에 들어 있는 단백질은 소화 흡수가 잘된다.

김에는 비타민이 풍부해서 푸른 채소가 적은 겨울에는 비타민 공급원으로 중요한 구실을 해 왔다. 김 한 장에 달걀 2개분의 비타민 A가 있고 B_1 · B_2 · C · D 등도 풍부하게 들어 있다. 지질은 적은 편이지만 칼슘·칼륨·철·인 등 무기질이 풍부한 알칼리성식품이다.

김에는 식욕을 돋우는 독특한 향기와 맛이 있는데, 그 고소한 향미는 아미노산의 시스틴과 탄수화물인 만닛 등이 있기 때문이다. 비타민 B_2는 일반적으로 동물성 식품에 많고 식물성 식품에는 적은 편인데, 김에는 생선이나 고기에 들어 있는 양만큼이나 들어 있다.

최근 김에 동맥경화를 방지하는 성분이 존재한다는 보고가 나온 바 있다. 김은 홍조류에 속하는데, 길이가 10～15㎝ 가량이고 가장자리는 밋밋하나 주름이 져 있다. 물속 바위 등에 이끼 모양으로 붙어 많이 난다.

빛깔이 검고 광택이 나며 향기가 높고 불에 구우면 청록색으로 변하는 것이 상품이다.

김을 구울 때 청록색으로 변하는 것은 김 속에 있는 피코에리스린이라는 붉은 색소가 청색의 피코시안이라는 물질로 바뀌기 때문이다. 날김에는 녹색의 엽록소와 붉은 피코에리스린이 섞여 있어 흑자색을 띠고 있으나 불에 쬐면 엽록소가 퇴색되어 청록색으로 변하게 된다.

그러나 물에 젖거나 햇빛에 노출되면 이들 색소는 변하여 구워도 고운 녹색으로 변하지 않고 향기도 소실된다. 따라서 마른 김을 보관할 때에는 습기를 막고 어둡고 서늘한 곳에 두어야 한다.

구울 때 너무 센 불에 구우면 타서 좋지 않을 뿐 아니라 맛과 향기도 나빠진다. 기름이 번질번질하고 눅눅한 김구이는 한꺼번에 구워 시간이 오래 지난 것으로 김의 특유한 맛을 잃게 된다.

서울 지방에서는 옛날에 새 며느리를 보면 제일 먼저 김을 재우게 하여 음식 솜씨를 판가름했는데, 확실히 일리가 있는 것이었다.

소금을 뿌려 굽는 것은 한국이 식생활의 가장 큰 결점의 하나인 소금의 과잉 섭취를 생각할 때 소금은 되도록 적게 쓰는 습관을 붙여야 할 것이다. 재워서 30분가량 두었다가 알맞은 불에 멀리서 골고루 바삭바삭하게 구워야 좋다.

김에 찹쌀가루죽을 발라 말린 김부각이나 조미액을 발라 가공한 맛김도 있으나 김 고유의 향미를 맛볼 수 있는 것은 역시 김구이다. 맛김의 기름은 오래 되면 몸에 해로운 과산화지질로 변하므로 조심하여야 한다.
　날 김은 황색을 띠거나 파래 등이 섞이고, 두꺼운 것은 질이 떨어지는 것이다.
　한명으로는 감태(甘苔)・해의(海衣)・해태(海苔)라 부른다.

□ 탄수화물 40.3g 회분 8.0g 칼슘 325㎎ 인 762㎎ 철 17.6㎎ 비타민 A 37,500I.U. 비타민 B_1 1.20㎎ 비타민 B_2 2.95㎎ 비타민 C 93㎎.

김치

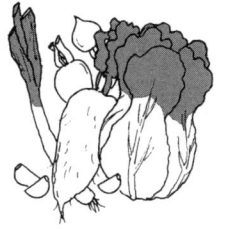

김치 발효의 주역은 유산균
제대로 익었을 때 맛 좋고 비타민 C 풍부

　우리의 김치가 세계적인 식품으로 널리 알려지게 되었다. 한국의 가장 대표적인 부식인 김치는 그 풍미가 독특하여 다른 나라에서 볼 수 없는 고유한 것이 된 것이다.
　지금 우리가 먹는 김치는 배추 속에 젓갈을 비롯해서 여러 가지 양념을 넣은 통배추김치를 말한다. 그러나 옛날에는 배추의 품질이 좋지 않아 무를 주로 사용했다. 김치가 오늘의 모양으로 되기까지는 기후, 풍토, 요리법, 교역의 발전, 채소 원예의 발달 등이 복합적으로 작용했음을 알 수 있다.
　김치의 종류는 100여 가지나 되는데, 대표적인 것으로 통배추김치·배추김치·막김치·열무김치·섞박지·나박김치·오이김치·오이지·비늘김치·식혜김치·무짠지·가지김치·총각김치·미나리김치·파김치·고들빼기김치 등을 들 수 있다. 이것은 재료와 담그는 시기, 지방에 따라 다르다. 보통, 김치의 주원료는 배추와 무다. 김치를 담글 때는 배추를 10% 가량의 소금물로 24시간 정도 절인 다음 물로 씻고 무는 소금맣게 조각을 내서 담근다.

양념으로는 고추·생강·젓갈류·마늘·파 등이 들어가고 여유 있는 가정에서는 잣·배·밤·고기 등을 넣기도 한다.

담글 때 중요한 것은 소금 사용량이다. 소금의 양이 3% 정도가 적당하고 그보다 적으면 김치의 빛깔은 좋으나 쉽게 물러 버린다. 6% 이상이 되면 색깔과 풍미가 좋지 않다.

김치 발효의 주역은 유산균이며 제대로 익었을 때 유산이 1% 가량 만들어진다. 이때가 비타민 C도 가장 많고 맛도 좋다. 김치의 발효과정은 숙성 기간·균일한 상태를 유지하는 기간·산패(酸敗)와 연부(軟腐) 현상이 일어나는 기간으로 나뉜다. 김치가 산패하는 것은 초산균과 효모 등이 자라기 때문에 비타민의 함량이 급격히 떨어진다.

김치의 산패와 연부 현상은 시간이 경과하고 온도가 올라가면 미생물의 작용에 의해 촉진된다. 겨울이 지나 날씨가 따뜻해지면서 김치가 갑자기 시고, 여름철 김치는 빨리 익고, 빨리 산패하는 것이다.

김치는 원료 채소가 가지고 있는 무기질과 비타민 외에도 발효에 의해 생긴 유산에 의한 정장효과도 크다. 식욕 증진과 피로 회복의 효과도 있다. 비타민 B군은 원료 중의 함량보다 증가하고 있는데 그것도 유산균 등 미생물의 합성에 의한 것이다. 각종 효소와 섬유가 풍부해 음식물의 소화와 배설을 도와주게 된다.

김치를 담글 때 배추나 무의 선택을 잘하는 것이 중요하다. 배추는 흰 줄거리가 많고 잎에 광택이 나며 잎 끝이 잘게 갈라진 것이어야 하고 한가운데를 반듯이 잘라서 혀를 대 보면 달콤한 맛이 있는 것이 좋다. 무는 끝이 매끈하고 잔 수염이 없는 것, 무청이 부드럽고 반듯이 꺾으면 딱 부러지는 싱싱한 것이 좋다.

가장 좋은 풍미를 내는 숙성 온도는 5~10℃에서 수 주일에 걸쳐 숙성시키는 것이다. 입동이 지나 김칫독을 땅에 묻었던 방법이 바로 이것과 일치하는 것이다.

□ 배추김치 : 단백질 2.2g 탄수화물 5.4g 회분 3.1g 칼슘 45mg 인 28mg 비타민 A 210I.U. B_1 0.05mg 비타민 B_2 0.08mg 비타민 C 21mg.

꽁치

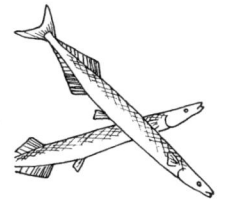

단백질 · 비타민 B_{12} 함량이 많은 어물
빈혈에 효과

꽁치는 양턱이 부리 모양으로 뾰죽 나온 침어(針魚)과에 속하는 바닷물고기이다. 몸빛은 등 쪽이 흑청색, 배 쪽이 은백색으로 매우 아름답다. 북부 태평양에서 많이 잡히고 비슷한 종류가 대서양 지중해에도 있는데 냉수성 어종으로 바닷물의 온도가 15℃ 가량인 곳을 찾아다니며 산다.

꽁치는 가을철에 많이 나돌며 몸이 칼 모양으로 길기 때문에 추도어(秋刀魚), 추광어(秋光魚), 공어(公魚) 등으로 부르기도 한다.

꽁치는 계절에 따라 지질 함유량이 달라진다. 여름철에는 10% 정도, 10월 전후에는 20%로 생선 중에서 지질 함량이 가장 높은 편이다. 그 뒤 산란하여 12월쯤에는 5%로 줄어들게 된다. 따라서 꽁치가 제일 맛있는 계절은 10월과 11월이다. '꽁치는 서리가 내려야 제 맛이 난다'는 말이 수긍이 간다.

꽁치는 영양도 풍부할 뿐만 아니라 값이 싸기 때문에 일반 시민들에게 애용되는 생선이다.

단백질의 함량도 20% 가량으로 매우 많으며, 그 질이 아주 우수하기 때문에 가을의 스태미나 식품으로 꼽을 만하다.

식품 중에서 필수아미노산을 가장 이상적인 비율로 포함하고 있는 것이 달걀이다. '단백가'라는 말은 달걀이 갖는 필수아미노산을 백점으로 하고 다른 단백질의 우수성을 비교하는 값인데, 꽁치의 단백가는 96이라는 우등 점수를 차지하고 있다.
　또 꽁치의 붉은 살에는 비타민 B_{12}가 많이 들어 있는 것이 특색이다. 이 비타민 B_{12}는 빈혈과 관계가 있는 것이기 때문에 특히 한국 여성에게 많은 빈혈증에도 아주 좋은 식품이라고 할 수 있다.
　꽁치의 배 언저리에는 비타민 B_{12}와 철분이 많다. 비타민 B_{12}는 혈액을 만들고 악성 빈혈을 예방하며, 성선(性腺)을 자극하고 갑상선의 기능을 좋게 해 주기도 한다. 쇠고기나 돼지고기의 지질과는 달리 꽁치의 지질은 불포화지방산이 많이 포함되어 있는 것이 특색이다.
　이 불포화지방산은 창자 안에서의 소화와 흡수가 잘되기 때문에 일반 동물성 지질이 해롭다고 하는 사람에게도 좋다.
　이렇게 꽁치는 다가오는 겨울철의 추위에 견딜 수 있는 저항력을 키울 영양분을 많이 가지고 있다. 얼굴이 창백하고 기운이 없는 사람, 여름 더위에 지친 사람, 감기에 잘 걸리는 사람은 꽁치의 배 부분과 신선한 것이면 내장을 먹으면 큰 효과를 볼 수 있을 것이다.
　그러나 꽁치는 산성식품이다. 그렇기 때문에 채소 같은 알칼리성 식품과 곁들여 먹도록 하여야 한다. 선도가 좋은 것은 내장 째 먹는 것이 좋은데 내장 째 구워 먹어도 맛에 별 이상이 없는 생선은 꽁치와 은어 정도로 알려져 있다.
　꽁치는 소금구이가 일품이고 간장조림, 통조림 등으로도 많이 먹게 된다. 꼬리 부분이 누런 것이 상품이며 수컷보다는 암컷이 맛이 좋다.
　특이체질을 가진 사람이 먹으면 설사를 하거나 두드러기가 나는 경우가 있으므로 이러한 사람은 먹지 말아야 한다.
　□ 지질 8.7g 칼슘 54㎎ 인 234㎎ 철 1.8㎎.

꽃가루

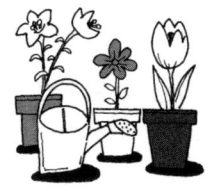

22종의 아미노산 함유
간염·빈혈·허약체질에 효과

최근 화분(花粉), 즉 꽃가루가 건강식품으로 널리 각광을 받기 시작하고 있다. 꽃가루는 꽃의 수술의 생식세포로 암술에 붙어서 발아하고 성장한다.

요즈음 누구나가 바라고 있는 스태미나의 본래의 뜻은 '수술' 또는 '본질'이라고 한다. 라틴어로 스타멘(Stamen, 수술)이 두 개 이상 모여 있을 때 사용하는 말이다.

수술의 특징은 화분을 가지고 있는 것이다. 화분은 수술의 생식세포이므로 스태미나를 정력으로 표현하는 이유가 바로 여기에 있는 것이다.

화분은 암수술의 끝에 달라붙으면 재빨리 화분관을 펴서 숫생식세포를 암세포 쪽으로 열심히 옮기는데 그 작은 화분은 점점 관을 늘려나간다.

그 힘이 가히 경이적이라고 할 수 있다. 자기 몸의 약 20,000배 정도로 자라게 하는 것이다. 암수술이 긴 백합꽃의 경우 2일 만에 다 펴져 나가니 2일 만에 무려 20,000배로 자라는 것이다. 이 놀라운 힘이 바로 화분의 신비이다.

화분 속의 숨겨진 이러한 생명력이 바로 인체에 흡수되면 성장 촉진 체력 증강에 유효하리라는 것은 쉽게 이해할 수가 있다.

화분에는 22종의 아미노산과 성장 호르몬·비타민과 무기질이 함유되고 있으며 스웨덴에서는 화분 엑기스가 기관지염·간염·동맥경화·전립선염 등 광범하게 응용되고 있다.

클레오파트라는 해바라기 화분을 모아서 온몸에 발라 피부의 노화를 막아 고운 피부를 지켰고, 향유에 화분을 섞어 식탁에 두고 먹었다고 한다. 전 미국 대통령 레이건도 화분 애용가로 알려져 있다.

비타민은 여러 종류가 있으나 특히 B_2가 많다. 그 밖에 효소·식물호르몬·항생물질이 검출되고 있어 균형이 잘 잡혀 있음을 알 수 있다.

꿀벌의 체중은 약 100㎎으로 한 번에 40㎎의 꽃 꿀과 25㎎ 정도의 화분을 발에 묻혀 가지고 돌아온다. 한 통의 꿀벌이 1년간 모으면 화분은 30~50kg이다. 지금껏 이용하지 않던 천연자원을 활용할 수 있어 좋은 일이다.

조기 노화·빈혈·허약체질·중독 증상에 좋은 화분도 보관을 위생적으로 하지 않으면 변질되므로 유의해야 한다. 잘 건조시킨 화분을 병에 담아 어둡고 서늘한 곳에 두고 먹어야 한다.

보건건강을 위해선 하루에 3~5g 가량을 먹으면 좋다.

□ 탄수화물 50% 단백질 20% 지질 10% 무기질 2%.

꿩

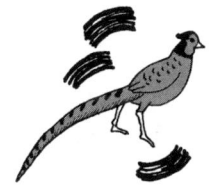

전통적으로 귀한 음식
만두소나 냉면꾸미로 애용

꿩과에 속하는 새로, 닭과 비슷하나 닭보다 날쌔어서 '산계(山鷄)', '야계(野鷄)' 등으로도 불린다.

수컷이 장끼인데 꼬리가 길고 무늬 색깔이 곱다. 보통 목에 백색의 둥근 무늬가 있다. 암컷이 까투리인데 모양이 작고 담황갈색에 담흑색의 잔무늬가 있으며 꽁지가 짧고 아름답지 않다.

산과 들에 사는 텃새로 4~7월에 나무 밑 풀숲에 집을 짓고 6개에서 12개의 알을 낳는다. 풀씨나 곤충을 먹고 사는데 우리나라가 특산이며 중국과 일본에도 분포하고 있다.

먹을 수 있는 고기는 1kg 정도고 뼈는 비교적 적은 편이고 살은 가슴에 많다. 칼륨이 많고 비타민 B 복합체를 고루 갖고 있다.

닭 조리법과 거의 비슷하게 해서 먹는데 우리나라에선 옛적에 귀한 음식 재료로 쓰여 왔다. 만두소나 냉면꾸미 등에 썼는데 잡은 직후는 냄새가 강해서 기호가 떨어진다. 잡자마자 내장과 피를 제거하여 4~5일 숙성한 다음에 조리하는 것이 좋다.

강원도 영산 치악산은 유명한 꿩의 서식지여서 '치(雉)'자가 붙었다. 이 '雉'자는 '꿩 치'자이다.

□ 수분 70% 단백질 26% 지질 2% 회분 1.5%.

ㄴ

내장

**단백질·지질·무기질 등이 풍부
병후 기력 회복에 효과**

 소의 내장은 살코기에 비하면 볼품도 없고 독특한 냄새가 나기 때문에 별로 환영을 받지 못했다. 뿐만 아니라 조리하는 데 손이 많이 가야 한다. 그러던 것이 요즘에는 그 영양가를 인정받게 되어 호르몬 요리라고 불리며 즐겨 찾는 사람이 늘어나게 되었다.
 내장의 영양은 일반적으로 단백질·지질·무기질 등이 풍부하고 칼로리가 높을 뿐 아니라 소화 흡수도 잘되는 편이다.
 소의 위인 양은 옛날부터 자양 강장식으로 권장되어 왔다. 양은 단백질이 풍부하며 효소가 많이 들어 있어 허약한 사람이나 병후 회복식으로 이용되어 왔는데 두꺼운 양이 얄팍한 것보다 질기지 않고 소화도 더 잘된다.
 양은 곱창과 함께 곰국용으로 가정에서 비교적 많이 쓰는데 특히 양즙과 양곰은 위가 약한 사람에게 좋고 뛰어난 스태미나 요리라고 할 수 있다.
 골은 인지질이 많아 신경을 많이 쓰는 정신노동자나 조루증인 사람에게 좋은 것으로 알려져 있는데 아주 부드러워 상하기 쉬우므로 신경을 써야 한다.

살코기에 비해 내장은 상하기 쉬우므로 신선한 것을 구해야 한다. 어느 것이든 색깔이 선명하고 윤기가 있으며 탄력이 있는 것이 좋다. 냉장고에 넣어둔다 해도 여름철에는 하루, 겨울이면 2~3일밖에 신선도를 유지하기 어렵다.

곱창구이는 불필요한 기름기를 떨어버리고 맛이 고소해서 좋으나 너무 탄 것을 먹으면 발암의 위험이 있어 조심해야 한다.

내장은 그 냄새가 가장 큰 문제인데 냄새를 없애려면 물에 담가서 핏기를 충분히 빼고 마늘·양파·당근 등과 함께 삶아도 되고, 조리할 때 술·생강·후추·산초 등 향신료를 구미에 맞추어 이용하면 효과가 크다.

경우에 따라서는 들기름·참기름·버터 등을 사용하면 냄새가 상쇄되어 없어지는 수도 있다.

□ 소 곱창 : 단백질 18.1g 지질 10.8g 회분 0.9g 칼슘 5mg 인 212mg 철 4.8mg 비타민 A 100I.U. 비타민 B_1 0.20mg 비타민 B_2 0.20mg.

냉이

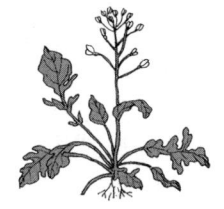

비타민·칼슘·철분 다량 함유
춘곤증을 없애고 입맛 돋우는 봄나물

초봄에 구수한 냉잇국을 먹으며 우리는 봄 냄새를 흠씬 맛본다. 봄이 오면 우리 강산에는 어김없이 새싹이 돋는데, 그중 가장 서민적인 나물이 냉이이다. 자연계가 창조한 식물과 동물의 대응관계는 미묘하게 조화를 잘 이루고 있다. 이는 봄이 되면 사람의 몸은 겨울의 동면 상태에서 활동기에 들어가게 되므로 많은 비타민이 필요하게 된다.

봄이 되면 노곤하게 피로감을 느끼게 되는 사람이 많다. '봄을 탄다'는 말이 바로 그것인데 그 이유의 하나가 비타민 부족에서 오는 경우가 많다. 생리적으로 필요한 비타민을 많이 가지고 있는 것이 봄나물이고, 특히 냉이에는 많이 들어 있다.

냉이는 십자화과에 속하는 원년초이다. 5월에 흰 꽃이 피는데, 들이나 밭에 난다. 한국과 일본 그리고 북반구의 온대 지방에 분포하며, 어린잎은 국을 끓여 먹는다. 한명은 '제채(薺菜)'이다.

채소 중에서 단백질의 함량이 매우 풍부하다. 회분 중에선 칼슘의 함량이 많고 철분 또한 많은 우수한 알칼리성식품이다.

냉이는 날것으로 먹지 못하고 국으로 끓여 먹는데, 이 회분은 끓여도 파괴되지 않으며 일부 녹아 나온 것이라도 국물 째 먹게 되니 손실이 거의 없는 셈이다.

그런데 문제는 비타민에 있다. 열에 약한 비타민 B_1이나 비타민 C는 국으로 끓이면 많은 양이 파괴되나 A와 B_2는 파괴되는 양이 아주 적다.

특히 비타민 A는 냉이의 잎 속에 많은데, 성인이 하루에 필요한 비타민 A가 6,000I.U.이므로 냉이를 100g만 먹으면 3분의 1은 충당이 된다. 비타민은 약품으로 먹는 것보다 식품으로 여러 가지 것이 골고루 들어 있는 것을 먹는 것이 몸 안에서의 이용률이 높고 부작용이 없어 좋다.

식품이란 영양소만이 문제가 되는 것이 아니라 기호성도 매우 중요하다. 냉잇국의 그 구수한 향미는 직접 영양가가 있는 것이 아니라 입맛을 좋게 하기 때문에 소화액의 분비를 도와 전체적인 소화 흡수를 도와주는 구실도 하게 된다.

□ 수분 81.5% 단백질 7.3g 탄수화물 7.6g 칼슘 116mg 인 104mg 철 2.2mg 비타민 A 2,315I.U. B_1 0.51mg C 40mg.

넙 치

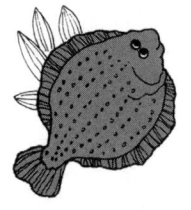

비타민 많고 단백질 우수
당뇨병·간장 질환자에게 좋은 식품

가을부터 겨울에 이르는 사이에 넙치는 맛이 가장 좋다. 살이 희고 부드러워서 회나 튀김용으로 애용되는 생선이 넙치이다.

넙치는 '광어'라고도 하는데 몸의 길이가 30㎝ 가량이며, 위아래로 넓적한 긴 타원형으로, 두 눈은 몸의 왼쪽에 있고 입이 크다. 그래서 '넙치눈'은 두 눈동자를 한군데로 잘 모으는 사람이나 눈을 잘 흘기는 사람을 가리키는 말로도 쓰인다.

몸빛이 오른쪽은 암갈색, 왼쪽은 백색, 꼬리자루와 지느러미는 등황색으로 되어 있는 것이 많다. 눈 있는 쪽을 위로 하고 근해에서 모래 바닥에 옆으로 눕기를 잘하는데 겨울철에는 심해에서 산다.

눈이 달린 갈색 부분은 수분, 무기질, 수용성 물질이 많고 지질은 적다.

단백질의 아미노산 조성은 염기성 아미노산, 특히 아르기닌·히스티딘이 적고, 어린이의 발육에 필요한 리신이 많다. 넙치는 간에는 비타민 B_{12}가 많아 32γ%나(γ는 10,000분의 1g) 들어 있다. 비타민 A 함량은 눈이 있는 쪽에 더 많다.

'어두일미(魚頭一味)'라는 말이 있다. 머리 부분에는 살이 적지만 영양가가 높고 아가미 쪽의 살이 단단해서 씹는 맛이 아주 좋기 때문이다.

넙치어채는 넙치를 토막 쳐서 녹말을 묻혀 끓는 물에 데친 음식이다. 넙치는 비린내가 적어 국을 끓여도 별미이다. 넙치를 토막 쳐서 장국이나 아욱을 넣은 토장을 끓인다.

단백질의 질이 우수하고 지질 함량이 적어 맛이 담백해서 비린내가 적다. 당뇨병 환자나 간장 질환이 있는 사람에게 좋은 식품이며 어린이나 노인 또는 병의 회복기에 있는 사람에게 훌륭한 식품이다.

가자미는 광어보다 맛이 떨어지는데 '가어(加魚)' 또는 '접어(蝶魚)'라고 한다.

□ 수분 76.3% 단백질 20.4g 지질 1.7g 칼슘 53mg 인 199mg 철 1.6mg.

녹두

지질의 질 우수
나물로 하면 비타민 성분 증가
소화성 좋고 해열·고혈압·숙취에 효과

청포·숙주나물·떡고물·녹두죽·빈대떡 등 우리의 일상 식생활에서 별미식의 원료로 많이 이용되는 것에 녹두가 있다.

처음 중국에서 고안된 당면은 녹두의 전분을 써서 만들어졌기 때문에 '두면(豆麵)'이라고도 불렀는데 녹두 값이 비싸 대부분 감자전분으로 만들고 있다.

녹두는 팥과 비슷한데 콩과에 속하는 일년초이다. 빛깔이 이름처럼 고운 초록색이며 알이 잘고 귀한 곡물이다. 인도가 원산지로서 중국을 거쳐 우리나라에 도입되었다고 한다.

단백질을 구성하는 아미노산으로는 류신·리신·발린 등의 필수 아미노산이 풍부하나 메티오닌과 트립토판·시스틴 등은 적은 것이 결점이다.

지질의 양이 적기는 하나 불포화지방산이 리놀산과 리놀레인산이 주성분을 이루기 때문에 질이 매우 우수한 편이다. 효소의 종류로 뉴클레아제·우레아제·인벨타제·아밀라제 등이 있어 비교적 소화성도 좋은 식품이다.

녹두는 나물로 기르면 성분이 상당히 달라진다. 비타민 A는 2배, 비타민 B는 30배, 비타민 C는 40배 이상이나 증가한다. 물론 단백질은 분해되어 아르기닌, 아스파라긴산 등의 비단백질이 많아지고 당질의 양은 급격히 떨어진다.

　녹두를 잘 먹지 않는 외국 사람들도 녹두 나물인 숙주나물은 잘 먹는다.

　녹두는 피로 해소, 입술이 마르고 입안이 헐었을 때 먹으면 효과가 있다.

　우리나라와 중국에서는 열이 나는 환자의 음식으로 녹두죽을 쑤는데, 맛이 좋고 먹기에도 편할 뿐 아니라 흡수성이 좋은 영양의 공급으로 훌륭한 것이다. 그러나 녹두는 몸을 차게 하는 힘이 강하기 때문에 해열·고혈압·숙취에는 매우 좋지만 혈압이 낮은 사람이나 냉증이 있는 사람은 피하는 것이 좋다.

　입맛이 없을 때 입맛을 돋우어 주는 빈자떡은 영양적으로 매우 훌륭한 것이라고 할 수 있다. 녹두전병·빈대떡으로 불리는 이 떡은 가난한 사람이 해 먹은 것이라 해서 빈자떡이라고 부르게 되었다고도 하며, 녹두에 부족한 메티오닌, 트립토판을 돼지고기 등으로 보강해 주어 좋은 것이다.

　녹두를 곱게 갈아서 따뜻한 물에 이겨 크림처럼 만들어 자기 전에 세수한 얼굴에 바르고 자면 피부 지질이 제거되어 고와지기 때문에 여드름과 주근깨에도 좋다. 또 소아피부병에도 녹두죽이 효과가 있다.

　녹두를 콩나물처럼 기른 숙주나물의 성분은 수분 91.6%, 당질 4.1%, 단백질 3.3%, 회분 0.4%, 섬유 0.5%, 비타민 C 16mg%이다.

　□ 녹두가루 : 단백질 23.6g 탄수화물 60.7g 칼슘 25mg 인 499mg 철 4.2mg 비타민 B_1 0.16mg B_2 3.38mg C 2mg.

녹용

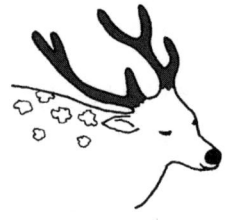

비타민・철분 등의 무기질 함유
인삼과 함께 최고의 보혈강장제

인삼과 더불어 강정제로 손꼽히는 것이 녹용이다. 삼천궁녀를 거느린 왕으로도 유명한 한(漢)나라의 무제(武帝)는 스태미나가 대단했던 사람으로 전해지고 있는데, 그 원천이 바로 사슴이었다고 한다.

발정 난 수사슴이 구덩이를 파고 그 안에 들어가 몸부림을 치고 나면 분출한 정액과 흙으로 몸이 뒤범벅이 되는데 이 냄새를 맡은 암사슴이 예민한 후각으로 그곳까지 찾아오면 매우 격렬한 자웅의 결합이 이루어진다고 한다.

한 무제는 이 같은 사슴의 정액을 애용하면서 정력을 길렀던 것이다. 이 정액 채취법이 또한 요란하다.

1~2년 된 어린 사슴에 인삼과 약초를 많이 먹이고, 2년째가 되면 유황 가루를 먹이에 섞어 준다. 그러면 3년째에 털이 많이 빠지는데 그 시기를 무사히 견디게 되면 체력이 급격히 강해진다. 체력이 강해진 사슴을 우리에 가두고 그 밖을 암사슴이 돌게 한다. 우리 안의 수사슴은 미친 듯이 교접을 원하나 이루지 못해 드디어 자폭하고 마는데 그때 방출되는 정액을 채집하는 것이다.

사슴 중에서도 강장효과가 가장 뛰어난 것으로 치는 것은 매화사슴(梅花鹿)이다. 길림성이 주산지인데 몸에 매화꽃과 비슷한 흰 무늬가 나있다.

이전에는 온몸을 귀하게 여겼으나 지금은 녹용이 주체가 되고 있다. 녹용은 사슴의 뿔로 '대각(袋角)'이라고 하는데 맨 끝을 가장 귀하게 친다. 납(蠟)과 같이 희어서 '납편(蠟片)'이라고 불리기도 한다. 그 다음 층은 혈액이 통해 있어 혈편(血片), 이어져 있는 층은 풍편(風片), 맨 밑부분이 골편(骨片)이다.

녹용에는 단백질·비타민·인·칼슘·마그네슘 등이 풍부하며 여성 호르몬도 들어 있다. 따라서 인체의 발육이나 생장, 조혈을 촉진하는 작용이 있고 알맞게 먹으면 강정 효과가 있다고 한다. 빈혈·심장쇠약·음위(남자 생식기 질환)·자궁의 출혈 등을 치료하기 위해 이용돼 오기도.

수매화사슴은 생후 1년이면 뿔이 나는데 해마다 봄이 되면 전해에 잘라 낸 자리(花盤)에 새 뿔이 솟는다. 2개월 후에는 20~30㎝ 가량으로 되고 두 가지나 세 가지로 나뉘어 뻗는다.

5~7월이 녹용 채취기. 녹용의 부패 변질을 막기 위해 곧 가공하는데 손이 많이 간다. 녹용을 수증기로 찌고 불에 그을려 정형하면서 건조시킨다.

이 녹용은 녹용주로도 이용되는데 중국뿐 아니라 지금은 독일에서도 '야가마이스터(Jagermeister)'라는 이름으로 제조·판매되고 있다. 소주 1ℓ에 녹용편 10g, 마 30g, 꿀 100g을 담그면 한 달 만에 녹용주가 만들어진다. 녹용도 많이 자란 것은 효력이 떨어지며 우리나라에는 돼지피를 녹각에 흡착시킨 것이 많아 문제가 되기도 하였다.

녹즙

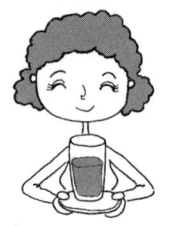

알칼리성식품으로 산성 체질 교정하는 힘 있어
위장병·빈혈·암에 효과

엽록소가 식품체에서 광합성을 해서 녹말을 만들고 식량을 사람에게 주어 사람은 생명을 유지하고 있다.

월루슈테타 박사가 엽록소 연구로 노벨상을 수상하고 나서 이 방면의 연구가 더욱 활발해졌다.

엽록소는 엽록체 안에 들어 있는데 한 개의 엽록체는 수십 개에서 수백 개의 입자가 모인 것으로 그 한 입자는 단백질과 지질의 둥근 판이 엇갈려 있다.

이러한 엽록소는 다음과 같은 생리작용을 한다.
① 세포 부활 작용
② 지혈 작용
③ 강심말초 혈관 확장 작용
④ 상처 치유 촉진 작용
⑤ 항알레르기 작용

이렇게 광범위한 효능이 있기 때문에 엽록소를 생명의 근원이라고 말하고 있는 학자도 있다.

그래서 녹즙을 짜서 먹으면 건강에 좋다는 말이 생겨나게 되었다. 신선한 푸른 잎을 따서 잘 씻고 잘게 썰어 유발(乳鉢)에서 갈고 헝겊으로 거르면 청즙이 얻어진다. 수분이 적은 잎으로 만들 때는 물을 조금 붓고 갈면 되는데 믹서를 쓰는 것은 효소와 비타민의 파괴가 심해 좋지 않다.

푸른 잎이면 모두 녹즙의 재료로 좋은 것이 아니고 다음과 같은 것이 좋다.

무청, 양배추, 부추, 파, 들깻잎, 미나리, 파슬리, 셀러리, 머위, 상추, 쑥, 쑥갓, 질경이, 민들레, 컴프리, 고춧잎, 호박잎, 감잎, 보리순, 솔잎 등.

시금치나 근대는 수산이 들어 있어 날것으로 먹는 것은 좋지 않으며 오이는 비타민 C를 파괴하는 아스코르비나제가 들어 있어 녹즙 중의 비타민 C를 파괴하게 된다.

녹즙을 오래 먹으면 위장병, 빈혈과 암에 좋다고 한다. 엽록소는 식욕부진, 설사, 변비와 같은 위장장애에 유효하다.

세포 부활 작용, 상처 치유 촉진 작용 때문에 위장병, 위염, 위궤양에 좋을 것이다. 위궤양에서 오는 출혈을 낫게 하는 것은 엽록소가 갖는 지혈 작용 때문이다.

또 조혈·정혈 작용이 있어 빈혈에도 유효하다. 조혈 기능에 부가적으로 작용하며 엽록소가 혈액에 들어가 복잡한 변화 후에 헤모글로빈으로 바뀌게 되므로 빈혈에 효과가 나타난다.

암 발생의 원인 중 하나를 혈액의 오염으로 보기 때문에 혈액을 맑게 하는 엽록소가 암의 예방과 치료를 할 수 있다고 보는 것이다.

녹즙은 알칼리성식품으로 산성 체질을 교정하는 힘이 있어 건강에 좋은 것이다.

녹차

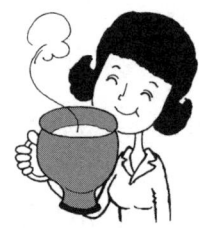

카페인·탄닌 등의 특유한 향기 성분 함유
저혈압·위산과다증에 효과

피로할 때 따끈한 차 한 잔이 피로를 말끔히 가시게 하는 것을 우리는 알고 있다. 한 잔의 차는 육체적인 피로 뿐 아니라 정신적인 피로도 해소시켜 주는 기호음료이다. 차 한 잔을 앞에 놓고 우리는 무한한 사색의 세계를 거닐 수도 있고 다정한 대화를 나누는 좋은 분위기를 만들 수도 있다.

차나무는 후피향(厚皮香)나무과에 속하는 상록 활엽 관목이다. 보통 높이는 60~90㎝이나 10m 이상인 것도 있고, 잎은 긴 타원형이며 광택이 난다. 가을에 흰 꽃이 피는데, 꽃잎이 6~7개이다. 열매는 무딘 삼각형에 3개의 씨앗이 다음해 가을에 익는다.

이 차나무의 원산지는 중국이라고 알려져 있다. 잎은 차로, 열매는 착유해서 기름으로, 줄기는 단추 재료로 이용된다.

차의 쌍벽이라고 하는 녹차와 홍차는 제조법이 다를 뿐이지 원료인 차나무는 같은 것이다. 그러나 홍차에는 탄닌 성분이 많은 앗삼종이 좋고, 녹차에는 탄닌분이 적고 질소 성분이 많은 중국종이 적당하다. 찻잎을 발효시키지 않고 엽록소를 그대로 남겨 녹색을 갖게 만든 것을 녹차라고 한다.

녹차의 종류는 옥로(玉露)·전차(煎茶)·번차(番茶)·말차(抹茶) 등이 있는데, 최고급품은 차나무 위를 가리고 재배해서 특히 새순을 부드럽게 해서 만든 옥로이다.

녹차의 제조는 뜯은 잎을 강한 수증기로 찌든지(일본차) 솥에 넣어 가열시키는데(중국차) 이 처리로 생엽에 있는 산화 효소가 파괴된다. 가열해서 엽록소의 분해를 막기 위해서 비비는 작업(揉捻工程)을 거쳐 말리게 된다.

차의 품질은 원료인 잎에 따라 좌우된다. 새순이 아니고 많이 자란 잎에서는 수량은 많아지지만 일등품은 만들 수 없다. 첫 번째 따는 것은 1번차(5월 채취), 두 번째 따는 것은 2번차(7월 채취), 세 번째 딴 것은 3번차(8월 채취), 마지막에 따는 것은 4번차(9~10월 채취)라고 한다.

1번차는 질소분이 많고, 2, 3번차는 탄닌과 카페인 등이 많다. 차의 품질은 차엽의 색과 비벼진 모양과 우려낸 차의 빛깔과 풍미로 결정된다. 좋은 차는 줄기나 가루가 안 섞인 것인데 수분은 3~4% 가량이다.

차의 성분에서 특징적인 것은 다음과 같은 것들이다. 카페인(3%)·테아닌·탄닌·세키세놀(靑葉 : 알코올)과 특유한 향기 성분이다. 색소에 관계하는 성분으로는 엽록소 카로티노이드 등이 많고 비타민 C가 150~500㎎이 들어 있다. 그 밖에도 비타민 B_1 B_2·나이아신·판토텐산·이노시톨·루틴 등도 들어 있다.

카페인은 중추신경을 자극하는 홍분제이기 때문에 진한 차를 마시면 잠이 잘 안 오고 신경을 홍분시켜서 피로를 가시게 한다.

호흡 순환 기능을 자극하고 이뇨 작용이 있어 만성 심장병에 효과가 인정되고 있다. 그러나 카페인은 알코올이나 마약 중독자의 심장에는 나쁜 영향을 주지만 취기를 빨리 풀리게 한다.

술 마신 다음 진한 차 한 잔을 마시면 술이 깨고, 이뇨 작용으로 알코올을 빨리 배출시킨다. 차는 혈압이 낮은 사람에게는 약이 되지만 고혈압인 사람은 삼가는 것이 좋다. 기름기가 많은 음식을 먹고 차를 마시면 개운하고, 강한 알칼리성이므로 위산과다증에 아주 좋다. 차를 애용하는 사람은 위장병이 적다는 이야기가 바로 그것을 뒷받침하는 것이다.

녹차는 질이 좋은 것일수록 낮은 온도로 우려내야 풍미가 난다(옥로 50~60℃로 2~3분, 하급차는 100℃로 30초). 비타민 C는 한 번 우려내면 80% 가량이나 우러난다. 녹차의 비타민 C는 매우 안정해서 95℃로 2시간 끓여도 20%밖에 줄지 않는다.

물의 질, 물의 온도, 다기(茶器) 등에 따라 향기와 맛이 다르다. 녹차는 향미가 담백하기 때문에 끓이는 데 정성을 들여야 한다.

□ 단백질 28.3g 탄수화물 63.2g 회분 5.6g 칼슘 245㎎ 인 415㎎ 철 18.9㎎ 비타민 A 9,300I.U. 비타민 B_1 0.38㎎ 비타민 B_2 1.24㎎ 비타민 C 23㎎.

농어

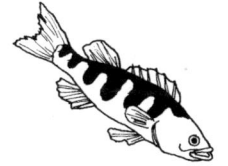

강산성식품으로 채소 곁들여야
위·장에 좋은 여름 어물

생선에도 그 맛이 가장 좋은 제철이 있다. 그래서 '봄 조기, 가을 갈치, 겨울 동태'라는 말이 생긴 것이다.

농어는 우리나라에 가장 많고 흔한 물고기 중의 하나인데 맛도 좋다. 몸길이는 50·90㎝ 가량으로 길며 아래턱이 위턱보다 더 튀어 나온 것이 특색이다. 몸빛은 등 쪽이 검푸르고 배 쪽은 은백색을 띤다. 입이 크며 위턱에 단단한 뼈가 있고 온몸에 작은 비늘이 많다.

육지에 가까운 얕은 바다에서 주로 산다. 우리나라와 일본, 대만의 연안에 분포한다.

농어는 모든 장기를 튼튼하게 해 주는 식품으로 되어 있다. 특히 위와 장을 편하게 하고 근육과 골격을 튼튼하게 해 주므로 성장기의 어린이들에게도 좋은 식품이다. 가을과 겨울에 기수(汽水 : 바닷물과 민물의 혼합에 의하여 소금양이 적은 물, 곧 하구부에 있는 바닷물)의 하구부에서 산란하며 어릴 때는 담수에서 살다가 첫 겨울에 바다로 나간다. 우리나라에 흔한 물고기로 대표적인 것인데 맛이 좋다.

생선치고는 단백질이 많고 열량도 높아 100g에서 115cal나 나온다. 그러나 역시 강한 산성식품이므로 채소와 곁들여 먹는 것을 잊지 말아야 한다.

생선회를 먹을 때 채소를 곁들이는 것은 산성식품을 중화해서 정상적인 혈액이나 체액을 유지하는 생리적인 의의도 큰 것이다.

농어회도 좋은데 여름철에는 선도가 떨어진다. 그래서 장염 비브리오균에 오염된 것을 먹으면 심한 설사를 수반하는 식중독을 일으키기가 쉽다.

이 장염 비브리오균은 바닷물에 잘 번식하는 세균인데 콜레라와 비슷한 증상을 나타낸다. 다른 균보다 번식이 매우 빨라 10~12분이면 배로 늘어난다. 이 균이 열에 약하고 민물에서 속히 사멸하므로 수돗물에 씻든지 온수 처리(60℃에서 2분)하면 효과가 크다.

토막 친 농어에 녹말을 묻혀서 끓는 물에 데친 농어채도 별미이다. 성장단계에 따라 이름이 달라지는 농어를 일본에서는 '출세어(出世魚)'라 부르며 귀하게 여긴다.

7월이 되면 인천 앞바다 영홍도는 농어낚시의 명소로 유명한데 낚시에 걸렸을 때의 날쌔고 저력 있는 당김으로 인기가 높다.

☐ 탄수화물 0.2g 단백질 20.3g 지질 1.9% 칼슘 28.2mg% 칼륨 272mg% 인 231mg% 비타민 A 197mg% 비타민 E 1.2mg%.

느타리버섯

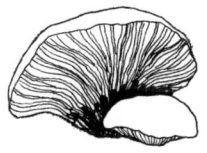

굴 같은 생김새
최근 볏짚 재배로 대량 생산

전 세계적으로 분포하는 버섯으로, 참나무·오리나무·미루나무·버드나무 등에 자라서 원목 재배를 해 왔으나 최근에는 볏짚 재배로 다량 생산하고 있다. 2~5월과 9~12월에 많이 재배한다.

볏짚에 종균을 접종하여 40일가량 되면 수확하는데 갓 지름이 8~9cm 정도일 때가 수확 적기이다.

버섯 모양이 반달형으로, 한쪽에 버섯대가 서고 표면색은 황갈색이고 값이 싸서 많이 이용된다. 서양에서는 생김새가 굴 같다고 해서 '오이스터 머쉬룸'이라고 부른다.

□ 수분 87.6% 단백질 3.3% 지질 0.2% 당질 7.4% 섬유 0.9% 회분 0.6%, 비타민 B_1 0.12mg% B_2 0.3mg%.

ㄷ

다슬기

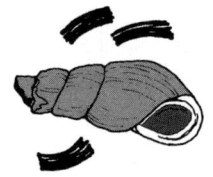

날것을 먹는 것은 위험
간 기능이 떨어지는 사람에게 좋아

다슬깃과에 속하는 고동의 하나가 다슬기이다. 한국과 일본에 분포하는데, 고동·대사리·와라(蝸螺)·올갱이 등 다른 이름이 많다.

하천이나 연못에서 흔히 볼 수 있는 것이다. 높이 3㎝, 직경 1.2㎝ 가량이다. 패각(貝殼)은 황갈 내지 흑갈색이고 때로는 백색무늬가 있기도 한데 각구는 긴달걀꼴이며 나탑은 높으나 끝부분이 침식된 것이 많다. 맑은 냇물의 돌 밑에 많이 난다.

폐장 디스토마의 제1중간숙주로 알려져 있으므로 날것을 먹는 것은 위험하다.

맛은 바다 고동보다 못하다. 삶아서 살을 빼어 먹는다. 예로부터 간의 기능이 떨어지는 사람이 다슬기를 먹으면 좋다고 전래되기도 하였다. 주성분은 단백질이며 지질이 적은 것이 특징이다.

다시마

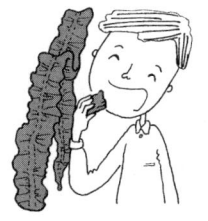

칼슘·회분 등의 무기질이 풍부한 알칼리성식품
혈압 내리게 하는 성분 함유

중국의 진장기라는 사람의 기록에 보면 신라 사람은 허리에 새끼 줄을 매고 바닷속에 잠수하여 해조류를 채취하였다고 한다. 다시마는 당시에 산출되고 있던 해조류 중에서 대표적인 것이었고 중국에까지 한국산이 명산물로 널리 알려지고 있었다.

『고려도경(高麗圖經)』에 보면 다시마는 귀천을 막론하고 모두 즐기고 입맛을 돋우나 냄새가 비리고 맛이 짜므로 오래 먹을 것은 못 된다고 소개되어 있는 것으로 보아 당시의 해조류 채취가 성했을 것으로 추측된다.

해조류는 뿌리, 줄기, 잎의 구별이 확실하지 않고 잎과 뿌리 부분으로만 나뉜다. 엽록소와 그 밖의 색소를 가져서 동화작용을 하고, 몸의 전 표면에서 양분을 흡수하며 포자로 번식한다.

갈색 조류에 속하는 2~3년생의 해조가 다시마이다. 몸의 길이는 2~4m, 폭은 20~30㎝ 내외이며, 황갈색 또는 흑갈색의 띠 모양을 이룬다. 잎 바탕이 두껍고 거죽이 미끄러우며 약간 쭈글쭈글한 무늬가 있다. 대개 짧고 굵은 줄기로 간조선의 바위에 붙어산다.

거제도와 제주도 또는 흑산도에 많이 나는데, 한명으로는 곤포(昆布)·해태(海苔)·다사마(多仕麻) 등이 있다.

단백질의 주성분은 글루타민산으로 감칠맛을 주게 된다. 지질은 아주 적으나 액체 지질인데, 비린내가 있고 많은 불검화물을 갖는 것이 특징이다. 해조의 불검화물 중에는 경련독과 마비독을 갖는 것이 있어 잘 알려지지 않은 것은 먹지 말아야 한다.

당질은 주로 끈끈한 점질로서 분해하면 포도당·과당·갈락토오스·말토오스 등이 생긴다. 때로는 당분·녹말·섬유소 등을 갖는 것도 있으나 그 양은 아주 적다.

다시마에는 알긴이라는 당질이 20% 가량이나 들어 있는데 점질물이다. 이것은 거의 소화되지 않는 성분인데 공업용 풀이나 식품 첨가물로 이용된다. 다시마 표면에 때때로 하얀 가루를 볼 수 있는데 그것은 만닛이다.

다시마의 영양적 특성을 요약하면 다음과 같다.

① 회분이 많아 강력한 알칼리성식품이다. 특히 다시마 중의 회분은 소화율이 높아 79%나 되어 우유 중의 회분 소화율 50% 보다도 훨씬 높다.

② 칼슘의 함량이 높다. 칼슘이 많더라도 멸치같이 인산의 함량이 더 많은 것은 칼슘의 이용률이 떨어진다. 사람은 생리적으로 칼슘을 인보다 2배나 필요로 하기 때문이다. 일반 곡류나 육류는 칼슘보다 인의 함량이 훨씬 많다.

③ 요오드(沃素)가 많다. 요오드가 부족하면 목밑샘 호르몬(티록신)이 제대로 만들어지지 않게 된다. 이 호르몬은 갑상선 호르몬이라고도 하는데 지질 대사에 필수적인 구실을 한다.

④ 칼슘과 요오드 그 밖의 알칼리성 무기질이 많아 고혈압의 발생을 억제하는 효과가 있을 뿐 아니라 다시마 속에 들어 있는 염기성 아미노산인 리신이라는 성분이 혈압을 내리게 하는 작용이 있음이 최근에 알려지게 되었다.

⑤ 소화가 안 되는 점질물과 섬유질이 많다는 것이다. 해조류 속의 끈끈한 점질물이나 섬유질을 사람들은 소화시키지 못한다. 이 얼핏 보기에 아무런 영양가도 없어 보이는 성분을 우리가 식품으로 섭취하지 못하면 건강을 유지하기는 어려운 것이다.

적당한 양의 섬유는 창자의 점막을 기계적으로 자극해서 창자의 소화운동을 높여 주는 중요한 작용을 한다. 다시마는 튀각 다시마·산자·차 등으로 널리 이용되고 있다. 다시마는 빛깔이 검고 한 장씩 반듯반듯하게 겹쳐서 말린 것으로 두꺼울수록 질이 좋은 것이다. 빛깔이 붉게 변한 것이나 잔주름이 간 것은 좋지 않으며 흑색에 약간 녹갈색을 띤 것이 우량품이다.

□ 단백질 7.4g 탄수화물 45.2g 회분 34g 칼슘 708mg 인 183mg 철 6.3mg 비타민 B_1 0.22mg 비타민 B_2 0.45mg 비타민 C 18mg.

달걀

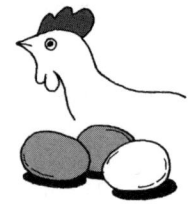

양질의 단백질 등 영양 풍부
어른은 노른자 과식 삼가

달걀은 단일식품으로는 영양가가 가장 뛰어난 것으로 알려져 있다. 단백질로 따지면 거의 완전에 가까운 우수식품이다.

그것은 달걀 단백질을 구성하는 아미노산이 필수아미노산인 리신, 메티오닌, 트립토판 등을 골고루 가지고 있어 천연식품에서는 최고이기 때문이다.

달걀의 흰자위에는 알부민이, 노른자위에는 비텔린 등을 비롯해서 생명 합성의 기본 물질이 되는 양질의 단백질이 들어 있다. 달걀 흰자에는 라이소자임이라는 효소가 들어 있어 미생물을 녹여 버리는 용균성이 있기 때문에 수분이 많은 달걀이 비교적 신선도를 유지할 수 있는 특성도 있는 것이다.

노른자에는 지질이 32.6%나 들어 있는데 소화 흡수가 잘되어 98%의 소화율을 나타내며, 레시틴이 많아 간에 쌓이기 쉬운 지질을 제거해 주기도 한다. 그러나 노른자에는 콜레스테롤이 많이 들어 있어 성인이 된 후에 달걀을 많이 먹으면 혈액의 콜레스테롤을 높일 염려가 있다.

그래서 일부 학자들은 「성인의 달걀노른자 안 먹기」 운동을 주장하는 이가 있다. 비타민도 A, D, E, B_2 등이 풍부하며 철분의 함량이 높은 것도 장점으로 되어 있다. 그러나 달걀이 완전영양식품이 되지 못하는 결점은, 무기질 중 인이 칼슘에 비해 지나치게 많아 강한 산성식품이며 비타민 C가 거의 안 들어 있기 때문이다.

달걀껍질은 무게의 비율로 10~12%, 흰자 45~60%, 노른자 26~33%이며 껍질은 주성분이 탄산칼슘이다.

신선한 달걀은 노른자가 탄력이 있는데 변질하면 탄력이 없고 풀리고 만다. 흰자는 62~65℃에 유동성을 잃고 70℃에 완전히 응고한다. 노른자는 65~70℃에 응고하므로 달걀을 65~68℃의 물에 오래 두면 노른자는 굳는데 흰자는 흐물흐물한 반유동체가 된다.

달걀을 먹고 난 뒤 위에 머무르는 시간은 조리법에 따라 다른데 삶은 것이 3시간 15분, 프라이 에그가 2시간 45분, 날것이 2시간 30분, 반숙이 1시간 30분이다. 삶은 달걀을 먹으면 배가 오랫동안 든든한 이유가 바로 이것이다.

소화율은 반숙란이 96%인데 날것은 50~70%에 지나지 않는다. 날 흰자에는 소장의 소화효소인 트립신의 작용을 억제하는 인자가 들어 있어 익혀 먹어야 해가 없다. 신선한 것일수록 껍질이 거칠고 묵은 것일수록 껍질이 매끈하다. 크기에 비해 무게가 있는 것이 좋은 것이다.

□ 삶은 달걀 : 수분 76.3% 단백질 12.1g 지질 10.5g 칼슘 35mg 인 206mg 철 1.7mg 비타민 A 610I.U. 비타민 B_1 0.04mg 비타민 B_2 0.39mg.

달래

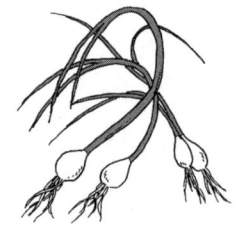

비타민 고루 들고 칼슘 함량 풍부
빈혈·동맥경화 예방에 효과

달래 나물이나 달래 양념을 먹게 되면 밥상머리에서 봄을 느끼게 된다. 이른 봄 산이나 들에서 캔 달래는 독특한 파와 같은 향미로 우리의 식욕을 돋운다. 지금은 온상 재배를 하기 때문에 겨울에도 시장에 나돌아 계절 감각을 잃게 되었다.

달래는 백합과에 속하는 다년초로서 땅속에 난구형의 비늘줄기가 있고 잎은 가늘며 긴 대롱 모양인데 여름에는 말라 없어진다.

4월에 높이 5~12㎝의 화경(花莖) 끝에 자색 꽃이 핀다.

비타민이 골고루 들어 있어 겨우내 움츠렸던 몸이 활동기인 봄을 맞이해서 잘 움직이게 도와줄 수 있는 식품이다. 특히 비타민 C가 많은 것이 특색이다.

비타민 C는 사람 몸의 세포와 세포를 잇는 결합 조직의 생성과 유지에 중요한 구실을 하는 것이다. 이 비타민 C는 부신피질 호르몬의 분비와 조절에도 관여해서 피부의 젊음과 저항을 강하게 한다.

뿐만 아니라 빈혈에도 효과가 있고 간장의 작용을 강하게 하고, 동맥경화도 예방하는 효능을 갖는다.

비타민 C가 결핍되면 사람은 빨리 노화하게 된다. 그런데 비타민 C는 열에 약한 것이 흠이다. 종류에 따라 다르기는 하지만 삶게 되면 60~70%가 파괴되는 일이 많다. 그런데 달래는 날것으로 먹게 되므로 조리에 의한 손실을 예방할 수 있어 좋다.

조리할 때 식초를 곁들이면 비타민 C는 파괴되는 시간이 연장되므로 달래 무침에는 식초를 곁들이는 것이 좋다.

달래와 비슷한 파나 마늘은 채소이면서 산성식품인데 달래는 맛은 비슷하나 알칼리성식품이다. 그것은 함유하는 성분 중 인보다 훨씬 칼슘의 함량이 많기 때문이다. 그래서 달래는 옛날부터 강장식품으로 손꼽혔는지도 모른다.

□ 수분 87.9% 단백질 3.3g 탄수화물 7.5g 칼슘 169mg 인 64mg 철 22mg 비타민 A 810I.U. 비타민 C 28mg.

달맞이꽃 종자유

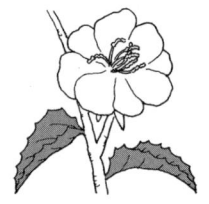

생리적 활성물질인 PG 함유
비만·성인병 치유 효과 큰 건강식품

    달맞이꽃의 꽃말은 '기다리는 사랑'이다. 해가 지고 난 뒤 달빛 아래서 피기 때문에 달맞이꽃이라고 한다. 참으로 낭만적인 꽃이다.
    흰 꽃이 피는 것은 멕시코 원산인데, 노랑꽃이 피는 금달맞이꽃은 남미의 칠레 원산으로 관상용으로도 재배된다. 중국에선 야래향(夜來香), 미국에선 evening primrose, 일본에선 월견초(月見草)라고 재미있게 부르고 있다.
    바늘꽃과에 속하는 이년초인데 줄기는 높이 60㎝ 가량이고 잎은 호생하고 피침형이며 우상(羽狀)으로 불규칙하게 째졌다. 속이 여러 칸으로 나뉘고 각 칸에 많은 씨가 든 열매가 맺는다. 익은 후에 네 갈래로 갈라져서 아주 작은 종자를 방출한다.
    이 작은 씨앗에는 기름이 많이 들어 있어 약 20%나 된다. 달맞이꽃 씨는 워낙 작아 1,000개의 무게가 겨우 0.5g밖에 되지 않는다.
    이 달맞이꽃 종자유는 옛날부터 인디언들이 염증과 발진에 바른 민간약이었다. 백인들에겐 천식 특효약으로 전해졌고, 영국에선 '왕의 만능약'으로 불린 신비로운 물질이었다.

그런 달맞이꽃 종자유가 최근 건강식품으로 각광을 받기 시작한 것이다. 이 달맞이 종자유에는 감마 리놀렌산이라는 불포화지방산이 들어 있는데 이 감마 리놀렌산이 프로스타글란딘이라는 생리적 활성물질의 모체가 된다는 사실이 밝혀졌기 때문이다. 이미 밝혀진 프로스타글란딘만 해도 30종이 넘는다.

프로스타글란딘이 인체에서 하는 생리작용을 보면 다음과 같이 광범위하다. 혈관의 수축·확장, 기관지 근육의 수축과 이완, 위액 분비의 억제, 자궁근육 수축, 수분 배설, 혈소판 응집의 유도 또는 저해 등.

일반식용유에 많이 들어 있는 불포화지방산 중에서 프로스타글란딘을 잘 만드는 것은 감마 리놀렌산이다. 이 감마 리놀렌산을 많이 가지고 있는 달맞이 종자유가 생리적 기능을 나타내는 이유가 바로 여기에 있는 것이다.

여러 임상 결과가 발표되면서 미국에서는 '태양이 준 건강', '감마 부림'이라는 상품명으로 건강식품의 자리를 굳히고 있다.

1982년 베르그스트롬, 베인, 사무엘슨 등은 프로스타글란딘(PG)의 생체 내에서의 생성과 작용 기구의 연구로서 노벨상을 수상하였다.

우리나라 산야에 귀화식물로 야생하고 있는 달맞이꽃 종자에는 프로스타글란딘의 모체로 알려진 감마 리놀렌산이 풍부히 들어 있다. 특별히 재배하지 않더라도 수집·이용할 수 있어 국내 부존자원의 이용 면에서도 큰 의의가 있는 일이다.

달맞이 종자유는 콜레스테롤의 양을 크게 떨어뜨린다는 보고가 있다. 따라서 심근경색이나 동맥경화, 고혈압, 협심증 등 순환기계 장애나 심장질환이 개선되는 것이다.

또 달맞이 종자유를 투여한 바 체중감소 효과가 컸다는 보고가 많이 나오고 있다. 체중감소용 약품과는 달리 달맞이 종자유는 부작용 없이 살을 뺄 수 있다는 것이다. 그 밖에 관절 류머티즘, 월경불순, 알코올중독 등에 탁월한 효능이 인정되고 있다.

감마 리놀렌산이 결핍되면 피부탄력의 감소, 피부질병이 생기기 쉽다. 그런데 달맞이 종자유를 먹으면 그것이 예방되므로 피부 미용 효과를 크게 얻을 수 있다.

한국에 자생하는 달맞이꽃 종자유는 총지질량이 24.6%, 감마 리놀렌산이 8.9%, 리놀렌산이 75.4%로 분석되어 있어 질이 매우 좋은 것으로 평가된다.

달팽이

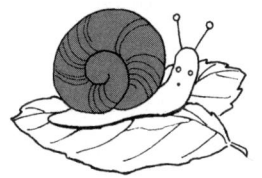

우수한 단백질과 무기질·칼슘이 풍부
콘드로이친황산… 노화방지·강장·강정 효과

먹는 습관이란 이상해서 지방에 따라 차이가 심하다.
미식가들이 군침을 흘리는 달팽이도 우리나라 사람에게는 생소한 식품이다. 프랑스·중국·일본 등지에서 달팽이가 정력 강장식품으로 애호를 받고 있으며, 특히 '밤을 위한 요리'로 유명하다.
달팽이가 프랑스에서는 에스카르고란 고급 요리로, 스페인에서는 카라고레스 요리의 원료로 이용되고 있다.
핀잔을 받거나 겁이 날 때에 움찔하고 기운을 피지 못하는 것을 비유하는 말로 '달팽이 눈이 되었다'고 한다. 신축자재인 두 쌍의 곤봉상 촉각이 있고 그 끝에 시력은 없으나 명암을 판별하는 눈이 있다. 달팽이는 연체동물로 우렁이와 비슷한데, 나선형의 깍지가 납작하게 눌린 것 같고 두껍지 않다.
깍지가 없는 것도 있는데 강력 강장제로는 그것이 더 좋다고 한다. 한명으로는 산와(山蝸)·와우(蝸牛)·여우(蠡牛) 등으로 불린다.
몸은 깍지 안에 들어 있으나 길게 나와 기어 다니는데, 살에 끈끈한 점액이 있어서 자국이 난다. 이 끈끈이는 뮤신이라는 성분인데 콘드로이친황산이 주성분이다. 이것은 결합 조직의 주요 구성 성분이므로 온몸에 존재하는데 특히 피부·연골·혈관·점액 중에 많다. 이 콘드로이친황산의 작용에는 조직 중의 수분을 유지시켜 주는 힘도 있으므로 피부나 혈관·내장 등에 윤기를 주게 된다.

나이 들면 세포의 노화가 일어난다. 즉 세포 위축·수분 감소·불필요한 물질의 침착·색소 과립의 침착·칼슘의 침착 등이 일어난다. 한편 조직 중의 콘드로이친황산도 줄게 마련이다. 따라서 콘드로이친황산을 충분히 공급해 주면 세포가 젊어지고 노화 방지나 강장·강정 효과가 생기게 되는 것이다.

달팽이는 자웅동체로 몸 안에서 난생한다. 밤에 나무나 풀 위에 기어 올라가 미생물과 어린잎을 먹는데 지방에 따라서는 뽕나무나 농작물을 해치는 일도 있다.

우수한 단백질이 많고 무기질로 칼슘이 풍부해서 훌륭한 식품으로 달팽이는 자연산뿐 아니라 양식을 하는 곳도 많다.

한방에서는 백일해 치료로 써 왔고 껍질은 부스럼과 종기에 붙이기도 했다. 지네 같은 독충에 물린 데 바르는 민간요법도 있다.

□ 단백질 54.29% 지질 4.18% 탄수화물 30.45% 화분 4.07%.

닭고기

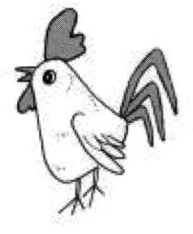

단백질·필수아미노산 풍부
소화 흡수 잘되는 산성식품

닭은 하나도 버리는 것이 없다. 깃털, 머리, 발, 내장과 기름은 일반 동물용 사료나 애완동물의 먹이를 만드는 데까지 사용되고 있다.

또 닭고기만큼 요리법이 다양한 육류도 찾아보기 힘들다. 프랑스의 유명한 미식가이며 식품평론가인 브리야사브랭은 닭고기에 대하여 '캔버스가 화가의 필수품인 것처럼 닭고기는 조리사에게 없어서는 안 될 귀중한 재료이다'라고 말하였다.

통째로 오븐에 굽거나, 양념을 해서 바비큐로 하거나, 구운 후 졸이고, 혹은 직접 불에 쬐어 굽는 등 다양하며 나라마다 고유한 이름으로 불리고 있다.

우리나라에서는 '사위가 오면 씨암탉을 잡는다'는 말이 있을 정도로 닭은 귀물로 여겨 왔고 비상 접객 식품 구실을 해 왔다. 그런데 실은 닭 중에서 씨암탉의 품질은 떨어진다.

서양에서는 닭고기를 치킨이라고 하는데 이것은 알을 낳기 전의 병아리를 뜻하는 말이다. 본래 닭은 생후 6개월이면 알을 낳기 시작하기 때문에 식용으로는 그 이전의 것이 이용되고 있다는 뜻이다. 어린 닭은 지질이 많고 특히 껍질이 연할 뿐 아니라 맛도 좋다.

닭고기는 쇠고기, 돼지고기 등 수육(獸肉)보다 섬유가 가늘고 연한 것이 특징이다. 또한 쇠고기처럼 지질이 근육 속에 섞여있지 않기 때문에 맛이 담백하고 소화 흡수가 잘되는 고기이다.

예로부터 내려오는 말로 임신했을 때 닭고기를 먹으면 아이의 살결이 거칠어져 닭살이 된다든지 산모가 먹으면 젖이 귀해진다는 말이 있는데 과학적으로 전혀 근거가 없는 것이다. 오히려 단백질과 질 좋은 지질을 많이 섭취해야 하는 임산부에게 닭은 권장할 만한 식품이다. 닭을 푹 고아서 그 국물에 미역국을 끓이면 산후 회복 음식으로 아주 훌륭한 영양식이 된다.

쇠고기보다 메티오닌을 비롯한 필수아미노산이 더 많은 특색을 가지고 있다. 즉 메티오닌의 경우, 쇠고기는 100g 중 0.43g인데 닭고기는 0.64g이며, 리신은 쇠고기에 1.76g이 들어 있고 닭고기에는 1.95g이 들어 있다.

특히 메티오닌은 쌀이나 식물성 식품에는 적은 것인데 간장의 기능과 밀접한 관계를 가지고 있다. 또 메티오닌은 메티오닌이 많은 식품을 먹게 되면 섭취하는 단백질의 양이 적어도 된다는 체단백질의 절약 효과가 있는 것이 특징이다.

미국 남북전쟁에서 남군이 지고 북군이 승리했다. 그런데 그 승패의 한 원인이 단백질의 섭취량과 관계가 깊다고 해석하는 사람들도 있다. 북군 병사는 육류나 우유제품을 충분히 섭취했는데 남군병사들은 옥수수와 당밀 등 저단백질을 주로 했다고 한다. 저단백식으로는 정신력과 체력도 떨어질 수밖에 없는 것이다.

닭의 영양가는 영계인 5개월에서 7개월까지의 것이 가장 높고 너무 어리거나 알을 낳았던 닭이나 늙은 닭은 고기가 질기고 영양가도 떨어진다.

닭고기는 성장 정도에 따라서도 맛의 차이가 있지만 부위에 따라서도 빛깔과 맛이 다르다. 가슴 부분은 살이 희고 지질이 적어 맛이 담백하다. 다리는 살이 붉고 독특한 풍미를 지니고 있어 상품으로 친다. 젊은이가 먹으면 바람난다고 일러온 날개나 닭다리에는 콜라겐이 많아 피부의 노화를 예방하는 효과가 있다고 하여 중국에서는 숭상하기도 한다.

한국인의 일반적인 식생활은 저단백식 특히 동물성 단백질의 섭취부족이 두드러지는 경향을 보이고 있다.

더위가 심할 때에는 식욕이 떨어지고 만성피로 등 이른바 여름을 타는 증세가 잘 나타난다. 건강관리를 가장 하기 어려운 철이 삼복이다. 사람들은 땀을 많이 흘리며 기운을 차리지 못한다. 물론 사람에 따라 여러 가지 원인이 있겠지만 기운을 못 차리는 것은 대부분의 경우 영양섭취에 문제가 있다고 보아야 할 것이다.

그래서 우리나라에는 예로부터 '보신(補身)'이란 말이 있었고 여러 가지 음식이 추천되었다. 삼복 중의 보신식품으로 손꼽혀 온 것이 영계백숙이다. 까다로운 요리 솜씨를 부리지 않아도 손쉽게 만들 수 있는 것이 또한 영계백숙이다.

인삼과 찹쌀·밤·대추 등을 넣든가 마늘을 넣고 푹 고은 영계백숙은 몸을 보하고 영양별식이다. 이 영계백숙은 맛도 별미이고 인삼이나 대추·밤·마늘의 강장효과가 더해진 확실한 보신식품이다.

이외에도 우리 조상들이 즐겨 먹던 닭고기 요리에는 닭고기무침·닭구이·닭국·닭김치·닭볶음·닭적·닭조림·닭지짐·닭내장요리 등이 있다.

닭고기는 육식을 주로 하는 미국을 비롯해서 유럽에서 더 많이 소비되고 육식의 상당한 양을 차지하고 있는데 그것은 동물성 단백질을 많이 먹을수록 담백한 맛을 찾게 되기 때문이다.

삶은 로스트 치킨을 차갑게 식힌 다음 마요네즈 소스를 듬뿍 친 채소 샐러드를 곁들여 먹는 것이 콜드 치킨이다. 실처럼 찢어서 샐러드에 이용하기도 하는데, 한국식 닭고기냉채와 일맥상통하는 것이라고 볼 수 있다.

이처럼 동서양을 막론하고 많은 사람들이 즐겨 먹는 닭고기를 먹으면 풍이 생긴다는 속설 때문에 고혈압을 걱정하는 사람들이 기피하는 경향이 있는데 이도 잘못된 일이다.

지질의 분석결과를 보면 다른 육류에 비해 포화지방산이 오히려 적고, 콜레스테롤의 양이 두드러지게 많지도 않다. 그러나 닭고기도 다른 육류처럼 무기질과 비타민이 부족하므로 채소나 해조류 등과 곁들여 먹는 것이 좋다.

□ 살코기 : 수분 65.4% 단백질 19.8g 지질 14.1g 칼슘 12㎎ 인 113㎎ 비타민 A 1,49I.U.

당근

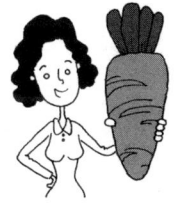

동물의 간과 맞먹는 비타민 A의 공급원
빈혈·저혈압·야맹증에 효과

빨간 당근을 탐스럽게 먹고 있는 토끼나 말을 우리는 흔히 본다. 토끼나 말이 특히 좋아하는 채소인데, 맛이 독특할 뿐 아니라 영양가도 많다.

당근은 유럽·아프리카·북부 소아시아가 원산인 미나리과에 속하는 일년 또는 이년초이다. 서양종과 동양종의 품종이 많으며, 같은 품종이라도 재배하는 온도에 따라서 엉뚱한 다른 품종이 된다.

3촌 당근(품종명)을 10~15℃로 재배하면 색이 나쁘고 뿌리 끝이 뾰족하게 되며, 20℃ 가량으로 재배되면 색이 좋아지고 뿌리 끝이 뭉툭해진다.

우리나라에는 당나라에서 도입되었기 때문에 '당근(唐根)'이라고 부르고 있는데, 한명으로는 '호라복(胡蘿蔔)'이라고 한다. 야생종은 일년생이지만 재배하는 것은 이년생으로 재배 역사가 2,000년이나 되는 것으로 추측된다.

품종 개량은 15세기에 네덜란드에서 이루어진 뒤 프랑스에서 지금 재배되는 것으로 개량되었다. 13세기에 중국에 건너오고 뒤이어

우리나라에 들어왔다.

본래는 한랭한 기후에서 자라는 당근이지만 재배법과 품종의 개량으로 어느 계절이나 식탁에 오를 수 있게 되었다.

당근의 붉거나 노란 색소는 카로틴인데, 색이 짙은 당근에는 6~10mg%나 들어 있다. 카로틴은 우리 몸 안에서 비타민 A로 바뀌기 때문에 프로비타민 A라고 부르기도 하는데, 비타민 A로 따져 4,000I.U.나 된다. 이 4,000I.U. 중 3분의 1이 우리 몸 안에서 비타민 A로 변하게 된다.

이러한 사실로 보아 당근을 채소 중에서는 비타민 A의 왕자격이라고 할 수 있다. 비타민 A는 피부를 곱고 매끄럽게 해 준다. 몸 안에 비타민 A가 부족하면 살결이 거칠어지고 병균에 대한 저항력이 약해져 여드름이 돋기 쉽고 잘 곪는다. 그 밖에 야맹증을 막아 주는 것은 잘 알려져 있다.

당질로서는 설탕·녹말·펜토산이 있어 당근의 단맛을 낸다. 무기질로 인보다 칼슘이 많아 당근은 알칼리성식품이다.

한방에서는 당근이 홍역·빈혈·저혈압·야맹증 등에 좋다고 전해지고 있다. 홍역 초기에는 높은 열이 나서 식욕이 전혀 없어져 어떤 음식도 입에 당기지 않는데, 그런 때에 당근과 올방개(늪이나 연못에 많은 방동사니과 식물) 뿌리의 삶은 국물을 계속 먹이면 쉽게 회복된다고 한다.

비타민 A의 공급원으로 당근은 동물의 간과 맞먹기 때문에 간을 싫어하는 사람에게는 당근이 가장 좋다. 장수에 관해서 연구한 일본 학자의 연구 결과를 보면, 장수촌 사람이 당근과 호박을 상식하고 있었다고 한다.

비타민 A는 물에 녹지 않고 가열해서 분해하지 않는 성질이 있기 때문에 기름으로 데쳐 먹어야 흡수가 잘된다. 이렇게 영양분이 많은 당근이지만 비타민 C 산화효소가 들어 있다.

그렇기 때문에 무채를 할 때 섞거나 다른 채소와 함께 주스를 만들면 다른 채소 안에 들어 있는 비타민 C를 파괴하게 된다. 무채를 할 때 식초를 섞어 산성(pH 3)으로 하면 효소의 작용이 억제된다.

당근을 지나치게 많이 먹으면 황달에 걸린 것처럼 피부가 노랗게 되는데 건강에 직접 해를 주지 않으며 먹는 것을 중지하면 곧 정상으로 된다.

날것으로 먹을 때 석유 비슷한 냄새가 나는 일이 있는데 그것은 당근의 독특한 향기 성분이므로 그런 것은 익혀 먹는 것이 좋다.

▫ 수분 89.3% 탄수화물 8.5g 칼슘 42㎎ 인 37㎎ 철 1.3㎎ 비타민 A 11,750I.U. 비타민 C 10㎎.

대구

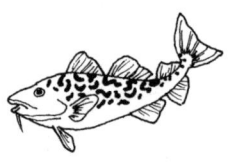

지질 함유 적어 맛이 담백
허약한 사람의 보신제로 유용

대구는 입이 커서 '대구(大口)'이고, 식성이 좋아 닥치는 대로 먹는다. 대구과에 속하는 바닷물고기인데, 몸은 길이 70~75cm 가량이고 머리가 크기 때문에 '대두어(大頭魚)'라고도 한다.

몸빛은 담회갈색이고 배 쪽은 희며 등지느러미와 옆구리에 여러 개의 무늬가 있고 아래턱에 하나의 수염이 있다.

한대성 심해어로서 겨울철 산란기에는 연안 내만(內灣)으로 옮겨 오는데, 동해·서해·일본·오츠크해·베링해·미국 오리건 주 연안까지 분포된다.

대구는 진해만이 유명한 산란장이다. 무게가 2관 이상 되는 것은 '누룽이'라고 부르는데 겨울이 제철이다.

대구는 꽁치나 청어보다 지질 함량이 훨씬 적어 맛이 담백한 것이 특색이다. 비린 생선을 싫어하는 사람도 대구는 잘 먹는다.

의약용으로 쓰이는 간유는 대구의 간에서 빼낸 것으로 비타민 A와 D가 가장 많은 것이다. 보통 대구는 얼간 자반 등을 만들어 먹기도 한다. 특히 눈알은 영양가가 높고 맛도 일품이므로 고급 요리에 사용된다.

알은 알젓을 만들어 먹으며, 아가미와 창자는 창란젓을 만든다.

창란젓은 창란 1.8ℓ에 무채 썬 것 500g, 소금 1.1kg, 고춧가루 500g, 마늘, 생강 소량을 섞어 만드는데, 창자나 아가미를 소금에 절였다가 양념과 버무려 익힌다. 이렇게 대구는 거의 버리는 것이 없이 모두 이용된다.

예부터 젖이 부족한 어머니가 대구탕을 먹으면 젖이 많아진다고 한다. 민간요법으로 전해지는 것으로는 다음과 같은 것이 있다.

회충에는 큰 대구 한 마리를 물로 씻지 않고 달여 먹으면 구충이 잘된다고 하며, 유종(乳腫)에는 껍질을 물에 담갔다 붙이면 잘 듣는다고 한다. 여하간 대구는 몸이 허약한 사람의 보신제로 권장할만한 식품이다.

대구 매운탕은 찬바람이 부는 겨울에 온몸을 훈훈하게 해 주며, 해장국으로 먹어도 시원하고 주독이 잘 풀리는 음식이다.

대구는 몸이 무르지만 비리지 않고 구수하다. 냄비에 파, 마늘, 생강 등을 넣고 고추장을 풀어 간을 맞춘 국물을 붓고 끓이다가 대구와 참기름을 넣어 약한 불에 천천히 끓이면 맛좋은 대구 매운탕이 된다.

맥주 안주로 흔히 쓰이는 대구포는 대중적인 식품이다. 대구포는 머리와 내장을 제거한 것을 절반으로 갈라서 말리는데 소금으로 절였다가 말려서 만든다. 사용하는 소금의 양은 대구 120마리에 대해서 소금 50kg 가량이다.

대구는 150m 가량의 깊은 해저에 사는데 수온이 3~4℃ 가량을 좋아한다. 여름철이 되면 북쪽으로 이동하든지 더 깊은 곳에 수직으로 이동하게 된다.

옛날에는 청원군 가덕 대구가 맛이 제일 좋은 것으로 알려져 왔으나 요즈음은 어획량이 많이 줄어들어 아쉽게 되었다.

□ 수분 80.5% 단백질 17.6g 칼슘 64㎎ 인 197㎎ 철 0.6㎎ 비타민 B_1 0.12㎎ 비타민 B_2 0.16㎎.

대추

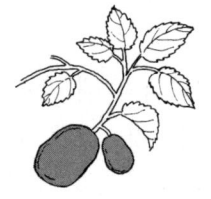

비타민 C의 함량 풍부
변비에 좋고 강장 효과 있는 한방생약

대추를 보고 안 먹으면 늙는다고 한다. 아마도 마른 대추는 주름이 많기 때문에 먹어치우지 않으면 얼굴에 잔주름이 생긴다는 뜻인지 모를 일이다.

이 대추는 수천 년 동안 한방에서 사용되었으며, 노화를 방지하는 효과가 있는 신비로운 생약 또는 식품으로 취급되어 왔다.

대추나무는 갈매나무과에 속하는 활엽 교목이다. 원산지는 유럽 남부 또는 아시아 서부라고 하는데, 한국·중국·일본·남유럽에 고루 분포한다. 높이 5m 가량에 잎은 달걀모양이며 6월에 황록색의 꽃이 핀다. 구형 또는 타원형의 열매를 9월에 적색으로 익는데 단단한 씨가 들어 있다.

줄기에는 가시가 있고 한 마디에 2~3개의 작은 가지가 다발로 나는데 '대추나무에 연 걸리듯 한다'는 말이 그래서 생겨난 듯하다. 재목이 매우 단단하여 판목(板木)·떡메·달구지 재료로 써 왔다. 그래서 모질고 단단하게 생긴 사람의 비유로 '대추나무 방망이 같다'는 말을 쓴다.

대추 생것에는 비타민 C가 60㎎나 들어 있다. 대추씨는 거칠게 빻아 볶으면 커피와 비슷한 향미를 내어 차로 마실 수도 있다.

'대추씨 같다'는 말은 키는 작으나 성질이 야무지고 단단하여 빈틈없는 사람을 두고 이르는 말로 쓰인다.

대추 음식으로는 다음과 같은 것이 있다. 대추미음·대추인절미·대추전병·대추주악(씨를 발라낸 대추를 난도질해서 찹쌀가루와 함께 반죽하여 만든 것)·대추초(대추로 만든 과실의 한 가지로 대추를 시루에 찌거나 혹은 그릇에 담아 푹 물린 뒤에 꿀과 기름과 계피가루를 치고 버무린 다음 잣가루를 뿌려 만듦).

대추는 날것을 먹기도 하지만 말려두었다가 먹기도 하는데 설익은 풋대추를 많이 먹으면 설사를 하고 열이 난다.

한약에서는 대추를 완화강장제로 쓴다. 잘 익은 대추를 쪄서 말렸다가 달여 먹으면 열을 내리게 하고 변을 묽게 하여 변비를 없애며 기침도 멎게 하는 것으로 전래되고 있다.

기침이 심할 때는 씨 뺀 대추 20개를 미지근한 우유에 담갔다가 하나씩 씹으면 잘 듣는다고 한다.

산후에 허리가 아플 때는 진하게 달여 먹고, 임신으로 몸이 허약해졌을 때에는 창호지에 싸서 불에 구워 여러 번 계속 먹으면 기운을 차리게 된다고 한다.

이와 같이 대추는 요긴한 식품이면서도 중요한 한방 생약의 하나이다. 강장·강정의 효과가 있고 쇠약한 내장을 회복시키며 이뇨효과도 있다고 한다.

대추를 달여 먹으면 부부 화합이 되는 묘약이라고 주장하는 사람도 있다. 그 이유를 다음과 같이 설명하고 있다. 가을에서 겨울에 이르면 공기가 건조하게 되어 목이 마르기 쉽고 감기에 잘 걸리는데 이때 목을 잘 적셔 주고 천식·빈혈·입술 트는 것 등에 유효하기 때문이라는 것이다.

정신안정제로 특히 여성의 히스테리에는 감맥대조탕(甘麥大棗湯)

이 잘 듣는다고 한다. 이것은 대추 10개, 감초 3g, 밀 10g의 처방으로 되어 있다.

　빈혈증으로 불면증인 사람은 대추 10개에 파뿌리 몇 쪽을 넣고 두 컵의 물에 절반이 되기까지 약한 불로 달여 취침 2시간 전에 마시면 잠을 잘 이룰 수 있다고 한다.

　□ 말린 것 : 수분 23.2% 탄수화물 73.6g 칼슘 51㎎ 인 67㎎ 철 3.3㎎.

더덕

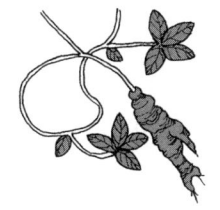

건위 · 강장 식품
물에 체한 데 특효

 더덕은 한명으로는 '사삼(沙蔘)'이라고 하는데, 생김새가 인삼과 비슷한데서 붙여진 이름일 것이다. 한국·만주·일본·대만 등의 산과 들에 널리 분포하는 초롱과에 속하는 다년생 초본이다.
 뿌리는 비대하고 방추형이며 덩굴진 줄기는 감겨 올라가고 길이는 2m 이상이나 뻗는다. 잎은 서너 개로서 타원형이고 8~9월에 자색의 종 모양의 꽃이 가지 끝에 핀다.
 더덕 뿌리에는 사포닌이 들어 있는 것이 특색이다. 이 사포닌은 인삼에 들어 있는 주요 성분인데, 물에 잘 녹으면서 거품이 일어나는 물질이다. 그래서 비누를 사폰이라고 하며, 부산 지방에서는 비누를 사본이라고 부르고 있다.
 종기가 심할 때나 독충에 쐬었을 때 더덕 가루를 바르면 효과가 좋다고 전해 오는 것도 바로 이 사포닌의 효과를 노린 것으로 짐작된다. 더덕은 식품으로 할 때 물에 불려 먹는 일이 많은데 그것은 미끈한 사포닌을 우려내기 위한 것이다.
 더덕을 물에 불려 양념을 발라 구운 더덕구이는 그 맛이 일품이어서 식욕을 잃었을 때 좋다. 더덕을 물에 불려서 껍질을 벗긴 더덕을 잘게 쪼개어 양념을 해서 만든 누름적도 애용된다. 더덕을 찹쌀풀에 발라 말렸다가 기름에 지진 더덕자반・더덕장아찌・더덕나물・더덕장 등 부식으로의 용도가 다양하다.

'더덕북어'라는 말이 있는데, 이것은 얼부풀어 더덕처럼 마른 북어를 말하는데 빛이 누렇고 살이 연한 가장 좋은 북어이다.

더덕은 건위제일 뿐 아니라 강장 식품으로도 유명한데, 폐와 비장・신장을 튼튼하게 해 주는 식품으로 전래된다.

물먹고 체한 데에는 약이 없는 것으로 전해 오고 있는데, 더덕이 물에 체한데 가장 좋다고 한다. 2월과 8월에 채취하여 말려서 쓰는데 뿌리가 희고 굵으며 쭉 뻗은 것일수록 약효가 좋다.

약으로 쓸 때에 하루 8g 가량을 달여 먹는데 백삼(白蔘)・지취(志取)・행엽(杏葉)・가덕(加德) 등으로도 부른다. 풍증에도 좋다고 하며, 더덕가루는 음부가 가려울 때 바르면 잘 듣는다고 한다.

더덕은 더덕술을 만들어 마시면 그 별미를 맛볼 수 있고, 그 약효를 빨리 나타낼 수 있다. 더덕술을 담그는 요령을 소개하면 다음과 같다.

말린 더덕이든 생더덕이든 3~5㎝ 가량으로 잘게 썰어 술항아리에 담는다. 더덕 분량의 3배가량의 소주를 붓고 서늘한 곳에서 숙성시킨다. 이때 뚜껑은 비닐로 꼭 밀봉해 두어야 향미가 날아가지 않는다. 단술을 좋아하는 사람을 위한 것이면 더덕 양의 3분의 1가량의 설탕을 담근 지 한 달 후에 넣는다. 더덕술이 제 맛이 들려면 3개월은 숙성을 시켜야 한다. 숙성이 끝나면 더덕을 건져내고 헝겊으로 걸러서 술병에 담근다.

엷은 황색의 술이 되는데 그 특유한 향미가 좋으며 그대로 마셔도 좋으나 새큼한 맛이 있는 매실주나 석류술과 칵테일해서 마시면 더욱 좋다. 이 술은 정장・강장제로서도 좋고, 가래가 많은 사람이 자기 전에 마시면 그 효과가 크다고 한다.

□ 수분 82.2% 탄수화물 10.9g 칼슘 90㎎ 인 12㎎ 철 2.1㎎ 비타민 B_1 0.12㎎ 비타민 B_2 0.22㎎.

도라지

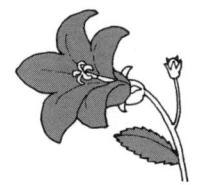

칼슘·철분이 많은 알칼리성식품
호흡기 계통 질환에 효과

도라지는 민요에도 나오듯이 심산유곡(深山幽谷)에 천연으로 자라나 그 고고함을 자랑하던 것인데 지금은 밭에서 많이 재배하고 있다.
초롱꽃과에 속하는 다년초인데 뿌리는 굵고 줄기는 60~100㎝ 가량으로 자라며 7, 8월에 자주색의 꽃이 피고 흰 꽃이 피는 품종을 백도라지라고 한다. 보통 도라지 하면 뿌리만 먹을 수 있는 것으로 알고 있으나 어린잎과 줄기도 데쳐서 먹을 수 있다.
당분과 섬유질이 많고 칼슘과 철분이 많은 우수한 알칼리성식품이다.
도라지는 호흡기 계통의 질환에 좋은 것으로 되어 있다. 특히 거담(呿痰) 효과가 있어 일본에서는 도라지에서 거담제를 뽑아내고 있다. 그러나 독성이 있어 한꺼번에 많이 먹으면 좋지 않다.
진해·해열·천식·폐결핵 등에도 효험이 있다고 한다. 감기로 코가 막힌 데는 도라지 20g을 썰어 물 3홉을 붓고 물이 절반쯤 되도록 달여 먹으면 좋다.
치통·설사·복통 등에는 도라지 뿌리의 껍질을 벗긴 다음 속을 쌀뜨물에 담가 두었다가 볶아 먹으면 좋다고 한다.

피를 토하는 환자는 뿌리를 불에 조금 볶아 가루를 낸 것 10g씩을 찹쌀 뜨물에 타먹으면 효과가 있다고 전한다. 이러한 약용 뿐 아니라 도라지는 강장제로서의 역할도 인정되고 있다.

도라지의 한명은 길경(桔梗)인데 도라지나물·도라지생채·도라지자반(물에 불린 도라지를 얇게 썰고 찹쌀풀에 소금을 쳐서 발라 말린 뒤에 기름에 띄워 지진 반찬)·도라지저냐(물에 불린 도라지를 아주 잘게 썰어서 갖은 양념을 하여 볶은 뒤에 달걀을 씌우고 밀가루를 발라 조각을 만들어 지진 것)·도라지정과(물에 불려 삶은 도라지에 꿀을 쳐서 조린 것)등 다양하게 이용되고 있다.

도라지는 소금에 주물러 씻어서 나물로 무치기도 하지만 팔팔 끓는 물에 잠깐 담갔다 건져 기름에 볶아 소금으로 간을 맞춘 것이 빛깔도 희고 맛도 좋다.

□ 생것 : 수분 85% 탄수화물 12.5g 칼슘 45㎎ 인 34㎎ 철 1.5㎎ 비타민 B_1 0.08㎎ 비타민 B_2 0.13㎎ 비타민 C 5㎎.

도루묵

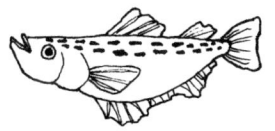

단백질과 지질 알맞게 함유
발육기 어린이에게 훌륭한 칼슘 공급원

 조선조 때 어느 임금이 난을 피해 궁궐을 떠나 피난처에서 평소의 수라상 메뉴에는 끼지도 못했던 도루묵을 잡수시고 그 맛을 칭찬했다고 한다. 그 후 환도하여 수라상에 오른 도루묵을 잡숫고는 맛이 없어 퇴하며 명명한 것이 도루묵이 되었다는 이야기가 있다. 이것은 '시장이 반찬'이라는 말과도 통하는 이야기이다.
 도루묵은 확실히 서민적인 생선이며, 별명도 많아 목어(木魚)·은조어(銀條魚)·환맥어(還麥魚) 등으로 불린다.
 양도루묵과에 속하는 바닷물고기로 몸은 길이가 15~26cm이며 납작하고 입이 크다. 몸빛은 등 쪽이 황갈색에 불규칙한 흑갈색 유문(流紋)이 있고 체측과 배 쪽은 고운 은백색이다.
 150m 내외의 해저에 서식하는데, 산란할 때는 1m 내외의 얕은 곳으로 옮겨온다. 그때에 많이 잡히기 때문에 시장에 나는 도루묵은 알 밴 것이 많다.
 단백질과 지질이 알맞게 들어 있고, 지질의 구성이 불포화도가 그다지 높지 않아 비린내가 비교적 덜 나는 편이다. 그래서 도루묵회나 도루묵찌개 뿐 아니라 깍두기가 일품이다. 토막 친 도루묵을 무와 버무려 담근 깍두기는 확실히 별미가 아닐 수 없다.

도루묵에는 비늘이 없기 때문에 다루기도 비교적 쉽다. 깍두기뿐만 아니라 김장 김치를 담글 때에도 대구나 동태 대신 넣어도 훌륭한 맛이 난다.

몸이 작기 때문에 오랫동안 찜을 하거나 기름으로 튀기면 구수하게 뼈째로 먹을 수 있어 발육기에 있는 어린이나 청소년에게는 훌륭한 칼슘의 공급원도 되는 것이다. 발육기에 있는 어린이에게 칼슘이 부족하면 뼈대의 형성만 나빠지는 것이 아니라 성격 형성도 기형으로 된다. 칼슘이 부족하면 신경이 예민해져서 침착성을 잃고 끈기가 부족해지기 때문이다. 원만한 성격과 노력형의 자녀를 후천적으로 육성하려면 모름지기 칼슘이 많은 식품을 섭취하도록 노력해야 한다.

도루묵은 거의 살코기만 한 분량의 알을 암놈이 가지고 있는데 생선알 중에서 가장 맛이 떨어진다. 알을 싸고 있는 끈끈한 점질물 때문에 감촉도 더욱 나쁘다. 알만을 모아 술에 담갔다 조리하든지 식용 소다(중조) 3~5% 용액에 담근 후 조리를 하면 맛이 나아진다.

도루묵은 구워 먹어도 별미가 난다. 생선을 불에 직접 올려놓고 굽는 방법은 식품이 지닌 맛을 잘 살리는 방법이다. 생선을 굽는 방법으로는 직접 굽는 것이 제일 좋다. 그러나 직접 구이는 조미하면서 구울 수가 없다.

생선 소금구이는 생선구이의 대표적인 방법이다. 구우면서 맛을 낼 수 없기 때문에 한 번 양념을 바르고 굽고 또 양념을 바르는 방법을 되풀이하면서 굽는다. 석쇠에는 식품이 붙기 쉽기 때문에 석쇠를 불에 올려놓고 충분히 달군 다음에 식품을 올려놓아야 한다.

소금구이를 할 때 소금은 생선의 1.5~2% 가량을 굽기 20~30분 전에 양쪽에 고루고루 뿌려둔다. 소금이 너무 많거나 소금을 뿌린 지 오래되면 생선 맛이 제대로 나지 않는다. 소금은 삼투압으로 생선의 맛과 영양 있는 수분이 빠지기 때문에 오래 둔다고 해도 1시간을 넘지 않게 해야 한다.

□ 단백질 14.6g 지질 7.5g 칼슘 40㎎ 인 150㎎ 비타민 A 80I.U. 비타민 B_1 0.04㎎ 비타민 B_2 0.12㎎.

도미

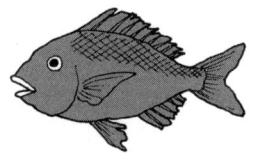

단백질 많고 지질 적어 소화성 우수
비대증으로 근심할 중년기에 좋은 식품

도미는 일 년 내내 언제나 상에 오를 수 있지만 산란기인 봄철이 맛이 가장 좋다. 보통 때는 50~100m 깊이의 바닷속에 살다가 산란기에는 얕은 곳으로 올라온다.

서양 사람들은 도미를 천한 생선으로 여겨 프랑스인들은 '탐욕스런 상놈 생선'이라 하고, 영국인들은 '유태인들이나 먹는 생선'이라고 말하고 있다. 그러나 동양 사람들은 도미를 매우 귀한 생선이라고 말하고 있고, 일본 사람들은 생선 중의 왕으로 치고 있다.

도미는 깊은 곳에 살기 때문에 강한 수압을 받아 수분이 적고 세포가 단단해서 세균이 붙어도 쉬 썩지 않는다.

도미는 종류가 매우 많다. 도미를 간단하게 줄여서 부를 때는 돔이라고 하며, 우리나라 근해에서 잡히는 참돔·감성돔·붉돔·황돔·청돔·흑돔 등이 있다.

이중 가장 맛이 뛰어난 것은 봄철의 분홍빛을 띤 참도미로서 단백질은 많고 지질은 적어 비대증을 예방해야 할 중년기의 사람에게는 아주 좋은 식품이다.

특히 도미의 눈에는 비타민 B_1이 풍부해서 옛날부터 강장식으로 알려져 있다. 도미의 껍질에는 비타민 B_2가 많으므로 되도록 버리지 말고 먹는 것이 좋다. 도미는 구이나 찜요리 등으로 해 먹는데, 도미를 맑은 국물로 끓여 소금으로 간한 것을 산모에게 먹이면 젖을 잘 나게 한다고 전해지고 있다. 도미 머리의 연골에는 영양분이 많고 맛도 좋아 '어두일미(魚頭一味)'라는 말이 적중하는 듯하다.

도미는 맛이 담백하고 기름기가 적어 소화성도 좋아 병후 회복기의 식이요법에 쓰이고 있다. 지질이 적고 살이 단단해서 도미는 자기 소화를 일으키는 효소가 적어 부패 속도가 빠르지 않고 맛의 변화나 중독성이 적은 식품이다.

□ 옥도미 : 단백질 17.8g 지질 3.7g 칼슘 31mg 인 205mg 비타민 A 110I.U. 비타민 B_1 0.15mg 비타민 B_2 0.20mg.

도토리

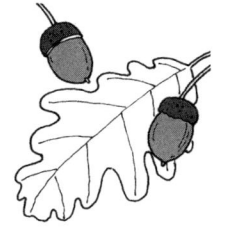

특수 성분으로 떫은맛 주는 탄닌 함유
비만증인 사람에게 좋은 식품

'떡갈나무에 회초리 나고 바늘 간 데 실이 간다'는 말이 있다. 이 말은 두 가지 사물의 연관성이 밀접함을 이르는 말인데 떡갈나무에 회초리 난다는 말은 점점 사라져 가고 있다. 이 떡갈나무 열매가 도토리이다.

참나뭇과에 속하는 낙엽 활엽 교목으로 높이는 10m 가량이다. 도토리와 상수리를 구황식이나 별식으로 이용해 온 역사가 오래되어 '곡실(槲實)' 혹은 '상실(橡實)'이라 불러 왔다.

도토리나 상수리의 주성분은 녹말이나, 특수 성분으로는 탄닌을 들 수 있다. 이 탄닌이란 성분은 떫은맛을 주는 것인데, 미각 신경을 마비시키는 성질을 가지고 있다. 신경 단백질을 응고시키는 맛인데, 너무 그 맛이 세면 쓴맛이 뒤따라 불쾌한 맛이 되나 그 맛이 알맞으면 맛에 액센트 역할을 한다.

깍지를 벗기고 빻아 물에 여러 번 우려내면 탄닌은 제거된다. 이 탄닌은 추운 지방에서 나는 도토리에 더 많이 들어 있다. 탄닌의 양은 대개 3~9% 가량이다.

물에 우려 떫은맛을 없앤 도토리 가루로 만든 수제비나 도토리묵이 전래되는 식품이다.

도토리묵은 '상실유(橡實乳)'라고 하는데 100g에서 45cal밖에 열량이 나오지 않으므로 비만증인 사람에게 좋은 식품이라고 할 수 있으나 탄닌이 있기 때문에 변비가 있는 사람은 삼가는 것이 좋다.

☐ 단백질 4.4g 지질 3.0g 탄수화물 46.7g 칼슘 16㎎ 인 84㎎ 비타민 A 21I.U. 비타민 C 9㎎.

돌나물

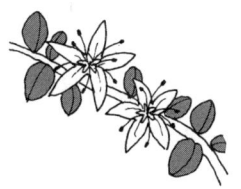

상큼한 봄 내음
돌나물김치가 별미

봄에 돌나물로 김치를 담가 먹으면 봄의 맛을 만끽할 수 있다. 칼슘과 비타민 C가 많아 겨우내 움츠렸던 세포에 활기를 불어넣을 수 있는 셈이다.

돌나물은 들에나 신록의 습한 언덕 돌 틈에 나는데 거의 전국에 분포한다. 어린잎과 줄기를 식용하며, 엽액은 해독, 화상 등의 약재로 쓴다.

□ 탄수화물 3.4% 칼슘 233mg% 비타민 C 30mg%.

동아

맛이 담백하고 소화성이 좋은 식품
이뇨 효과와 여름에 신장 쇠약해질 때 유효

　동아는 박과에 속하는 일년초인데 줄기는 굵고 단면이 사각이며 수염(卷鬚)으로 다른 것에 감아 올라간다. 잎은 심장형 또는 손바닥 모양이다. 자웅동주로 여름에 황색 꽃이 핀다.
　과실은 호박과 비슷해서 긴 타원형이고 표면에 털이 많고 익으면 흰 가루의 시설(柹雪)이 앉아 맛이 좋다. 열대와 동인도가 원산인데, 지금은 각지에서 재배하고 있다.
　한명은 '동과(冬瓜)'라고 하는데 가을까지 수확이 되고 겨울에도 저장이 가능하기 때문에 생겨난 말인 듯하다.
　우리나라 속담에 '동아 썩는 것은 밭 임자도 모른다'라는 말이 있다. 이 말은 남의 속에 깊이 있는 걱정은 아무리 가까운 사람이라도 모른다는 말이다.
　특히 동아는 소화성이 좋은 식품이며 삶아서 먹거나 정과를 만드는 원료로 많이 이용된다. 동아정과는 늙은 동아의 살을 길게 썰어 삶아서 잿물에 이틀쯤 담갔다가 다시 맑은 물에 담가 회분을 완전히 뺀 다음 꿀을 치고 조려서 빛깔을 누르게 만든다.
　동과선(冬瓜膳)은 술안주인데, 잘게 썰어 기름에 볶은 동아를 잣가루에 묻혔다가 겨자를 찍어서 먹는 음식이다.
　동아의 색다른 요리로는 동아섞박지가 있다. 동아를 도려서 속을 긁어내고 고명과 조기젓국을 넣어 도려낸 뚜껑을 덮고 종이로 봉해 두었다가 겨울에 얼려서 국물과 함께 동아를 썰어 먹는 것이다.

동아는 김치를 담구기도 하는데 동아는 옛날부터 이뇨 효과가 있는 식품으로 알려져 있으며, 여름에 땀을 지나치게 흘려 신장(腎臟)이 쇠약해질 때는 특히 유효하다고 한다. 맛은 담백하다.

고온에 적합하며 적당한 습기가 있는 토양에 잘 자라는데 조생종·재래종(열매 한 개의 무게가 6~8kg 가량)·대만종(열매가 긴 원통형이며 한 개가 28kg 가량) 등이 있는데, 수확은 백분이 생기고 과면의 잔털이 없어질 때 한다.

□ 삶은 것 : 수분 96.3% 탄수화물 2.7g 칼슘 17㎎ 인 15㎎ 비타민 C 31㎎.

동충하초

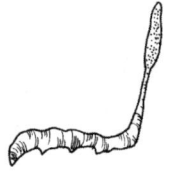

등소평이 애용한 것으로 유명
무와 함께 먹으면 안 좋아

　옛날 중국 사람들은 여름에 생기는 균을 풀로 생각하고 그 풀이 벌레의 시체에서 생기므로 이것을 겨울에는 벌레가 되는 신기한 것으로 생각하여 동충하초(冬蟲夏草), 하초동충(夏草冬蟲), 충초(蟲草) 등으로 불러 왔다. 그러나 실제로는 여름철 버섯이 생기는 하초하충이 더 많다.
　동충하초균은 벌레의 양분을 흡수해서 애벌레를 고사시키고 여름에 머리 부분에서 싹이 터 막대기 모양의 버섯(균핵)을 형성해서 풀이 되는 셈이다. 충체에 따라 다른데, 주성분은 만니톨(약 7%), 에르고스테롤, 콜레스테롤, 시토스테롤과 항균성분 코르디세빈 등이 함유되고 있다. 주로 병후 신체 조정이나 체질 강화에 좋다고 한다.
　동충하초 자체의 작용은 완만하므로 장기 복용을 해야 효과가 나타난다고 한다. 이것을 가지고 이른바 약선 요리를 만들어 먹는데 이때 함께 배합되는 재료를 잘 흡수함으로써 효과를 상승시키는 작용이 크다고 한다.
　특히 기관지나 폐의 저항력이 떨어져 감기에 걸리기 쉬운 사람들은 돼지고기, 닭고기 등과 생선, 자라와 함께 오래 익힌 것을 먹으면 저항력이 증가된다는 것이다.

청나라 오의낙(吳儀洛)의 『본초종신(本草從新)』(1757)에 처음 기록되었으나 이미 그 이전부터 약용했다고 한다. 1726년에 중국에 파견된 프랑스의 천주교 신부가 시장에서 동충하초를 사서 파리에 보냈다. 이것을 가지고 생물학자 라무르는 1727년에 이 진기한 균에 대해 논문을 발표했다고 한다.

동충하초에 대해 비교적 상세하게 소개되고 있는 것은 1765년 조학민이 쓴 『본초강목습유(本草綱目拾遺)』이다. 거기에는 석잠 정도로 큰 누에에 이 버섯이 생긴 것이 많다고 적혀 있고 폐병에 특효가 있으며 강정효과가 크다고 기록하고 있다. 식용으로는 오리와 함께 요리하는 것이 가장 좋다고 한다.

동충하초는 숙주의 종류나 숙주가 번데기냐, 애벌레냐, 성충이냐 번식하는 균의 종류에 따라 모양과 크기도 다르며 일정하지 않다. 보통은 한 줄로 나오나 2~3줄로 가늘게 뻗기도 한다. 높이는 4~12cm이고 초여름부터 가을까지 계속 난다.

최근엔 누에를 이용한 인공재배법이 성공하고 있다. 크기에 따라 시장에서는 3종(蟲王草, 散蟲草, 爬蟲草)으로 분류되는데 많이 거래되는 것이 파충초이다.

동충하초는 무와 함께 먹으면 성분이 중화되어 버리므로 함께 먹으면 좋지 않다. 1회분으로 16~17g을 3~4ℓ의 물로 4~5시간 달여서 매일 아침저녁에 한 컵씩 마시면 좋다고 한다. 달인 버섯은 알코올 도수가 높은 술에 담가서 마시거나 여러 가지 요리에 넣어서 먹는다.

동충하초의 효용과 효과는 다음과 같다.
① 기관지를 정화하여 기침, 가래에 좋다.
② 혈관 내에 부착된 불순물을 제거하고 심장의 수축력을 강화하며 혈소판을 증가시킨다.
③ 세포의 활성화, 상처받은 세포의 회복, 혈액중 B 임파 시스템을 강화하여 면역력을 강화시킨다.

④ 혈당치를 정상화한다.
⑤ 임포텐츠나 하반신의 탄력감, 몽정 등의 증상에 구기자, 산수유, 마 등을 배합해서 이용하면 좋다.
⑥ 만성신염에 상용하면 체질이 강화된다.

등소평이 애용한 것으로 유명하며 중국 육상선수팀 마군단이 세계기록을 속출하는 이유를 묻는 기자들에게 피로 해소에 좋은 동충하초 드링크를 매일 마신다고 해서 화제가 되기도 하였다.

돼지고기

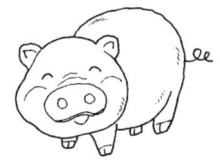

지질 함량 많아 우수한 에너지원
뇌의 지적활동에 중요한 영양공급

고사상이라면 으레 빙그레 웃고 있는 인상을 풍기는 돼지머리와 막걸리를 빼 놓을 수 없다.

중국요리에서 가장 대표적인 육류는 돼지고기여서 그 조리법이 매우 다양하다. 중국은 계절적으로 심하게 불어오는 흙비(土雨) 때문에 돼지고기를 먹지 않으면 병이 난다는 말이 있을 정도이다.

중금속인 납을 다루는 사람이 자주 돼지고기를 먹어야 납에서 오는 독을 제거할 수 있다는 말도 있다.

그런데 한방에서는 일반적으로 돼지고기를 금기하는 경향이 있다. 물론 여러 가지 이유가 거론되고 있지만 돼지고기에는 지질 함량이 많고 변질이 빨리 온 데서 비롯된 것이 아닌가 싶다.

그래서 옛날에는 '여름철의 돼지고기는 본전 찾기가 어렵다'고 하는 말이 생겨났던 것이다. 그러나 오늘날에는 냉동·냉장시설의 발달로 그러한 염려는 없는 것으로 보아야 할 것이다.

지질과 콜레스테롤이 많은 돼지고기를 많이 먹는 중국 사람들은 심장병과 고혈압으로 고생하는 사람이 적기로 유명하다. 돼지고기라면 비계를 연상할 정도로 지질이 많아 삼겹살에는 44% 이상의 지질이 들어 있다. 지질은 칼로리가 많아 에너지원으로 우수할 뿐 아니라 뇌의 지적활동에도 없어서는 안 될 중요한 요소이다. 그것이 비타민 F라고도 불리는 필수지방산이다.

쇠기름에는 필수지방산인 리놀산이 4.1% 밖에 안 들어 있는데 돼지기름에는 20.1%나 함유되어 있어 근본적으로 차이가 심하다.

뇌신경은 60%가 지질로 구성되어 있고 그 일부는 리놀산으로 되어 있다.

또 돼지고기에는 다른 육류보다 비타민 B_1이 많은데 겨울철에는 20% 이상이 증가해서 1㎎에 이르는 일도 있다. 돼지살코기에 많이 들어 있는 B_1은 비교적 열에 강해 안전한 편이다.

영양적으로 이렇게 우수하기는 하나 돼지고기에는 돼지고기 고유의 냄새가 있다. 그 냄새를 오향(五香) 등을 이용해서 제거하는 조리법을 개발한 것이 중국 사람들이고, 비타민 E·F·레시틴 등과 잘 어울려 먹는 법으로 성인병 예방을 하는 합리적인 식생활을 하고 있는 것이다.

□ 등심 : 수분 60.3% 단백질 15.3g 지질 23.1g 칼슘 2㎎ 인 187㎎ 철 1.9㎎ 비타민 B_1 0.49㎎ 비타민 B_2 0.15㎎.

두더지고기

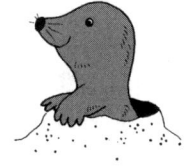

우수한 단백질 함유
정력·보신에 좋은 「토삼」

    두더지는 두더짓과에 속하는 동물인데 쥐와 비슷하나 좀 커서 길이는 9~18㎝이고 꼬리는 1~3㎝ 가량이다. 앞뒤의 다리는 짧으나 발바닥이 넓고 커서 삽 모양이고 발가락은 다섯 개씩이다. 주둥이가 뾰족해서 땅속에서 굴을 파기는 적당하다.
    몸빛은 암갈색 또는 흑갈색인데 털이 비단 같이 부드러워 모피로 사용된다. 볕이 쬐는 곳에서는 견디지 못하고 눈이 작아 거의 작용이 없을 정도인데 귀와 코는 예민해서 천적을 피한다.
    자기의 분수를 헤아리지 않고 엉뚱한 희망을 갖는 것에 대해 비유로 흔히 '두더지 혼인 같다'는 말을 쓰기도 한다.
    주로 땅속에 굴을 파고 사는데 뚫은 굴로 밤에 다니며 지렁이·개구리·거미 또는 곤충을 잡아먹는다. 5~6월에 낙엽 등으로 집을 짓고 2~5마리의 새끼를 낳는다. 논두렁을 뚫어 물을 새게 하고 밭의 밑을 파서 곡식의 뿌리를 헤쳐 농작물에 큰 해가 되기도 한다. 한국의 특산인데, 한명으로는 '언서(鼴鼠)' 또는 '전서(田鼠)'라고 한다.
    두더지는 지렁이·달팽이·지네 등 주로 스태미나 식품만을 골라 먹어서 그런지 정력이 대단하다고 한나. 물개만은 못하지만 정력이 왕성해서 일부다처제 사회를 이루고 있다는 것이다.

두더지는 대식가로도 유명하다. 지렁이만 먹는 경우 하루 50~60마리나 먹으며, 10~20시간 굶으면 죽는다고 하는데 탐욕스럽게 먹는다. 이 같은 대식과 왕성한 생활력으로 두더지는 정력 강장제로 생각되어 왔고 흔히 '토삼(土蔘)'으로 통한다.

특히 양기 부족에 좋으며 신경통과 간질병에도 효과가 있는 것으로 전래되고 있다. 잇몸이 헐거나 썩어 들어갈 때 소금에 절여 둔 두더지물(내장을 빼고 그 속에 넣어서 불에 구웠다가 꺼낸 소금)로 양치질을 하면 신기할 정도로 깨끗이 낫는다고 한다.

우수한 단백질이 많아 허약한 사람이나 회복기의 환자에게는 보신용으로도 좋은 식품이다. 보신용으로는 모피를 벗긴 두더지를 고아서 국물을 마신다. 고을 때에는 약한 불에다 뼈가 흐물흐물해질 정도로 오래 끓여 우러나오는 뽀얀 국물을 마신다.

두더지 가루는 부스럼 등의 종기에 특효가 있으며, 독충에 물렸을 때 참기름에 개어 바르면 잘 낫는다는 민간요법도 전한다.

두릅

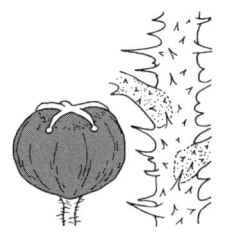

단백질·회분 다량 함유
두릅적은 한국식 바비큐

산촌에서는 산채를 계절에 따라 알맞게 이용해 왔는데, 지금은 도시에서도 향토 냄새가 풍기는 자연식으로서 사랑을 받고 있는 것이 많다. 그중의 하나가 두릅이다.

두릅은 두릅나무의 어린순이다. 두릅나무는 두릅나뭇과에 속하는 낙엽 활엽 관목이다. 두릅나뭇과에 속하는 나무는 전 세계에 600여 종이나 있는데, 한국에는 두릅나무·오갈피나무·음나무·황칠나무 등 10여 종이 있다.

두릅나무는 높이 6m 가량이고 줄기에 가시가 있다. 잎은 호생하고 타원형 또는 넓은 난형인데 가장자리에 톱니가 있고 뒷면은 희며 엽병(葉柄)과 엽축(葉軸)에도 잔털과 가시가 있다.

나무껍질은 당뇨병과 신장병의 약재로 쓰여 왔고, 잎과 뿌리, 과실은 건위제로 이용되어 왔다. 어린잎은 오래 전부터 식용되어 왔다.

두릅은 단백질과 회분이 많고 비타민 C도 많은 편이며, 단백질을 구성하는 아미노산의 조성이 좋아 영양적으로도 우수하다.

풋나물이나 산나물은 그 나물 특유의 향미가 있는데 독특한 향기가 강해서 초고추장에 무치거나 찍어 먹으면 입맛을 돋우어 준다.

고추장에 초를 치면 매운맛이 없어지고 두릅 같은 채소에 들어 있는 비타민 C의 분해를 방지하기도 한다. 두릅을 약간 삶아서 초고추장이나 소금 기름에 무친 반찬을 두릅나물이라고 하는데, 목두채(木頭菜)·문두채(吻頭采)·요두채(搖頭菜)라고도 한다.

색다른 두릅 요리로는 두릅적이 있다. 이것은 어린나무의 잎을 조금 데쳐서 길이로 쪼개 양념을 한 것과 다진 쇠고기를 대꼬챙이에 꿰어 밀가루를 묻히고 달걀을 씌워 번철에 지진 것이다. 목두채적(木頭菜炙)이라고도 하는데, 말하자면 한국식 바비큐인 셈이다. 동물성 식품과 식물성 식품을 잘 조화시킨 음식이라고 할 수 있다.

□ 수분 85.8% 단백질 5.6g 탄수화물 5.9g 칼슘 50㎎ 인 150㎎ 철 5.2㎎ 비타민 A 3,240I.U. 비타민 C 5㎎.

두부

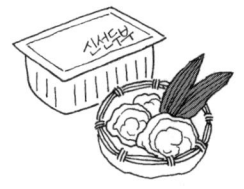

단백질 · 칼슘이 많은 알칼리성식품
당뇨병 환자에게 가장 좋은 주식

우리 식생활에서 가장 서민적이고 영양가 높은 식품이 두부다. 콩을 흔히 '밭에서 나는 고기'라고 하지만 그 조직이 단단하여 소화 흡수가 어렵기 때문에 그대로의 상태로는 70%도 소화시키기 어렵다. 그러나 두부는 소화가 가장 잘되는 대표적인 식품으로 95% 이상의 소화율을 갖고 있다.

두부는 아무 조미료와도 잘 어울리고 다른 식품과 조화가 잘되므로 음식을 만들기가 간편하여 더욱 서민의 식생활과 가까워졌을 것이다.

두부를 제일 먼저 만들어 낸 사람은 중국의 한나라 때 회남왕유(准南王劉)라는 기록이 남아 있어 2,000년 전에 이미 만들어진 가공식품으로 볼 수 있다.

두부는 콩을 물에 불려 갈아서 끓여 황산칼슘이나 염화칼슘 또는 글루코노 델타 락톤이라는 응고제를 넣어 응고시킨 뒤 목판에 헝겊을 깔고 눌러놓아 굳히면 된다.

이 응고제는 황산칼슘인 경우 원료인 콩에 대해서 2~3%의 양을 쓴다. 이전에는 소금에서 흘러내리는 간수를 썼으나 그 간수 속에는 인체에 해로운 납이나 비소 등의 성분이 많아 사용하지 않고 있다.

수년 전에 우리나라에서 크게 사회문제가 되었던 석회 두부 사건은 응고제로서 유해 성분이 들어 있는 공업용 석회를 사용했기 때문에 문제가 되었다. 두부를 만들 때 석회를 썼기 때문에 두부 속에 석회가 들어가 해로운 것처럼 오해가 되었으나 석회분(칼슘)이 우리 몸에 해로운 것이 아니며, 불순물로 섞인 중금속(납·비소 등)이 문제되는 것이다.

두부는 얼마나 강하게 눌러서 굳히느냐에 따라 영양가가 달라지는데 불량한 업자가 만들어 내는 두부는 수분이 많고 흐늘흐늘하다.

두부는 고기 못지않게 우수한 단백질이 들어 있으며 칼슘이 많은 알칼리성식품이다. 밥을 먹어서는 안 되는 당뇨병 환자는 단백질을 먹어야 하기 때문에 당뇨병에는 흔히 문명병(文明病)이라는 별명을 붙이고 있다.

그렇다고 고기만을 많이 먹게 되면 동물성 지질의 흡수도 뒤따르게 되므로 자연히 콜레스테롤의 섭취도 많아져 심장병이나 고혈압을 염려하게 마련이다. 그런 때에 그러한 염려가 하나도 없는 두부야말로 가장 좋은 주식이 될 수 있는 것이다.

두부를 주식으로 한 경우, 보통 사람보다 혈색도 더 좋고 건강하게 지냈다는 보고가 많음을 볼 때 주식이 꼭 밥이어야 한다는 생각을 고칠 수도 있을 것이다. 술과 안주를 실컷 먹고도 밥을 꼭 먹어야만 하루 일과가 끝난 것으로 아는 사람이 의외로 많은데 그런 사람은 자기 위를 혹사해 기능을 약화시키는 어리석은 사람이라고 말할 수 있을 것이다. 중국의 어느 장수촌 사람들은 두부를 상식하고 있다고 하는데 확실히 영양적으로 수긍이 가는 점이 있다.

중년기 이후의 단백질 섭취로는 두부야말로 마음 놓고 추천할 만한 식품이다. 그런데 두부는 영양분이 많을 뿐 아니라 수분이 많으므로 부패하여 식중독을 일으키기 쉬운 결점이 있으므로 보관에 유의

해야 한다.

생두부를 물에 넣고 끓일 때 맹물에 끓이면 두부가 딱딱해져 좋지 않으므로 약 1%의 소금을 탄 물에 끓이면 두부가 부드러워 먹기에 알맞다.

□ 수분 83.0% 단백질 8.6g 지질 5.5g 칼슘 181㎎ 인 94㎎ 철 2.2㎎.

두유

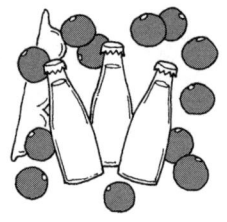

단백질 · 지질이 풍부한 영양식품
심장병 · 고혈압 등의 예방에 효과

    콩은 '밭에서 나는 고기'라고 말할 정도로 단백질과 지질이 풍부한 영양식품이다. 콩에 들어 있는 단백질의 양은 농작물 중에서 최고이며 구성 아미노산의 종류도 육류에 비해 뒤지지 않는다.
    콩은 스태미나 특히 정력이 강해지는데 필요한 단백질이 40%나 들어 있다. 즉 정자의 생성을 촉진시키는 리신과 아리기닌 · 글루타민산 등이 풍부하다.
    그러나 콩에는 몇 가지 문제점이 있다. 날콩은 비린내가 날뿐 아니라 특수 성분으로 혈구 응집 작용이 있는 소이인이란 물질과 단백질 소화효소인 트립신 저해 인자가 들어 있으나 다행히 모두 열에는 약하다. 따라서 콩은 날것으로 먹으면 거의 소화가 안 되며, 익혀 먹어도 조직이 단단해서 65% 정도밖에는 소화가 되지 않는다. 그래서 된장 · 두부 등으로 가공하는 방법이 개발된 것이다.
    콩 가공품 중 남녀노소를 가리지 않고 가장 좋은 것이 두유(소이밀크)이다. 두유는 콩의 유효성분을 모두 소화되기 쉬운 모양으로 추출했기 때문이다.

콩 중의 불포화지방산은 혈청 콜레스테롤의 양을 떨어뜨리는 역할을 하며 비타민 E(100㎎%)는 미용과 노화 방지의 효과도 있다.

콩에는 2% 가량의 레시틴이란 인지질이 들어 있다. 이 레시틴은 뇌에 30%, 간장·신장·폐장·췌장·심장 등에 10%, 근육에 3% 가량이 들어 있으며 그 함량에 비례하는 정도의 필요성이 인정된다.

레시틴은 이러한 기관에 공통적인 치료력이 있음이 보고되고 있고 레시틴의 투여로 콜레스테롤을 중화하여 좋은 결과를 가져온다는 보고도 있다.

레시틴과 콜레스테롤의 비율이 세포활동을 지배한다고 한다. 즉 레시틴의 양이 적으면 세포의 활동이 무디어져 병이 생기기 쉽고 노화가 빨리 온다는 것이다.

심장병, 동맥경화, 고혈압 등을 일으키지 않는 식품으로 미국 등 선진국에서 콩 제품을 이용하게 된 동기도 바로 여기에 있으며, 소화 흡수에 부담을 주지 않는 좋은 식품이 두유로 판명되었다.

□ 수분 88.4% 단백질 3.1g 지질 3.0g 탄수화물 5.2g 칼슘 21㎎ 인 40㎎ 철 0.7㎎.

두충

일명 두중(杜仲)
비타민 C의 효과가 녹차보다 우수
강장식품으로도 이용되는 한방약재

사람들이 바라는 불로장수는 건강하고 정력적이며 음식 맛도 좋고 젊음을 유지하는 것이다. '식(食)은 곧 생명'이라는 생각을 가졌던 중국 사람들의 식생활의 지혜에는 그러한 불로강정에 대한 비방이 많다.

균형이 안 잡힌 식생활로는 병이 생기나 식생활만 잘하면 병에도 잘 안 걸리고 걸린 병도 쉽게 낫게 된다는 생각으로 '의식동원(醫食同源)'이라는 말이 생긴 것이다. 한방약의 많은 재료가 요리 재료로 이용되는 것도 이런 이유에서이다.

이와 같이 중국인의 식생활은 오랫동안의 산 경험으로 다져진 것이다. 그래서 예부터 요리인을 존중해 왔다. 『용례(用禮)』라는 고전에 의하면 궁중에서의 서열이 시의장(侍醫長)과 수석요리인(膳夫)이 동격으로 되어 있다.

두충(杜冲) 또는 두충나무 하면 매우 생소하게 느껴진다. '두중(杜仲)'이라고 한다. 두충은 유명한 한약재인데, 중국에서는 이 나무의 잎을 강장식에 이용해 왔다. 이 나무는 최근 우리나라에서 재배되기 시작한 약용 식품이다.

이 나무의 껍질은 강장제로서의 탁월한 효능 때문에 고귀한 약제로 취급되어 많은 외화를 들여 수입해 왔다. 그러나 지금은 국내에서 많이 재배되어 일부는 수출하기에 이르렀다.

　이것이 우리나라에 들어온 것은 고려 문종 때로, 송으로부터 수입하여 사용하기 시작하였다고 한다.

　이 두충 잎은 매우 흥미 있는 성분이 많아 식품으로서의 가치가 높아 소개하는 것이다. 두충은 사중(思仲)・사선(思仙)・면화(棉花)・옥사피(玉絲皮)・당두충(唐杜仲) 등 별명이 많은데, 두충을 먹고 도를 얻었기 때문에 사선(思仙)이라 했고, 껍질에서 하얀 실이 나오기 때문에 목면(木棉)이라 했으며, 또 옛날에 두중(杜仲)이라는 사람이 허리가 아픈데 이것을 먹고 치료되었다고 하여 두중(杜仲)이라 이름 붙였다고 한다.

　두충 잎은 뽕나무 잎과 비슷한데, 잘라서 보면 껍질과 마찬가지로 명주실 같은 것이 나오는데, 이는 구타페르카라는 성분으로, 잎에 2%가량 들어 있다. 중국에서는 오래 전부터 처음 나온 두충 잎을 면(棉)이라고 하여 나물을 만들어 먹거나 말려서 가루를 내어 환을 지어 먹거나 물에 달여서 먹는다.

　두충은 사람의 간에 들어가 간 기능을 촉진시키고 신장을 보하므로 등과 허리 그리고 다리의 질환과 간 기능・신장 기능・생식 기능에 좋다고 한다.

　이 두충 잎은 차로도 이용한다. 우리가 지금 마시는 차의 형태는 명조 이후라고 한다. 그전까지는 '다병(茶餠)'이라 하여 찻잎을 빻아서 반죽을 만들고 말려서 이용했다. 중국 북부는 갈증을 심하게 느끼는 건조 지대였고, 기름진 중국음식을 먹고 냉수를 마시면 배탈이 나기 쉬워 차의 음용이 성하게 되었다고 한다.

　서양 사람들이 희망봉을 돌아 인도나 중국에 와서 차를 알게 되었고 경험적으로 차를 마시니 무서운 괴혈병이 예방되는 사실을 알게 되어 차를 숭상하기에 이르렀다고 한다. 그 당시 차를 처음 선물 받은 영국 가정에서는 용법을 몰라 차를 끓여서 찻물은 버리고 잎을 빵에 묻혀 먹었다는 기화(奇話)가 남아 있다.

두충 잎에는 찻잎과 성분상으로 비슷한 점이 매우 많다. 식물의 잎을 차로 사용할 때 더운물에 우러나오는 가용 성분이 제일 중요한데 우리가 마시는 것은 바로 이것이다.

이 성분에 빛깔·향기·맛·유효 성분이 함유된다. 녹차 엽의 가용성 성분이 21% 가량인데, 두충 잎에는 32%나 들어 있고, 떫은맛을 주는 탄닌도 1.5%나 들어 있다.

총 비타민 C는 63mg%·환원성 비타민 C는 20mg%로 찻잎보다 훨씬 더 많다. 따라서 두충 잎을 음용하게 되면 녹차보다 비타민 C의 효과를 더 기대할 수가 있다. 이것을 오래 복용하면 간과 담낭의 기능을 활발하게 해 주고 팔과 다리의 무력감을 없애주고, 몸이 가벼워지며 정력이 좋아져 늙지 않는다고『대관본초(大觀本草)』에 기재되어 있다.

□ 단백질 14.6g 지질 4.2g 탄수화물 63.4g 회분 8.4g 칼슘 894mg 인 166mg 철 17.4mg 비타민 B_1 0.50mg 비타민 B_2 0.80mg.

둥글레차

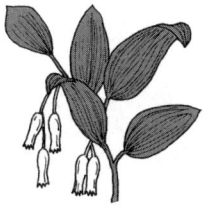

인삼과 비슷한 사포닌 성분 있어
초조함·메스꺼움·어깨결림에 효과

둥글레는 산에 흔한 잡초였는데 최근에 건강식품으로 주목을 받게 되었다. 4~11월 사이에 채취한 잎이나 줄기를 물로 씻고 햇볕에 말린 것이다.

둥글레는 단맛을 가진 잎과 쓴맛을 가진 잎의 두 종류가 있다.

둥글레차의 유효 성분은 인삼과 비슷한 사포닌이다. 피로 해소, 노화 방지, 스트레스 해소, 고혈압, 당뇨병, 내장기관의 기능 촉진, 위궤양 등 광범위한 효과를 기대하고 있다.

둥글레의 사포닌은 중추신경에 대해서 진정 효과가 있어 인삼과 같이 복용량에 따라서 진정과 흥분 양쪽의 작용은 일으키지 않는다. 일반 녹차와 같이 끓여 먹으면 된다.

그 효용은 다음과 같다.

① 초조함, 메스꺼움, 어깨결림 등의 스트레스 때문에 생기는 증세에 진정효과가 있다.

② 둥글레 중의 사포닌은 그 기능이 다 밝혀지지 않고 있다.

들깨

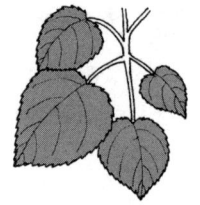

비타민 A와 C 다량 함유
피부 미용에 좋아

　들깨는 우리나라・중국・일본・이집트 등지에서 재배되어 왔으며 그 기름은 주로 등유(燈油)로 쓰인다. 온돌 장판의 콩댐은 들기름을 이용한 것이다. 또한 들깨는 식용・페인트・인쇄용 잉크의 원료로 사용되며, 깻묵은 사료나 비료로 쓴다.
　한명으로는 임(荏)・소마(蘇麻)・소자(蘇子)로 불린다.
　들깨는 꿀풀과에 속하는 일년생 초본인데, 옛날에는 구황(救荒)식품으로 이용했다. 들깻잎은 장아찌나 쌈으로 많이 애용되는데 영양가가 매우 우수할 뿐 아니라 독특한 향미가 있어 그 개운한 맛을 좋아하는 사람이 많고, 따라서 보신탕 같은 음식의 양념에는 빼놓을 수 없는 것으로 애용되고 있다.
　또한 비타민이 골고루 많이 들어 있기 때문에 여름철에 체력이 떨어질 때 기운을 내게 하는 역할을 하는 우수한 식품이며, 떨어진 입맛을 돋우기도 한다.
　들기름은 공기 중에 놓아두면 산화해서 쉬 굳어 버리므로 '건성유(乾性油)'라고 한다. 페인트 제조에 쓰이는 이유가 바로 여기에 있는 것이다. 따라서 들기름은 빨리 먹는 것이 좋으며 오래 두는 것은 좋지 않다.

부피가 많은 식사만을 하게 되면 위장을 혹사하게 되고 위확장이 되어 소화불량, 비타민 결핍증을 일으켜 허약한 체질이 되기 쉬운데 그 이유 중의 하나가 바로 기름을 적게 먹는 데 있는 것이다. 세계보건기구에서의 지질 섭취 권장량은 하루에 25g으로 되어 있는데, 우리나라의 현황은 10g 미만으로 되어 있다.

혈관의 노화에 신경을 쓰지 않아도 되는 기름이 식물성 지질인 들기름이다. 동물성 지질을 먹더라도 들기름 같은 식물성 기름을 곁들여 먹으면 혈관을 막히게 하는 콜레스테롤이 혈관의 노화에 대한 걱정이 없다는 뜻이다. 식물성 지질은 동물성 지질과 전혀 반대의 작용을 하기 때문이다.

피부가 고와지기를 바라는 사람은 들기름과 참기름을 듬뿍 먹는 것이 가장 현명한 방법이다. 들깨와 참깨에 많이 들어 있는 리놀산이 피부 미용에 현저한 효과가 있기 때문이다. 한꺼번에 많은 양은 느끼해서 먹기 어려운 사람은 구태여 기름을 그대로 먹을 필요는 없다. 자기가 먹기 좋은 방법으로 먹으면 되는 것이다.

들깨를 물에 씻어서 일고 그늘에서 말려 통풍이 잘되는 그릇에 보관하여 그래도 씹어 먹으면 다른 어느 강장제보다 우수하다고 주장하는 이가 많은데 그것을 소화시킬 수 있는 사람이면 확실히 효과가 클 것이다.

백발이 다 된 사람이 들깨를 장복해서 흑발이 되었다는 이야기를 흔히 듣는데 이것은 들깨가 갖는 이러한 특성 때문일 것이다.

들깨에는 리놀산뿐 아니라 비타민 E와 F가 많이 들어 있으므로 여성의 건강과 미용에는 절대로 필요한 것인데, 특히 다음과 같은 여성에게는 더욱 더 필요하다. 피부가 거칠고 주근깨나 기미가 많으며 햇볕에 탄 뒤 좀처럼 회복이 안 되는 사람, 임신 중인 사람, 신경과 두뇌를 많이 쓰는 사람, 머리카락에 윤기가 없는 사람.

비타민 E와 F는 하루에 1~5㎎이 필요한 것으로 되어 있는데 들기름 큰 수저 하나면 충분히 공급될 수 있는 양이다.

□ 단백질 16.0g 지질 39.5g 탄수화물 37.7g 칼슘 276㎎ 인 527㎎ 철 7.5㎎ 비타민 B_1 0.20㎎ 비타민 B_2 0.50㎎.

딸기

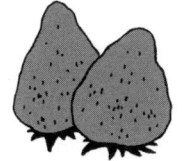

과일 중 비타민 C 다량 함유
체력 증진에 도움을 주는 식품

딸기는 풀딸기와 나무딸기가 있다. 이른바 양딸기는 풀딸기에 속하는 장미과의 다년초이다. 양딸기는 단맛과 신맛이 잘 조화되고 맛이 산뜻하고 향기가 아주 좋다.

남미가 원산인 양딸기는 품종이 많은데 품종에 따라 모양과 빛깔이 다르다. 그래서 딸기는 일찍부터 재배되기 시작했고, 16세기 중엽에 크림과 설탕에 재워 먹는 법이 알려졌다.

크림과 설탕을 치면 딸기의 약간 씁쓸하고 신맛이 중화되어 맛이 좋아지고 영양가도 높아진다. '설탕과 크림을 끼얹은 딸기'는 행복한 결혼 생활의 상징으로 영국에서는 동요에서까지 노래하고 있다. 지금은 비닐하우스 재배를 하기 때문에 이른 봄부터 선을 보이고 있으나 제 맛을 내는 것은 초여름에 제대로 익은 딸기이다.

비타민 C가 과일 중에서는 가장 많은 편이며, 새콤한 맛을 내는 유기산은 0.6~1.5%이다. 딸기의 빨간색은 안토시안인데 색이 곱고 향기가 좋아 그냥 먹을 뿐 아니라 잼·젤리·제과 원료·냉동 딸기 등으로 가공되기도 한다.

딸기의 많은 비타민 C는 여러 가지 호르몬을 조정하는 부신피질

(副腎皮質)의 기능을 활발하게 하므로 체력을 증진시킬 수 있는 것으로 알려져 있다. 이 비타민 C는 알약 같은 약품으로 먹는 것보다는 천연 식품으로 섭취하는 것이 더욱 효과적이다.

설탕을 듬뿍 쳐서 먹는 사람들이 많은데 그것은 스태미나에 좋지 않다고 주장하는 사람이 있다. 그것은 설탕이 비타민 B_1과 사과산과 구연산의 소모를 심하게 해서 영양 효율을 낮추기 때문이라는 것이다. 그래서 딸기의 영양가를 체내에서 손실 없이 섭취하기 위해서는 설탕을 치지 않고 먹는 것이 좋으며, 꿀·우유·유산 음료·요구르트 등을 쳐서 먹는 것이 좋다.

딸기는 연하고 상하기 쉬워 저장이 어려운데, 청정(淸淨) 재배가 아닌 것은 표면을 잘 씻어야 기생충과 농약의 피해를 막을 수 있다.

□ 수분 92.2% 단백질 0.8g 탄수화물 6.4g 칼슘 20㎎ 인 26㎎ 비타민 A 60I.U. 비타민 C 77㎎.

땅콩

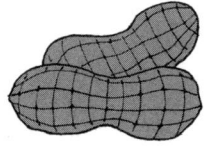

단백질·지질분 많은 스태미나 식품
혈압이 높은 사람·심장병 환자는 삼가

땅콩은 낙화생(落花生)이라고도 한다. 땅콩은 꽃의 가루받이가 끝나면 씨방자루 밑 부분이 뻗어나서 땅속에 파고들어 땅속에서 열매가 맺어지기 때문에 '낙화생'이라고 부른다.

땅콩은 남미 브라질이 원산지인데, 지금은 진 세계의 열대와 온대에서 많이 재배되고 있다. 알이 굵은 미국종과 알이 작은 스페인종이 있으나 성분상의 차이는 별로 없다.

중국에서는 화생(花生) 또는 장생과(長生果)라고 해서 귀한 식품으로 치고 있다. 우리나라에는 중국에서 도입되었기 때문에 '호콩(胡豆)'이라고도 부른다.

콩 종류 중에서는 당질이 가장 적게 들어 있다. 단백질로는 글로불린 형태의 것이 60% 가량이며, 필수아미노산인 리신이 많이 들어 있어 우수한 편이다.

가장 많은 성분인 지질분은 고체 지방산(굳기름의 구성분으로 동물성 지질에 많은 것)이 17%에 지나지 않고 나머지는 불포화지방산(액체 지방산)이다. 이 불포화지방산 중 리놀산과 아라키돈산 같은 필수지방산이 많은 것이 특징이다. 이 필수지방산은 고혈압의 원인이 되는 혈청 콜레스테롤치를 조정하기도 한다.

뿐만 아니라 혈관 벽에 눌어붙는 콜레스테롤을 씻어내는 효과가 있어 흔히 혈액의 세탁 역할을 하는 것으로 알려져 있다.

당질로는 녹말질 외에 갈락토오스(사람의 뇌조직이나 신경조직을 구성하는 중요한 성분) 1과 아라비노스 2의 비율로 들어 있는 갈라토아라반이라는 성분이 들어 있다.

무기질로는 특히 인산이 많은데 레시틴이라는 모양으로 들어 있다. 이것은 참깨·들깨·콩 등에 많이 들어 있는데, 이것이 부족해지면 정신병에도 걸리게 된다.

또 이 성분은 기름이 작은 알갱이로 잘 펴지게 하는 유화제 역할도 하기 때문에 기름기의 소화를 간접적으로 도와주기도 한다.

비타민류도 B_1, B_2, E 등이 많이 들어 있어 다른 식품에 비해 우수한 편이다. 이처럼 고단백·고지질 거기에 비타민 B군과 E가 풍부해서 스태미나 식품으로 높이 평가되지만 혈압이 높은 사람, 심장병 환자 또는 여드름이 심하게 나는 사람은 삼가는 것이 좋다.

인산에 비해 칼슘의 양이 훨씬 적어 산성식품이다. 따라서 땅콩을 먹을 때는 알칼리성식품과 곁들여 먹는 것이 좋다. 위장이 약한 사람이나 위장병이 있는 사람은 많이 먹지 않는 것이 좋다.

머리가 명석하게 돌아가기 위해서는 비타민 B 종류와 레시틴 아미노산이 필요하다고 한다. 이러한 여러 가지 성분을 골고루 갖추고 있는 것이 바로 땅콩·들깨·참깨이다. 공부하는 어린이의 간식이나 정신노동을 많이 하는 아빠를 위해 땅콩·들깨·참깨를 가공한 식품을 준비하는 주부야말로 가장 현명한 주부라고 할 수 있다.

소화 흡수의 기능이 정상인 사람이면 구태여 값비싼 노화방지제(비타민 E제제)를 사먹을 필요는 없는 것이다.

비타민 E와 F의 하루 필요량 5mg은 땅콩 10개면 충분히 공급할 수 있는 것이다. 땅콩은 껍질을 벗겨서 공기에 노출시키면 산화되기 쉽다. 그러므로 껍질이 그대로 있는 것을 사는 것이 좋다.

특히 땅콩은 보관이 잘 안 되어 속이 검은 곰팡이가 피게 되면 아플라톡신이라는 발암성 물질이 생겨 매우 유독하다.

□ 볶은 것 : 단백질 26.6g 지질 49.5g 탄수화물 19.7g 칼슘 50㎎ 인 390㎎.

뚱딴지

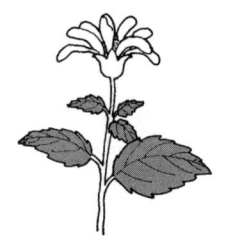

찌거나 절여 먹는 감자류
알뿌리의 15%가 이눌린

완고하고 우둔하며 무뚝뚝한 사람을 '뚱딴지'라고 부르고 엉뚱한 것을 비유할 때 '뚱딴지같다'고 한다. 뚱딴지는 국화과에 속하는 다년초로, '돼지감자'나 '뚝감자'라고도 부른다.

지하경(地下莖)은 땅속에 감자 모양의 괴경(塊莖)을 이루어 번식한다. 줄기는 높이 1.5~2.5m이고 잔털이 나 있고 잎은 달걀모양의 긴 타원형이다.

여름에 노랑꽃(頭狀花)이 줄기 끝이나 가지 끝에 핀다. 모양이 좋아 관상용으로 심어지기도 한다.

북미가 원산이고 인가 부근에 재배하거나 자생하는데 괴경을 돼지 먹이로 해 왔기 때문에 '돼지감자'라는 이름이 붙여졌다. 뚱딴지의 알뿌리를 이렇게 동물의 사료로 하거나 사람들이 먹어 왔다.

프랑스 요리에서는 쪄서 먹기도 하며 나라에 따라서는 소금에 절이거나 된장에 박아서 먹기도 한다.

뚱딴지는 당질이 주성분인데 당질의 70% 가량이 녹말이 아닌 이눌린이라는 성분으로 구성되어 있다. 이눌린은 과당(果糖)이 여러 개 모여서 만들어진 것이기 때문에 가압가수분해(加壓加水分解)를 하면 과당만을 만들 수 있다.

과당은 설탕의 단맛을 100으로 쳤을 때 130이나 되어 우수한 감미료가 되는 것이다. 그래서 산이나 효소를 처리해서 감미료를 만들거나 알코올의 원료로 이용된다.

뚱딴지는 생활력이 강해서 농토가 아닌데도 자라므로 앞으로 유망한 작물의 하나가 될 것이다. 뚱딴지는 토지의 이용도를 높이고 식량자원을 손쉽게 얻을 수 있는 유망주라고 볼 수 있다.

그러나 그 성분에는 섬유와 펜토산(0.5%) 등 사람이 소화 이용하지 못하는 것이 비교적 많아 영양가가 높지는 않다. 뚱딴지의 말린 가루를 배합해서 흰쥐를 사육한 결과를 보면 창자에서의 발효가 심해서 좋지 않다고 되어 있다.

뚱딴지에는 여러 가지 효소가 들어 있는데 특히 이눌린을 분해하는 이눌라제가 많아 저장하는 사이에 과당이 많아져 단맛이 강해진다.

□ 당질 15% 섬유 0.5% 단백질 1.9% 지질 0.2% 회분 1.2% 칼륨 630 mg% 비타민 C 12mg%.

레몬

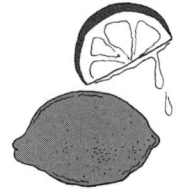

비타민 C·P, 칼슘, 구연산 풍부
피로 해소·미용 효과

레몬은 젊음을 낳는 과일이라 해도 과언이 아닐 만큼 미용이나 스태미나에 좋다고 해서 날로 인기와 소비량이 증가되고 있다.

감귤류에 속하는 레몬의 원산지는 인도이다. 산미(酸味)가 강해서 그대로 먹기에는 너무 시므로 오히려 방향(芳香)을 살리기 위한 곳에 에센스로 쓰인다. 즉 얇게 저며 홍차에 띄우거나 생선구이 또는 생선국 양념장에 곁들인다.

강한 산미는 피로 해소에 좋으므로 운동선수들은 한 개를 통째로 먹기도 하며 등산할 때, 몹시 피로해진 사람의 구급약으로도 효과가 있다.

레몬은 비타민 C·P, 칼슘, 구연산이 풍부하다. 특히 레몬 100g 중 50mg의 비타민 C가 있다. 비타민 P는 C의 보조 역할을 하며 모세

혈관을 튼튼하게 하여 고혈압, 동맥경화, 뇌일혈로 고민하는 이는 평소에 꼭 섭취해야 할 비타민 중의 하나다.

항상 건강하고 발랄한 젊음을 유지하기 위해서는 모든 영양소가 골고루 체내에서 원활하게 회전되어야 한다.

그중 비타민 C·구연산과 비타민 B군을 충분히 섭취하면 세포의 움직임이 활발하여 전신에 활기가 돌게 되므로 레몬은 우리 몸에 활기를 주는 꼭 필요한 식품이다.

레몬은 초를 넣을 음식에 사용되거나 튀김요리에 즙을 내어 뿌리면 향기와 맛이 더 한층 감미로우며 특히 소금이 제한되는 식이요법 음식에 레몬으로 맛을 내면 특이한 풍미가 있다.

레몬이 비싸지만 않다면 하루 한 개쯤 먹으면 좋다. 그러나 아무리 레몬이 좋다고 해도 위궤양인 사람은 레몬 그대로는 시므로 꿀물에 즙을 타서 먹되 빈속에는 피해야 한다.

레몬은 껍질이 38.49%, 속이 59.22%(즙을 내면 37.15%), 씨 2.29%의 비율로 구성되어 있어 껍질째 먹는 것이 좋다.

레몬의 비타민 C는 표백 작용이 있어 화장품이나 마사지에 직접 이용되기도 한다.

□ 수분 90.4% 칼슘 55㎎ 인 15㎎.

로열젤리

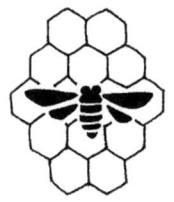

단백질 많고 비타민 성분 다양
유아의 건강·노화 방지에 효력

나폴레옹의 정력은 로열젤리에서 나온 것이고 로마 교황 피오12세가 생전에 세 번 위독한 상태에 처했을 때 주치의가 처방한 것이 로열젤리였다고 한다. 1958년에 로마에서 열린 12회 국제양봉대회에 교황이 스스로 참석해서 양봉을 칭찬한 연설을 한 후 로열젤리는 세계의 주목을 받게 되었다.

로열젤리란 여왕벌의 먹이이다. 여왕벌 최대의 임무는 종족보존을 위한 산란이다. 매일 1,500~2,000개의 알을 낳는 여왕은 자기가 먹이를 먹지 않는다. 젊은 일벌로부터 소화성이 좋은 로열젤리를 입으로 전달받는다. 로열젤리는 화밀(花蜜)과 화분이 일벌의 몸 안에서 한 번 소화 흡수된 것이다. 화밀과 화분이 체내에서 완전히 대사되어 그것이 다시 분비되는 것이다.

꿀은 화밀이 전화된 것이어서 로열젤리와는 본질적으로 다르다. 외관은 크림 비슷하나 백색이고 새콤하고 특수한 냄새가 난다.

여러 가지 아미노산 효소 등이 있고 비타민은 종합비타민제와 비길 정도로 다양하게 들어 있는데 특히 B_6과 아세틸콜린이 많다.

이 아세틸콜린은 부교감 신경흥분제이다. 아미노산으로는 리신과 프로린이 많으며 뇌대사에 관계가 깊은 감마 아미노낙산이 들어 있는 것이 특색이다. 최근에 밝혀진 바에 의하면 하이드로옥시 디세닉산이라는 성분이 들어 있다. 항생물질 작용이 있고 생물 촉매작용도 있어 현저한 항암 작용이 인정되고 있다. 유아의 건강, 노화 예방 등 여러 가지 효력이 인정되고 있다.

성기능부전, 정신불안, 갱년기장애, 혈압부조, 수술 후의 쇠약, 선병질 등에 탁월한 효과가 보고되는 사실로 보아 확실히 뛰어난 식품임에 틀림이 없다. 그런데 로열젤리는 주성분이 단백질인데 생물학적으로 활성인 델리키트한 물질로 변질되기 쉬운 점이 잘 변하지 않는 꿀과 다른 점이다.

로열젤리와 꿀을 혼합해서 먹는 것이 먹기도 좋고 보존성도 높아 좋다. 흥미 있는 복용법으로는 알코올을 이용하는 것이 있다. 러시아에서는 로열젤리에 대해서 알코올 20의 용액을 매일 다섯 방울씩 하루에 3회 먹어 열 사람의 심근경색증 환자가 모두 좋아졌다는 보고도 있다.

여하간 중년층 이후의 사람에게는 건강에 큰 희망을 안겨 주고 있는 것이 로열젤리이다. 부화한 후 4~12일 된 젊은 일벌의 인두선(咽頭線)에서 로열젤리는 분비된다. 사람으로 말하면 타액선에 해당하는 것이 인두선이다.

일벌은 부화 후 4~12일이 사람의 17~18세에 해당하는데, 인두선에서 분비되는 것에는 파로틴이라는 호르몬이 함유되어 있다. 로열젤리가 회춘·항암 효과가 있다고 해석되는 점이 바로 이것이다.

가짜를 가려내기가 어려운데 진짜 로열젤리에는 '10히드로옥시데센산'이 함유되어 지표가 된다. 여왕벌은 일벌보다 10배나 많은 수면을 누려 3~4년을 살며 몸도 3배나 되는데 일생 동안 로열젤리만 먹고 산다.

□ 단백질 10.4g 탄수화물 26.1g 칼슘 237mg 인 149mg 비타민 A 216I.U. B_1 0.26mg B_2 0.31mg.

ㅁ

마

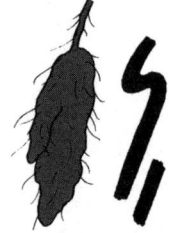

우수한 단백질과 필수아미노산 함유
소화성 좋고 매력적인 강장식품

마는 옛날부터 강장 식품으로 널리 알려져 왔다. 한방의 고전에는 마가 기운을 돋우며 근육을 성장시키고 귀와 눈을 밝게 해 주는 것으로 기록되어 왔다.

또 음을 보해 주고 남자의 성 능력을 강하게 하며 허리에 힘을 주고 뼈를 단단하게 만드는 효능이 있는 것으로 믿어지고 있다. 스태미나에 좋다고 허겁지겁 달려드는 현대인에게 마는 확실히 매력적인 식품이라고 할 수 있다.

마는 마과에 속하는 다년생 덩굴식물인데, 중국이 원산지이다. 한국・중국・일본・대만 등지에 분포하는데, 요즘에는 재배종이 재배되고 있다.

이 재배종은 잎이 짧고 넓으며 줄기가 자주색을 띠어 야생종과 구별된다. 여름에 자색을 띤 꽃이 피는데 수꽃은 한두 개가 위로, 암꽃은 한 개가 길게 늘어져 피고 열매(裂果)는 황회색에 세 개의 날개가 달려 있다.

　야생종은 길이가 60㎝ 가량인데 식용으로 하려면 약 3~4년 걸린다. 육질이 치밀하고 끈기도 강하다. 재배종은 모양이 길어 1m 가량 되는데 생육이 더디나 수분이 적고 끈기가 강하다.

　당질이 가장 많은데, 대부분이 감자나 고구마와 마찬가지로 녹말질이다. 마가 갖는 끈끈한 성분은 단백질(글로블린)과 당질(만난)이 약하게 결합한 것이다.

　마에 들어 있는 단백질에는 아르기닌·히스티딘·리신·트립토판·페닐알라닌·티로신·시스틴·메티오닌·트레오닌 등의 아미노산이 들어 있어 매우 우수한 편이다. 회분으로는 칼륨·나트륨·칼슘·마그네슘 등이 들어 있어 알칼리성식품이다.

　그 밖에도 효소가 많은데, 특히 아밀라제(녹말소화효소), 폴리페놀라제·산화효소·요소분해효소·카탈라제 등이 많아 소화 작용을 돕는 효능도 있다.

　마는 익혀 먹지 않고 생식을 해도 소화가 잘된다. 따라서 마는 잘 갈아서 먹을수록 효소가 잘 작용하기 때문에 좋은 것이다. 마를 마쇄할 때 갈색으로 변하는 수가 있는데 그것은 티로신이라는 아미노산이 티로시나제라는 효소의 작용을 받아서 변하기 때문이다.

　이 갈변 현상을 방지하려면 껍질을 벗긴 다음 식초에 담구면 된다. 티로시나제라는 성분은 식초를 넣어 산성으로 기울게 되면 물에 풀려나오기 때문이다.

　마는 산약(山藥)이라 하여 강장제로 쓰여 왔는데 몸이 허약한 사람과 마른 사람에게 좋을 뿐 아니라 어린이와 건강한 사람의 내장을 튼튼하게 해 주고 기력을 증진시켜 주는 것으로 알려져 있다.

　한명으로는 서여(薯蕷) 또는 산우(山芋)라고 하는데, 한방에서는 마가 비장을 튼튼하게 하고 장의 기능을 정상화시킨다고 믿고 있다.

귀가 울리며 머리가 아프고 잘 때 식은 땀(盜汗)을 많이 흘린다든지 하는 심장에 기인하는 여러 증세에는 마를 찧어서 삶은 것이나 마를 넣고 끓인 죽을 먹으면 효과가 좋다고 한다.

중국에서는 어린이에게 먹이면 뇌가 좋아진다고 고기와 함께 끓여서 그 국물을 마시게 하고 있다. 찐 마를 호두와 함께 먹으면 머리가 명석해진다고 한다.

중국의 석학 호적(胡適) 박사가 당뇨병과 신장병을 치료한 처방이 마·옥수수수염·돼지 부신·황기·생지황이어서 마는 더욱 유명해졌다.

마는 빻아서 같은 양의 찹쌀가루와 반죽을 해서 시루에 쪄서 먹으면 별미의 찐빵이 된다.

☐ 산마 : 단백질 2.5g 탄수화물 12.0g 칼슘 27㎎ 인 43㎎ 비타민 C 10㎎.

마늘

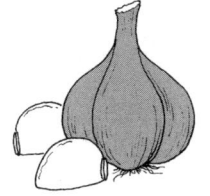

유황 화합물의 함유로 자극성 냄새
신경통・회춘 등에 효과 있는 강장제

최근 마늘에 대한 관심이 전 세계적으로 높아지고 있다. 다른 식품이 다 그렇듯이 마늘도 장단점이 있기 때문에 우리는 그 특성을 잘 알고 이용해야 할 것이다.

마늘은 중앙아시아가 원산인 백합과 식물이다. 그런데 지금은 한국・중국 등 극동에서 많이 재배되고 있다.

마늘이 식용된 사실은 이집트의 피라미드 안에 기록되어 있다고 한다. 피라미드는 기원전 2,500년에 세워진 거대한 왕의 석조물이다. 현재도 약 80개가 남아 있는데 그중 가장 큰 것은 높이가 145m나 되는 것으로 참으로 세계적인 불가사의가 아닐 수 없다.

이 피라미드를 만든 노예들이 마늘을 먹고 40도가 넘는 심한 더위에서 작업을 계속한 것이 고대문자에 의해 기록되어 있다고 한다. 인력으로 이루어졌다고 믿기 어려운 난공사를 이룩한 힘의 원천이 마늘이었다고 해석하는 이도 있다. 이렇게 태곳적부터 마늘의 강장 효과는 인정되어 왔던 것이다.

마늘은 기원전 1세기경에 인도・아프가니스탄을 거쳐 중국에 들어왔고 이어서 우리나라에 전래된 것으로 보인다.

입산수도를 하는 스님에게 훈(葷)과 주(酒)는 금지된 음식이다. 이 '훈(葷)'이란 바로 마늘·부추·파 등 강장효과가 있는 냄새가 강한 채소를 뜻하는 것이다.

우리나라 음식뿐 아니라 중국요리, 이탈리아 요리, 프랑스 요리, 스페인 요리 등에 마늘이 많이 쓰이는 것은 잘 알려져 있는 사실이다. 스파게티나 카레의 맛도 마늘에 의해 크게 좌우되며, 김치 깍두기나 불고기 등에서 마늘 양념이 빠지면 그 맛이 형편없을 것이다. 프랑스인은 소스나 찜 요리에는 여러 가지 향신료와 함께 마늘을 잘 써서 요리의 맛을 살리고 있다.

마늘은 이뇨·살균·살충·강장의 효과가 있을 뿐 아니라 소화액 분비를 촉진하기도 한다. 또 신경계통을 자극하여 혈액순환을 왕성하게 하는 효과도 있어 미용·스태미나 식품으로 사용되어 왔다.

한국 사람이 마늘과 친숙한 것은 건국신화와 관련이 있는지도 모른다. 곰이 마늘과 쑥을 먹고 웅녀가 되어 환웅천왕과 결혼하여 단군을 낳았다고 하니 말이다.

마늘은 땅속에 비대한 줄기가 있고 특유한 냄새를 가지고 있으며 잎, 줄기, 뿌리를 먹을 수 있다.

마늘에는 당질이 19.3%, 단백질 2.4%, 지질 0.1%, 무기질 0.5%가 들어 있는데 당질의 대부분이 과당이다. 비타민 B_1, B_2, C도 상당히 들어 있고 무기질로는 칼슘, 철분, 유황 등이 많다.

그러나 마늘이 갖는 특별한 효능은 이러한 일반 성분보다는 미량 들어 있는 알린과 스코르디닌이 그 주역을 담당하고 있다.

알린은 마늘 고유의 냄새를 내게 하는 유황화합물이다. 알린이 으깨져 효소의 작용으로 알리신이 되어 비타민 B_1과 결합하면 알리디아민이 된다. 이 알리디아민은 체내에 흡수되기 쉬운 활성 비타민 B_1이며, 잘 파괴도 안 되어 비타민 B_1 분해효소인 아네우리나제에 의해서도 파괴되지 않는다.

비타민 B_1은 기껏해야 100㎎ 정도가 인체에 흡수될 뿐인데 알리디아민은 그 몇 배가 쉽게 흡수된다. 특히 쌀밥 편중의 한국인에게 마늘의 영양적 의의가 얼마나 중요한 것이었는가를 짐작할 수 있다.

마늘에는 냄새가 전혀 나지 않는 스코르디닌이 들어 있는데, 이것이 강장·강정효과를 나타내는 것으로 알려져 있다. 쥐를 이용한 다음과 같은 실험이 그것을 입증하고 있다.

두 그룹으로 나누어 1군에는 완전사료에 날마늘로, 2군에는 수증기로 찐 마늘을 첨가해서 비교·관찰하였다. 1군의 쥐들은 1주일 만에 체중이 감소하고, 활동성이 무디어지고 식욕도 줄어들었다. 그런데 2군의 쥐들은 생활상태가 매우 활발하고 3주일째부터 체중도 늘어나기 시작했다.

또 다른 실험에서, 한편에는 마늘에서 추출한 스코르디닌을 먹이고, 다른 무리에는 이것을 먹이지 않았다. 이들을 헤엄치게 했더니 스코르디닌을 먹은 쪽이 안 먹은 쪽보다 4배나 더 잘 헤엄치는 사실이 밝혀졌다.

또 스코르디닌을 먹은 것들은 고환을 조사해보니 정자의 수도 월등히 많았다. 스코르디닌 안에는 근육수축과 깊은 관계가 있는 크레아틴인산이 들어 있기 때문에 근육의 증강에 도움이 되는 것으로 해석되고 있다.

이시진(李時珍)의 『본초강목(本草綱目)』에는 마늘을 강장, 강정, 식욕부진, 정장, 변비, 보온, 항균, 구충, 정신안정, 이뇨, 혈압 강하, 각기, 신경통, 신경마비 등에 효험이 있다고 전해고 있다.

마늘의 한명은 대산(大蒜) 또는 호산(胡蒜)이다. 중국에서는 생소한 음식을 먹을 때나 오래 묵은 음식을 먹을 때는 으레 마늘을 먹는 습관이 있다고 한다. 마늘이 전염병과 식중독에 효과가 있다고 믿어 왔기 때문이다.

몸이 허약하거나, 몸이 차서 잠을 제대로 자지 못하는 사람은 불면증에 마늘과 마늘술을 복용하면 몸이 따뜻해지고 정신적인 안정을 기할 수 있이 좋을 것은 당연하다. 마늘의 알리신이 신경에 들어가 정신안정을 시킬 수 있는 물질을 만들어 신경세포의 흥분을 가라앉히는 작용을 하는 것이다. 스트레스를 푼다는 것은 건강 유지의 관건이 아닐 수 없는데, 마늘과 마늘술이 진정 작용이 있는 것이다.

마늘은 향신료이기 때문에 식욕을 증진시킨다. 날 마늘은 매운맛이 있어 위장의 운동을 촉진할 뿐 아니라 식욕이 나게 하고 변비의 예방과 치료효과도 있다. 그러나 갑자기 많이 먹으면 위의 점막을 자극해서 위통을 일으키기도 한다.

꿀마늘은 몸이 허약한 사람에게 좋은 것으로 전래되고 있다. 깐 마늘을 꿀에 잰 것인데 4~5년이 지나면 색깔이 갈색으로 된다. 이것을 매일 1~2알씩 먹으면 강장효과가 뛰어나다고 한다. 꿀마늘을 담글 때 꿀 3에 식초 1의 비율로 섞은 것에 마늘을 재서 만드는 방법도 있는데 이것은 새큼한 맛이 있어 먹기가 수월하다.

막걸리

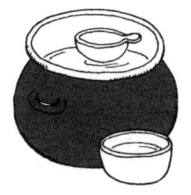

과거에 식량 대용으로 농부들이 이용
갈증을 풀고 피로를 푸는 데 효과

가장 소박하게 만들어진 우리의 술 막걸리는 고려 때에는 '이화주(梨花酒)'라 불리기도 하였다. 막걸리용 누룩을 배꽃이 필 때에 만든 데서 유래한 것이었다. 그러나 후세에 와서는 누룩을 아무 때나 만들게 되었으므로 이화주의 이름은 사라지고 말았으니, 참으로 낭만적인 이름이었다.

술은 인류의 역사와 더불어 존재하였으며 제각기 그 나라의 풍토와 민속을 담고 있다. 이러한 면으로 볼 때 우리나라를 대표하는 술은 막걸리이다.

우리나라 고유의 막걸리는 원래 고두밥에다 누룩을 섞어 빚은 술을 오지그릇 위에 정(井)자 모양의 체를 놓고 막 걸러 뿌옇고 텁텁하게 만든 술이다. 그래서 식량대용으로 농부들이 이용해 왔다.

양조의 발달과정으로 보아 양조된 술을 그대로 마시는 것은 극히 초보적인 것이다. 따라서 우리나라에서는 가장 역사가 오래된 술로 인정할 수 있다. 그렇기 때문에 이 양조주는 걸쭉해서 쉽게 변질하는 단점을 가지고 있다.

우리나라에서 술에 대한 기술로 가장 오래된 것이 『고삼국사(古

三國史)』이다. 고구려 동명성왕의 건국담에 나온다. 천제(天帝)의 아들 해모수가 웅심연가에서 하백의 딸 세 자매에게 미리 마련해 놓은 술을 먹여 취하게 한 후 수궁으로 들어가지 못하게 하고 세 처녀 중에서 큰딸 유화와 인연을 맺어 주몽(동명성왕)을 낳았다고 한다.

『위지동이전(魏志東夷傳)』 중에 보면 마한의 풍습으로 5월 밭갈이 때와 10월 농사를 거둘 때면 신에 제사하고 주야로 주연을 베풀고 가무를 즐겼다고 하며 진한에서도 역시 술을 즐겼다고 한다.

이러한 우리나라 고대의 술이 어떤 종류의 것이었는지 알기가 어려우나 막걸리였을 것이 틀림없다. 곡식으로 만든 술로 가장 오래된 것이 막걸리이기 때문이다.

막걸리는 시금털털한 맛이 있어 살균 효과도 조금 있다. 그래서 지방에 따라서는 괴질이 유행할 때 막걸리를 마시는 풍습이 전해지고 있다.

이처럼 장점도 있지만 막걸리에는 개선할 점이 많다. 특히 산패가 빨리 오기 때문에 냉장 보존은 물론 냉장에 의한 유통 구조가 확립되어야 한다.

갈증을 푸는 데, 하루의 피로를 푸는 데, 길흉상사에 즐겁거나 슬픈 심정을 달래는 데 서민과 애환을 함께해 온 막걸리는 확실히 한국적인 술이 아닐 수 없다.

막걸리는 다른 술과 달리 원료 중의 당분 등이 완전히 다 발효되지 않아 발효가 안 된 성분이 걸쭉하게 남게 된다. 술 속에 남은 이들 성분이 엑기스인데, 이것이 술맛과 혀에 닿는 촉감을 좌우하기도 한다.

막걸리는 한 모금씩 마시면 그 진미를 알기 어렵다. 혀와 목구멍에서 그 맛을 찾아야 하는 것이다. 혀에 닿는 감촉과 목에 넘어갈 때의 느낌을 '식품의 텍스쳐'라고 한다. 곰탕이나 설렁탕에는 김치보다 깍두기를 곁들여 먹는 것이 이 텍스쳐의 조화를 이루어 그 맛이 더 좋게 느껴진다. 맥주에는 땅콩이나 어포가 어울리듯 막걸리에 안주는 돼지고기와 김치를 곁들이는 것이다. 막걸리에 땅콩을 먹으면 맛이 어울리지 않으며, 양주에 돼지고기를 안주로 먹으면 술맛을 음미하기가 어려울 것이다.

고려대학교 한국영양문제연구소에서 실행한 「탁주가 동물에 미치는 영향」 실험을 보면 매우 흥미 있는 결과가 얻어지고 있다.

탁주에는 다른 술에 없는 콜린, 메티오닌, 엽산, 비타민 $B_2 \cdot B_{12}$와 단백질이 들어 있다. 이들 성분은 술을 마셔서 생기는 지방간의 생성을 억제하는 효과가 있는 것이다. 보통 술을 마시면 혈당치가 떨어져 생리에 이상이 생겨 건강에 무리를 준다. 그런데 실험동물에게 탁주를 먹였더니 혈당량이 떨어지지 않았다.

또 탁주는 발효가 진행되는 동안 효모에 의해 항생물질이 만들어지고 있다. 아직 그 정체는 밝혀지지 않았지만 건강 유지와 관련이 있는 듯하다. 이러한 사실들은 탁주를 애용한 사람에게 성인병이 적고 장수자가 많다는 말을 뒷받침하는 흥미로운 것이다.

□ 수분 90.7% 단백질 1.9g 탄수화물 1.2g 칼슘 14mg 인 28mg 철 0.8mg.

망고

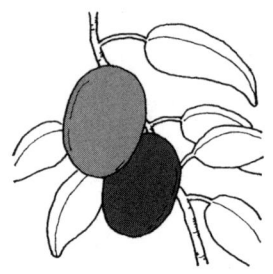

단맛과 신맛이 잘 어우러져 특유의 향
비타민 A 효력 높아

열대아시아, 말레이시아 원산으로, 열대에 널리 분포하고 있다. 특히 인도산이 많은데, 다년생 상록 교목으로 과실은 품종에 따라 모양이 달라 원형, 타원형, 난형, 편평형 등인데 250g~2kg이나 된다.

과피는 단단하고 얇으며 완숙하면 담황색이 되고 과육은 담적색으로 즙액이 많다. 과육에는 단단하고 넓적한 종자가 있다. 덜 익은 것은 신맛이 강한데 완숙되면 단맛과 신맛이 잘 어우러져 맛이 좋고 특유한 향이 생긴다.

북반구에서는 4~8월, 남반구에서는 9~12월이 숙기이다. 폐기율이 30%나 된다. 수분은 80% 정도이고 당질이 17%, 단백질 0.6%, 섬유 0.5%, 회분 0.4%이고 비타민 A 효력이 높고 비타민 C는 20mg% 정도이다. 유기산은 0.2~0.7%.

생식을 주로 하지만 음료, 잼, 젤리, 소스, 피클, 퓌레 등 가공을 많이 한다. 저온 저장을 하면 후숙이 억제되어 보존 효과가 크다. 그러나 7~8℃ 이하로 하면 냉해를 입는다.

매실

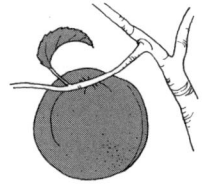

제독·살균 작용하는 구연산 함유
매실주는 신경통과 류머티즘에 특효

이른 봄에 고고(孤高)한 향기를 내뿜으며 꽃을 피우는 매화가 있다. 매실나무는 우리나라 중부 이남과 일본·대만·중국에 분포하는, 장미과에 속하는 낙엽 활엽 교목이다.

높이가 4.5m이고 흰 꽃 또는 연분홍 꽃이 피는데, 해과(核果)를 '매실'이라 하며 5~6월에 익는다. 과실은 맛이 시며 식용하거나 약용으로 이용된다.

매실은 약용으로 최초에 중국에서 오매(烏梅)가 쓰였다고 한다. 오매는 덜 익은 매실을 따서 껍질을 벗기고 짚불 연기에 그을려서 말린 것인데, 직경이 2~3cm 가량이고 주름이 많고 잘 부스러지며 신맛이 세다. 한방에서는 해열·수렴·지혈·진통·구충제 갈증방지에 쓰인다.

여행을 해서 물을 바꾸어 마시면 배탈 나는 일이 많은데 그것은 토질이 달라짐에 따라 수질이 다르기 때문에 몸에 이상이 오는 현상이다. 그런 때에 매실을 먹으면 예방과 치료가 된다고 알려져 있다.

매화를 이용한 우리나라 고유의 식품으로는 매화주(매화를 주머니에 넣어 술항아리에 담갔다가 꺼낸 술)·매화죽(매화를 깨끗이 씻어 흰 죽이 익은 다음 넣어서 함께 쑨 죽)·매화차(매화 봉오리를 따서 말렸다가 끓는 물에 넣어 만든 차) 등을 들 수 있고, 매실을 이용한 것으로는 매실주가 있다.

매실에는 약 80%의 과육이 있는데 수분이 85% 가량이고 10% 가량이 당분이다. 유기산으로 사과산·구연산·호박산·주석산 등이 5% 가량이나 들어 있어 신맛이 강해 피로 해소 효과와 입맛을 돋우는 효과를 기대할 수가 있다.

매실은 알칼리성식품으로 매실에 들어 있는 구연산은 해독 작용과 강한 살균성이 있다. 그래서 식중독이 많은 여름철에 매실을 먹으면 위 속의 산성이 강해져 조금 변질한 식품을 먹어도 소독이 된다.

'우메보시'는 조금 덜 익은 매실을 잘 씻고 말려서 소금에 절인다. 조금 절여지면 국물을 버리고 말려서 차즈기 잎을 섞어 다시 절인다. 차즈기 잎에는 시소닌이라는 색소가 있는데 산성에서는 빨갛게 된다.

매실주(청매 10kg, 설탕 6kg, 소주 10ℓ)는 식욕증진과 메스꺼움을 가라앉히고 신경통과 류머티즘에 특효가 있다고 전해지고 있다.

매실의 씨는 아미그달린이라는 배당체가 있는데, 분해되면 유독한 청산이 만들어져 식중독을 일으키기도 한다.

□ 탄수화물 8.2g 칼슘 12㎎ 인 14㎎ 비타민 A 200I.U. 비타민 C 6㎎.

맥 주

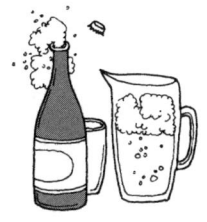

약 되고 병 되는 맥주
이뇨제로 좋지만 당뇨환자는 삼가

보리술로 유명한 맥주는 세계 어느 곳에서도 흔히 애용되고 있는 대표적인 음료이다. 알코올 함량이 4% 안팎으로 위스키나 소주 등과 비교하면 오히려 물에 가까운 술이나 탄산의 시원한 느낌과 호프의 씁쌀한 맛은 매력이 아닐 수 없다. 보리를 원료로 하는 술은 기원진 3,000년 경 메소포타미아의 수메르인에 의해 만들어졌다고 한다.

보리를 가지고 맥주를 만들려면 먼저 보리의 녹말을 당분으로 변화시켜야 하는데 싹이 난 보리가 녹말을 맥아당으로 바꾸는 힘이 있다는 사실을 알고 그것을 맥주제조에 응용한 고대인 생활의 지혜는 감탄하지 않을 수 없다.

당시의 바빌로니아의 수도 바빌론에서는 맥주홀이 줄지어 있었고 그 곳에는 요염한 마담이 있었다고 한다. 5,000년 전이나 지금이나 비어홀의 광경은 큰 차이가 없을 듯하다.

맥주에 관한 기록은 바빌로니아의 함무라비 왕이 기원전 2225년에 펴낸 법전에도 남아 있다고 한다. 그리고 나폴레옹군에 의해 이집트에서 발견된 유명한 '로제타' 돌의 상형문자에도 남겨져 있다. 그 기록에 의하면 기원전 3,000년경의 이집트에서도 맥주가 만들어져 피라미드를 건설할 때 맥주를 마시고 힘을 냈다고 한다. 그 당시의 맥주는 단순히 취하기 위해서 마시는 게 아니고 소화나 이뇨의 약효를 기대하고 마신 흔적도 있는 것이다.

맥주에 쓰이는 호프라는 것은 뽕나뭇과의 덩굴성 다년초인데 암꽃과 수꽃이 서로 딴 나무에서 핀다. 맥주양조에 쓰이는 것은 암꽃뿐이다. 그리고 암꽃도 발육한 미수정된 것만 쓰는데 수정이 되면 향기가 떨어지기 때문이다.

이 호프의 유효성분은 쓴맛과 좋은 향기를 줄 뿐 아니라 항균성이 있어 잡균이 침입하는 것을 방지하는 효과가 있기 때문에 저장성을 높여주기도 한다.

맥주를 투명하게 만드는 효과가 있고 신경중추에 작용하여 신경을 진정시키고 수면을 촉진시키는 효과도 가지고 있다. 신경이 날카롭고 잠이 잘 오지 않을 때 한 잔의 맥주는 효과가 큰 경우가 있다. 그리고 맥주에 들어 있는 비타민 B_6은 신경장애와 빈혈에 유효하다고 한다.

맥주는 수분의 함량이 많은데다 이뇨 효과가 크기 때문에 신장에 돌이 생기는 신석증 환자에겐 더없는 치료약이 되기도 한다.

그러나 맥주 한 병에 150cal의 열량이 있으므로 세 끼의 식사를 꼬박 하고 맥주를 많이 마시게 되면 살이 찔 것은 틀림없다. 맥주를 많이 마시는 독일 여성들에게 비만증이 많은 것도 그러한 이유라고 한다.

맥주는 위스키나 소주와 같이 알코올 도수가 높지 않고 90%는 물이므로 취하기 위해 마시는 것이라면 비경제적인 술이라고 할 수 있다.

살이 쪄 고민하는 사람이나 당뇨 때문에 고생하는 사람이라면 맥주를 사양하는 것이 현명할 것이다. 그러나 맥주 맛을 잊지 못하는 사람들을 위해 특수한 다이어트 맥주라는 것이 개발되고 있다.

이것은 당뇨병 환자를 위한 것으로 당이나 텍스트린 함량을 보통 맥주의 1/5 가량으로 줄인 것이다. 또 보통 맥주의 절반도 안 되는 칼로리를 갖는 저칼로리 맥주도 있다.

□ 수분 90.9% 탄수화물 4.4g 칼슘 4㎎ 인 16㎎.

머루

열매는 머루주나 머루정과로 이용
혈액순환을 좋게 하고 몸을 보하는 효과

머루는 잎이 넓은 포도과의 덩굴 뻗는 나무이다. 흔히 산포도·왕머루·조선산포도라 불리는 관목으로, 우리나라·일본·중국·만주 등지의 산간 숲속에 자생하고 있다.

꽃은 암수 딴 그루이며 5월에서 7월 사이에 피는데 황록색을 띤다. 잎은 심장 모양으로 둥글고 거친 톱니같이 3~5개로 찢어져 있다. 열매는 9~10월에 익는데 까만색으로 맛이 좋다. 이 열매를 그냥 먹기도 하나 보통은 머루주나 머루정과를 만들어 먹는다.

열매를 말려 꿀에 잰 후 졸여서 만든 머루정과는 몸을 보하고 머루주는 혈액순환을 좋게 하고 몸을 튼튼히 하는 것으로 알려져 있다. 보통 민간에서는 보혈강장제로 알려져 있으며 한방에서는 신경통과 폐결핵의 자양제로 많이 쓰고 있다.

머루는 열매 이외에 잎과 줄기, 뿌리도 약효가 있어 한방 약제로 이용되는데 몸이 퉁퉁 붓는 부종(浮腫)에는 덩굴을 다져서 차같이 만든 뒤 계속하여 조금씩 마시면 신기하게 잘 낫는다.

단독(丹毒)에는 뿌리를 짓찧어 바르며, 옴이 번져 생긴 종기에는 뿌리를 말려 찧어서 가루로 만들어 꿀에 개어 붙여도 좋다.

노인성 좌골 신경통에는 줄기 삶은 물에 목욕을 하면 좋다.

□ 수분 80.5% 탄수화물 16.9g 칼슘 73㎎ 인 10㎎ 철 1.7㎎ 비타민 C 8㎎.

머위

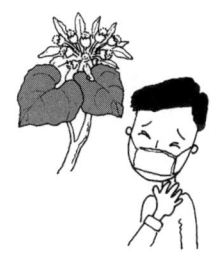

칼슘 많고 비타민 고루 들은 알칼리성식품
영양 면보다 향채로서의 성격이 우세

일본의 아이누인들은 우산 대용으로 머위 잎을 잘 쓴다고 한다. 머위는 지방에 따라 머우, 머구로도 불리는데, 그 독특한 맛은 계절의 향미를 우리에게 선사해 준다. 한명은 '관동(款冬)'이다.

머위는 국화과에 속하는 다년초로서, 잎은 둥글고 엽병은 굵고 길며 화경(花莖)은 높이 30㎝ 가량이고 꽃이 5월에 피는데 자웅이 따로 핀다. 수꽃은 황백색이고 암꽃은 백색이며, 산지에 많이 나는데 집안 장독 뒤에 심어 재배하기도 한다.

잎과 엽병은 몹시 쓰므로 데치거나 삶아서 먹는다. 잎에는 비타민 A를 비롯해서 비타민이 비교적 골고루 들어 있으나 줄기에는 적다. 칼슘이 많은 알칼리성식품인 머위는 영양 면보다는 향채(香菜)로서의 성격이 더 크다고 할 수 있다.

껍질을 벗긴 머위의 잎과 줄기를 토막 쳐서 설탕을 넣고 푼 장물에 넣어 조린 머위장아찌로 먹기도 한다. 머위의 잎을 삶아 물에 불려서 쓰고 아린맛을 빼고 먹는 머위잎쌈도 있다. 머위를 잘 삶으려면 다음과 같이 하면 된다.

잎을 따고 펄펄 끓는 물에 뿌리 쪽을 먼저 빨리 넣고 뚜껑을 덮고 열탕 속에서 위로 나오지 않게 삶고 청색으로 변했을 때 꺼내어 곧 찬물에 담그면 고운 청록색이 된다. 삶을 때 공기에 닿으면 갈색으로 변해 좋지 않다.

또 다른 방법으로는 간장을 물에 풀어 둔 곳에 담가서 간과 맛이 배게 하고 물에 재빨리 삶으면 녹색이 곱게 유지된다.

나물로 무쳐 먹을 때에는 여러 가지 양념에다 들기름이나 들깨를 간 것을 곁들이면 그 맛이 또 색다르고 영양상으로도 균형이 잡혀 좋다.

머위가 쉽게 갈변하는 것은 클로로겐산과 폴리페놀이라는 성분이 들어 있기 때문이다.

□ 생것 : 수분 89.2% 탄수화물 6.1g 칼슘 98㎎ 인 51㎎ 철 5.0㎎ 비타민 A 4,257I.U. 비타민 C 20㎎.

메기

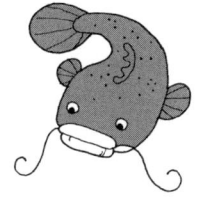

단백질 우수하고 철분 다량 함유
이뇨 작용 돕고 몸이 붓는 데 효과

천렵철의 으뜸가는 식단으로 들 수 있는 것이 메기매운탕이다.
낚시를 물고 늘어지는 메기는 낚시꾼을 놀라게 하는데, 네 개의 긴 수염이 난 그 얼굴을 보면 웃음이 나지 않을 수 없다.
메기는 메깃과에 속하는 민물고기이다. 큰 것은 몸길이가 약 1m나 자라며, 머리는 납작하고 입이 몹시 크다. 몸에 끈끈한 물질이 있고 비늘이 없어 매끄럽다.
몸의 빛은 등 쪽과 측면에 암갈색 또는 진한 황갈색의 불규칙한 구름 모양의 무늬가 있고 머리와 배 쪽은 담황색이나 담회색 또는 흰색인데, 한명은 언어(鰋魚), 점어(鮎魚)이다.
다른 어류에 비하면 철분의 함량이 많은 편이다. 한방에서는 부기를 빼고 소변을 잘 보게 하는 식품으로 이용되고 있다. 그럴 때에는 메기국을 끓여 먹는다. 민간요법으로는 입이 비뚤어졌을 때 비뚤어진 곳에 꼬리를 잘라버리고 붙이기도 한다.
메기는 종류에 따라 톡톡 쏘는 독침을 갖고 있는 것이 있는데, 이 독침은 목이 몹시 타고 불이 막히는 증세에 달여 먹는다. 메기는 복막염에도 좋은 것으로 알려져 있는데, 지질 함량이 적고 단백질의 질이 좋아 보양 식품이다.

강에서 사는 큰 놈을 '여메기'라고 부르는데 여메기는 먹을 것도 있고 맛도 일품이다. 이 여메기는 네 개의 수염이 있고 얼핏 메기와 비슷하게 생겼으나 동자개과에 속해 종류가 다른 민물고기로 한명으로는 '종어(宗魚)'라고 한다.

조선조 시대에는 왕께 바치는 진상물로 유명한 것이었는데, 한국산 민물고기 중 가장 맛있는 물고기란 뜻에서 '종어'라고 이름 붙였다고 한다.

메기구이는 내장을 뺀 메기의 뱃속에 양념을 넣고 기름종이로 싼 후 짚으로 동이고 그 위에 흙을 발라서 짚불 속에 넣어 구운 것으로 별미다. 메기지짐이는 고추장을 푼 물에 토막 친 메기와 무나 파 같은 것을 넣고 끓인 것이다.

  □ 수분 78.4% 단백질 15.1g 지질 5.3g 칼슘 26mg 인 190mg 철 0.8mg 비타민 A 160I.U. 비타민 B_1 0.20mg 비타민 B_2 0.07mg.

메뚜기

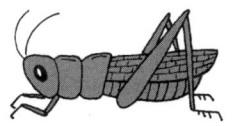

고단백 저지질로 질 좋은 구황식
철분을 비롯한 무기질과 비타민 풍부

'메뚜기도 유월이 한철'이라는 말이 있는데 제때를 만난 듯이 날뛰는 사람을 풍자하는 것이다. 모든 것이 전성기는 짧다는 말이다. 잘 자란 벼 사이를 누비며 메뚜기를 잡은 추억도 지금은 농약 공해로 보기 어렵다.

옛날 단백질이 부족한 시절에 메뚜기는 성장을 돕고 체력보강 효과가 컸던 것이다. 단백질이 22.5%로 쇠고기보다 많으며, 지질은 1%밖에 가지고 있지 않다. 무기질이 8%나 되며 철분이 특히 많다.

메뚜기는 복안과 3개의 단안이 있고 그 아래에 튼튼한 입이 있으며, 촉각은 짧고 제1복절의 양측에 청기(聽器)를 가지고 있다. 뒷다리가 발달되어 잘 뛰고 뒷다리와 날개를 마찰하여 소리를 내는 수컷도 있다.

몸빛은 초록이지만 차차 황갈색으로 변하는 보호색을 나타낸다. 유충은 불완전 변태를 하고 알로 월동한다. 누리, 방아깨비, 벼메뚜기, 삽사리, 섬서구 메뚜기, 송장메뚜기, 콩중이 등이 이에 속한다. 한국, 중국, 일본, 인도, 중동에 분포한다.

몸은 원통상이며 다소 옆으로 납자하고, 앞날개는 혁질로 빳빳하다. 뒷날개는 막질이며 정지할 때는 앞날개 밑에 집어넣는다.

날개와 발목을 뗀 메뚜기를 기름에 볶아서 진간장을 쳐서 찬으로 먹기도 하였다. 벼메뚜기 가루를 고추장 담그듯 해서 만든 음식이 메뚜기장이다.

□ 단백질 64.2g 지질 2.4g 칼슘 25mg 인 585mg 철 42mg 비타민 B_1 0.25mg 비타민 B_2 5.60mg 비타민 C 20mg.

메밀

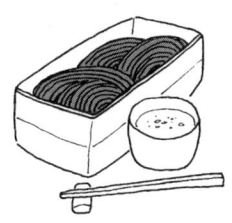

단백질 높고 비타민 $B_1 \cdot B_2$는 쌀의 3배
고혈압·편식에 효과 있고 소화율 높아

    메밀은 마디풀과에 속하는 일년초인데 중앙아시아 북부가 원산지이다. 생육 기간이 짧고 척박한 땅에도 잘 자라므로 구황작물로 이용되어 왔다.
    메밀은 기온이 차고 높은 지대에서 수확한 것이 더 맛이 좋다고 한다. 초가을에 흰 꽃이 피며 세모난 열매가 맺으면 이 열매를 가루 내어 먹는데, 이때 나오는 메밀껍질은 베갯속으로 사용한다.
    메밀은 시베리아·인도·동부 아시아에 분포되는데, 우리나라에서는 가뭄이 심해 논에 벼를 내지 못할 때 많이 심어 왔다.
    농촌 풍경의 하나로 산비탈에 핀 메밀꽃이 인상적인데다가 물보라가 하얗게 부서지면서 파도가 이는 것을 메밀꽃이 인다고 표현하기도 한다.
    메밀은 빻아 체에 치고 난 뒤에 남은 메밀가루의 찌꺼기를 메밀나깨라고 한다. 메밀가루는 첫 번 낸 가루가 메밀나깨가 적게 섞여 빛깔이 희고 곱지만 영양가는 우수하지 않다, 그것은 전분만 많고 영양분이 고르지 않기 때문이다. 오히려 거뭇거뭇한 메밀껍질이 섞인 듯한 것이 메밀 고유의 풍미가 있고 영양가도 높다.

메밀은 쌀이나 밀가루보다 아미노산이 풍부하며 필수아미노산인 트립토판·트레오닌·리신 등이 다른 곡류보다 많다. 따라서 단백가가 높다. 비타민 B_1, B_2는 쌀의 3배, 그리고 비타민 D, 인산 등이 많은 것이 특징이다.

메밀은 가루가 곱고 잘 익어 소화가 잘되므로 주식류 중에서도 우수한 식품이라고 할 수 있다. 그러나 비타민 A는 거의 들어 있지 않다.

메밀의 단백질에는 프로라민(끈기 있는 단백질)이 밀처럼 많지 않기 때문에 면으로 하려면 밀가루를 섞어야 잘 만들어진다.

메밀이 옛날부터 변통이 잘되어 변비를 없애고 고혈압에도 좋은 까닭은 모세 혈관을 튼튼하게 하는 비타민 P의 한 가지인 루틴이라는 성분이 6mg%나 들어 있기 때문인 것으로 해석되고 있다. 이 루틴은 고혈압·동맥경화증·폐출혈·궤양성질환·동상·치질·감기치료 등에 효과가 인정되어 임상적으로 이용되는 성분이다.

메밀가루에는 배아가 뒤섞여 있으므로 전분 분해 효소(아밀라제·밀타제)·지질 분해 효소·단백질 분해 효소·산화 효소 등이 많아 가루 모양으로 오랫동안 저장해 두면 이들 효소가 작용해서 메밀가루 고유의 특성이 없어지고 만다.

따라서 메밀국수는 새 가루로 만든 것이 좋게 마련이다. 메밀가루는 이러한 효소가 많기 때문에 소화율이 좋아 신경을 쓰는 작업인은 큰 부담 없이 먹을 수 있는 식품이며, 성인병의 예방에도 권장할 만한 것이다.

메밀국수는 메밀이 8~9할, 밀가루나 녹말이 1~2할의 비율로 섞인 것이 좋은데, 하급품은 밀가루나 녹말의 양을 많이 늘리고 있다. 메밀국수를 만들 때 끈기를 주기 위해 계란을 섞으면 좋다.

한방에서는 기생충과 조충을 없애기 위해 날메밀가루를 냉수에 타서 마시는 처방이 있으나 효과는 알 길이 없다.

메밀가루에 물을 조금 부어 질척하게 갠 다음 꿀을 섞고 끓는 물을 천천히 부어 만든 메밀주스는 고혈압 환자를 위한 음료로 추천되고 있다. 여기에 유자 껍질이나 레몬을 띄워 마시면 맛이 산뜻하고 좋다.

□ 가루 : 단백질 6.1g 탄수화물 77.5g 칼슘 10㎎ 인 130㎎ 비타민 B_1 0.16㎎ 비타민 B_2 0.07㎎.

메추리고기

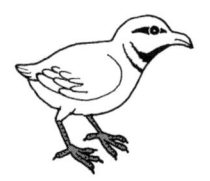

비타민 B₁·B₂ 풍부
당나라 측천무후가 즐겨 유명

　스태미나 식품으로 한때 메추리알이 좋다고 크게 유행한 일이 있었다. 그 말이 어디에서 생겼는지 확실한 근거는 알기 어려우나 정력절륜의 여걸 측천무후(則天武后)가 애용했다고 해서 생긴 말이 아닌가 생각된다. 당나라 고종(高宗)의 황후였던 측천무후는 왕이 서거한 후 스스로 왕위에 올라 군림하였다.
　그녀는 메추리를 약한 불로 오래 삶은 국을 즐겨 먹었고, 후에는 메추리를 우려낸 술을 마셨다고 한다. 그래서 그 술을 강정 미용주라고 하며, '무후주(武后酒)'라는 이름이 붙게 되었다.
　메추리는 꿩과에 속하는데 메추라기라고도 한다. 날개의 길이는 9~10㎝이고 몸빛은 황갈색에 갈색과 흑색의 가는 무늬가 있다. 수컷은 목 부분이 붉은 밤색, 암컷은 갈색을 띤 황백색이다.
　몸은 병아리 비슷한데 꽁지가 짧다. 10, 11월에 풀밭이나 벼논에 떼 지어 사는데, 여름에는 높은 산 숲 속에 7~12개의 알을 낳는다.
　알은 직경이 2~3㎝ 가량으로 작은데 담황색에 갈색 무늬가 있다. 근래의 개량 메추리는 1년에 100~300개의 알을 낳으며 사육하고 있다.

메추리 고기의 특징은 닭고기에 비해 단백질을 많지 않으나 비타민 B_1과 B_2가 월등히 많은 점이다. 메추리알과 달걀의 성분을 비교해 보면 비타민 A는 달걀이 3배가량 더 많으나 B_2는 메추리알이 반대로 3배가량 더 많다.

이와 같이 메추리 고기나 알에서 스태미나의 효과를 굳이 찾아본다면 비타민 B_1과 B_2가 될 것이고, 이것을 먹으면 힘이 될 것이리라는 심리적 효과가 크지 않은가 생각된다.

단백질 부족 특히 질이 나쁜 단백질을 매일 먹게 되면 맨 먼저 나타나는 증상은 생식 능력의 저하이다. 즉 성욕의 감퇴나 정액 양의 감소가 두드러지게 나타나며, 여성의 경우에는 월경 정지나 불순이 나타난다. 그 원인은 성호르몬에 관계하는 기관의 기능 감퇴 때문이다.

특히 뇌하수체의 성선 자극 호르몬의 분비 감퇴가 가장 큰 원인이 되는 것이다. 그것과 병행해서 난소나 고환이 위축된다.

생물의 영양 상태가 나빠지게 되면 생존의 위협을 느끼게 된다. 그래서 주느냐 사느냐하는 각박한 지경에 이르면 종족 보존의 일은 뒷전에 물러서게 된다. 난소나 고환은 살아가는 데에는 하나도 지장을 초래하지 않는다. 그래서 맨 먼저 희생되는 것이 이들 생식 기관이어서 임포텐츠 현상이 일어나게 된다.

□ 알(삶은 것) : 단백질 12.3g 지질 11.1g 칼슘 39mg 인 204mg 철 3.7mg 비타민 A 1,800I.U. 비타민 B_1 0.12mg 비타민 B_2 0.67mg.

멜론

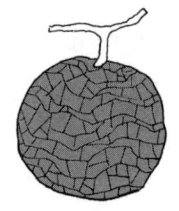

이뇨 작용 돕는 서양 참외
후숙해야 제 맛
입가심으로 좋아

그 향기가 사향(麝香)처럼 고상한 것이라고 해서 '머스크멜론'이라고 하는 서양 참외가 있다. '머스크'란 사향이란 뜻으로, 겉껍질이 망사처럼 생겼다고 해서 '망멜론'이라고도 하는데 그 향이 일품이다.

멜론은 인도가 원산으로 알려진 오이과의 일년생 덩굴 식물인데 유럽에서 품종이 개량되어 서양 사람들의 식후 디저트로 사랑을 받아왔다.

열매가 성숙되는 일수에 따라 조생종(45일)·중생종(50일)·만생종(60일)이 있고, 품종으로는 머스크멜론·칸다루프·파인애플론·원더멜론·프린스멜론 등이 있다.

생육기간 중 비를 맞으면 말라서 죽기 때문에 강우량이 적은 지방에선 노지 재배가 가능하다. 우리나라에선 노지 재배가 어려워 온실 재배를 하고 있다. 품종과 성숙도에 따라 약간의 차이가 있으나 참외와 비슷하다고 볼 수 있다.

수분이 많아 이뇨 효과가 있고 과육의 황색은 카로티노이드라는 성분인데 비타민 A의 모체가 되는 것이다. 역시 멜론은 영양보다는 식후의 입가심으로 적격인 식품이라고 볼 수 있다. 당분은 햇볕을 덜 받았거나 덜 익은 것이면 1% 가량 밖에 안 들어 있어 비리칙칙한 것도 있다. 갓 딴 것은 살이 단단하고 향기도 좋지 않기 때문에 후숙시켜 먹는 것이 좋다.

이 후숙은 과육 중에 들어 있는 프로토펙틴이라는 성분의 분해로 과육이 부드럽고 연해지게 한다. 또 그 사이에 향기 성분이 만들어지는데 냉장고에 두면 후숙이 잘 안 되므로 실온에 두는 것이 좋다. 후숙 정도가 지나치면 겉은 멀쩡하나 속이 곯아서 부패하게 되므로 가늠을 잘 하여야 한다.

멜론의 꽃이 떨어진 곳, 보통 배꼽 부분을 손가락으로 눌러보아 들어갈 정도의 것이 가장 맛이 좋다. 씨가 있는 속 부분이 당분이 많아 더 달다.

멜론은 유기산으로 구연산이 아주 소량밖에 없어 새큼한 맛이 없다. 너무 온도가 높을 때 수확되는 멜론은 당도가 오히려 낮다.

□ 수분 90.5% 탄수화물 7.3g 칼슘 15㎎ 인 24㎎ 비타민 C 27㎎.

멧돼지고기

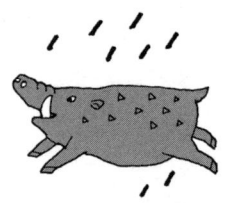

겨울이 제철
쓸개를 약재로 이용

산돼지를 멧돼지라고 하는데, 한명으로는 '산저(山猪)' 또는 '야저(野猪)'라고 한다. 멧돼짓과에 속하는 산짐승인데 돼지의 원종이다.

산에 살고 밤에 나와 버섯, 나무뿌리, 이끼, 고구마와 들쥐, 개구리 등을 닥치는 대로 먹고 농작물을 해친다. 성질이 사나와 사람을 가끔 해치기도 한다. 한국의 특산종인데 모피와 어금니는 세공용으로 쓰고 고기는 식용하며 쓸개를 약재로 이용한다.

조리법은 돼지고기와 같은데 특유한 냄새가 나므로 간장과 포도주를 섞은 것에 하루저녁 담군 다음 조리하는 것이 비법으로 알려져 있다. 최근에 돼지와 교배시켜 인공 사육을 하는 것이 많이 늘어나고 있다.

성분이 돼지고기와 큰 차이가 없는데 비타민 B_1, B_2는 돼지고기보다 적다. 돼지색깔이 짙고 질기다. 제철은 겨울철이다. 겨울철은 멧돼지가 동물성 섭취가 어려워 멧돼지 특유의 악취가 적게 나기 때문이다. 성분은 다음과 같다.

□ 수분 73% 단백질 21% 지질 5.1% 회분 1% 비타민 B_1 0.54mg% 비타민 B_2 0.14mg%.

멸치

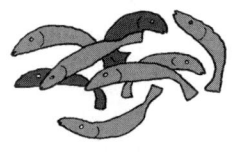

단백질·칼슘 등의 무기질 풍부
임산부와 어린이에게 이로운 식품

산간벽지에서도 동물성 단백질을 가장 손쉽게 먹을 수 있는 것이 멸치이다. 영양학에서는 뼈째로 먹을 수 있는 물고기의 대표적인 것으로 손꼽는 식품이다.

멸치는 단백질과 칼슘 등 무기질이 풍부해서 임산부나 발육기의 어린이에게 권장되는 식품이다.

멸치는 청어목에 속하는 어류인데 고너리·청멸·풀반지·북멸·반지·싱어·웅어 등이 같은 과에 속한다.

생선 멸치는 등 쪽이 암청색이고 배 쪽은 은백색인데, 옆에서 보면 은백색의 가로줄이 있다.

멸치의 한명은 멸치(蔑治) 또는 멸치(滅治)인데, 흔한 데서 나온 이름이 아닌가 생각된다.

멸치의 살에 장·달걀·후춧가루를 넣고 이기어 장국에 수제비같이 떼어 넣고 끓인 음식으로 멸치수제비가 있다. 멸치를 우려낸 국물이 감칠맛이 있어 국수 등에 활용되는데, 멸치에는 아미노산으로 글루타민산이 많이 들어 있기 때문이다.

멸치는 생선 멸치를 조림이나 소금구이 등으로 이용하기도 하지만 우리나라에서는 주로 마른 멸치를 이용하고, 생선 멸치는 젓으로 담가 김치의 조미료로 많이 사용하고 있다. 마른 멸치는 굵은 것, 중간 것, 잔 것, 아주 희고 고운 멸치 등이 있다. 굵은 것은 주로 국 국물이나 장국물로 우려먹고, 잔 것과 중간 것은 조림으로 쓰인다.

멸치 국물의 감칠맛은 여러 가지 아미노산의 맛 때문인데, 특히 글루타민산의 함량이 많다.

어패류 중에서는 칼슘의 함량이 가장 많은데 인의 함량도 많아 소화 흡수율은 그다지 좋지 않다. 회분은 무기질이라고도 하는데 주로 골격과 치아 형성에 필요한 것이고 세포 조직을 구성하는 역할을 한다. 그리고 체액의 중요한 성분으로서 여러 가지 조절 작용을 하기도 한다.

그렇기 때문에 멸치는 묽은 소금물에 삶아서 말린 것인데 소금물을 이용해야 살이 단단하고 윤기가 난다. 민물에 삶으면 윤기도 없어지고 살이 연해져서 잘 부서지게 된다.

멸치의 지질은 불포화도가 지나치게 많아 영양적으로 질이 떨어지는데 삶게 되면 그 기름이 빠진다. 삶은 것은 햇볕에 말리는데 최근에는 화력에 의한 열풍 건조법이 이용되고 있다.

멸치젓을 봄에 담글 때는 소금에 버무려 항아리에 담고 위에 소금을 뿌리고 짚을 돌돌 말아 소금이 보이지 않게 덮고 너무 무겁지 않은 돌로 눌러 놓는다. 가을에 젓국을 달일 때 짚을 가만히 걷어내면 기름기가 위에 떴다가 짚을 꺼내면 거기에 묻어 나온다.

멸치의 품질은 재료의 선도와 기름의 함량으로 크게 좌우된다. 멸치는 뽀얀 빛이 나는 것이 질이 좋고 붉고 검은빛이 나는 것은 기름이 산화된 것이다. 선도가 낮은 것은 잘 부서지고, 지질이 많은 것은 저장 중에 산화되어 냄새가 난다.

□ 마른 중간 멸치 : 단백질 38.9g 지질 5.1g 탄수화물 4.8g 회분 16.2g 칼슘 1,290㎎ 인 1,461㎎ 철 15.9㎎.

명일엽

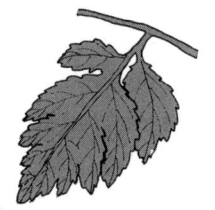

비타민 B 종류·칼슘이 풍부
신진대사 촉진, 빈혈에 특효

아침에 잎을 잘라 먹고 다음날 가서 보면 벌써 새잎이 돋아날 정도로 생명력이 왕성한 식물이 선약초(仙藥草)이다. 그래서 이것이 많이 나는 일본의 팔장도(八丈道)에서는 '명일엽(明日葉)' 또는 '신립초'라고도 한다.

아열대 지방이 원산인 미나리과 식물인데, 인삼과 비슷하며 1m 가량 자라고 잎은 진한 녹색이다. 외딴섬에 유배된 죄인들이 해안에 야생하는 선약초를 식용하기 시작했다고 하는데 이것을 상식하는 팔장도 사람들은 건강하게 장수를 한다고 전한다. 지금도 그 섬사람들은 고혈압을 전혀 모르고 산다고 하는 것이 알려지자 건강 채소로 일대 붐을 일으키게 되었다.

한명으로는 '함초(鹹草)'라고 한다. 학명은 앤제리카 유티리스인데 '천사'와 '유용'이라는 합성어이다. 즉 하늘이 인류에게 준 유용한 것이라는 뜻이다.

이 명일엽에는 비타민 B 종류가 많은데, 특히 B_6와 B_{12}가 많아 빈혈증에 특효가 있고, 길슘의 양이 많아 산 중독증으로 생기는 고혈압과 당뇨병, 신경통 등에 탁월한 효능이 있음을 알 수 있다.

명일엽의 특수 성분으로는 플라보노이드로서 루테오닌과 이소쿠엘치트린이 들어 있다. 이 플라보노이드란 세포 안에 함유되는 특수 성분이다. 플라본이란 황색이라는 뜻이 있고 플라보노이드는 꽃의 색소와 밀접한 관계가 있다. 명일엽을 자르면 노란 즙이 나오는데 그것이 바로 플라보노이드이다.

이 성분은 이뇨 완하(利尿緩下) 작용이 있다. 루테오닌은 강심 이뇨의 효과가 있다. 명일엽의 성분에는 정유(精油) 앙게롤 등이 있고, 특수한 향기와 쓴맛이 있어 식욕 증진, 피로 회복, 강정의 효과 또한 있다.

명일엽이 갖는 일반적인 효능은 신진대사 기능의 촉진이다. 다른 목초를 먹은 젖소보다 명일엽을 먹은 것이 30%나 우유가 더 나온 사실이 그것을 잘 뒷받침하고 있다.

명일엽의 잎은 미나리와 흡사한 향미가 있고 조금 쓴맛이 있는데 그것이 매력이라고 할 수 있다. 잎은 녹즙을 내어 마시거나 일반 나물처럼 살짝 데쳐서 양념해서 먹어도 별미이다. 이 녹즙은 발모에 좋고 벌레 물린데 바르면 잘 낫는다고 한다.

풍부한 엽록소는 장수와 노화 방지에도 한몫을 한다. 햇볕이 잘 들고 적당한 습기만 있으면 잘 자라는데 우리나라에서도 재배되고 있다. 싹을 자르면 내일 다시 붓끝같이 하늘을 향하여 솟아오르는 모양이 남성의 상징을 뜻한다 해서 원산지의 아낙네들이 명일엽 하면 얼굴을 붉힐 정도로 그 강력한 생명력과 정력이 알려져 있는 풀이다.

☐ 단백질 2.5g 탄수화물 7.1 칼슘 253㎎ 인 53㎎ 철분 1.0㎎ 엽산 16.1㎍

명태

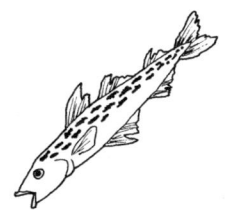

지질 적고 아미노산 많아
개운한 맛에 술국으로 최고

과음한 후 아침에 먹는 시원한 북엇국을 고맙게 여긴 술꾼이 많을 것이다. 다른 생선보다 지질 함량이 적어 맛이 개운하며 혹사한 간을 보해 주는 메티오닌과 같은 아미노산이 많기 때문에 확실히 좋은 술국으로 볼 수 있다.

명태는 11~4월이 성어기이고 12월과 1월이 제철이었는데, 요즈음은 원양 어업 때문에 1년 내내 식탁에 오를 수 있게 되었다.

명태는 조선조 중엽에 함북 명천군(明川郡)에 살던 태(太)모 씨가 낚시로 잡았다고 하여 '명태(明太)'라고 이름이 붙게 되었다고 하는데, 북어·동태·망태·강태 등으로도 불린다.

대구과에 속하는데 몸은 대구와 비슷하나 홀쭉하고 길며 수명은 8년이나 된다. 한류성 어종으로 경북 이북의 동해안·오츠크해·베링해 및 일본 연해 등지에 분포한다.

생선 그대로 또는 말려서 먹고 알은 명란젓을 담그며, 간은 간유를 만드는 원료로 쓰인다.

말린 북어는 수분이 34%, 단백질 56%, 지질 2% 정도로 되어 있다. 싸릿가지에 꿰어 겨울에 얼려서 말렸는데 지금은 화력 건조를 하고 있다.

　품질이 가장 좋은 건명태는 '더덕북어'라고 한다. 부풀어 더덕처럼 마른 북어인데 빛이 누렇고 살이 연한 가장 상품의 북어이다. 재산 등이 점점 축소되어 감을 비유하는 말로 '북어 껍질 오그라들 듯한다'는 말이 쓰이는데, 북어 껍질은 구우면 형편없이 오그라들기 때문이다.

　더덕북어를 두드려 잘게 뜯은 북어의 살로 만든 북어무침·북어저냐·적·조림·찌개·찜·포·냉국·국·구이 등 다양하게 이용되고 있다.

　이만큼 서민적인 식품이기 때문에 비유해서 쓰이는 일이 많다. 허위 과장을 나타낸다는 말로 '북어 뜯고 손가락 빤다'고 한다. 하고 있는 일에는 상관없는 엉뚱한 일을 하는 것을 '명태 한 마리 놓고 딴전 본다'고 하는 식이다.

　명태 눈에는 영양가가 많아 버리지 말고 먹는 것이 좋다. 마른 북어와 파를 섞어 넣고 달걀을 풀어 끓인 장국은 술국으로도 일품이지만 입맛을 잃었을 때도 좋다.

　□ 수분 80.3% 단백질 17.5g 칼슘 109mg 인 202mg 철 1.5mg.

모과

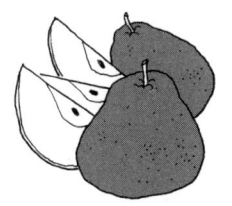

칼슘·철분 등의 무기질 풍부한 알칼리성식품
소화 촉진, 감기에도 탁월한 효과

'과일전 망신은 모과가 시킨다'는 말이 있듯이 모과는 향기와 빛깔은 좋으나 맛을 보면 시고 떫어서 상을 찡그리게 된다. 향기가 뛰어나기 때문에 옛날부터 식용보다는 약용으로 더 많이 이용해왔다.

모과나무는 장미과에 속하는 낙엽 활엽 교목인데, 높이는 6m 가량이나 자라며 줄기에 비늘 모양의 구름무늬가 있고 잎은 타원형이다. 4월에 담홍색의 꽃이 가지 끝에 하나씩 핀다. 열매는 가을에 맺는데 서리가 내리면 노랗게 익고 울퉁불퉁해진다.

중국이 원산지로서 한국·중국·일본 등지에 분포하며, 우리나라에서는 전남·충청·경기도 지방에서 많이 난다.

모과의 성분으로 주요한 것은 당분이 5% 가량이며, 주로 과당의 형태로 들어 있다. 모과에 단맛을 주는 이 과당은 다른 당분보다도 혈당의 상승을 막아 주는 효과가 있다. 체내의 당분 흡수를 더디게 할 뿐만 아니라 이미 흡수된 당분을 빨리 소비시키기 때문이다.

칼슘·칼륨·철분 등의 무기질이 풍부한 알칼리성식품이며 소량의 단백질이 들어 있다.

모과의 신맛은 사과산을 비롯한 유기산인데 이들은 신진대사를 도와주며, 소화 효소의 분비를 촉진시켜 주는 효과가 있다. 그 밖에 떫은맛은 탄닌 성분인데, 이 성분은 피부를 오므라들게 하는 작용이 있어 설사로 고통을 받는 사람을 한방에서 처방을 하는 이유가 여기에 있는 것이다.

『본초강목(本草綱目)』에 의하면 모과의 효능을 다음과 같이 기록하고 있다. '주독(酒毒)을 풀고 가래(痰)를 제거한다. 속이 울렁거릴 때 이것을 먹으면 속이 가라앉고, 구워 먹으면 설사에 잘 듣고, 기름에 적셔 머리를 빗으면 백발을 고쳐 준다.'

한방에서는 감기·기관지염·폐렴 등을 앓아 기침을 심하게 하는 경우에 탁월한 효과가 있는 것으로 알려져 있다.

모과에는 석세포가 많아 생식에 알맞지 않으므로 다음과 같이 가공해서 먹는다. 모과숙(木果熟 : 껍질을 벗긴 모과를 푹 삶아 끓인 꿀에 담가서 삭인 음식), 모과정과(모과를 삶아서 으깨어 받쳐서 꿀과 물을 친 다음 되직하게 끓여낸 음식), 모과죽(모과를 말려서 가루로 하고 좁쌀이나 찹쌀 뜨물에 쑤어서 생강즙을 섞은 죽)·모과편(모과를 푹 쪄서 껍질을 벗기고 속을 뺀 다음 가루로 만들어서 녹말을 섞고 꿀을 쳐서 끓여 만든 떡).

그러나 모과를 가장 손쉽게 가공해서 그 향미를 음미할 수 있는 것은 모과차와 모과술이라고 볼 수 있다.

모과는 껍질을 만져 보면 끈끈한데 그것이 향미 성분인 정유분(精油分)이다. 그러므로 모과차나 술로 이용할 때에는 잘 씻어서 껍질째 써야 좋다.

모과차는 2㎜ 가량의 두께로 얇게 썰어 말려 두었다가 생강 한 쪽을 같이 넣고 끓이면 홍차 빛을 띤 차가 된다. 말리지 않은 모과도 얇게 썰어 살짝 삶아 꿀이나 설탕에 절여두었다가 끓일 때 유자를 조금 띄우면 그 맛이 더욱 어울린다.

모과술은 생모과를 얇게 썰고 모과 양의 3배가량의 소주를 붓는다. 이때 포도당이나 설탕을 모과 양의 1/3~1/5 가량 넣으면 3개월로 숙성이 된다. 모과를 건져내고 밀봉하여 서늘한 곳에 두면 위스키 모양의 고운 빛깔의 모과술이 된다.

모과는 음식물의 소화를 도우며, 설사 뒤에 오는 갈증을 멎게 해 주는 효능이 있고, 폐를 튼튼하게 하고 위를 편하게 해 주는 것으로 알려져 있다.

□ 탄수화물 25.1g 칼슘 39㎎ 인 29㎎.

무

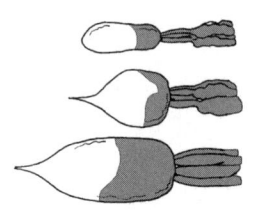

비타민 C · 소화산소 풍부
소화 돕고 기침에 특효

무는 우리에게 가장 친숙한 채소 중의 하나이다. 원산지는 코카서스 남부에서 그리스에 이르는 지중해 연안이라고 알려져 있다.

무는 종류가 매우 많은데, 우리나라에는 재래종인 조선 무 계통과 단무지를 담글 때 쓰는 왜무 계통이 가장 많다. 무는 온대 지방에 매우 많은 변종이 있다. 무라면 백색 무를 우리는 연상하지만 붉은색 무와 검정색 무도 있다.

6,000년 전의 이집트에서 피라미드를 만들 때 동원된 노동자들에게 무를 먹였다는 기록이 있는 것으로 보아 식용한 역사가 오래된 것을 알 수 있다.

무는 김치용으로 많이 쓰이기 때문에 그 용도 별로 종류를 구별해 보면, 동치미용으로 동글동글하고 작은 성호원종, 깍두기용으로 밑이 둥글게 퍼지고 단단한 재래종인 서울무, 경북의 울산무, 총각김치용으로는 잎이 달린 느르박이무나 열무로 껍질이 얇은 것, 단무지용은 궁중 · 연마가 좋다.

조선무가 이른바 왜무보다는 수분도 적고 영양가가 높은 편이다.

무청에는 100g당 비타민 A가 8,710I.U.나 되며 비타민 C는 60㎎, 비타민 B₁은 0.06㎎, B₂는 0.3㎎, 칼슘은 229㎎이 들어 있어 영양가가 매우 우수하다.

　무는 달착지근한데 그 맛은 포도당과 설탕의 맛이 주성분이다. 무의 매운맛은 유화화합물 때문인데, 특히 날무를 먹고 트림을 하면 그것이 휘발되어 고약한 냄새를 낸다.

　무의 껍질에는 속보다 비타민 C가 배나 더 들어 있으므로 껍질을 도려내지 말고 깨끗이 씻어서 먹는 것이 좋다.

　예부터 전해 내려오는 말이 무를 많이 먹으면 속병이 없다는 말이 있다. 그 이유는 무에 여러 가지 소화 효소가 많기 때문이었을 것이다.

　우리나라에서 중학교 입학시험 때 치맛바람으로 크게 사회 문제가 되었던 무즙 사건이 바로 그것을 뒷받침하는 것이라 할 수 있다. 엿기름을 안 쓰고 무를 가지고 엿을 고아 법정 투쟁에서 승소한 예가 바로 그것이다.

　무의 효소로는 전분 분해 효소인 아밀라아제(디아스타제)가 가장 많고 산화 효소, 요소를 분해해서 암모니아를 만드는 효소, 체내에서 생기는 해로운 과산화수소를 물과 산소로 분해하는 카탈라아제라는 효소 등 생리적으로 중요한 작용을 하는 효소가 매우 많다.

　떡이나 밥을 과식했을 때 무즙을 내 먹으면 소화가 잘될 뿐 아니라 그러한 식품의 산도를 중화시켜 주기도 한다.

　시루떡에 무를 섞는 것은 합리적인 배합이라고 볼 수 있다. 생선회나 구이에 무를 갈아서 곁들이는 것은 산성식품인 생선을 중화하는 훌륭한 조리법이다.

　예부터 무는 기침에 특효가 있는 것으로 알려져 있다. 다른 성분에 의한 효과보다 무가 가지고 있는 우수한 수분과 많은 비타민 C가 기침을 멎게 하는 데 작용한 것으로 보아야 할 것이다.

　무를 1㎝ 네모로 썰어 병에 담고 위에서 조청이나 꿀을 부어 2~

3일 두면 무의 물이 다 빠져 맑은 물이 괸다. 기침이 날 때 이 물을 먹으면 기침도 멎고 아픈 목도 잘 낫는다.

무는 몸매가 곱고 빛깔이 흰 것이 좋다. 무청이 달려 있는 것이 싱싱하고 좋다.

진흙에서 자란 것이 같은 품종이라도 달고 맛이 있다.

□ 수분 66% 단백질 0.6g 칼슘 18.2㎎ 칼륨 149.1㎎ 인 16.2㎎ 철 1.5㎎ 베타카로틴 32.2㎍.

무화과

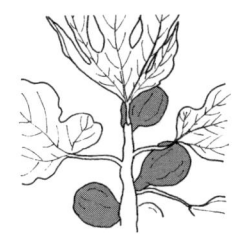

단백질 분해효소 함유
회충의 구제약과 신경통의 약재로 이용

　무화과는 꽃이 없어서 무화과라고 하나 실은 화낭(花囊) 속에 꽃이 들어 있어 보이지 않을 뿐이다. 같은 과에 속하는 뽕나무 열매를 뒤집어 놓은 것과 비슷한 모양이다. 무화과는 색다른 식물이라 여러 가지 얽힌 이야기가 많다.
　성경에도 무화과나무 그늘이 짙어서 여름 더위를 피할 수 있으므로 풍부하고 평화로운 생활의 영속을 비유하고 있고, 반대로 영속적인 종교에 대한 심판으로 열매 없는 나무로 저주되고도 있다.
　낙엽 활엽 관목인데 높이가 3m 가량이고 잎은 팔손이와 비슷하나 3~5갈래로 갈라져 있다. 꽃은 봄과 여름에 담홍색으로 피며 열매는 은화과(隱花果)로서 가을에 암자색으로 익는다.
　지중해 연안·소아시아·아라비아·팔레스티나가 원산인데, 한국 중남부·제주도·일본·중국에도 분포한다. 대개 정원에 심는데 꺾어 꽂아도 번식한다. 과실은 생식하나 말려서 또는 잼이나 통조림으로 가공하기도 한다.
　잎은 난백질과 고무질이 많아 그 유즙으로 회충 등의 구제약과 신경통의 약재로 이용되어 왔다.

당분은 대부분이 과당과 포도당이며 유기산이 0.1~0.2% 가량 들어 있다. 무화과에는 단백질 분해 효소인 휘신이라는 성분이 들어 있어 고기를 연하게 하는 연육제(軟肉劑)로 활용되고 있다.

고기를 재어 두면 단백질 분해가 일어나 연해지고 맛도 좋아지는데 미리 처리를 해야지 불에 고기를 올려놓고 뿌려 보았자 별로 효과가 없는 것이다.

열매의 암자색 색깔은 안토시안이라는 성분이나 비타민과는 관계가 없는 것으로 영양이 되는 성분은 아니다.

품종으로 카프리・스미루나・밋숀・산페드로 등의 종류가 있다.
무화과의 건과는 다음과 같이 만든다.

나무통이나 에나멜을 입힌 냄비에 1~3%의 끓는 수산화나트륨 용액을 넣고 소쿠리에 무화과를 담아 30~60초 동안 담근다. 그것을 찬물에 꺼내어 껍질을 벗긴다.

껍질 벗긴 무화과를 유황 훈증 밀폐실 안에서 과일 10kg에 30g의 황을 태워 15~30분간 처리한 다음 60℃ 가량의 열풍으로 건조한다.

곶감을 만들 때의 요령으로 매만지면 표면에 하얀 분이 핀 건과가 된다. 하얀 가루는 포도당, 과당과 만닛이라는 성분이다.

□ 수분 87.7% 탄수화물 11.1g 칼슘 26mg 인 16mg 비타민 C 2mg.

문어

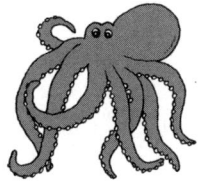

독특한 맛을 내는 타우린 성분 함유
맛은 있으나 소화가 잘 안 되는 것이 흠

문어는 문어과에 속하는 연체동물 중에서는 머리가 제일 좋은 것으로 알려져 있다. 지구상의 척추동물과 무척추동물이 싸움을 한다면 척추동물의 지휘자는 인간이, 무척추동물의 지휘자는 문어가 될 것이라고 문어의 지능을 높이 평가하는 농물학사도 있다.

H. G. 웰즈의 과학 소설인 우주 전쟁을 비롯해서 많은 공상과학소설에는 인간이 아닌 동물로 문어와 비슷한 모양으로 묘사되고 있는 것이 많다. 문어는 형태가 이상해서 옛날부터 많은 이야기를 낳게 된 것 같다.

낙지 종류 중에서는 가장 커서 동부(胴部)의 길이 40cm, 발끝까지는 3m 가량이고 8개의 발이 있으며, 눈 위에는 3~4개의 살가시가 있다.

발의 길이는 몸통의 4~5배이고, 수컷의 오른쪽 셋째 발은 생식의 역할을 한다. 흔히 머리로 생각하는 문어의 둥근 부분은 동체로 내장이 들어 있다. 머리는 이 동체와 다리 사이의 작은 부분이고 그 속에 뇌도 있다.

몸빛은 생시에는 자갈색에 담색 그물무늬기 있으며, 주위에 따라 변색한다.

문어는 머리가 좋고 욕심이 많다. 큰 조개・게・새우를 요령 있게 잡아먹는다. 강적을 만나면 보호색으로 자신을 숨기고 급하면 먹물을 뿜어내면서 도망친다. 100~1,000m 깊이의 바다에 사는데 여름에는 얕은 바다에 산다.

태평양・일본・홋카이도・알래스카・아프리카 등지의 연안에 분포한다. 한명으로는 문어(文魚)・대팔초어(大八梢魚), 팔대어(八帶魚) 등이 있다.

문어는 대개 날것으로 먹지 않고 익혀서 먹거나 말려서 먹는다. 문어를 삶으면 붉은빛이 되는데, 그것은 문어가 삶아지면서 육조직(肉組織)에서 염기성 물질이 국물에 녹아나와 용액이 알칼리성으로 되어 색소포에서 포도주색의 색소와 같은 온모크롬이 녹아나와 문어가 물들기 때문이다.

고기 추출물(엑기스) 중에서 약 0.5%의 타우린이라는 성분이 들어 있다. 이 타우린은 단백질을 만들지 않는 단독 아미노산인데 문어의 독특한 맛을 내는 성분이기도 하다.

문어의 살은 단단해서 씹는 맛은 있으나 소화가 잘 안 되는 것이 흠이다. 문어가 다른 식품보다 민간요법으로 이용되는 것이 드문 것도 그러한 이유가 아닌가 생각된다.

중국식 강장 보혈 요리로 다음과 같은 것이 있다. 문어와 돼지고기와 연근을 함께 고아서 그 국물을 마시는 것이다.

문어의 먹물은 주성분이 멜라닌 색소의 한 가지인데, 중성이며 알칼리성에 녹으나 pH4 이하의 산성에서는 침전이 된다.

문어는 생선 초밥이나 회로도 많이 이용된다. 문어백숙(토막친 생문어를 끓는 물에 넣어 슬쩍 데친 술안주)・문어숙회(생문어를 슬쩍 데쳐 초고추장에 찍어 먹도록 만든 회)・문어오림(예식이나 잔치 때 마른 문어의 발을 여러 모양으로 오려서 보기 좋게 괴어 꾸며 놓은 것인데 문어조라고도 한다)・문어장아찌(생문어를 약간 데쳐 썰어서 고기와 함께 양념하여 장에 조린 반찬) 등 술안주와 반찬에도 이용되고 있다.

우리나라에는 문어·백문어·피문어 등이 잡히는데, 문어의 난소가 성숙할 때 맛이 제일 좋다. 난소는 영양이 좋을 뿐 아니라 맛도 일품이다.

□ 단백질 15.5g 회분 2.0g 칼슘 31mg 인 188mg 비타민 B_1 0.03mg 비타민 B_2 0.12mg.

미꾸라지

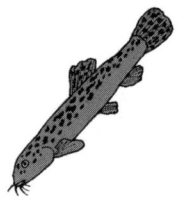

양질의 단백질 · 칼슘 · 비타민 다량 함유
가을철에 제 맛 나는 우수한 강장 식품

여름 내내 더위에 시달린 몸에 원기를 불어넣는 식품으로는 추어탕을 추천할 만하다.

미꾸라지는 미끈미끈한 비늘을 가져 미끄럽기 때문에 미꾸라지라고 부른다. 아시아 대륙에 많은 민물고기인데, 논과 도랑 또는 늪 등의 얕은 흙탕바닥에서 산다.

우수한 단백질이 많고 칼슘과 비타민 $A \cdot B_2 \cdot D$가 많기 때문에 정력을 돋우어 주는 강장 · 강정 식품으로 손꼽히게 된 것도 무리가 아니다. 미꾸라지는 겨울에는 흙탕물 속에서 먹이를 먹지 않고 동면하기 때문에 살이 빠져 맛이 없다.

봄에는 산란기를 앞두고 먹이를 많이 먹고 살쪄 기름기가 올라 맛이 좋아진다. 따라서 추어탕은 늦여름과 가을에 제 맛이 난다.

비타민 A와 D는 알과 난소에 특히 많이 들어 있다. 비타민 A가 부족하면 피부가 거칠어지고 병에 대한 저항성이 약해지며 야맹증이 나타나기도 한다. 발육기의 어린이들은 비타민 A가 부족하면 성장 장애를 일으킨다.

비타민 D는 뼈의 형성에 중요한 구실을 한다. 추어탕은 미꾸라지의 내장까지 함께 끓여서 조리하기 때문에 비타민 A와 D의 손실이 없다. 미꾸라지의 뼈까지 먹는 추어탕은 칼슘이 부족해지기 쉬운 우리의 식생활에서 중요한 무기질의 공급원이 되기도 한다.

미꾸라지는 굵은 것이 맛이 좋은 상품이고, 추어탕의 비결은 비린내를 잘 없애는 것이다.

미꾸라지는 산채로 하고 다시 소금물에 여러 번 헹구어야 한다. 미꾸라지를 그대로 넣는 추어탕으로 두부를 넣은 솥에 살아 있는 미꾸라지를 넣고 불 위에 얹는 색다른 방법도 있다. 뜨거운 곳을 피해 두부 속에 파고 들어가 거기서 익어 버리게 하는 것이다. 경상도나 전라도식은 미꾸라지를 갈아서 추어탕을 끓인다.

추어탕의 비린내를 없애고 맛을 좋게 하기 위해 독특한 양념을 하는데, 후추·고춧가루·산초가루가 쓰인다.

추어탕에는 파와 고사리, 배추, 우거지와 같은 채소도 넣는데 호박순을 같이 넣어 끓이면 비린내가 깨끗하게 가신다.

지방에 따라 추어탕을 끓이는 방식이 다르나 쇠고기나 닭국물에 미꾸라지를 넣고 다시 고아 뼈를 가려내고 채소와 양념을 넣어 끓이면 맛이 아주 훌륭한 추어탕이 된다. 징그러운 겉모양만 보고 먹기를 꺼리는 사람도 이것은 먹기가 좋고 건강식품이 될 것이다.

미꾸라지와 비슷한 생선인 장어가 있다. 장어에 비하면 영양가가 형편없다고 말하는 사람도 있다. 그것은 장어의 지질 함량은 16% 가량이나 미꾸라지는 겨우 2% 가량에 지나지 않기 때문이라는 것이다. 지질 함량이 적기 때문에 칼로리 차이는 확실히 있다.

미꾸라지 100g에 101cal가 나오는데, 장어는 210cal나 난다. 그러나 식품은 칼로리만 높다고 곧 우수한 식품이라고 단정할 수는 없다. 미꾸라지는 장어보다 단백질과 회분, 특히 칼슘과 철분 그리고 비타민 B_2가 훨씬 많이 들어 있다.

□ 단백질 16.2g 지질 2.8g 회분 2.2g 칼슘 736㎎ 인 437㎎ 철 8.0㎎ 비타민 A 630I.U. 비타민 B_1 0.65㎎ 비타민 C 2㎎.

미나리

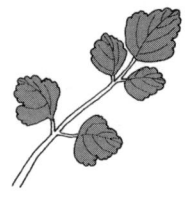

구미 돋우는 독특한 향미
해열·혈압 강하·황달·설사에 효과

입맛을 잃었을 때 미나리강회나 미나리회를 먹으면 식욕을 되찾는 데 효과가 있다. 미나리는 다른 채소에서 맛보지 못하는 독특한 향미가 있어 김치를 담글 때 곁들여 쓰기도 한다.

미나리는 미나리과에 속하는 다년초인데, 높이 80㎝ 이상이고 줄기는 길게 진흙 속에 뻗는다. 7~8월에 흰 꽃이 피며 열매는 작은 타원형으로 맺는다.

전 세계에 2,600여 종이나 있는데 한국에는 강활·기름나물·미나리·바다나물·어수리·시호·전호 등 80여 종이나 분포하고 있다. 습지를 좋아하기 때문에 미나리꽝(미나리를 심는 논: 대개 마을 근처의 텃물이나 우물물의 기름진 물이 괴거나 흐르는 곳에 만든다)에서 가꾼다.

줄기는 끊어 심거나 모를 옮겨 심는데 생활력이 상당히 강하다. 한명으로는 채근(菜芹)·수영(水英)·수근(水芹) 등으로 부른다.

미나리는 비타민이 풍부한 알칼리성식품인데, 혈압 강하·해열 진정·일사병 등에 효과가 있다고 한다. 한방에서는 식욕을 돋워 주고 창자의 활동을 좋게 하여 변비를 없앤다고 한다. 이것은 식물성 섬유가 창자의 내벽을 자극해서 운동을 촉진시키기 때문이다. 수분이 많기 때문에 변통 촉진성 식품이라고 볼 수 있다.

참고로 변통에 좋은 식품을 보면 부피를 늘리는 식품 또는 자극성 식품을 들 수 있는데 미나리는 바로 이 두 가지를 겸비한 식품이라고 할 수 있다. 치질, 신경쇠약, 정력이 약한 사람, 술 마시고 열이 날 때, 여성의 대하증과 하혈에 좋다고도 한다.

어린아이가 급하게 체해서 토하고 설사할 때 미나리 대여섯 개를 120㎖ 가량의 물에 넣고 15분가량 약한 불로 달여 먹으면 효과가 좋다.

변비로 항문이 파열된 경우나 치질에서 오는 하혈·황달·설사 등에는 생즙을 짜서 하루 2, 3회 마시면 좋은데 황달인 경우에 삶아 먹어도 효과가 있다고 한다.

땀띠가 심할 때 즙을 바르면 잘 낫는다.

목이 아플 때 미나리 1200g을 짓찧어 즙을 내고 꿀을 서너 숟갈 넣어 고약처럼 진하게 달여 먹으면 잘 낫는다.

여성의 월경불순에는 말린 미나리 4g을 물 두 공기에 넣고 절반 가량 되게 달여서 마시면 좋다고 한다.

미나리를 먹으면 정신을 맑게 하고 혈액을 보호한다고 전래되는 이유도 미나리가 갖는 특수한 정유 성분과 철분의 함량 등의 영향이라고 짐작한다. 효과를 빨리 나타내게 하려면 물에 달여 먹는 것이 좋으나 일반식품으로 매일 섭취하게 되면 장기에 이르는 효과를 얻을 수 있다.

술안주나 반찬으로 별미를 주는 미나리강회는 다음과 같이 만들고 있다. 한 치 가량으로 잘게 썬 편육이나 돼지고기를 파대가리에다 실고추와 실백 한 개를 얹어서 이것을 데친 미나리 줄기로 감는다.

미나리꽝에는 거머리가 많아 미나리 사이에 휩싸이는 경우가 많다. 미나리를 조리하기 전에 놋수저를 담그면 거머리가 빠져나와 섞여 들어갈 염려가 없다.

　가끔 독미나리를 잘못 알고 식중독을 일으키는 일이 있는데 독미나리는 미나리보다 커서 큰 것은 90㎝에 이르는 것도 있다. 독성분은 치쿠톡신이라는 경련독으로 지하경(地下莖)에 많다. 이 독은 구토・현기증・경련 등을 심하게 일으킨다.

　□수분 94.9% 단백질 2.1g 칼슘 32㎎ 인 18㎎ 철 4.1㎎ 비타민 A 2,331I.U. B_1 0.34㎎ 비타민 B_2 0.07㎎ 비타민 C 15㎎.

미역

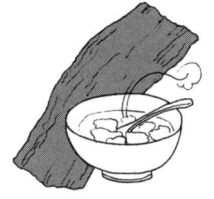

영양소 고루 지닌 강한 알칼리성식품
산후 회복·미용에 좋고
성인병 예방에 우수한 식품

　산후와 생일날 하면 으레 미역국을 연상할 만큼 우리와는 친숙한 것이 미역이다. 그런데도 시험에 떨어지거나 직장에서 해고당하는 일은 흔히 미역국을 먹었다고 한다. 왜 그런 말이 생겼을까?
　따지고 보면 이것은 터무니없는 속설이 아닐 수 없다. 아마도 미끈미끈한 미역의 점질물 때문에 미끄러진다 해서 생각해 낸 것 같다. 아무튼 현대영양학 면에서 보면 미역국을 평소에 많이 먹는 아이들은 성적이 우수해서 시험에 낙방하는 일이 적을 것으로 해석된다.
　『세종실록(世宗實錄)』에 보면 고려 시대에는 왕자가 탄생하면 반드시 염분(鹽盆 : 소금 졸이는 가마)과 어량(魚梁 : 고기 잡는 장치)을 하사하였고, 때로는 곽전(藿田 : 해조류 채취장)도 하사하였다고 한다. 이로 미루어 보아 해조류의 채취가 고려조에서는 보편화되었던 것 같다. 『경상도지리지(慶尙道地理志)』와 『동국여지승람(東國輿地勝覽)』에도 미역이 소개되어 있다.
　해조류는 뿌리·줄기·잎의 구별이 확실하지 않고 다만 잎과 뿌리 부분으로 나뉜다.

미역은 갈조류(褐藻類) 미역과에 속하는데, 뿌리는 섬유상이고 줄기는 한 개가 편원형이며, 다시 위에 10cm 가량 뻗어 잎의 중맥을 형성한다. 잎은 폭이 넓고 길이 1～2cm의 난형에 깃털 모양으로 째지고, 빛은 흑갈색 또는 황갈색이다.

잎 표면에는 점모양의 점액 세포가 있다.

미역은 칼슘 함량이 뛰어나서 분유와 맞먹을 정도로 들어 있다. 칼슘은 골격과 치아 형성에 필요한 성분이며, 산후에 자궁 수축과 지혈의 역할을 하기도 한다. 요오드도 많아 100mg%나 들어 있는데 이것은 갑상선 호르몬을 만드는 데 필요한 성분이다.

갑상선(甲狀腺) 호르몬인 티록신은 심장과 혈관의 활동, 체온과 땀의 조절, 신진대사를 증진시키는 작용을 한다. 그러므로 신진대사가 왕성한 임산부에게는 평소보다 많은 요오드가 필요하다. 요오드의 공급이 부족하면 신진대사가 완만해져서 비만의 원인이 되기도 한다.

산후에 갑자기 뚱뚱해지는 부인들이 있는데 이 증상은 산후에 필요한 요오드를 충분히 섭취하지 못한 것이 원인이 되는 수도 있다.

미역은 강한 알칼리성식품이다. 쌀 140g의 산도를 중화시키는 데 2.2g의 미역이면 충분하다. 고기나 생선 또는 달걀 등의 산성식품을 먹을 때 산도를 중화시키는 데 가장 효율적인 식품이 미역이라고 할 수 있다. 미역의 소화율을 보면 다음과 같다.

단백질 64%, 지질 60%, 당질 92%, 섬유 37%.

또 미역에는 점질물로 알긴산이라는 것이 들어 있다. 이것은 거의 소화되지 않는 성분이나 해조류에서 채취되어 공업용 풀·아이스크림이나 면류·과자·잼 등에 끈기를 주는 데 많이 이용되고 있다. 이 성분은 변비를 원활하게 하는 작용을 가지고 있는 질 좋은 식이성섬유이다.

미역과 다시마 속에 들어 있는 염기성 아미노산인 라미닌은 혈압을 내리게 하는 작용이 있다고 보고되고 있다. 이렇게 여러 가지 성분을 종합해서 미역은 젊어지는 식품, 미용에 좋은 식품, 성인병 예방 식품, 비만 예방 식품으로 각광을 받게 될 것이다.

　미래의 식량자원으로 해조류는 단단히 한몫을 차지할 것이며 우리 인류는 무진장한 바다의 자원에서 식량과 에너지를 조달할 수 있을 것이다.

　□ 말린 것 : 단백질 20.0g 탄수화물 36.3g 회분 24.8g 칼슘 959mg 인 307mg 비타민 A 5,550I.U. 비타민 C 18mg.

민들레

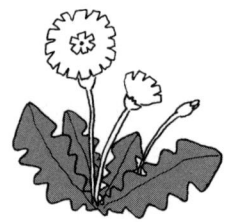

잎은 식용으로 뿌리는 약용으로
특수 성분 들어 있어 건위·이뇨 효과

봄의 들을 곱게 장식하는 풀로 민들레를 들 수 있다. 민들레꽃을 황금같이 노란 것으로 묘사한 영시(英詩)도 있으나 흰 꽃도 더러 있다.

옛날에 말을 타고 험한 산길을 가던 사람이 낭떠러지에 굴러 기절했다고 한다. 얼마 후에 정신을 차려 가엾게도 죽었으려니 생각했던 말을 찾아보니 민들레 잎을 열심히 뜯어먹고 있더라는 것이다.

동물의 본능이 여러 잡초 중에서 민들레의 우수함을 알고 생명을 건지게 했을 것이라는 민담이다. 그래서 그런지 민들레 잎을 먹으면 스태미나가 생긴다는 말이 전래되기도 한다.

민들레는 국화과에 속하는 다년초인데 뿌리는 깊게 땅속에 들어가고 묵은 뿌리에서 이른 봄에 잎이 난다. 잎은 둔한 주걱 모양이며 불규칙한 톱니 모양이다. 봄과 여름에 걸쳐 30㎝ 가량의 화경(花莖)이 높이 솟아 꽃이 핀다.

열매는 흰 관모가 삿갓 모양으로 붙어 바람에 날려 여러 곳에 퍼진다. 잎은 식용하며 뿌리는 약용하는데 한방에서는 꽃이 피기 전에 말린 것을 '포공영(蒲公英)'이라 하여 해열이나 땀내는 데 또는 건위제로 이용한다.

　약으로 쓰는 뿌리는 잎이 아직 남아 있을 때 해야 하고, 꽃은 4~5월에 따서 술을 담그기도 한다. 민들레에는 재래종(꽃받침이 짧으며 위를 향해 있다)과 개량 서양종(꽃받침이 하나하나 길게 처져 있다)이 있고, 개량종은 프랑스 요리에서는 샐러드용으로 많이 쓰인다.

　이 샐러드용은 파종해서 키운 뿌리를 캐어 상자 속에 밀식해서 동굴 속에서 싹이 돋게 하여 연한 콩나물처럼 자라게 한 것을 쓴다. 이것은 쓴맛이 적어 샐러드로 날것을 먹기도 한다.

　민간요법으로는 젖이 적은 산모를 위해 찹쌀민들레 등이 좋다고 전래되기도 한다.

　민들레에 들어 있는 특수 성분으로는 이눌린·팔미틴·세로친 등이 있는데, 건위·강장·이뇨·해열·천식·거담 등의 효과가 인정되고 있다.

　민들레의 한명은 금잠초(金簪草)·지정(地丁)·포공초(蒲公草) 등이며, 된장국에 넣어 먹거나 나물로 먹어도 좋다.

　민들레술은 민들레의 꽃이나 뿌리를 준비하고 그 양의 2, 3배의 소주를 부어 20일 가량 우려내면 된다. 숙성에는 1개월 이상이 걸리며, 설탕이나 꿀을 민들레의 1/3 정도 기호에 맞게 섞어도 좋다.

　이 술은 특유한 향기가 좋으며 칵테일 식으로 마셔도 좋다. 강정·강장 효과가 인정되고 있다.

　　□ **단백질** 2.44g **지질** 0.44g **칼륨** 397㎎, **칼슘** 187㎎ **비타민 A** 10,161I.U. **비타민 C** 35㎎ **비타민 E** 3.44㎎ **비타민 K** 778.4㎍ **베타카로틴** 5,854㎍

밀

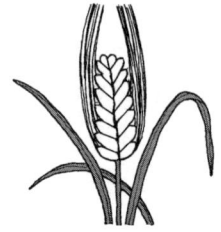

칼로리원으로 우수한 식품
동식물성 단백질과 채소를 부식으로 섭취해야

세계에서 쌀과 함께 가장 중요한 식품 중의 하나다. 인류 문화는 밀(小麥)과 함께 발달했다고 할 정도로 구미 각국을 비롯, 여러 나라에서 주식과 각종 음식의 재료로 애용하고 있다.

우리나라에서는 밀의 생산은 다른 곡류에 비해서 양도 적고 질도 떨어지지만 수입한 밀은 제분하여 쌀의 부족을 보충하는 양곡으로 장려한 때도 있었다. 따라서 분식 장려에 따른 밀가루의 이용 방법과 영양가에 대한 계몽이 적극적으로 전개된 것이다.

그러나 한 가지 우리가 명심해야 할 것은, 밀가루도 쌀과 마찬가지로 동식물성 단백질과 채소 등을 부식으로 충분히 섭취해야 한다는 점이다. 모르모트 실험에서 다른 식품은 아무것도 주지 않고 쌀과 밀가루만을 각각 먹여서 실험해 본 결과 쌀만 먹은 흰쥐는 계속 생명을 유지했지만 밀가루만 먹인 흰쥐는 그렇지가 못했다는 보고가 있었다. 이 실험 결과로 보면 쌀보다 밀가루는 표면적인 영양은 우수하지만 완전식품 면에서는 떨어진다는 결과가 되는 것이다.

밀가루의 재료인 밀의 원산지는 서아시아 지방인데 기독교가 유럽으로 전파되면서 재배지역이 세계적으로 확대되었다.

　밀가루의 주요 성분은 칼로리원으로 우수한 식품이다.

　밀가루 100g당 약 3540cal의 열량을 낸다(쌀은 약 330cal). 단백질은 쌀(6.5g)의 거의 2배에 해당하는 12.0g을 함유하고 있다.

　그런데 밀가루에 포함된 단백질의 질은 특이해서 다른 곡물이 갖지 않는 특징을 가지고 있다. 단백질의 조성은 6가지 종류가 함유되어 있는데 그중 글리아딘과 글루테닌 2개의 단백질이 글루텐(반죽하면 끈기 있게 결합하여 생기는 부질)을 구성한다. 이 글루텐은 다른 곡류에는 없으며 이 물질 때문에 밀가루 반죽이 되고 다른 곡류와 특이한 성질을 갖는다.

　밀가루는 이와 같은 글루텐의 양과 질에 따라서 밀가루의 질을 구별하고 가공용도가 달라진다. 이 밖에 당화력(糖化力)과 산도(酸度)로 밀가루의 양부(良否)를 좌우하는데 상품일수록 산도가 낮다. 따라서 단백질이 많고 산도가 낮은 것이 상품에 속한다.

　밀가루의 품질은 강력분(强力粉), 중력분(中力粉), 박력분(薄力粉)으로 구성된다.

　대체로 글루텐을 형성하는 단백질이 많은 강력분은 제빵용으로 이용하고 중력분은 국수류로, 그리고 박력분은 과자·만두·카스테라·튀김이나 전유어 등에 많이 이용한다.

　우리나라에서는 밀가루의 소비를 빵보다 주로 면으로 가공 소비하기 때문에 국내 생산 밀가루는 중력분이 가장 많다.

　이밖에 밀가루는 지질도 쌀(0.4g)에 비해 많아서 100g 당 2.9g이 포함되고 칼슘과 인·철분 등도 쌀보다 훨씬 많이 들어 있다.

　밀가루의 산도는 주로 인 산화물과 약간의 유기산에 의한 것인데 위산과다증이 있는 사람이 밀가루 음식을 먹으면 생목이 오르고 소화가 잘되지 않는 이유가 되고 있다.

　비타민 A·D·C는 전혀 없지만 B_1은 비교적 많고(100g당 밀가루는 0.34㎎, 쌀은 0.10㎎) 비타민 B_2도 0.05㎎ 함유되어 있다.

쌀의 비타민 B_1은 겨와 배아(胚芽)에만 있고 배유부(胚乳部)에는 전혀 없는데 비해 밀에는 껍질과 배아 배유부 전체에 함유되어 있다. 또 쌀처럼 씻지 않고 가루로 만들어 먹기 때문에 밀가루에는 비타민 B_1의 손실이 적은 편이다.

이밖에도 배아에는 비타민 E와 인체에서 비타민 A로 전환되는 카로틴이 포함되나 제분 시 제거된다. 그래서 정제된 밀가루에 비타민과 무기질을 첨가시키는 방법이 개발되었다.

밀가루는 다른 곡류에 비해 저장이 어렵다. 조금만 습기가 있거나 저장기간이 길면 벌레가 생기고 묵은내가 나며 부패하기 쉽다.

□ 칼슘 12mg 인 101mg 철 1.4mg.

ㅂ

바나나

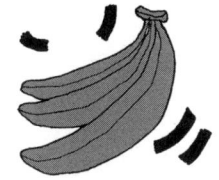

과일 중 최고의 열량 가진 알칼리성식품
당질도 소화 흡수 잘돼 위장 장애에도 좋은 식품

바나나는 어린이들이 가장 좋아하는 과일이다. 인류 최초의 영양식품이고 재배 식품 중 최초의 것이라고 마호메트 교전에 수록되어 있다. 바나나는 생김새도 특이하고 향이 좋고 맛이 좋아 여러 사람의 애호를 받고 있다.

파초과(芭蕉科)에 속하는 다년초로 파초와 비슷하게 생겼다. 땅속의 구경(球莖)에서 죽순 모양의 싹이 나와 긴 타원형의 녹색 잎이 길이 2~3m로 8~10개가 달린다.

과실은 자방(子房)이 비대해서 된 것인데 미숙한 때에는 녹색, 익으면 노랗게 된다.

바나나는 인도가 원산으로 알려져 있는데, 열대·아열대 지방에 야생하며 과수로 재배도 한다. 한명으로는 '감초(甘蕉)'라 한다.

바나나는 품종이 매우 많은데 우리나라에 수입되고 있는 것은 대만의 북초종과 선인종 필리핀·에쿠아도르산이 많다.

미숙한 것을 수입해서 그대로 익게 하거나 훈증을 해서 후숙한 것이 판매되고 있다.

바나나는 과일 중에서 칼로리가 가장 높고 당질이 많은 알칼리성 식품으로 100g에서 87cal나 나온다.

미숙과의 탄수화물은 거의가 녹말인데 후숙되면 녹말은 당화해서 대부분 과당·포도당·설탕 등으로 변한다. 유기산으로는 사과산이 있는데 0.2% 가량 들어 있어 신맛이 거의 없다. 과육의 노란색은 카로틴과 크산토필류이다.

바나나의 독특한 향기는 초산에틸이나 초산이소아밀 등의 에스텔류와 알코올 종류이다. 지질과 나트륨이 적기 때문에 심장병·신장병·간경변 등 나트륨의 부담을 경계해야 할 환자도 안심하고 먹을 수 있다. 바나나에 함유된 당질은 소화 흡수가 잘되므로 위장장애나 설사 또는 위하수 증세가 있는 사람에게도 좋은 식품이다.

바나나는 껍질에 갈색 반점이 하나 둘 나타났을 때가 맛이 제일 좋다. 푸른 미숙 바나나는 맛이 떫어 습기 찬 가공 창고에 넣고 30℃로 하룻밤 재우는 후숙을 하여 노랗게 익히는데, 자연 상태로 익은 것보다 훨씬 맛이 떨어진다.

바나나를 가장 좋게 저장하는 방법은 15℃ 가량으로 보관하는 것이다. 바나나는 12℃ 이하의 찬 곳에서는 저온 장애를 일으키므로 냉장고에 넣어두는 것은 쉽게 변질시키는 어리석은 짓이다.

바나나의 가공품으로는 으깨고 거른 바나나 퓨레가 있고 이것을 건조해서 만든 바나나 후레이크도 있다. 바나나 퓨레를 물에 섞고 설탕과 유기산을 넣어 만든 바나나 넥타도 있고 껍질 벗긴 바나나를 말려서 만든 건조 바나나도 있다.

바나나를 둥글게 썰고 동결 건조한 건조 바나나는 품질이 아주 우수하다. 바나나도 사과나 마찬가지로 클로로겐산과 그 밖의 폴리페놀 물질이 들어 있어 가공을 할 때는 아황산염 용액이나 비타민 C 용액을 써야 갈색으로 변하는 것을 막을 수 있다.

푸른 바나나를 후숙시켜 노랗게 하려면 에칠렌을 1 : 1,000의 농도로 처리하기도 하는데 그러면 엽록소의 분해가 일어나 녹말의 당화가 촉진된다.

□ 수분 76.9% 단백질 1.2g 탄수화물 21.1g 칼슘 4mg 인 18mg 비타민 A 15I.U. 비타민 C 10mg.

바지락

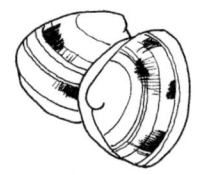

필수아미노산과 조혈 성분 많은 식품
간장 질환·담석증 환자에게 효험

스태미나란 운동을 하는 데 오랫동안 견딜 수 있는 육체 및 정신의 지구력을 말한다. 스태미나가 없으면 인생을 활기차고 적극적으로 살아갈 수는 없다.

그러한 스태미나식이라면 두 가지 것을 생각할 수 있다.

하나는 광범위한 뜻의 스태미나에 도움이 되는 식사이고 다른 하나는 섹스증강을 목적으로 하는 식사이다. 그러나 진짜 스태미나식이라면 이 두 가지 목적을 동시에 달성하는 것이어야 할 것이다.

그러한 식품으로 간을 보하는 바지락조개(가막조개)를 들 수 있다. 바지락은 민물이 섞이는 바다의 모래 속에 사는데 잡으면 조수를 분수처럼 뿜어낸다.

껍질에 윤맥(輪脈)이 많으며 모시조개와 비슷한데 맛이 훨씬 좋다. 산란기가 4~5월이며 그때에는 독성물질을 만드는 수가 있어 식중독을 일으키기도 한다.

바지락의 성분을 보면 필수아미노산이 골고루 들어 있고, 리신과 히스티딘이 풍부하며 비타민 B 복합체 특히 B_{12}와 철분·코발트 등 조혈 성분이 많은 식품이다.

조갯국물의 시원한 맛은 단백질이 아닌 질소화합물인 타우린·베타인·핵산류(이노신산)와 유기산인 호박산 등이 어울린 것이다.

간장 질환이 있는 사람이나 담석증 환자에게 매우 좋은 식품이다. 간은 신진대사의 중심체이며 큰 화학공장 같은 것으로 분해·합성·저장·해독·중화 등 만능에 가까운 작업을 순식간에 해내고 있다. 누구나 사람은 매일 간을 혹사하고 있으며 이 간의 기능이 약화되면 스태미나를 제대로 발휘할 수가 없다.

술국으로 조개탕이 좋다는 것은 확실히 근거가 있는 것이다. 뜨거운 조개탕을 후후 불면서 먹는 사람들이 시원하다고 말하는 것은 그 맛이 다른 음식에선 찾지 못하는 특수한 것이기 때문에 그렇게 표현을 하는 것이다.

간을 보호하는 필수아미노산인 메티오닌도 많다.

이렇게 스태미나와 간에 이로운 바지락조개도 한강어구나 낙동강어구에서 채취된 것은 도시 하수와 공장 폐수 등으로 오염이 되어 있어 문제가 아닐 수 없다. 오염된 식품의 현황을 파악해서 해로운 깃은 판매유통을 금지해야 할 것이다.

□ 수분 82.3% 단백질 11.5g 지질 0.8g 탄수화물 2.8g 회분 2.6g 칼슘 73mg 인 170mg 철 13.3mg 비타민 B_1 0.04mg 비타민 B_2 0.11mg.

밤

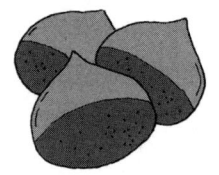

5대 영양소 골고루 지닌 식품
위장 기능 강화 효과

군밤타령을 들으면 매서운 삭풍이 부는 엄동설한에도 우리는 따뜻함을 느끼게 된다. 군밤은 뜨거운 불길에서 오는 훈훈함뿐 아니라 밤알이 갖는 충실한 영양 때문에 옛날부터 더욱 귀물로 여겨진 것 같다.

밤에 들어 있는 당질은 소화가 잘되는 양질의 것이며, 위장 기능을 강화하는 효과가 있다고 전해지고 있다. 배탈이 나거나 설사가 심할 때 군밤을 잘 씹어 먹으면 낫는다는 옛말은 바로 그것을 말해 주는 것이다.

성장 발육기에 있는 어린이, 특히 이유식으로 밤을 먹으면 토실토실 살이 찐다는 것은 확실히 근거 있는 이야기이다. 몸이 쇠약한 사람이나 밥맛을 잃은 사람이 밤을 먹으면 식욕이 나고 혈색이 좋아져 건강해지는 것으로 알려져 있다.

'토실토실 밤 토실'이라는 말은 피하지질이 군더더기로 쪘다는 말이 아니라 균형이 잡힌 건강체를 이야기하는 것이다. 그럴 수밖에 없는 것이, 밤에는 칼슘·철·나트륨 등 이른바 뼈가 되고 피가 되는 무기질이 골고루 들어 있으며, 당질이 많은 밤이 소화되고 몸 안에서 활용될 때 필요한 비타민 B_1이 쌀보다도 거의 4배나 더 들어 있기 때문이다.

그리고 피부 미용·피로 해소·감기 예방 등에 유효한 비타민 C가 과일을 제외한 나무 열매 중에서는 가장 많이 들어 있는 것 또한 특색이다.

제사상에는 생률(生栗)이 쓰이는데 비타민 C가 파괴되지 않은 신선한 것을 쓴다는 데 뜻이 있을 법하다. 술상에 안주로 생률이 흔히 나오는 것을 보는데 역시 비타민 C가 술을 잘 소화시켜 주는 효과가 클 것이다.

밤의 원산지는 중국과 유럽이라고 하나 지금은 여러 나라에서 재배되고 있다. 구라파종·미국종·중국종·일본종의 네 가지가 대표적인 것인데, 그 특성은 다음과 같다.

구라파종은 질이 단단해서 군밤이나 통조림 가공용으로 아주 적당하다. 미국종은 밤알이 중 이하이며 질도 단단하지 않아 가공용으로 좋지가 않다. 중국종은 알이 작고 단맛이 많아 군밤에는 아주 좋다. 우리나라에도 평양밤이라는 것이 있는데 이것이 거기에 속한다.

밤의 속껍질(澁皮)은 탄닌산 때문에 떫은맛이 있어 그것이 쉽게 벗겨지는 것이 좋다. 평양밤은 이 속껍질이 쉽게 벗겨진다. 일본종은 알이 굵은 것이 특색이나 질이 단단하지 않아 가공용에는 적당하지 않다.

세계의 진미라고 하는 프랑스의 명과 마론글랏세는 둘이 먹다 한 사람이 죽어도 모른다는 정도로 유명하다. 이것은 밤을 삶아서 진한 설탕 용액에 담가 여러 날 걸려 침투시키고 마지막에 바닐라향과 브랜디(술)를 가미해서 만드는 것이다.

밤암죽은 훌륭한 이유식이며, 밤다식·밤단자·밤주악·밤편·밤엿 등은 우리나라 고유의 전통 음식에 속하는 것이다. 밤주악은 황률(밤을 말린 것) 가루를 꿀에 반죽하고 계피·생강·대추·깨·잣 가루를 꿀에 범벅하여 소를 넣고 만두처럼 빚어서 기름에 띄워 지진 것으로 아주 풍미 있는 음식이다. 입맛을 돋우기 위해서는 밤묵(날밤을 물에 담갔다가 갈아서 낸 즙을 저어 익혀서 묵처럼 만든 것)이 좋다.

무겁고 껍질에 윤이 도는 것이 좋은 밤이다.

□ 생것 : 단백질 3.5g 탄수화물 34.7g 칼슘 35mg 인 93mg 철 2.1mg 비타민 C 29mg.

배

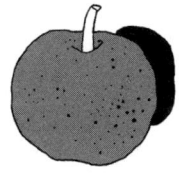

효소 많아 소화 돕고 연육 작용
변비와 조갈증에 좋은 식품

일석이조(一石二鳥)와 비슷한 말로 '배 먹고 이 닦기'라는 말이 있다. 또 자기 태생의 자식은 언제나 남의 자식보다 아끼게 된다는 뜻으로 '배 썩은 것은 딸에게 주고 밤 썩은 것은 며느리 준다'고도 한다. 배는 이와 같이 우리의 일상생활에서 많이 이용되는 대표적인 과실의 하나다.

'이화(梨花)에 월백(月白)하고…' 하는 시에도 있듯이 배꽃은 청초하고 아름답다.

배는 장미과 배나무속에 속하는 과수인데 야생종과 개량 품종으로는 일본종·중국종·서양종의 세 가지가 있다. 독특한 단맛에 시원한 맛이 있어 사랑 받는 과일인데 알칼리성식품이다.

서양배는 모양이 약간 표주박 비슷하게 생겼는데, 다른 품종보다 수분과 비타민 함량이 적으나 당분이 많다. 서양배는 수확 후 1주일 가량 후숙을 시켜야만 그 향미가 더욱 좋아지며 껍질도 부드러워져 껍질째 먹을 수도 있다. 서양배는 생식보다는 통조림 등 가공용에 알맞다.

배의 당분은 과당이 대부분이고 포도당은 적다. 사과와는 달리 사과산·주석산·구연산 등의 유기산이 적어 0.1%에 지나지 않아 신맛이 거의 없다. 그래서 사과처럼 잼이 잘 만들어지지 않는다.

배 속에는 효소가 많은 편이어서 소화를 돕는 작용도 한다. 불고기를 잴 때나 육회 등에 배를 섞으면 고기가 효소의 작용으로 연해질 뿐만 아니라 소화성도 좋아진다.

배를 먹을 때 까슬까슬하게 느껴지는 것은 오톨도톨한 석세포(石細胞)가 있기 때문이다. 이 석세포는 리그닌·펜토산이라는 성분으로 된 세포막이 두꺼워진 후막(厚膜)세포이다.

배는 옛날부터 변비에 좋고 이뇨 작용이 있다고 알려져 왔는데 변비에 좋은 것은 소화가 안 되는 석세포 때문이라고 볼 수 있다. 이 석세포가 있기 때문에 배를 먹고 남은 속으로 이를 닦으면 이가 닦여진다.

그러나 옛날부터 '배는 이에 독이 된다'는 말이 있다. 이 말은 배를 먹게 되면 석세포가 이 사이사이에 끼어 충치의 원인이 된 것이 아닌가 생각된다.

한방에서는 배를 여러 가지로 쓴다.

담이 나오는 기침에는 배즙을 내서 생강즙과 꿀을 타 먹으면 효과가 있다고 한다. 심한 기침을 할 때에는 배 한 개를 썰어 양젖이나 우유를 섞어 달여 먹기도 하였다.

복통이 심할 때는 배나무 잎을 진하게 달여 자주 먹으면 좋다고 한다.

담이 많고 숨이 차면 배즙과 무즙을 각각 반 홉 가량 만들고 거기에 생강즙을 4~5순갈 타서 한꺼번에 먹으면 유효하다.

배는 갈증이 심하거나 술 먹고 난 다음의 조갈증에는 매우 좋은 과일이다. 배가 변비·이뇨·기침 등에 좋다고 너무 많이 먹으면 속이 냉해진다고 한다.

소화력이 약한 사람은 배를 먹으면 설사를 일으키기 쉽다.

부스럼이 난 사람이나 산모에게는 좋지 않다. 환자에게는 갈아서 주스로 주는 것이 좋다.

술의 종류로 생강과 배를 원료로 한 이강주(梨薑酒)가 있고, 소주에 배즙·생강즙·꿀 등을 넣고 중탕해서 만든 독특한 술인 이강고(梨薑膏)가 있다.

배는 모양이 잘생긴 것보다는 못난 것이 맛이 좋다고 한다.

비교적 일찍 나오는 배로 푸른색을 띤 20세기가 있고, 붉은빛이 감도는 장십랑(長十郞), 늦게 수확되고 저장성이 좋은 만삼길·신고·금촌추 등이 있고, 서양배는 바트렛 등이 있다.

배아

비타민 B 복합체·E의 함량 풍부
성인병 예방과 스트레스 해소에 도움

문명국의 성인병 사망률이 증가일로에 있다. 이것은 식생활을 비롯한 현대생활과 깊은 관계가 있는 것으로 생각되고 있다. 그래서 건강에 대한 관심과 더불어 자연식·건강식 붐이 세계적으로 높아지고 있다.

그 자연 식품 중에는 밀의 배아(胚芽), 배아기름이 한 몫 끼고 있다. 2차 대전 후 영국은 제빵용 밀가루에는 배아를 제거하지 못하게 법률로 제정하였다. 서독에서는 밀기울까지 제거하지 않은 밀가루로 빵을 만들고 있다. 이들이 건강에 좋다는 것은 경험적으로 옛날부터 알려져 왔으며 학문적으로 비타민 B 복합체 등이 많다는 사실이 알려진 지 오래이다.

이들 식품에 있어 중요한 부분은 배아, 즉 씨눈이다. 이 배아는 식물의 씨앗 안에 들어 있는 어린 식물인데 물과 빛이 공급되면 싹이 더 자라게 된다. 그러나 어둡고 건조한 곳에 두면 몇 십 년 또는 몇 백 년이 지나도 씨앗 안에서 생명을 유지하고 있다.

이 배아에는 지질과 비타민 E의 함량이 높다.

비타민 E가 부족하면 동물이 임신하지 못하므로 항불임성 비타민이라 부르기도 하였으나 지금은 여러 학자들의 연구에 의해서 다음과 같은 사실이 밝혀졌다.

① 세포나 조직에서의 산소의 요구를 감소시켜 혈액의 응고를 저

지한다.
② 모세혈관의 피의 흐름을 좋게 하며 혈관을 확장한다.
③ 지질이나 단백질의 대사를 조정하고 혈관을 보호한다.

노화 현상은 비타민 E와 항산화물질을 투여하면 지연시킬 수가 있다고 한다. 뿐만 아니라 비타민 E는 비타민 A의 효과를 높이며 지질의 산화분해를 저지하는 작용도 있다.

또 비타민 E에는 부신피질호르몬(코티손 : 사람의 의욕에 관계하는 호르몬)을 절약시키는 작용이 있어 스트레스 증세를 가볍게 해 준다고 인정되고 있다.

이 비타민 E는 밀의 배아나 채소 등에 들어 있으나 동물성 지질에는 소량밖에 들어 있지 않다. 식물성 식품이 동물성 식품보다 건강에 좋고 성인병 예방이 된다는 것은 이 비타민 E의 효과도 큰 것이다.

현대의 문명생활에선 식품이 많이 가공되어 천연의 귀중한 물질이 파괴되기 쉽다. 그러한 것을 약품으로 보충하는 것보다는 일상의 식생활에서 부족하지 않게 섭취하는 것이 바람직하다.

정제되지 않은 곡식이 오랜 세월을 통해서 인류의 생명을 지탱해 온 것을 보더라도 지금껏 버리고 있던 배아가 건강을 위해 얼마나 중요한 것인가를 알 수 있을 것이다.

배추

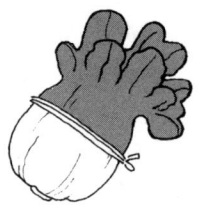

비타민 C와 칼슘 많아 '전천후 부식'
소화를 돕고 내화상즙(內火上汁) 작용

배추는 중국의 화북 지방이 원산지로 알려져 있는데, 속이 앉는 결구(結球) 배추와 속이 안 생기는 배추가 있다. 그러나 지금은 거의가 개량종인 결구종이 재배되고 있다. 결구종은 섬유가 재래종보다 부드럽지만 수분 함량이 많다.

배추는 중국과 한국 그리고 일본에서 많이 애용되는 채소의 하나다. 중국에서는 배추를 '백채(白菜)' 또는 '송채(松菜)'라고 하며, 배추탕을 모든 영양 음식의 기본적인 탕으로 치고 있다.

닭고기·오리고기·쇠고기 등의 육류나 해산물 특히 조개류와 함께 요리한 배추 요리는 영양적으로 산성식품을 중화하는 구실뿐 아니라 식욕 증진에 효과가 있는 것으로 알려져 있다.

우리나라에서는 겨울철 채소로 김장용으로 가장 많이 쓰이며, 일년 내내 김치와 국 또는 찌개 등으로 식탁을 장식하는 알칼리성식품이다.

배추에 들어 있는 단백질을 구성하는 아미노산은 우수한 편이다. 배춧국을 끓였을 때 구수한 향미가 나는데 그 성분 중의 하나는 시스틴이라는 아미노산이 있기 때문이다.

배추는 역시 비타민 C와 칼슘이 풍부한 점이 영양상의 특징이라고 할 수 있다. 배추에 들어 있는 비타민류는 국으로 끓이거나 김치를 담가도 다른 것에 비해 비교적 많이 남는다. 겨울철의 비타민 공급원으로 배추를 선택한 동양 사람의 슬기를 엿볼 수 있다.

겨울철에는 싱싱한 과일이나 채소류를 구하기 힘들었기 때문에 비타민의 공급이 문제가 되지 않을 수 없었다. 비타민 C는 특히 겨울철에 더욱 필요한 영양분이다.

감기의 예방과 치료에 비타민 C가 큰 효능을 가지고 있는 것은 널리 알려진 사실이다. 뿐만 아니라 비타민 C는 추위에 잘 견디게 하고 질병에 대한 저항력을 증강하는 효력도 인정되고 있다. 그러한 의미에서 값싸고 맛있는 비타민 C의 공급 식품으로 배추는 확실히 우수한 것이다. 비싼 과실이나 비타민제에 의존할 필요가 없이 매일의 식탁에서 간단히 해결할 수 있기 때문이다.

내장에 열이 높으면 침이 마르고 입술과 혀가 갈라지기도 하며 잇몸이 붓거나 피가 나는 수가 있다고 한다. 한방에서는 잠재적 병 때문에 갑자기 내장에 열이 오르는 것을 내화상즙(內火上汁)이라고 하는데, 일종의 비타민 C가 풍부한 배추 요리를 먹으면 잘 낫는다고 알려져 있다.

배추류는 침의 분비를 원활히 하고 창자 안에서의 소화를 도우며 내장의 열을 내리게 하는 작용을 하는 것으로 한방에서는 말하고 있다. 배추의 영양가에서 칼슘을 빼놓을 수가 없다. 칼슘은 뼈대를 만드는 데에만 필요한 것이 아니라 산성을 중화시키는 능력을 가지고 있기 때문에 건강 장수를 돕는 성분으로 알려져 있다.

배추는 변비에 좋은 식품인데 그것은 부드러운 섬유질이 있기 때문이다. 통배추는 개량종이 많은데 속이 꽉 차고 묵직한 것이 좋고 뿌리를 자른 자국이 흰 것이 좋은 것이다. 배춧잎에 검은 점이 있는 것은 속까지 그런 것이 많다. 작은 흠이라도 없는 것을 골라야 한다.

□ 수분 94.3% 단백질 1.3g 탄수화물 3.1g 칼슘 51mg 인 29mg 비타민 C 8mg.

버섯

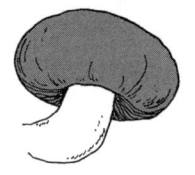

혈액 중의 콜레스테롤 적게 하는 구아닐산 함유
고혈압·심장병에 좋은 신비의 식품

　버섯은 곰팡이의 일종이다. 독특한 향기와 맛을 갖기 때문에 세계 어느 나라에서나 애용되는 식품이다. 한국 사람이 즐기는 것은 송이와 표고인데 서양 사람들은 양송이를 좋아한다.
　비타민 B_2와 D의 모체인 에르고스테린이 풍부하며 버섯의 독특한 감칠맛을 나타내는 구아닐산이 들어 있다. 구아닐산은 특히 표고에 많이 들어 있으며 혈액의 콜레스테롤을 적게 하는 작용이 있어 고혈압 환자나 심장병 환자에게는 좋은 식품이다.
　동맥경화를 예방할 수 있는 물질을 포함하고 있는데 이것을 분리해서 치료약으로 만들려는 연구가 이루어지고 있다. 돼지고기를 많이 쓰는 중국음식에 표고버섯이나 목이버섯이 애용되는 것은 아주 훌륭한 조리 방법이라고 볼 수 있다.
　최근에는 버섯에 제암(制癌) 물질이 포함되어 있음이 알려져 크게 각광을 받고 있다. 버섯은 칼로리가 없는 식품이므로 해조류와 마찬가지로 많이 먹어도 뚱뚱해지지 않는다.
　버섯은 종류가 매우 많아 수천 종이 있고, 먹을 수 있는 버섯만도 수백 종이 넘는다.

버섯에는 광대버섯·파리버섯 등 독버섯이 많다. 이 독버섯을 알아내는 법에는 여러 가지가 있으나 확실한 방법은 없다. 끈끈이를 내는 것, 빛깔이 고운 것, 줄기가 세로로 갈라지는 것 등 감별법이 있으나 모두 예외가 있으므로 확실히 알고 있는 것 말고는 먹고 싶은 유혹을 물리쳐야 할 것이다.

남양 지방에는 먹으면 환각을 일으키는 버섯이 있는데 멕시코에도 토인들이 먹는 환각 버섯이 있어서 히피족들이 몰려가 애용한다고 한다.

파리버섯은 파리가 앉기만 하면 죽을 정도로 독이 강하며, 웃음버섯은 사람이 먹으면 웃음보가 터져 웃으면서 저승으로 가는 것도 있다고 한다.

버섯은 조리할 때 그 독특한 향기가 살아나게, 되도록이면 양념을 쓰지 않는 것이 좋다. 송이버섯의 경우는 특히 그렇다. 송이는 씻을 때에도 짧은 시간 내에 씻어야 하며 오랫동안 물에 담가 두거나 껍질을 벗기면 향기가 없어진다. 버섯 향기는 열에도 약하다. 구울 때는 살짝 굽고, 찌개나 국에 넣을 때도 먹기 바로 전에 넣어 잠깐 끓여서 먹어야 그 풍미를 살릴 수 있다.

송이버섯은 갓이 너무 피지 않고 줄기를 만져 보아 단단하고 통통하며 짧은 것이 좋은 것이다. 줄기가 푸석푸석하고 단단하지 않은 것은 벌레가 들어 있는 것이 많다.

버섯의 모양에는 형형색색 여러 가지 것이 있는데 나무에 걸터앉기 좋게 나는 원숭이자리 같은 것이 있는가 하면 목이버섯처럼 사람의 귀같이 생긴 것도 있다.

목이에는 검은 색의 목이버섯과 흰 빛깔의 백목이가 있는데, 중국에서는 예부터 백목이를 불로장수하는 귀한 버섯으로 여겨 왔다. 서양에서는 목이를 '유태인의 귀'라고 부른다.

동충하초(冬蟲夏草)라는 버섯은 한방에서 폐병과 신장병의 특효약으로 쓰는데, 이것은 겨울에는 곤충에 기생하다가 여름에 곤충이 죽게 되면 그 자리에서 버섯이 나는 기이한 것이다.

약용으로는 그 외에도 상황(桑黃)이 이뇨에, 복령(茯笭)이 이뇨와 수종(水腫)에, 맥각(麥角)이 부인병에, 흰무당버섯이 항균성 제제로 널리 사용되어 왔다. 버섯은 확실히 신비로운 식품임에 틀림없다.

폭군 네로 황제는 송로(松露)버섯을 매우 즐겨 먹었는데 버섯을 따오는 사람에게는 버섯의 무게만큼 금을 주었다고 해서 '버섯왕'이라는 별명이 있었다고도 한다.

□ 수분 80~90% 단백질 2% 당질 7~8% 지질 1% 무기질 1%.

버찌

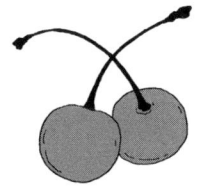

케이크의 장식용으로 한몫
꿀과 녹말을 재료로 한 버찌편은 별미

'맨해튼'이라는 칵테일은 빨간 버찌가 있음으로써 그 맛이 더 빛난다. 케이크의 장식용으로도 버찌는 한몫을 차지하고 있다.

버찌는 벚나무 열매를 말하는데, 동양계와 구라파계가 있다. 동양계는 과실로서의 가치가 낮다. 구라파계는 흑해 연안이 원산지로 되어 있는데 과실로서의 가치가 높아 지금은 우리나라에도 재배되고 있다. 구라파계 버찌는 달콤한 감과(甘果) 버찌(스위트 체리)와 새큼한 산과(酸果) 버찌(사우어 체리)가 있다.

스위트 체리는 생과용이고, 사우어 체리는 과즙이 많고 신맛이 강해 가공과 요리용으로 쓰인다. 생식용 품종으로는 자보레·우드·록포트·나폴레온 등이 있다.

우리나라 재래종의 버찌는 한명으로 '흑앵(黑櫻)'이라고 한다. 재래종은 과즙이 적고 색깔이 검어서 버찌소주라는 것을 만들어 먹기도 했다. 또 버찌를 체에 걸러 냄비에 담고 꿀과 녹말을 타서 뭉근한 불에 조려 굳힌 버찌편(櫻餅)도 별미다.

버찌의 고운 색깔은 안토시안인데 가공되는 동안에 변색되기 쉬우므로 가공용은 천연색소를 탈색하고 과육을 오랫동안 저장할 수 있게 탄산석회가 들어 있는 아황산용액에 담가 씨를 뺀다. 그것을 물에 헹구고 식용색소로 착색하고 설탕용액이나 술에 담근다. 가공품으로는 설탕물(시럽)과 함께 담은 병조림을 하기도 하고, 설탕 시럽·잼·젤리 등이 있다.

시럽 통조림으로 할 때는 꼭지를 따고 과실의 효소 작용에 의한 제품의 갈변을 막기 위해 펄펄 끓는 물에 2~3분간 담갔다가 꺼내어 통조림을 한다.

설탕용액은 통조림을 따서 먹을 때 18% 이상이 되게 조절해서 만들어 채운다. 깡통을 밀봉한 후 90℃로 20분간 살균하면 오래 두고 먹을 수 있다.

여러 가지 과실을 섞어서 만드는 후르츠 펀치나 후르츠 칵테일에는 없어서는 안 되는 귀중한 재료가 되고 있다.

포도주가 안 되는 북유럽에서는 버찌를 씨앗 째 으깨어 발효시켜 술을 만들고 있는데, 유명한 것으로 쉐리·체리·히링·키르쉬 바서·마라스키노·체리브랜디 등이 있다.

□ 수분 78.7% 탄수화물 18.8g 칼슘 22mg 인 56mg 철 4.0mg 비타민 C 15mg.

번데기

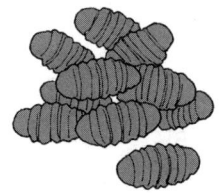

단백질·레시틴이 풍부
발육기 어린이에게 훌륭한 식품

'뻔~, 뻔~' 하는 새로운 말이 생기고 골목에서 어린아이들의 구미를 돋우던 것이 누에고치에서 실을 뽑고 난 번데기였다.

번데기는 완전 변태를 하는 곤충류의 유충이 성충으로 옮아가는 도중에 한동안 아무 것도 먹지 않고 고치 속에 가만히 들어 있는 몸을 말한다.

번데기를 한명으로는 '회용(蛔蛹)'이라 하며, 누에 번데기를 잠용(蠶蛹)이라고 하는데, 지금은 이것이 가지고 있는 영양가 때문에 여러 가지로 가공되어 영양제로서도 이용되고 있다.

번데기는 단백질이 절반 이상이나 되어 고단백 덩어리라고 말할 수 있다. 단백질을 구성하는 아미노산은 필수아미노산이 골고루 들어 있으며 티로신이라는 성분이 6.8%나 들어 있다. 이 성분은 필수아미노산인 페닐알라닌의 일부를 대신할 수 있는 중요한 아미노산이기도 하다.

흰쥐를 길러서 시험한 결과를 보면 쇠고기와 똑같은 성장가를 보이고 있어 영양가가 매우 높은 것을 입증하고 있다. 번데기의 지질분을 구성하는 지방산은 75%가 소화 흡수되기 쉬운 올레산과 리놀산 등으로 구성되어 있다. 이 불포화지방산은 영양가가 높고 우리 몸에 흡수되어 군더더기 살이 되지 않는 좋은 성분이다.

그러나 이 지질분에는 불순물인 인지질 등이 있어 악취가 나기 쉽다. 그래서 지질분을 정제하게 되면 훌륭한 샐러드유가 될 수 있는 것이다.

인지질 성분인 레시틴이 풍부해서 발육기의 어린이들의 뇌조직과 신경 구성에 필수적인 성분이다. 따라서 어린이들이 번데기를 먹는 것은 심신의 발육을 동시에 할 수 있는 훌륭한 식품이라고 볼 수 있다. 특히 비타민 B_2가 많아 동물의 성장과 밀접한 관계가 있음은 흥미 있는 것이다.

그러나 지질분 중에는 산패하기 쉬운 성분이 있으므로 변질되기 전의 것을 위생적으로 먹도록 해야 할 것이다. 앞으로 이것을 정제 가공해서 다른 식품에 첨가하는 방향으로 연구하는 것이 바람직할 것이다.

지질분의 산패는 온도가 높을수록, 공기의 양이 많을수록 빨리 일어나게 되어 있다. 거기다 햇볕은 유지의 산패를 강하게 촉진하므로 번데기는 유통 과정 중에서 산패를 일으켜 식중독을 일으키는 경우가 많다.

번데기에 많이 들어 있는 불포화지방산은 산소를 흡수하는 성질이 강해 산패가 빠르다. 따라서 번데기와 같이 지질분이 많은 식품은 그 저장과 가공에 신경을 써야 하는 것이다.

□ 수분 59.4% 단백질 22.2g 지질 13.3g 회분 13g 칼슘 70㎎ 인 232㎎ 철 2.6㎎.

벌 꿀

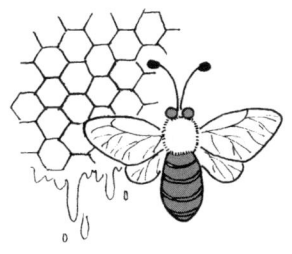

당질이 많은 알칼리성식품
피로 해소·건위·조혈·미용에 효과

1913년 미국의 고고학자가 이집트의 피라미드를 발굴했을 때 약 3,000년 전의 꿀단지를 찾아낸 일이 있다. 뚜껑을 열어 보니 그렇게 오래 묵은 것이라고는 도저히 믿어지지 않을 정도로 좋은 향기가 나고 하나도 변질되지 않은 것이었다고 한다. 꿀은 저장성이 가장 뛰어난 자연식품인 것이 입증된 셈이다.

'젖과 꿀이 흐르는 가나안'이라는 말이 구약성서에 있는 것으로 보아 꿀이 사람에게 사랑을 받아 온 사실을 잘 알 수 있다. 천연 감미료로 인류가 가장 오래 전부터 이용해 온 것이 꿀이었다. 1만 년 이상이 지난 것으로 짐작되는 동굴 벽화에 꿀을 뜨는 장면이 발견된 일이 있다.

중국에서는 먼 옛날부터 꿀을 강장식품으로 이용해 왔고, 강장·강정용 환약을 만들 때는 반드시 꿀을 써 왔다. 서양의학의 시조인 히포크라테스도 꿀을 치료용으로 이용한 것으로 알려져 있다.

다른 식품과는 달리 꿀은 꿀벌의 식량을 사람들이 이용한 것이어서 사용하게 된 연대는 알 길이 없다. 곰이 벌집을 쑤시고 꿀을 즐겨 먹는다는 것은 잘 알려진 사실이다. 그래서 중국에서는 곰 발바닥 요리를 손꼽고 있다.

자연계의 꿀은 아무런 가공이 필요 없이 손쉽게 얻고 먹을 수 있었기 때문에 태고 적부터 이용해 왔을 것으로 추측할 수 있다.

기원전 1,600년경에 기록된 「파피루스 에베레스」에는 다음과 같은 내용이 있다고 한다.

당시의 이집트에서는 생일잔치에 어린애의 입술에 꿀을 바르는 의식이 있었으며 결혼선물로 꿀이 쓰였다는 것이다. 고대 이집트인들은 상처를 입었을 때 헝겊을 꿀에 담근 것으로 붕대를 4일간 했고 화상이나 그 밖의 피부병에도 잘 듣는다고 소개되어 있다.

꿀이 서민의 일상생활에 쓰이게 된 것은 그리스·로마시대의 일로서 약용이 아니라 일상식품으로 이용되기에 이르렀다.

아피키우스라는 사람이 쓴 당시의 요리책에는 꿀을 이용한 다양한 요리가 소개되어 있다. 즉 소금을 안 쓰고 고기를 신선한 상태로 저장하는 데 꿀을 쓰는 법, 돼지고기와 쇠고기를 보전하는 데 꿀, 겨자, 식초, 소금 등을 이용하는 법 등 꿀이 갖는 살균력을 최대한으로 이용한 요리의 비결을 기록하고 있다.

한방에서는 이질, 폐렴과 같은 급성열성질환이나 피부병에 잘 듣는다든가 충치를 치료하는 등 그야말로 만능약으로 취급하고 있다.

우리나라에서도 꿀은 널리 식용과 약용으로 이용되는데 유밀과가 고려조에 성행했고, 광해조의 허균(1569~1618)의 저서인『도문대작(屠門大嚼)』에 소개된 식품류 중 꿀을 보면 다음과 같이 기록되어 있다.

'平昌石蜜最好而谷山遂安者亦佳', 즉 강원도 평창산이 가장 좋고 황해도 곡산산도 우수하다는 것이다.

백제 때에는 일본에 양봉법을 전하기도 할 정도로 우리나라에는 양봉 기술이 발전했던 것 같다.

꿀은 벌이 꽃의 꽃샘에서 화밀(花蜜)을 채집해서 겨울철의 먹이로 저장해둔 것이다. 처음 꽃에서 수집한 것은 주로 설탕 성분이지만 벌의 소화·효소로 성분이 바뀐 것이 꿀이다.

꽃철에 따라 꿀을 뜨게 되는데 아카시아꿀·싸리꿀·유채꿀·밤꿀·메밀꿀 등 종류가 많다. 종류에 따라 색깔과 맛이 제각기 다른데, 밤꿀은 쓴맛이 돌고 색깔이 검다.

벌이 꿀 1kg을 채집하기 위해서는 560만 송이의 꽃을 찾아다녀야 한다고 한다. 한 마리의 여왕벌과 소수의 수벌이 있고, 그 외는 수만 마리가 모두 일벌로 규율 있는 사회생활을 한다.

여왕벌은 일벌보다 3배가량 크고 40배나 더 오래 살며 수만 마리 중에서 유일한 여왕으로 군림하고 있다. 그리고 쉬지 않고 알을 낳는 작업으로 일생을 마치게 된다. 하루에 자기 체중과 맞먹는 알을 낳는 셈이다. 이 경이적인 에너지는 로열젤리에 의한 것으로 믿어지고 있다.

여왕벌은 두 종류의 알을 낳는데 하나는 수정란이고 다른 하나는 무정란이다. 수정란은 부화해서 일벌이 되며 무정란은 수벌이 된다.

꿀의 성분은 밀원(蜜源)에 따라 약간의 차이가 있기는 하나 대체로 당질이 78% 가량인데 그중 과당이 47%, 포도당이 37% 정도로 되어 있어 소화성이 좋고 흡수가 잘된다.

수분이 17% 가량이고 0.2% 가량의 단백질과 무기질이 있고 비타민, 개미산, 유산, 사과산, 색소, 방향물질, 고무질, 왁스, 화분 등이 들어 있다. 그렇기 때문에 설탕이나 단순한 포도당 등과는 성분이나 성질이 다르다.

비타민류로는 B_1·B_2·B_6, 엽산, 판토텐산, 나이아신, 비오틴, C 등이 있고, 무기질로는 칼슘, 철분, 구리, 망간, 인, 유황, 칼륨, 염소, 나트륨, 규소, 마그네슘 등이 함유된다.

비타민은 단독으로 한 가지씩 먹는 것보다는 여러 가지 비타민을 함께 섭취하는 것이 더 효과적이라는 것이 밝혀지고 있다. 가령 각기병에는 B_1만을 먹는 것보다는 B_2를 함께 섭취하는 것이 더 효과적이라고 한다. 그러므로 꿀에 들어 있는 비타민, 무기질류가 균형이 잘 잡혀 있기 때문에 체내에 흡수되면 상승작용과 같은 효과를 기대할 수 있다.

예로부터 꿀은 강장·강정 작용이 있는 것으로 믿어지고 있다. 로마의 시인 오비디우스가 쓴 『아루스 아마트리아』라는 책에는 다음과 같은 내용이 있다고 한다. '외박을 하고 온 다음날 아내에게 눈치채이지 않게 하려면 양파, 달걀, 꿀, 잣 등을 먹으면 좋다'는 것이다.

한방에서는 환약에 꿀이 쓰이는 것은 상식화된 일이다. 강장·강정, 체력을 왕성하게 하며 위장을 튼튼하게 하고 정력을 강화하고 얼굴에 윤기가 돌며 오래 복용하면 백발이 검어지고 젊어지는 효과가 있다고 전래되고 있는 것이 벌꿀이다.

위장이 약한 사람에게 꿀이 특히 좋다. 피로 해소에 가장 좋으며, 꿀을 매일 먹으면 신체를 보하게 되고 피부가 부드러워진다. 그것은 비타민 B_6가 피부가 거칠어지는 것을 막는 효과가 있기 때문이다.

조혈제로서의 효과도 기대되며 변비에도 특히 잘 듣는다.

주체(酒滯)에는 꿀물에 칡가루를 타서 먹으면 효과가 빠르다.

딸꾹질이나 기침이 심할 때에 먹으면 빨리 낫는다. 특히 지속적인 기침에는 대나무 잎을 검게 태운 가루를 꿀에 개어 조금씩 먹으면 좋다고 전한다.

겨울에 입술이 트는 일이 많은데 그런 때에 꿀을 바르거나 먹으면 잘 낫고, 목이 거칠어져 아플 때에도 좋다. 최근에는 화장품에도 많이 쓰인다.

여러 연구에 의하면 꿀에는 증혈 작용, 위·십이지궤양 방지 작용, 진정 작용, 혈압 강하 작용, 보간 작용, 숙취 치료 효과, 이뇨, 진해 작용, 신경통 치료 작용 등 다양한 효과가 인정되고 있다.

특히 꿀은 소화성이 좋은 식품이므로 노인이나 위장이 약한 사람에게 좋다. 미국의 장수촌으로 알려진 버몬트 지방에는 특별한 건강음료가 전래되고 있는데 바로 꿀 음료이다. 버몬트 음료라고 불리는 것인데 꿀 두 수저와 사과 식초 두 숟갈을 한 컵의 생수에 탄 것이다. 새콤달콤한 이 음료가 바로 장수 비결로 알려져 있다.

이 음료는 피로 해소에 좋으며, 혈압이 높은 사람에게는 혈압 강하 효과가 있다고 한다. 여하간 꿀만큼 자양·강장 효과가 큰 식품도 드물다는 것을 알 수 있다.

□ 탄수화물 79.7g 칼슘 2mg 인 4mg 비타민 C 3mg.

보리

쌀에 비해 칼슘·철분·비타민 B 복합체 다량 함유
당뇨병 환자에게 좋은 식품

보리는 쌀과 함께 주식으로 쓰이고 있어 쌀 다음 가는 중요한 곡식이다. 화본과(禾本科) 일년 혹은 이년생 풀로 원산지는 코카서스 남쪽 아라비아 지방 등 서부 아시아이다.

보리는 밥·감주·누룩·막걸리·고추장·수제비·식혜·엿기름·차 등 그 쓰임새가 넓다.

지질과 탄수화물이 적어서 한창 발육, 성장하는 어린이나 임산부에게나 칼로리를 적게 취해야 하는 당뇨병 환자에게는 쌀보다 좋다.

보리는 쌀에 비해 섬유 성분이 5배나 많기 때문에 소화율이 낮고 단백질은 많으나 단백가가 떨어지며 보리 속에 있는 탄닌계 물질 때문에 맛도 쌀만 못하여 약간 떫고 색도 거무튀튀하다. 그러나 섬유질은 창자의 연동운동을 촉진하여 변비를 없애 주며 쌀에 부족한 비타민 B_1은 당질대사에 큰 도움을 준다.

혼식은 쌀 7에 보리 3의 비율이 적합하며 부족한 영양가를 서로 보충해 준다. 분식 형태로 만들면 값싼 동식물성 단백질을 섞어 단백가도 올리고 섬유질은 많지만 소화율도 올릴 수 있다.

미숫가루·보릿가루의 소화율이 보리밥보다 좋고 보리 분식은 입식(粒食) 보다 소화율은 12.8%, 영양 10.8%가 증가한다.

또한 보리나 보릿가루를 섞으면 예외 없이 무기염류 비타민 B_1·B_2·나이아신 등이 현저히 증가한다.

보리의 음식 맛은 쌀과 반대로 가열흡수율과 팽창률이 큰 것이 더 좋으며 산도 5 정도가 제일 맛이 좋다. 보리알의 무게는 무거운 것일수록 단백질과 아밀라아제가 풍부해 좋다.

보관 중에는 수분과 무게의 변화가 적으며 성분은 직접환원당은 계속 증가하나 당 단백질·지질은 감소한다.

지질의 산도는 4, 5월에 최대로 되었다가 감소하고 7월에 다시 증가한다.

전체적으로 쌀에 비해 저장이 쉽고 약제 처리 효과도 크나 남부 지방에서 보관이 불편한 편이다.

보리는 주식 이외에 엿기름·식혜·맥주 등의 원료로 쓰인다. 엿기름은 보리에 적당한 물기를 주어 싹을 틔운 것으로 녹말을 당분으로 만드는 효소가 많아 소화를 돕는다.

이 점을 이용해서 엿·조청·감주·식혜 등을 만드는 원료로 쓴다. 엿기름은 노란 갈색으로 윤택 있고 잘 부스러지며 단맛이 많은 것이 좋다.

맥주용으로 쓰이는 보리는 껍질이 얇고 탄수화물이 많으며 단백질이 적은 것인데 단백질이 적어야 추출량이 많아 최종 발효에 유리한 영향을 주며 맥주 빛깔도 좋다.

한방에서는 보리는 오장을 튼튼히 하고 설사를 멎게 하는 효과가 있다고 하며 엿기름을 만들어 소화제로도 쓴다. 또 얼굴에 부스럼이 많은 아이는 볶아서 감초와 함께 달여 먹으면 좋다.

□ 납작보리 : 단백질 10.5g 탄수화물 72.9g 칼슘 44mg 인 240mg 철 3.2mg.

보신탕

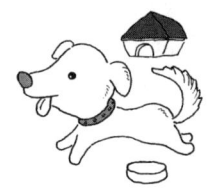

여름철에 인기 끄는 단백식품
폐결핵 환자에 좋은 영양식

보신탕으로 불리는 개고기는 여름철에 가장 큰 인기를 끄는 단백식품이다. 최근에는 여름뿐 아니라 사시사철 애용하는 사람이 늘어나 그 영업이 번창하고 있다. 그러나 보신으로 개고기를 먹는 나라는 많지 않아 우리나라와 중국 광동 지방으로, 매우 드물다.

일반 성분은 단백질이 20%, 지질 3%, 당질 0.8%, 비타민 B_1 0.27mg%, B_2 0.1mg%, 나이아신 4.2mg%로 쇠고기와 크게 다른 점이 없다. 그런데 소의 지질과 개의 지질에는 성질의 차이가 많다.

즉 쇠기름은 굳기름이 많으나 개기름은 잘 굳지 않는 불포화지방산이 많아 소화 흡수가 잘되는 편이다.

누런개(黃狗)를 개고기 중에서는 제일로 치는데 한방에서는 '지양(地陽)'이라고 해서 이것 세 마리가 물개(海狗) 한 마리의 양기에 해당한다고 말하고 있다.

개는 결핵에 걸리지 않기 때문에 폐결핵 환자들이 즐겨 먹어 왔다. 체온이 낮고 소화가 잘 안 되는 폐결핵 환자에게 알맞게 먹이면 다른 어떤 영양식보다 효과가 좋은 것으로 전해지고 있다.

중병을 앓고 난 뒤 보신탕으로 기운을 되찾게 한 일도 많았다. 이러한 보신탕의 효과를 한방에서는 허한 것을 보하고 뱃속을 덥게 하며 위를 튼튼하게 하고 위장의 기능을 도와 양기를 좋게 한다고 말하고 있다. 선천적으로 손발이 차고 안색이 창백하며 소화가 잘 안되는 사람에게는 둘도 없는 자양강장제라고 이야기되고 있다.

그러나 개고기의 이 같은 여러 가지 효능에 관해서는 아직도 과학적인 근거가 뚜렷이 밝혀지지 않고 있다.

누린내가 많이 나는 개고기는 요리할 때 들깻잎·들개·후추 등 향신료를 많이 쓰는데 그러한 것이 식욕을 돋우고 소화를 도와주는 간접적인 효과도 큰 것이다. 그러나 체질에 맞지 않으면 개고기가 병을 크게 악화시키는 일도 있다고 하니 주의해야 한다.

개고기는 살구씨와 함께 먹으면 주독을 풀 수 있지만 너무 많은 마늘과 함께 먹으면 시력이 약해진다고 전해진다.

□ 탄수화물 79.7g 칼슘 2㎎ 인 4㎎ 비타민 C 3㎎.

복숭아

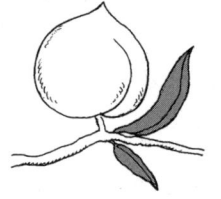

황도의 비타민 A는 백도의 10배
장어와는 상극

'복숭아는 백 살을 살 수 있는 선약(仙藥)'이라는 옛이야기나 무릉도원(武陵桃源)과 같은 재미있는 이야기가 많다. 무릉도원이란 신선이 산다는 전설적인 중국의 명승지이다. 도연명(陶淵明)이 지은『도화원기(桃花源記)』에서 나온 말인데, 이 세상과 따로 떨어진 별천지라는 뜻이다.

복숭아는 중국이 원산인데 페르시아로 건너가 그곳에서 세계 각지로 퍼졌다고 한다. 살이 흰 백도(白桃)와 노란 황도(黃桃)로 크게 나눌 수 있는데, 싱싱하고 맛있는 제철의 과일로는 수분이 많고 부드러운 백도가 좋고, 통조림으로 가공하는 데에는 살이 단단한 황도가 좋다.

과육과 씨가 쉽게 떨어지는 이핵과(離核果)와 잘 안 떨어지는 점핵과(粘核果)가 있고 털복숭아와 털이 없고 매끄러운 유도(油桃)의 두 가지로 나누기도 한다.

접목 기술의 발달로 복숭아의 종류가 많아졌으나 복숭아의 맛은 뭐니 뭐니 해도 수분이 많고 부드럽게 무르익은 수밀도(水蜜桃)가 일품이다.

복숭아는 살이 물러 쉽게 변질하나 0~1℃로 냉장하면 2~3주일은 신선도를 유지할 수 있다.

품종에 따라 성분의 차이가 있기는 하나 특히 차이가 심한 것은 황도의 비타민 A로 1,300I.U.나 된다. 복숭아의 당분은 대부분이 설탕이며, 새큼한 맛은 1% 가량 들어 있는 주석산과 사과산 그리고 구연산 때문이다.

신도 복숭아는 당분이 5% 가량인데, 산이 1.5% 가량이나 들어 있어 맛이 떨어진다. 과육에는 아미노산이 유리 상태로 30~35mg%나 들어 있는데, 특히 아스파라긴산이 많은 것이 특색이다.

복숭아의 좋은 향기는 개미산·초산·바레리안산 등의 에스텔과 알코올류, 알데히드류가 어울려서 생겨난 것이다. 펙틴질이 많아 잼과 젤리를 만들 수 있으며, 넥타도 많이 만들고 있다.

다랑어를 먹고 중독되었을 때 싱싱한 복숭아를 껍질째로 먹으면 중독 증세가 가신다고 한다. 껍질에 들어 있는 특수 성분이 해독 작용을 한다는 것이다.

복숭아와 장어는 상극이어서 장어를 먹은 후에 복숭아를 먹으면 설사를 하기 쉬우니 주의해야 한다.

목욕물을 데울 때 복숭아 잎을 몇 잎 띄워서 데우고 그 물에 목욕을 하면 땀띠가 잘 낫고 예방의 효과도 있다.

담배가 건강에 해롭다는 사실은 이미 상식화된 일이다. 그 독성 물질은 담배 속의 니코틴인데, 이 물질은 조금만 흡수해도 흥분 작용을 일으키며 양이 많게 되면 신경이 마비된다. 특히 폐질환과 천식에는 해로운 것으로 알려져 있다. 그런데 전래되는 말로 담배 독에는 복숭아가 좋다고들 한다.

이 말을 과학적으로 뒷받침할 만한 확실한 근거는 없다. 그러나 복숭아뿐 아니라 일반적으로 과일에는 유기산이 많아 그것이 니코틴과 작용해서 독성을 줄이게 되는 것이 아닌시 생각된다.

복숭아는 알칼리성식품이기 때문에 저항력을 기르는 데에도 크게 도움을 주기 때문이다.

  □ 황도 : 수분 90.8% 탄수화물 7.4g 칼슘 15㎎ 인 19㎎ 비타민 A 1,337I.U. C 5㎎.

복어

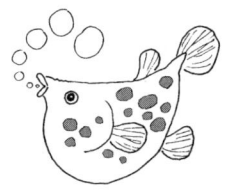

단백질이 많고 기름기 적어 맛이 담백
테트로도톡신이라는 맹독 성분 함유

복어는 한명으로 '하돈(河豚)'이라 하는데 배가 볼록한 데서 연유한 이름이다. 참복과에 속하는 바닷물고기이다.

몸이 뚱뚱하고 등지느러미가 작으며 이가 날카롭다. 수면에서 공격을 받으면 공기를 들이마셔 배를 볼록하게 내미는 성질이 있는데 복어의 종류로는 가시복·검복·메리복·밀복·황복·흰점복 등이 있다.

복어는 기름기가 적어 단백하며 단백질이 많다. 지리나 매운탕으로 먹기도 하며, 살은 회로 먹기도 하고 말려서 구워 먹기도 한다.

복어는 배가 불러 모양이 이상할 뿐 아니라 성질이 탐욕스러워 무엇이든 마구 물어 댄다. 그래서 속담에, 원한이 있어서 이를 바드득바드득 가는 것을 '복어 이 갈듯 한다'고 한다. 낚시로 잡아 올리면 숨을 쉬어 배를 불리고 소리도 낸다.

복어의 살코기는 맛이 좋아 옛날부터 식용으로 이용되었으나 무서운 독이 알과 간장 및 혈액에 있어 자주 식중독을 일으키고 목숨을 잃는다.

복어의 맹독은 데트로도톡신인데, 복어의 학명인 '테트로'와 독을 말하는 '톡신'을 붙여서 만든 말이다. 이 테트로도톡신은 빛깔이 없고, 맛은 동물성 자연 독 중 제1위를 차지하고 있는데, 특히 치사율이 높아 약 60%나 된다.

복어는 생식선이나 간장 등에 독성 물질을 함유하기 때문에 이들 기관을 잘 제거하면 먹어도 해독이 없다. 이 독소는 물에 안 녹으며, 열·소화·효소·황산 등으로 파괴되지 않기 때문에 식중독을 예방할 수가 없다. 이 독은 동물의 중추와 말초 신경에 작용하여 지각(知覺)이상·운동장애·호흡장애·혈류장애가 일어나게 된다.

복어의 독은 겨울에 증가하기 시작하고, 산란기 전의 5~7월 사이에 최고에 달한다고 알려져 있다. 복어는 살아 있거나 죽었거나 독성은 변하지 않는다. 테트로도톡신의 독성은 청산가리보다 13배나 강해서 0.5㎎만 먹어도 목숨을 잃게 된다. 독이 강한 시기에는 한 마리가 가진 독으로 10명 이상의 목숨을 빼앗을 수 있다 한다.

복어 중독은 식후 20~30분, 늦어도 2~3시간 후에 나타난다. 경과도 빨라서 심한 경우에는 증세가 나타난 후 10분으로 사망하기도 한다. 중독 증상이 나타난 후 8시간 생명을 유지하면 회복할 가망이 있다고 한다. 그래서 복어는 가정에서 조리하기 어려우며, 면허 있는 조리사가 조리한 것을 먹는 것이 안전하다.

복어의 계절은 11월에서 다음해 2월까지로 알려져 있어 그때가 가장 맛이 좋다. 꽃이 피면 복어의 독성이 강해지고 맛이 떨어지기 때문에 먹지 않는 것이 좋다.

복어 독의 생리작용은 앞에서 말한 바와 같이 격렬한데 이것을 적당히 역이용하면 의약으로서의 효과를 기할 수 있다. 류머티즘 신경통 등에 진통·진정제로서 이용된다.

한방에서는 복어가 나병과 관절염 치료에 효능이 있다고 전해지고 있으나 진의는 알 수 없다.

경련을 쉽게 일으키거나 오줌 싸는 증세를 고치는 데에도 이용되어 왔으나 목숨을 건 도박이라고 할 수 있다.

복어는 또 허리와 다리를 튼튼히 하는 것으로 전해 오고 있으며 치질에도 효과가 있다고 한다.
　몸이 쇠약한 사람의 회복을 위해 복어가 좋다고 하는 것은 복어의 우수한 단백질 때문일 것이다.
　□ 검복 : 수분 78.7% 단백질 18.8g 칼슘 57㎎ 인 200㎎.

부레

교질 단백질 많고 칼로리 낮은 보양식
빈혈 결핵에 좋고 노화방지 효험도

    생선 요리를 하는 경우 흔히 내장은 버리게 된다. 더구나 뱃속에 있는 공기주머니인 부레는 먹는 것이 아닌 줄 아는 사람이 많다.
    얇은 가죽 모양으로 된 물질인데 이것을 벌렸다 오므렸다 해서 물고기는 자유자재로 물 위에 떴다 물속에 잠겼다 한다. 다른 이름으로는 '부낭(浮囊)' 또는 '어표(魚鰾)'라고 한다.
    중국요리의 명채(名菜)인 상어지느러미, 제비집, 곰발바닥, 해삼, 전복과 함께 어깨를 나란히 하고 있는 것이 부레이다.
    부레는 기름으로 느슨하게 튀기면 스펀지처럼 부푸는데 이것을 적당히 잘라 찜요리에 넣으면 아주 별미가 난다. 기름에 튀기지 않고 약한 불로 오래 삶아도 좋다.
    구기자를 곁들여 만든 부레 요리는 결핵환자, 피부의 탄력이 없는 사람, 빈혈인 사람에게 아주 좋은 식품으로 전래되고 있다. 손발이 찬 사람은 닭발과 황기를 함께 넣고 푹 고아서 그 국물을 마시면 효험이 좋다고 한다.
    해삼, 전복, 상어지느러미, 부레는 모두 해산 보양 식품으로 손꼽히고 있는데 이는 모두 칼로리가 낮은 식품이며 모두 교질 단백질이 주성분이어서 미용식의 구실도 하는 것이다.
    부레의 주성분인 교질(膠質) 단백질이란 젤라틴이 주성분이고 콘드로이틴이라는 성분이 또 들어 있다. 이 성분은 노화를 예방하고 피부에 탄력을 주는 것으로 알려져 있다. 우리나라에도 부레를 이용한 요리가 한두 가지 알려져 있다.

민어의 부레 속에 쇠고기와 민어 살을 이겨서 온갖 양념과 고명을 해 넣고 부리를 동여맨 뒤에 삶거나 쪄서 둥글둥글하게 썰어 먹는 술안주로 부레찜이라는 것도 있다.

부추

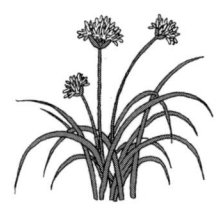

**단백질·비타민 등 영양가 고루 지녀
조금씩 장기 복용하면 강장 효과**

영양가 높고 독특한 향미가 있으며 소화 작용을 돕는 채소로 부추가 있다.

부추는 백합과에 속하는 다년생 초본인데, 동남아시아 중국 서부·한국·일본의 산에 야생하며, 요즈음에는 재배종이 많다. 비늘줄기는 작고 담갈색의 섬유로 싸였으며 밑에 뿌리가 있다. 봄철에 선상(線狀) 육질의 잎이 비늘줄기에서 여러 가닥 나온다.

여름철에 작고 흰 꽃이 피는데 열매는 익으면 저절로 터져서 까만 씨가 나오며 한방에서는 '구자(韭子)'라 하여 비뇨의 약재로 이용한다.

지방에 따라 부채·부초·솔·정구지·졸이라고 부르기도 하며, 한명으로는 구채(韭菜), 난총(蘭葱)이라고 한다.

부추는 잎의 모양에 따라 소엽(小葉)과 대엽(大葉)의 두 종류가 있다. 소엽은 잎이 둥글고 가늘며 작은데 추위와 더위에 잘 견디는 특징이 있다. 대엽은 잎이 납작하고 크며 더위와 건조에 매우 약하다.

다른 파 종류에 비하면 부추는 단백질·지질·당질·회분·비타민 A가 월등히 많다.

잎의 당질은 대부분이 포도당 또는 과당으로 구성되는 단당류이다. 부추의 냄새는 유황 화합물이 주체인데 마늘과 비슷해서 강장 효과가 인정되고 있다.

부추는 너무 세면 맛이 없고 질기기 때문에 세지 않은 것이 좋다. 아직 흙을 뚫고 나오기 전의 어린 것을 고급으로 치며 이때가 맛과 향이 가장 좋아 구황(韭黃)이라고 한다.

부추 요리는 달걀을 곁들인 구채단화(韭菜蛋花), 부추잡채 등 여러 가지가 있는데 특히 잘 어울리는 것은 잔새우, 돼지고기, 닭고기, 쇠고기, 흰살 생선, 두부, 표고 등이다. 이들 재료와 함께 볶으면 손쉽게 맛좋은 요리가 된다.

음식물에 체해 설사를 할 때 부추를 된장국에 넣어 끓여 먹으면 효력이 있다.

부추는 창자를 튼튼하게 하므로 몸이 찬 사람에게 좋다.

구토가 날 때 부추의 즙을 만들어 생강즙을 조금 타서 마시면 잘 멎는다.

산후통에도 삼초와 함께 달여 먹으면 효험이 큰 것으로 알려졌고 이질과 혈변 등에도 효력이 있다고 한다.

□ 수분 89.8% 단백질 4.3g 지질 0.4g 탄수화물 4.9g 칼슘 34㎎ 인 27㎎ 철 2.9㎎ 비타민 A 7,286I.U. 비타민 C 41㎎.

붕어

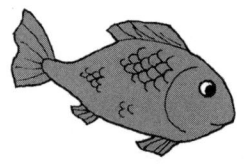

소화 잘되고 우수한 단백질 풍부
발육기의 어린이·빈혈 환자에게 좋은 식품

낚시 애호가들의 낚싯줄을 팽팽하게 당기게 해 주어 즐거움을 주는 생선이 붕어다. 붕어는 생명력이 강하고 빨리 자라기 때문에 월척의 대어가 자주 잡힌다.

붕어는 잉엇과에 속하는 민물고기인데 잉어에 비해 납작하고 수염이 없는 것이 다른 점이다.

살고 있는 물의 종류에 따라 몸빛이 다소 다르다. 흐린 물에 사는 것은 누런빛을 띤다.

붕어는 중국이 원산지로 알려져 있는데 한명은 '대어(鮘魚)' 또는 '즉어(鯽魚)'이고 종류도 많다. 금붕어도 붕어의 변종이다.

옛날부터 붕어는 위를 튼튼하게 하고 몸을 보하는 식품으로 알려져 있는데 그것은 풍부한 단백질과 지질 때문이 아닌가 생각된다.

붕어의 단백질은 소화 흡수가 잘되는 우수한 것으로 평가되고 있다. 지질은 3.4%로 비교적 적은 편이지만 대부분이 불포화지방산으로 되어 있기 때문에 고혈압이나 동맥경화 등 혈관질환을 앓는 사람에게 좋은 것으로 알려져 있다.

다른 어류와 마찬가지로 산성식품이기는 하나 칼슘과 철분의 함량이 많아 발육기의 어린이나 빈혈인 사람에게도 좋다.

중국의 민간요법에선 복수증과 만성신장염, 폐결핵 치료에 이용되어왔다.

복수증과 만성신장염은 몸이 붓는 병인데 이런 경우 비교적 큰 붕어의 내장을 꺼낸 뒤 참기름, 생강, 팥, 땅콩 등과 함께 고아서 그 흰 즙을 마시면 잘 낫는다고 전하고 있다. 단독(丹毒)을 고쳐 주고 혈변을 멎게 한다는 말도 있다.

붕어 요리는 회, 찌개, 구이, 찜, 튀김, 탕 등 여러 가지가 있는데 어느 경우나 내장을 완전히 긁어내어야 한다. 붕어는 흙내가 나는 일이 많으므로 양념을 잘해야 하고 간디스토마의 유충이 기생하는 일이 있으므로 회는 피하는 것이 좋다.

붕어를 흠씬 고아서 체에 거른 뒤 그 즙에 쌀을 넣고 후춧가루 등을 쳐서 쑨 죽은 회복기의 환자에게 좋은 보신용이다.

저수지, 하천, 늪 등에 떼 지어 살고 있는 붕어는 사시사철 잡히는데 붕어 맛이 좋은 계절은 4월에서 7월까지이고 산란기인 봄철의 붕어는 맛이나 영양가가 가장 좋다.

□ 생것 : 단백질 18.1g 지질 1.8g 회분 1.1g 칼슘 56㎎ 인 193㎎ 철 2.4㎎.

브로콜리

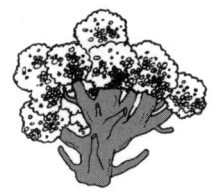

비타민 C 함유량이 레몬의 2배, 감자의 7배
줄기 부분도 조리해서 먹는 것이 좋아

　브로콜리의 원산지는 이탈리아로, 양배추의 변종이다. 라틴어의 '가지(枝)'에서 연유된 이름이다. 유럽에 널리 퍼진 것은 제2차 세계대전 후이며, 우리나라에 들어온 것은 1960년대이다.
　비타민 C의 함유량이 레몬의 약 2배, 감자의 7배로 채소 중에서도 특히 많다. 그 밖에도 비타민 A를 비롯하여 B_1, B_2, 칼륨, 인, 칼슘 등의 미네랄도 시금치에 뒤지지 않을 만큼 풍부하다.
　우리나라에서는 보통 줄기를 버리는데 줄기 부분에도 봉오리 이상으로 영양가가 있으므로 반드시 조리해서 먹는 것이 좋다.
　비타민 A는 피부나 점막의 저항력을 강하게 하여 감기 따위의 세균 감염을 막는 역할을 한다. 채소가 부족한 겨울철에는 감기 예방에 안성맞춤이다.
　또 비타민 C는 기미, 주근깨 등의 색소가 침착하는 것을 막는 효과가 있다. 비타민 A와 C를 한꺼번에 다 같이 섭취할 수 있는 브로콜리는 피부 미용에도 가장 알맞다. 식물성 기름으로 조리하면 노화 방지에도 효과적이다.

고를 때는 줄기를 잘라낸 단면이 싱싱하고 봉오리가 단단하며 가운데가 도도록하게 솟아올라 있는 것, 꽃이 피기 전의 것을 고른다.

봉오리 부분이 보랏빛을 띠는 것이 있는데 이것은 품종의 차이며 맛이나 선도에는 차이가 없다. 날로 또는 살짝 데쳐서 랩에 싸서 냉장고에 보존한다.

넉넉한 양의 브로콜리를 끓는 물에 소금을 넣고 데치면 비타민이 손실되지 않는다. 한 번 데친 다음 조리하면 녹색이 보다 산뜻해져서 입맛을 당기게 해 많이 먹게 된다.

줄기와 봉오리를 함께 데치거나 볶으면 고르게 익지 않으므로 줄기를 먼저 넣고 봉오리는 나중에 넣어 조리한다. 금방 익으므로 너무 가열하지 않도록 한다.

☐ 수분 84.9% 단백질 5.9% 지질 0.1% 당질 6.7% 섬유 1.1% 회분 1.3% 칼슘 49mg% 철 1.9mg% 칼륨 530mg% 비타민 A 400I.U. 비타민 C 160mg%.

비름

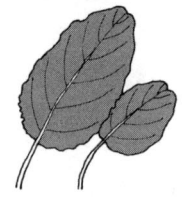

나물로 먹는 비름은 참비름
참깨를 넣어 무치면 맛이 좋아

비름에는 개비름·털비름·색비름 등이 있는데 논밭이나 길가 등에 무성하게 자라는 잡초이다. 옛날에는 흔하게 먹던 잎채소였다.

인도가 원산인데 현재도 열대 지방에서는 널리 재배되고 있다.

참비름은 잎이 작으면서 윤기가 나는 반면 개비름은 잎이 크고 솜털이 많이 나 있으며 윤기가 없고 거칠다. 나물로 먹는 비름은 참비름이다.

날것은 질겨 보이나 삶으면 아주 연해진다. 무칠 때는 참기름을 이용한다. 특히 참깨를 넣어 무치면 그 맛이 좋다. 볶아서 먹거나 기름에 튀겨 먹기도 한다.

일반 재배 채소보다 영양가가 높다.

- □ 단백질 2.9% 지질 0.4% 당질 7.4% 섬유소 1.5% 회분 2.1% 칼슘 126mg% 철 5.4mg% 칼륨 420mg% 비타민 A 4,200I.U. 비타민 C 30mg.

비 파

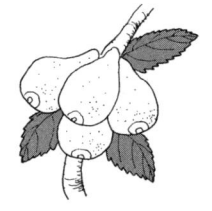

신맛 없고 당질은 10% 함유
잎은 구토·주독의 약재로 이용

　비파라면 동양 고유의 현악기를 연상하게 되는데 식용하는 과실로 비파가 있다. 비파는 장미과에 속하는 상록교목의 나무 열매이다.
　이 나무는 높이가 5~10m 가량이고 어린 줄기는 갈색의 털이 있으며 잎은 넓으며 가에 톱니가 있다. 늦가을에 흰 꽃이 가지 끝에 여러 개 피고 열매는 이듬해 첫여름에 서양배 또는 비파(琵琶) 악기 모양으로 노랗게 익는다.
　동남아시아의 온대·아열대 지방이 원산인데 중국·일본 등에서 과수나 정원수로 재배한다. 우리나라에도 남해, 거제도, 제주도에서 재배한다.
　비파주는 익은 비파나무 열매를 발효시켜 만든 낭만적인 술이다. 주로 생식을 많이 하나 소량은 통조림으로 가공되기도 한다.
　과실은 60~70%가 과육이며 20~25%가 과피와 씨앗이다. 당질은 주로 과당과 포도당이 많고 1% 가량의 설탕이 들어 있다.
　유기산의 함량은 매우 적어서 사과산·구연산이 0.1~0.8% 가량 들어 있어 신맛이 거의 없다.

비파는 익어감에 따라 맥아당, 주석산, 아미그달린, 녹말, 단백질 등이 줄어든다. 비파의 노란색은 카로티노이드인데 그 90% 가량이 베타카로틴(비타민 A의 모체)이다.

효소도 많이 들어 있는데 인베르타제(설탕 분해 효소), 아밀라아제(녹말 분해 효소)가 많다. 그 밖에 폴리페놀과 폴리페놀 산화효소가 많아 껍질을 벗기고 공기가 닿으면 갈색으로 변하기 쉽다.

통조림으로 만들 때는 90℃ 이상의 뜨거운 물에 잠깐 담갔다가 껍질을 벗기고 씨를 빼낸다. 그것을 설탕시럽과 함께 통조림으로 만드는데 신맛이 약하므로 0.1～0.2%의 구연산을 섞어서 만든다.

씨앗을 동물의 사료로 하는 경우 아미그달린이 있기 때문에 많이 먹이면 해롭다.

비파나무의 잎은 학질, 구토, 각기, 갈증, 해수(咳嗽), 주독(酒毒)의 약재로 쓰여 왔다.

□ 씨앗 : 수분 53% 단백질 2.8g 지질 0.2% 섬유 2.2% 회분 1.8g 펜토산 2% 당분 1.7% 가용성 무질소물 41%.

빵

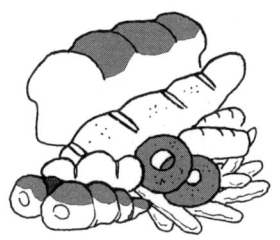

맛과 영양을 구비
영양 강화에 성공한 식품

빵을 가리켜 '인간이 만들어 낸 과일'이라고 말하기도 하는데, 이 것은 빵이 훌륭한 식품이라는 것을 나타내고 있는 것이다. 사람의 식 생활에서 가장 중요한 영양과 맛을 아울러 가지고 있기 때문이다.

고고학자의 연구에 의하면 사람들은 이미 1만 년 전에 빵을 만들 어 먹어 왔다고 한다. 물론 지금 우리가 먹고 있는 빵과는 달리 맛이 없는 것이었다. 발효도 되지 않아 단단했고 밀가루를 물로 반죽하고 얇게 펴서 뜨거운 돌 위에 얹어 구운 것이었다. 밀가루를 물로 개고 굽는다는 기본에는 지금도 변함이 없는 것이다.

이러한 무발효빵을 지금도 북아프리카나 아랍에서는 비슷한 방법 으로 굽고 있다. 또 인도·파키스탄·아프가니스탄 등지에서는 정백 하지 않은 밀을 가루로 내서 물로 개고 얇게 펴서 구운 '차파티'라는 것이 있다.

효모균(이스트)으로 부풀린 흰 빵은 약 5,000년 전에 이집트 사람 에 의해 만들어졌다고 한다. 밀가루를 따뜻한 물에 풀어 보온해서 자 연적으로 발효시켜 반죽이 부푸는 것을 기다렸다가 다시 밀가루를 넣고 진흙으로 만든 화덕에다 빵을 구웠다고 한다.

물론 그때의 이집트 사람들은 효모라는 미생물을 알지 못했지만 자기들이 만들어 마시던 맥주나 포도주를 반죽하는 물에 섞여 발효시켜 맛있는 발효빵을 만들었다고 한다.

이렇게 만들어진 발효빵은 이어서 지중해 연안에서 유럽으로 퍼져 나갔다. 그러나 그때만 해도 좋은 빵을 만들기에 알맞은 밀 즉, 단백질이 많이 들어 있는 고단백 밀이 적어 발효빵은 주로 귀족이나 지배계급에 있는 사람들이나 먹을 수 있었다고 한다. 서민들이 먹은 것은 밀가루에 보리나 귀리가루를 섞어 만든 빵이었다.

맛있는 발효빵을 만들어 먹기 위해 잘 부푼 빵 반죽의 일부를 남겨두었다가 다음날 반죽을 만들 때 썼으며 그것을 '빵씨'라고 했다. 좋은 씨를 가지고 있는 집의 빵은 언제나 향이 좋고 탄력이 있는 빵이 만들어져 자랑을 할 수 있었다.

그래서 유럽의 신부들은 시집갈 때 꼭 빵씨를 가지고 가는 풍습이 전래되기도 하였다. 그러나 지금은 빵씨의 정체가 밝혀졌고 효모를 만들어 쓸 수 있게 되어 빵의 대량 생산이 가능해졌으며, 빵 제조를 가정에서 공장으로 옮겨 놓게 되었다.

빵효모는 당을 발효시켜 탄산가스와 알코올로 바꾸고 빵 반죽을 부풀리는 동시에 향기물질을 내게 되고 구워진 빵맛을 좋게 한다. 그뿐만 아니라 비타민 B 복합체와 필수아미노산 그리고 무기질 등이 골고루 들어 있어 어린이 발육에 큰 도움이 되는 영양 성분을 가지고 있다. 그 밖에도 여러 가지 소화효소가 많아 그야말로 일석이조의 효과가 있는 셈이다.

빵은 만들 때 밀가루에 우유·버터·달걀 등을 섞어서 만들기 때문에 어린이 발육에 필요한 단백질·당질·지질의 공급을 자연스럽게 할 수 있는 장점이 있다. 빵의 원료 밀가루인 강력분에는 단백질이 11%나 들어 있는데 과자를 만드는 박력분에는 8% 정도밖에 안 들어 있다.

강력분, 중력분, 박력분의 몇 가지 성분을 비교해 보자.
강력분은 단백질 13.8g, 지질 1.0g, 당질 70.9g, 회분 0.4g.
중력분은 단백질 10.4g, 지질 1.1g, 당질 74.6g, 회분 0.4g.
박력분은 단백질 8.7g, 지질 0.8g, 당질 77.3g, 회분 0.2g.

사과

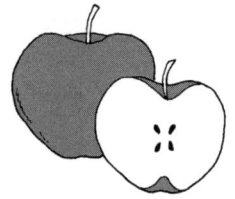

당분과 유기산 많아
피로 해소·정장 효과

　사과 하면 빌헬름 텔의 이야기가 연상된다. 14세기 초에 봉건 영주의 구속에서 벗어나기 위해 합스부르크가에 대항하여 거병하였다가 오스트리아의 포악한 지사에게 붙들려서 그의 면전에서 아들의 머리 위에 놓인 사과를 활로 떨어뜨린 스위스 건국의 전설적 영웅의 이야기이다.
　사과는 아담과 이브가 에덴동산에서 따먹은 금단의 열매로도 유명하다. 그러나 이것은 후에 만들어진 이야기로, 성서에는 사과로 밝히지 않고 나무의 열매라고만 표기되어 있다. 사과를 말하는 '애플'이 서양에서는 과일의 총칭으로 되어 있을 만큼 사과는 옛날부터 애용되어 온 과일이다.

사과의 원산지는 중앙아시아의 고원 지대로 알려져 있는데 장미과에 속하는 낙엽 교목이다. 한랭한 지방에 잘 자라는데 우리나라에서는 황주와 대구가 명산지로 알려져 있으나 지금은 충주와 예산 등 새로운 산지가 등장하게 되었다.

우리나라에서 재배되는 품종은 축(祝)·욱(旭)·스타킹·델리셔스·홍옥(紅玉)·국광(國光)·인도 등인데, 최근에는 품질이 우수한 부사가 주종을 이루고 있다.

사과의 성분 중 중요한 것은 당분과 유기산과 펙틴이다.

당분은 10~15% 가량 들어 있는데, 대부분이 과당과 포도당으로 흡수가 잘된다. 유기산은 0.5% 가량 들어 있는데 사과산이 주체이고 구연산·주석산 등도 포함된다. 이들 산은 우리 몸 안에 쌓인 피로 물질을 제거하는 구실을 한다.

펙틴은 1~1.5% 가량 들어 있는데 이것은 탄수화물의 한 가지이다. 펙틴은 채소의 섬유질과 같이 장의 운동을 자극하는 정장 작용을 한다. 또 장의 벽에 젤리 모양의 벽을 만들어 유독성 물질의 흡수를 막고 장 안에서의 이상 발효도 방지한다. 장카타르나 변비에 사과가 좋다는 것은 이 때문이다. 그러나 담석증 환자는 삼가는 것이 좋다.

사과에는 펙틴이 다른 과일보다 많기 때문에 잘 엉겨 잼이나 젤리가 잘 만들어진다. 그 밖에 칼륨이 많아 소금을 너무 많이 섭취하여 생긴 고혈압에서는 칼륨과 나트륨의 평형을 이루어 혈압을 낮게 하여 준다. 사과의 특유한 산뜻한 맛과 에스텔류가 내는 향긋한 냄새는 다른 과일이 따를 수 없는 뛰어난 것이다.

사과에는 비타민류가 많은 것으로 알려져 있으나 사실은 그렇지 않다. 비타민 C가 조금 들어 있고(100g 중 6mg) 비타민 A, B_1, B_2가 미량으로 들어 있을 뿐이다.

사과는 신맛이 나서 흔히 산성인 것으로 아는 사람이 있으나 알칼리성식품이다. 우리나라에서는 거의 생식하나 서양에서는 가공품으로 많이 이용한다. 사과주·사과초·주스·애플소스·애플파이·

구운 사과 등이 그것이다.

사과를 깎거나 갈면 곧 갈색으로 변해버린다. 이것은 사과 속에 들어 있는 클로로겐산과 폴리페놀이 과육 중의 산화 효소와 공기 중의 산소 때문에 산화되어 착색되는 것이다. 이 변색을 방지하려면 소금이나 아스코르빈산(비타민 C)의 묽은 용액을 쓰면 된다.

사과는 0℃ 전후로 습도 85%의 환경에서는 4~5개월의 저장이 가능한데 그 환경에서 기체 조성을 탄산가스 3%, 산소 8~10% 가량으로 조정하고 저장하면(CA 저장) 5~6개월 이상 별로 품질의 변화 없이 저장할 수 있다.

사과는 저장이 비교적 쉽다고 하지만 겨울이 지나면 향기와 산성분, 수분 등이 줄어드는 일이 많아 저장에 대한 연구에 큰 관심이 모여지고 있다.

영국에는 다음과 같은 재미있는 속담이 있다. '오전 중의 과일은 금이요, 낮에서 오후 3시까지는 은이고, 3시에서 6시까지는 철이요, 6시 이후는 납이다.'

아침에 일어나서 먹는 과일은 심신을 상쾌하게 할 뿐 아니라 위의 활동을 촉진해서 소화 흡수에 도움을 준다. 그러나 잠자기 전의 과일은 위에 부담을 크게 준다는 뜻일 것이다.

□ 홍옥 : 수분 86.8% 탄수화물 12.1g 칼슘 4㎎ 인 14㎎ 비타민 A 10I.U. B_1 0.02㎎ 비타민 B_2 0.04㎎ 비타민 C 6㎎.

사과식초

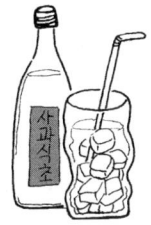

노인들 비만에 좋고 식중독 예방
현기증 · 만성두통 · 피로 해소 효과

『버몬트의 민간요법』이라는 책이 자비스 박사에 의해 공개되자 장수의 비결을 얻은 듯이 한때 떠들썩한 일이 있다. 이 책은 미국 버몬트 주의 민간요법을 실험한 결과를 펴낸 것인데 그중에서 가장 많이 인용되고 있는 것이 사과식초와 꿀이다.

특히 노인의 건강법으로 사과식초를 권장하고 있다. 버몬트에선 꿀 두 수저와 사과식초 두 수저를 섞은 한 컵의 물이 장수의 비결이라는 것이다. 사과식초는 다음과 같은 효과가 있다고 소개되고 있다.

① 식중독 예방 : 식초는 세균에 대해 살균력을 가지고 있기 때문에 여름철에 많은 식중독을 예방할 수 있다.

② 출산 : 식사 때마다 사과식초와 꿀을 섞은 물을 마시게 했더니 아이를 못 가져 고민하던 이가 아이를 가졌다고 한다.

③ 비만치료 : 비만에 고민하던 부인이 식사할 때 사과식초 두 수저를 탄 한 컵의 물을 마셨더니 두 달 만에 허리가 3㎝나 줄어들었다는 것이다. 이것은 사과식초가 피하지질을 분해하므로 날씬하게 하기 때문이다.

④ 고혈압 치료 : 혈압이 300이나 되는 고혈압의 부인이 사과식초를 계속해서 먹고 저단백식을 해서 94세까지 장수했다고.
⑤ 기타 : 피로 해소 효과가 크며 현기증과 목이 아플 때에도 잘 듣는다. 만성의 두통에도 유효하고 가벼운 피부염과 화상에도 좋았다고 한다. 과음을 했을 때 적당히 희석해서 마시면 거뜬해지며 식은땀이 나는 사람에게도 효과가 크다고 한다.

피로할 때 식초산이나 과실 속에 들어 있는 구연산을 먹게 되면 피로가 쉽게 가시는 것은 이미 오래 전부터 알려진 사실이다. 피로할 때 새큼한 것이 먹고 싶고 봄철에서 여름철에 식초가 든 음식이 맛이 있는 것은 생리적인 요구 때문이라고 할 수 있는 것이다.

그러나 위산과다증이나 위궤양이 있는 사람은 삼가야 한다.

그러면 이렇게 여러 모로 효과가 뛰어난 식초는 꼭 사과식초이어야만 하는가?

그렇지만은 않다. 빙초산을 물에 탄 것은 여러 가지 문제점이 많기 때문에 쓰지 말고 포도나 사과 등으로 만든 과실초나 곡류를 써서 만든 양조식초를 먹어야만 효과를 기대할 수가 있고 부작용도 없는 것이다.

▫ 수분 92.1% 탄수화물 2.6g 칼슘 2mg 인 6mg 비타민 B_1 0.02mg 비타민 B_2 0.01mg.

사슴

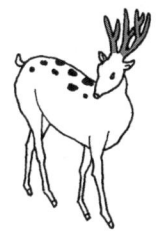

지질 적어 맛 담백
장기 튼튼하게 해 주고 혈액순환 도움

사슴은 사슴과에 속하는 짐승으로 옛날부터 날씬한 몸매와 빠른 동작 등으로 다른 야생동물에 비해 귀하게 여겨져 왔다. 사슴이라면 더구나 생각하듯 강장제로 알려져 옛날부터 널리 이용되고 있는 녹용을 생각하게 된다. 이와 함께 사슴고기나 피도 강장제로 여겨진다.

사슴고기는 지질이 비교적 적어 담백하고 연해 맛이 좋다. 또 냄새도 나지 않아 우리나라는 물론 외국에서도 옛날부터 아주 귀한 것으로 여긴다.

특히 사슴고기가 맛있는 계절은 늦여름에서 가을철로 알려져 있다. 그러나 이 시기는 사냥이 금지된 시절이다.

보통 구워서 먹거나 채소와 함께 끓여서 먹고 또는 날로 먹을 수도 있다.

사슴고기는 옛날이나 지금이나 아주 귀하지만 심장·위 등 모든 장기를 튼튼하게 해 주고 혈액순환을 크게 돕는 것으로 알려져 있다. 그래서 흔히 기력을 돋우어주는 고기라고 이야기된다. 그러나 노루(사슴과)는 해독초(解毒草)를 먹는 동물이라고 해서 보약을 먹을 때는 노루고기를 먹지 않는다.

중국에서는 수사슴이 정력을 아주 좋게 해 주는 스물네 가지 식품 중 가장 뛰어난 것으로 전해져 있다. 중국 궁중에서는 인삼을 끓여서 100일 동안 먹인 수사슴을 이용했다. 어떤 경우에는 이 사슴의 코피를 나게 한 뒤 술과 함께 먹었다는 기록도 있다.

사슴의 생식기는 정력을 좋게 하는 이상한 힘을 갖고 있다고 옛날부터 전해지고 있다. 그리고 사슴의 피는 신장을 튼튼하게 하고 정력을 세게 해 준다는 것이다. 사냥꾼들이 노루의 생혈을 마시는 것은 이 때문이다.

노루피의 효능이 어느 정도인지 과학적으로 밝혀지지는 않았으나 몸에 좋다는 것은 기록에 나타나 있고 피를 말려서 강장제로 장복했다는 기록도 있다. 그리고 노루 피에 대한 기대는 녹용의 효능으로 인해 틀림없는 것으로 믿어지고 있기도 한다.

산낙지

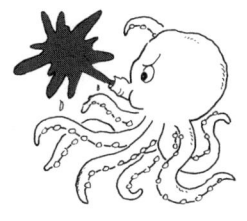

단백질이 풍부한 스태미나 식품
타우린은 간의 작용 돕고 정력 왕성하게

세계보건기구(WHO)의 헌장에 보면 건강을 다음과 같이 정의하고 있다. '육체적, 정신적 및 사회적으로 완전히 양호한 상태를 말하는 것으로 단순히 질병이나 허약하지 않음을 뜻하는 것이 아니다.'

건강이란 한 개인의 심신에만 국한되는 것이 아니고 널리 사회적으로도 양호한 상태를 유지하는 데 도움이 되는 것이다. 그러므로 사람들은 자신과 가족들의 건강을 잘 관리할 수 있는 올바른 지식을 갖고 실천하도록 노력하여야 하는 것이다.

목포 지방에서는 여름철에 맥을 못 추는 남성에게 산낙지(그곳에서는 낙자라고 부른다)를 최고의 스태미나 식품으로 추천하고 있다. 그래서 낙지 한 마리가 인삼 한 근과 맞먹는다는 말까지 생겨났다.

꿈틀대는 낙지발이 목구멍을 막거나 창자를 뚫지나 않을까 해서 망설이는 것이 처음 대하는 이의 걱정이다. 몬도가네식의 이 산낙지는 목구멍을 넘어갈 때까지도 꿈틀대어 그 끈질긴 생명력을 사람들은 부러워하는 것인지도 모른다.

뜨거운 물에 살짝 데쳐 초고추장에 찍어 먹다 보면 날것으로 먹는 단계로 자연스럽게 넘어간다고 한다. 일단 산낙지에 맛을 들인 사람은 '번거로운 요리법이나 양념이 필요 없고 깨끗이 헹궈 풋고추, 쪽마늘과 된장에 참기름 몇 방울을 떨어뜨리면 되므로 아무 곳에서나 즐길 수 있다'고 칭찬이 대단하다.

산낙지의 주성분은 단백질(14.6%)이다. 사람 몸에 스트레스가 가해지면 체내의 단백질은 평상시보다 더 많이 분해되므로 어려움을 견디고 생활하는 현대인에겐 양질의 단백질이 스태미나 식품이 되는 것이다. 낙지를 구성하고 있는 단백질에는 필수아미노산의 함량이 많아 그 영양가가 높다.

단백질이 부족하면 성호르몬의 분비도 줄어든다. 따라서 단백질이 모자라는 식사를 하면 스트레스와 섹스에 약해지는 것은 당연하다 하겠다.

단백질을 구성하는 아미노산은 전지 속에서 전류를 전하는 것과 비슷하게 사람에게 전달 작용을 하는 것이다. 뇌의 신경세포와 조직에 영향을 주고 사고에 관여하는 부분이 빨리 활동할 수 있게 한다.

단백질의 결핍은 세포의 아사(餓死)를 뜻하는 것이다. 중년기에 단백질의 공급이 제대로 되지 않으면 뇌세포의 재생에 지장을 받게 되어 뇌의 적절한 기능을 발휘하지 못하게 된다. 사람 뇌의 무게는 평균 30살일 때 1,300g인데 50살부터는 줄어들며 80살에선 약 10%가 감소된다. 이것은 뇌세포가 위축되기 때문이다. 낙지에도 콜레스테롤의 함량이 많으므로 참기름을 쳐서 먹는 것은 매우 합리적인 일이다.

낙지나 문어 등에는 특수 성분으로 타우린이라는 성분이 들어 있어 고유한 맛을 주고 있다. 이 타우린이 맛만 있는 것이 아니라 성력을 도우며 냉감증을 고치는 힘이 있는 사실이 밝혀져 마시는 약과 주사약으로까지 개발되었다. 수산연체동물의 근육에서 추출된 타우린은 간의 작용을 도우며 신진대사를 왕성하게 하여 정력을 증가시킨다는 것이다. 흡반이 달린 낙지발에서 이러한 미약이 만들어지고 있는 것은 흥미 있는 일이 아닐 수 없다.

□ 수분 86.2% 단백질 11.1g 지질 0.4g 칼슘 18mg 인 122mg.

산딸기

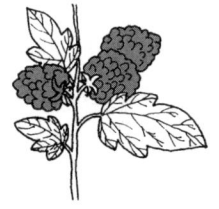

칼슘·철분이 많은 알칼리성 과실
향기·산미 강해 술 담그면 일품

양기가 부족해서 비실비실하던 사람이 산에서 산신령을 만나 산딸기를 먹으라는 말을 듣고 산딸기를 먹었더니 양기가 소생해서 소변의 힘이 얼마나 강했던지 요강을 뒤엎었다고 한다. 그래서 산딸기의 별명이 복분자(覆盆子)가 되었다고 한다.

『본초강목(本草綱目)』에 보면 신장에 좋으며 간을 보하고 양기를 일으킨다고 소개되어 있고 피부를 곱게 하며 머리를 검게 하고 폐질환에도 잘 듣는다고 기록되어 있다.

향기가 높고 신맛이 강해 새콤달콤해 우리에게 신선미를 안겨 주는 훌륭한 과실이지만 양딸기만큼 한꺼번에 많이 먹을 수는 없다.

산딸기는 장미과에 속하는 낙엽 활엽 관목인데 높이는 1~2m 가량이다. 온몸에 가시가 나고 잎은 난형 또는 넓은 타원형이며 3~5갈래로 째져 있다. 5월에 흰 꽃이 피며 과실군은 거의 둥근 모양이다.

7월에 홍흑색으로 익는데 요즈음은 외국의 개량 품종이 들어와 6월부터 먹을 수 있게 되었다. 산이나 들 또는 화전지대에 흔히 나는데 과실은 옛날부터 식용과 약용으로 해왔다.

산딸기는 칼슘과 철분이 많은 알칼리성식품이다. 새큼한 맛은 구연산, 사과산 등인데 1.5% 가량 들어 있다. 향기가 높고 산미가 많아 술을 담그면 빛깔이 좋은 과실주가 된다.

구라파에서 미대륙으로 신천지를 찾아간 청교도들은 풍부한 산딸기(라스베리)를 보고 생식도 했고 젤리를 만들어 개척의 괴로움을 많이 달랠 수 있었다고 한다. 그래서 미국에선 19세기 중엽부터 그 품종개량이 이루어져 우수한 레드라스베리가 육성되었다.

열매를 따면 꼭지가 나무에 남아 열매는 가운데가 빈 모자 모양이 되므로 별명으로 레드캡(붉은 모자)이라고 부른다. 검정색의 블랙베리도 있는데 이것은 꼭지가 떨어지지 않아 열매가 모자 모양이 되지 않는다.

복숭아나 살구와 마찬가지로 씨가 들어 있는 석과가 여러 개 모여서 된 집합과인 것이 특색이어서 먹을 때 씨가 아작아작 씹힌다.

☐ 수분 87.0% 탄수화물 9.2g 칼슘 4mg 인 32mg 철 0.9mg 비타민 A 392I.U. 비타민 C 29mg.

산초

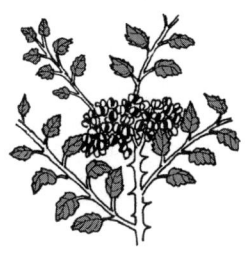

상쾌하고 매운맛 나는 향신료
내장 자극제로 건위·정장에 효과

추어탕에 산초가 빠지면 칼칼한 맛이 없어 제 맛을 찾기 어려울 것이다. 식품의 재료가 좋지 않든지 고약한 비린내 등을 없애 주기도 하며, 식욕증진 효과를 아울러 갖는 것이 향신료이다.

향신료를 가장 많이 적절하게 쓰는 것으로 알려져 있는 중국 요리에도 산초는 많이 쓰인다. 오향(五香)이라는 혼합 향신료는 산초·회양·계피·정향·진피의 다섯 가지를 혼합한 것이다.

산초나무는 귤과 마찬가지로 운향과에 속하는 낙엽 활엽의 관목이다. 한방에서는 건조한 과실을 '산초(山椒)', 과피는 '천초(川椒)'라 하여 위장약에 써 왔고, 목재로는 지팡이를 만들기도 하였다.

한국 각지와 중국과 일본에 분포한다. 산초 잎과 어린 열매는 그대로 이용하여 익은 열매는 말려서 가루로 쓴다. 상쾌한 향기와 매운 맛이 독특하다.

산초 과피의 연한 조직 속에는 정유(精油)가 2~4% 들어 있는데 시트로네랄·제라니올·대펜텐·오이게놀 등으로 구성되어 있어 좋은 향기를 내게 된디. 산초의 매큼한 맛은 산시올이라는 성분 때문이다. 한방에서 쓰는 과피는 말려서 쓴다.

향신료란 내장 기능을 자극해서 식욕 증진을 꾀할 목적으로 쓰여 왔다. 산초는 일종의 내장 자극제이며, 건위·정장약으로도 이용이 된다. 매운 성분의 산시올은 국부 마취성의 작용이 강하고 살충 효과가 있어 벌레와 생선의 독을 제거한다고 한다.

체력이 떨어져 주로 내장 특히 창자가 냉해서 복통이 심할 때에 효과가 크다. 보온의 효과가 있으므로 몸이 찬 사람에게도 좋고, 창자에 차있는 가스를 밖으로 배출하는 작용도 있다.

의약용으로 피부병에도 효과가 있다고 하며, 옻이 올랐을 때 산초 잎을 달여서 피부를 씻든지 목욕물에 넣고 목욕을 하면 잘 낫는다고 전한다.

산초에는 강정 작용도 있으므로 과실주로 응용할 수가 있다. 과피 속의 씨앗이 6월까지는 흰데(이때가 향신료로 제일 좋다) 그 후에 검게 되므로 약용으로 할 것은 그때에 딴다.

산초에는 해독 작용 뿐 아니라 마취성도 있으므로 많은 양을 오래 먹으면 좋지 않다고 한다.

살구

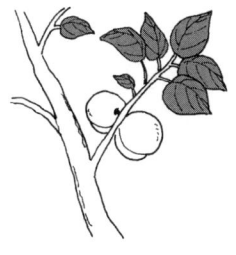

유기산 많아 피로 해소 효과
행인수(杏仁水) 만들어 거담제로 이용

    살구는 중국 북부가 원산지인데 지금은 세계 각처에 재배되고 있으며 식용과 약용으로 많이 쓰이고 있다.
    심은 후 3년째부터 열매가 맺기 시작하며 40~50년간 경제적인 수확을 할 수가 있다. 10ha당 1,000~1,500kg을 수확할 수 있다.
    살구가 나무에서 잘 익으면 맛이 썩 좋은데 유통되는 동안에 상처가 나기 쉽고 덜 익은 것은 너무 시어 생식하기가 어려워 말린 건과로 하든지 잼이나 시럽으로 가공되기도 한다.
    서양 살구는 동양산의 것보다 크고 맛이 좋아 말린 살구나 잼의 품질이 아주 좋다.
    중국에서 건너간 살구가 여름철에 비교적 건조한 남유럽의 풍토에 순화되어 품질이 좋아졌는데 습기가 많은 우리나라엔 적응하기가 어렵다.
    꽃은 4월에 연분홍빛으로 곱게 피는데 한명으로는 행화(杏花)라고 한다. 중국 산서성에 있는 행화촌은 널리 알려진 술의 고장이다. '지나던 길손이 목동을 보고 주막을 물으니 먼 행화촌을 손으로 가리키더라' 하는 두보(杜甫)의 시로도 알려져 있다.

열매는 둥근데 누렇게 익으며 그 안에 든 씨앗은 엷은 적갈색의 껍질로 싸였으며 눌려 있는 평평한 모양이고 한명으로는 행인(杏仁)이라 한다.

유기산으로 구연산과 사과산이 비교적 많아 1.5~3.5%나 들어 있다. 구연산과 사과산은 신진대사를 도와주는 효과가 있어 여름철 체력이 감퇴할 때 크게 도움을 준다. 비타민 A가 풍부한 것도 특징이다.

살구씨 즉 행인에서 행인수를 만들어 거담제로 양의에서 이용해 왔는데 한방에서는 씨앗 전체를 이용한다. 행인에는 지질이 35%, 아미그달린이라는 성분이 약 3% 들어 있어 약효를 내는 것이다.

푸른 살구를 껍질을 벗기고 소금에 절였다가 물에 담가서 시고 짠맛을 뺀 뒤에 꿀이나 설탕에 조린 살구정과는 맛이 색다르다.

살구씨를 끓는 물에 담가 껍질을 벗기고 꿀물에 잠깐 조린 살구씨정과는 가래가 많은 사람에게 좋은 식품이다.

익은 살구를 쪄서 으깨어 체에 거른 다음 녹말을 넣고 끓인 꿀을 쳐서 만든 살구편은 별미식품으로 손꼽힌다.

□ 수분 91.4% 탄수화물 6.8g 칼슘 9mg 인 23mg 비타민 A 2,200I.U. 비타민 C 9mg.

상어

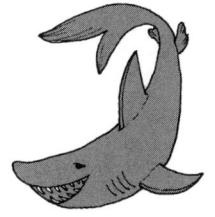

모든 장기를 보해 주는 식품으로 알려져
철갑상어의 알젓인 캐비어는 세계적인 진미

　상어(沙魚)는 교류(鮫類)에 속해 있는 바닷물고기이다. 고래상어·팽이상어·돌상어·악상어·수염상어·별상어·철갑상어 등을 통틀이 말할 수 있다.
　행동이 민첩하고 성질이 사납다. 알을 낳지 않고 대부분 태생으로 직접 새끼를 낳는다. 상어는 열대 지방의 깊은 바다에서 주로 서식한다. 살은 식용하고 껍질은 말려 물건을 매끈하게 문지르는 데 사용하는가 하면 구두와 각종 공구의 장식용으로 쓰인다.
　상어백숙·상어산적·상어찜·상어포 등 다양하게 요리해서 먹을 수 있다.
　여자가 상어 고기를 먹으면 성격이 난폭하고 사나와진다는 말이 전해지고 있으나 이는 상어가 사납다는 데서 나온 전혀 근거 없는 낭설이다.
　상어는 우리 몸의 모든 장기(臟器)를 보해 주는 식품으로 알려져 있다. 특히 포나 회를 오랫동안 계속해서 먹으면 허약한 체질을 강하게 해준다.

껍질은 토혈과 식중독을 치료해 주는 것으로 알려져 있다. 또 각종 독충에 쏘인 데도 좋은 것으로 되어 있다. 물고기를 먹고 체한 데도 좋다. 이때는 껍질을 달여 먹거나 태워 가루를 적당량 먹는다.

상어 중에서도 카스피 해에 사는 철갑상어(sturgeon)의 알젓은 캐비어(caviar)로 세계의 진미로 알려져 있으나 최고품은 금값과 버금할 만큼 비싸, 서민의 맛은 아니다.

세계 산출량의 절반 이상을 소련이 차지하고 있었으나, 카스피 해의 수질오염으로 해마다 캐비어 산출량은 줄어 30년 전엔 연간 30,000톤(소련・이란)이었던 것이 지금은 3,000톤에 불과하다.

1992년에서 다음 해에 걸쳐 쿠바에서 암에 대한 임상 결과가 있었는데 이것이 미국 TV 60분에서 방송되어 큰 화제가 되었다. 그 후 93년에 두 번이나 재방송되어 더욱 주목받게 되었다.

상어 연골 100%의 분말이 카티레이드이다. 1960년부터 이루어진 연구에서 세균이나 바이러스, 화학물질 등에 대해서 특수한 항체를 만든다는 면역기능이 밝혀졌다.

상어의 온몸이 혈관이 없는 연골로 구성되고 있고 그 연골에 함유되는 항맥관 형성성분이 암 억제가 기대된다는 것이다. 상어 연골에는 항맥관 형성성분인 단백질이 3종류 알려지고 있다.

이 단백질이 연골에 함유되는 뮤코다당체(복합 탄수화물)의 콘드로이친황산A나 C와 협력해서 효과를 내는 것이다. 콘드로이친황산A나 C에는 염증 억제 효과가 있다.

상어 연골은 유암, 전립선암, 중추신경조직암, 췌장암 등 신생 혈관의 형성이 보다 왕성한 고형암에 대해서 유효하다고 한다. 이에 대해 림프종, 호지킨병, 백혈병은 신생혈관의 형성과 질병 진행이 직접 관계하지 않기 때문에 그다지 효과가 없는 것으로 생각되고 있다. 암 이외에도 신생혈관의 형성에 의해 발견하거나 증세가 촉진되는 질환에 대해서는 효과가 기대된다.

건선, 당뇨병성 망막증, 혈관 신생 녹내장, 골관절증이나 만성 류

마티스 관절염 등은 신생혈관과 관련이 있는 대표적인 것이다.

　세계식량기구(FDA)가 의약품으로써의 유효성을 검토 중에 있다.

　그 효용은 다음과 같다.

　① 염증 억제작용이 있다.

　② 신생혈관을 형성하는 고형암에 효과가 기대된다.

　□ 수분 72% 단백질 16.2g 지질 10.0g 회분 1.5g 칼슘 6㎎ 인 131㎎ 철 2.0㎎ 비타민 A 700I.U.

상어지느러미와 제비집

주성분은 교질 단백질
노화 방지·암 예방에 효과

　세계적으로 널리 알려져 있는 중국요리 중에서 노인들을 위해 특히 좋은 장수 식품으로 알려져 있는 것에 상어지느러미와 제비집이 있다.
　상어지느러미가 나오는 연회를 '위츠시(魚翅席)'라고 하며 제비집이 나오는 연회는 '옌차이시(燕菜席)'라고 한다.
　상어지느러미가 요리용으로 문헌에 나오기는 명나라 때부터의 일이다. 정화(鄭和) 장군이 인도양에 나갔을 때 상어지느러미를 얻어 영락(永樂) 황제에게 바쳤다고 한다.
　중국에서는 얻어지는 양이 적어 대부분 수입에 의존하고 있는데 우리나라산도 한몫을 차지하고 있다.
　상어지느러미는 햇볕에 말려 무미·무색·무취인데 닭고기·오리고기·돼지·새우 등과 섞어 최고의 요리를 만든다. 상어의 종류나 등, 가슴, 꼬리 등 부위에 따라 품질의 차이가 크다. 등지느러미가 가장 좋고 가슴지느러미는 하급이다. 냉동품보다는 말린 것으로 벌레 먹은 것을 더 친다.
　지느러미의 주성분은 단백질(83%)인데 아교질(阿膠質)이다. 아교질에 들어 있는 콘드로이친이라는 성분은 노화 방지에 뛰어난 효과가 있으며 제암(制癌) 작용도 있다는 보고도 있어 건강식으로 확실히 뛰어난 것이다.

제비집이라면 우리나라의 것을 생각하게 되나 전혀 다르다. 남방의 바다제비집으로, 동굴의 절벽에 둥우리를 지은 것이어서 그것을 채집하려면 목숨을 걸 정도의 어려움이 뒤따르므로 더 귀중하게 여기는지도 모른다.

이것 역시 정화 장군이 황제께 바친 것이라 한다. 주산지는 태국, 베트남, 보르네오, 스마트라, 마다카스카르인데 색깔이 진한 것일수록 깃털이 많이 섞여 있어 질이 떨어진다.

이 제비집은 해초와 생선지느러미 등이 주재료로서, 성분은 교질 단백질로 보양 강정식으로 알려져 있으며 『본초강목습유(本草綱目拾遺)』에는 피부를 윤택하게 하며 혈액에 유익해서 생기를 나게 한다(潤燥澤枯生律益血)고 소개되어 있다.

물에 불리면 약 20배나 불어난다. 인공사육을 한 것(臘燕, 人造燕窩)은 우뭇가사리나 한천 같은 것으로 되어 있어 쉽게 구별된다.

제비집은 오래 보존해도 벌레가 끼지 않으며 곰팡이도 슬지 않고 수세미 같은 망상으로 되어 있다.

한방에선 결핵환자에게 좋은 것으로 전래되고 있다.

칼로리가 낮으므로 성인병을 걱정하는 사람에게 좋은 식품이다.

상추

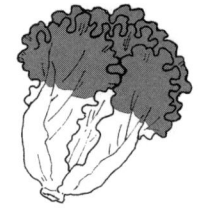

식욕을 돋우며 영양 풍부
많이 먹으면 수면제 역할

상추쌈은 여름 별미로 사랑을 받아 왔는데 여러 가지 양념을 넣은 된장을 발라서 싸먹는 상추쌈은 식욕을 잃기 쉬운 봄과 여름철에 아주 좋은 것이다.

상추에 많은 비타민과 함께 참기름, 마늘, 파가 든 된장을 곁들여 발라 먹는 것은 맛뿐만 아니라 영양도 풍부한 것이다.

상추의 원산지는 유럽인데, 지금은 전 세계적으로 널리 재배되며 종류가 매우 많다. 서양 채소로 알려진 상추는 결구성(結球性) 상추인데 주로 샐러드용으로 생식하고 있다.

상추는 사각사각하고 약간의 쓴맛과 특유한 맛이 있어 생식용으로 수요가 크다.

당류는 대부분이 포도당인데 설탕과 과당이 들어 있다. 유리아미노산으로 류신과 발린이 다른 채소보다 많으며, 리신·티로신·페닐알라닌·알라닌도 비교적 많다. 채소치고는 비타민 C가 적고, 향기성분은 알파·아미노·낙산황산염이 주성분이다.

사과산(0.1%)과 구연산(0.02%)이 있으며, 감칠맛 성분으로 아데닐산(1㎎)이 들어 있다.

한명은 '와거(萵苣)' 또는 '월강초(越江草)'라고 한다.

식욕을 돋우는 식품이며, 많이 먹으면 잠이 많아진다. 잠을 잘 이루지 못하는 사람에게 수면제 역할을 해 주는데, 그 성분이 락투카리움(lactucarium)으로 알려져 있다. 줄기를 자르면 흰 즙이 나오는데 그 안에 특수 성분이 있다.

불면증·황달·빈혈·신경과민 등에 날것으로 먹으면 치료 효과가 있으며 누런 이를 희게 한다고 한다.

젖이 잘 안 나올 때 짓찧어 물에 타 먹으면 좋고 담이 결리는 데도 잎을 환부에 부치면 효험이 있다고 한다.

타박상에도 싱싱한 잎에서 얻은 즙을 바르면 좋고, 피를 깨끗하게 하는 정혈제로도 좋다고 한다.

□ 수분 93.4% 단백질 2.2g 탄수화물 3.1g 칼슘 106㎎ 인 26㎎ 철 4.7㎎ 비타민 A 4,480I.U. 비타민 C 6㎎.

새우

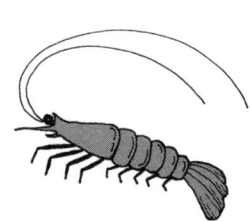

단백질·칼슘 풍부한 일급 강정식품
말린 새우는 단백질 더 많아

새우에는 종류가 매우 많고 전 세계에서 널리 애용되고 있어 우리의 속담에도 '고래 싸움에 새우등 터진다'거나 '새우 싸움에 고래등 터진다'고 하는 말이 있다.

혼자서 여행을 할 때 여행지에서 새우를 먹지 말라는 말이 중국 의서인 『본초강목(本草綱目)』에 나온다. 이 책은 초목이나 꽃·생선·육류 등을 약용으로 사용하려면 그 처방을 어떻게 하면 되는가를 기술한 한방 고전이다.

이 책에 따르면 새우(蝦)는 양기를 왕성하게 하는 식품으로는 제 일급에 속한다고 한다. 남성의 양기를 북돋워 주는 새우는 신장을 강하게 하는 식품이라는 것이다. 한방에서는 신장(腎臟)을 매우 중시하는데, 모든 스태미나는 신장에서 비롯된다고 믿는 것이다.

뒤집어 이야기하면, 신장에 좋은 식품이면 온몸의 혈액순환이 잘 되어 기력이 충실해져 필연적으로 양기를 돋우게 된다는 것이다.

백년해로를 희구하는 것은 인지상정인데, 새우처럼 허리가 굽어도 건강하기를 바라고 있다. '총각은 새우를 삼가야 한다'는 말이 생겨났을 정도로 새우는 정력 식품임에 틀림없다.

새우는 갑각류(甲殼類) 중 장미류(長尾類)에 속하는 종류를 말하는데, 두흉부(頭胸部), 복부(腹部), 미부(尾部)의 세 부분으로 형성되어 있고, 참새우·대하·보리새우 등 종류가 많다.

　새우 속의 단백질은 필수아미노산이 많은데, 글리신이라는 아미노산과 베타인이 있어 새우 고유의 풍미를 주게 된다.

　대하는 대형 새우로 몸길이가 30~40cm되고 갑각이 딱딱하며 앞에는 갈퀴 모양으로 구부러진 가시가 한 쌍 있다. 고기 맛이 좋으나 먹을 수 있는 부분이 50%밖에 안 된다.

　소금에 절이거나 튀김 또는 소금물에 찐 것을 마요네즈에 찍어 먹기도 하는데, 축하용 식사 때의 장식품으로 귀중한 것이다.

　새우류의 갑각(껍질)은 당분과 단백질이 결합한 당단백질인데 가열하면 적흑색이던 것이 고운 적색으로 변한다. 이것은 먹어도 소화가 되지 않는다.

　새우가 강장 식품으로 손꼽히는 이유로는 단백질과 칼슘을 비롯한 무기질·비타민 등으로 풀이할 수 있겠다. 말린 새우에는 60%나 단백질이 들어 있어 단연 타의 추종을 불허하고 있다.

　새우가 강장제로 생각되는 것으로는 그 왕성한 번식력에 연유하는 것으로도 볼 수 있다. 새우 중에는 한 번에 10만 이상을 산란하는 것도 있어 물고기의 먹이가 되지만 멸종되지 않는다.

　새우의 맛은 바다 것보다 민물 새우가 맛이 좋다고 한다. 중국에서는 말린 새우를 하미(蝦米)라고 해서 여러 가지 요리에 쓰고 있다.

　새우의 뇌(머리의 노란 부분), 정소(등에 있는 길고 노란 물질), 간장(짜면 붉어지는 액체), 난자 등은 풍부한 단백질원으로 우수하다.

　색다른 새우 요리의 하나로 취하(醉蝦)라는 것이 있다. 산새우를 술에 삶아먹는 것인데, 삶은 새우를 자기가 좋아하는 조미료를 묻혀 먹으며, 그 맛이 색다르고 좋다.

　담수나 연못 등의 풀숲에 사는 물새우가 있는데 생이, 애새우, 토하라고도 한다. 몸길이는 3.5cm 가량인데 생식할 수 없으나 우리나라에서는 젓을 담가 먹거나 무와 함께 쪄서 반찬으로 먹는다. 이 젓을 '토하젓'이라고 하는데 파, 고춧가루 등의 양념을 해서 먹는다. 이 물새우의 성분은 단백질 16.2%, 지질 1.2%, 회분 4.2%이다.

□ 중하 생것 : 단백질 20.1g 지질 0.9g 회분 1.7g 칼슘 77mg 인 260mg 철 2.6mg.

생 강

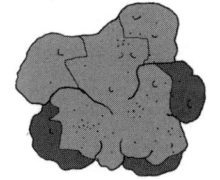

적당량 섭취는 향신료로서 식욕 증진 효과
비린내를 없애 주며, 살균 작용·약용

생강은 먼 옛날부터 열대 아시아에서 재배되어 왔는데 인도가 원산지로 추정되고 있다. 향신료로 이용되어 온 역사도 오래 되었으며, 비대한 뿌리줄기를 이용한다.

20℃ 정도가 생육에 가장 알맞으며 추위에 내한 저항력이 약하므로 햇볕이 잘 드는 곳이 좋다. 생강은 싹이 트는 종자가 거의 얻어지지 않기 때문에 뿌리줄기를 쪼개어 번식시킨다.

우리나라에도 고려 현종(1018년)의 기록으로 보아, 재배된 지가 오래된 것을 알 수 있다. 유럽에는 아랍 상인들에 의해서 1세기 전에 전해졌으며, 9세기에 프랑스·독일에 향신료로 보급되었다고 한다.

『예기(禮記)』(B.C. 91~49)에 보면 공자께서도 자주 생강을 드셨다고 기록되어 있다. 중국산 생강은 품질이 우수해서 처음 유럽에 수입되었을 때 그들은 우수한 품종에 놀라 인도산과는 다른 종류로 알았다고 한다. 생강은 수분이 많아 저장성이 나빠 대부분이 건조품인 건강(乾薑)으로 유통된다.

상품으로는 흑생강과 백생강이 있다. 지상부가 모두 시들기 시작한 때 지하경(地下莖)을 캐고 열탕 중에서 발아 방지 처리를 한 다음 곧 건조한 것이 흑생강이다. 표면이 회색, 내피는 갈색, 육질은 황색이다. 지하경 외피의 일부 또는 전부를 벗기고 씻은 후 천일 건조한 것이 백생강이다. 곤충 피해를 막기 위해 석회 처리를 하기도 한다. 백생강은 백색 또는 담황색이다.

정유 성분의 향기성분은 진기베린, 진기베롤, 캄펜, 보르네올이다. 생강의 매운맛 성분은 진게론과 쇼가올이다. 동물에게 진게론을 많이 먹이면 운동중추가 마비된다. 그러나 보통 사람이 먹는 정도의 양이면 영향이 없으며, 도리어 향신료로서 식욕 증진 효과가 있다.

생강은 설탕에 재워 만든 편강, 건조분말에 용매를 써서 추출한 올레오레진, 생강가루를 수증기 증류해서 얻어지는 생강유 등으로 이용한다. 여하간 생강은 고기·생선의 비린내를 없애는 데 없어서는 안 될 양념으로 파·마늘과 함께 널리 쓰인다. 김치에도 넣고 생강차로도 마시며 생강엿을 만들기도 한다.

생강은 양념으로서보다도 독특한 약리작용으로 한방의 중요한 재료가 되어 왔다. 위를 튼튼히 하고 토하려고 할 때 가라앉혀 주며, 기침과 딸꾹질을 멈추게 한다. 차멀미를 할 때 편강을 씹으면 좋다.

식욕증진과 약의 맛을 좋게 하며, 음식과 약의 흡수를 크게 돕는 것으로 알려져 있다. 카레의 제조에도 쓰인다.

생강은 위를 따스하게 해 주는 작용이 있기도 하다. 찬 것을 너무 많이 마셔 토하려고 할 때 따끈한 생강차를 마시면 좋다. 증세가 심할 때는 생강즙을 한 숟가락쯤 먹으면 뱃속이 훈훈해진다.

생강 정유는 티프스균, 콜레라균 등 세균에 대해 살균 작용이 있기 때문에 생선회와 곁들여 먹는 것은 매우 합리적이다.

버터 등을 넣고 만드는 과자, 쿠키 등을 만들 때 생강을 섞으면 버터의 산화가 방지되어 좋다. 또 생강에는 효소로 디아스타제가 있으므로 육회 등 조리에 활용하면 부드러워진다.

□ 수분 81.7% 단백질 2.2g 탄수화물 14.3g 칼슘 20mg 인 14mg 비타민 C 5mg.

생수

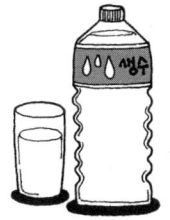

몸의 신진대사에 절대 필요
적당한 광물질·무기질 들어 있는 물이 좋아

우리 몸의 70%는 물로 되어 있다. 과일도 90% 정도이고 시원한 과일일수록 물의 함량이 많아진다. 공기의 고마움을 모르듯 우리는 물의 고마움을 모르고 있다.

그러나 성인은 하루 2.5ℓ씩 물을 내보내고 그만큼 보충해야 한다. 물을 한모금도 마시지 않으면 길어야 4, 5일 정도밖에 살 수 없다. 이 경우 하루 1.5ℓ는 배설된다. 소변으로 0.6ℓ, 보이지 않는 땀으로 0.6ℓ, 숨쉴 때 0.3ℓ 등이다.

사람이 늙어 주름이 지는 것은 물이 부족해서이고, 콜레라가 무서운 것도 바로 이 물이 부족해지기 때문이다.

물의 성분은 간단히 수소 두 분자와 산소 하나로 되어 있다. 고체·액체·기체 아무 상태로 되어 있으나 형태는 가지각색이다.

결합수·증류수·화합수·연소수(燃燒水)·유리수(遊離水)·경수·연수·중수·석회수·대사수·우수(雨水)·혈청수·지상수·지하수·온천수·냉수·온수·약수·향수·콜라·술·사이다 등 물의 종류는 아주 많다.

물방울 한 분자에는 6×10^{21}개의 원자가 있다. 6조의 10억 배이다. 사람이 일생 동안 먹는 물은 약 50톤으로 트럭으로 20대 가까이 된다. 사람에 따라 차이가 있어 용광로 부근에서 작업하는 사람은 하루 한 말(10ℓ)을 먹어도 괜찮다.

이 물은 우리 몸의 각종 성분을 녹이는 용매로 신진대사에 절대 필요하다. 소화된 영양분의 흡수, 노폐물의 배설, 혈액 및 내분비물 세포내의 각종 생리작용에 관여한다. 따라서 건강을 좌우하는 큰 요인이 되고 있다.

물맛이 다른 것은 포함되어 있는 광물질에 차이가 나기 때문이다. 수돗물 맛이 우물 맛만 못하다는 것은 이 때문인데 술을 만들 때 우물물을 쓰는 것은 물맛과 함께 수분의 광물질이 주효모(酒酵母)의 발육에 영향을 주기 때문이다.

건강에 좋은 물은 적당한 광물질, 무기질이 들어 있는 것인데 약수(藥水)가 좋다는 것은 소량의 탄산가스와 광물질이 녹아 있어 위장의 컨디션을 좋게 하고 통변과 식욕을 증진시켜 주는 이들 용해물질이 많아서이다.

일종의 불순물인 이 용해질은 보통 물에 3.5% 정도 들어 있다. 이 이상이면 해롭다. 칼슘과 마그네슘이 많은 유럽의 물을 마시면 설사를 일으키기도 하고 우물물에 포함된 황산이온은 뇌일혈에, 규산은 고혈압에 나쁜 영향을 주기도 한다.

음료수 안의 불소는 치아를 튼튼히 해 충치를 예방해 주는데 심하면 누런 반점이 얼룩거리기도 한다. 유성 근방의 우물은 불소가 많아 충치를 모르는 지방으로 알려져 있다.

이밖에 물을 치료 목적으로도 쓴다. 이른 아침 빈속에 한 컵 정도의 물을 마시면 변비를 없애 주고 피부 미용제의 역할도 한다.

혈액순환·림프액 활동·체온 조절·생리세포의 신진대사 등에도 효과가 크다. 술을 먹은 뒤 술 양의 2~3배를 먹으면 술에 의한 피해를 막을 수 있다.

특히 물을 약으로 쓰려면 생수가 좋아 구미에서는 생수를 마셔 질병의 50%는 예방할 수 있다는 보고도 있다.

물의 약효를 내는 무기질은 함유량이 적당해야 하므로 없는 편이 오히려 나을 수도 있다. 각국에서 제정 규제하고 있는 상수도는 바로 이 무기질을 규제하는 것인데 우리나라도 광물질뿐 아니라 염소이온 등 10여 가지 무기질을 규제하고 있다.

천연수에는 무기염류가 있는데 우리나라 물맛이 좋고 건강에도 유익한 것은 무기염류가 적당량 포함되어 있기 때문이다.

무색무취인 물이지만 약간 산성인 것이 맛은 좋다. 냉수는 수온 13℃에서 뜨거운 것은 69℃에서 가장 맛이 좋으며 증류수 같은 맹물보다는 약간의 염류나 탄산가스가 있어야 맛이 좋다. 지하수나 산간 계곡의 물이 이러한 성분을 가진 대표적인 물이다.

우리가 가지고 있는 수분의 10%가 부족하면 탈수증으로 위험 상태가 되고 20%면 죽게 된다. 갈증은 체내 수분 부족 때문이 아니라 광물질 농도가 높을 때도 나타난다.

물을 너무 먹었을 때는 혈액 속의 광물질 농도가 내려간다. 어느 정도는 콩팥을 통해 나가지만 한계를 넘으면 뇌하수체의 항이뇨 호르몬을 비롯한 물 대사에 관여하는 여러 호르몬 용질의 역할이 마비된다. 그러면 물이 세포 안으로 빨려들고 몸이 붓고 정신이 몽롱해지는 상태가 된다.

석류

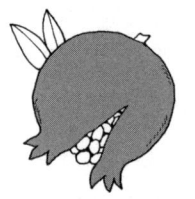

단맛과 빛깔로 한몫하는 고급 식품
강장제로서의 약효 뛰어나

석류(石榴)는 석류나무의 열매를 말한다. 석류나무는 석류과에 속하는 낙엽 활엽 교목이다. 즙은 신맛이 나면서 무척 달고 빛깔 또한 아름다워 고급식품으로 꼽힌다. 그 약효는 옛날부터 강장제로 알려져 있다.

석류 껍질은 한방에서 석류피(石榴皮)라 하여 설사·이질·복통·대하증 등에 수축제로 사용하고 각종 기생충 특히 촌충의 구충약으로 쓴다. 촌충 구제를 위해선 하루 50g을 달여 2~3일 계속해서 먹는다.

꽃은 엽차용으로 사용할 수 있다. 꽃으로 만든 엽차는 장을 편안케 하는 정장(整腸) 작용을 하는 것으로 전해지고 있다. 정장을 위해서는 하루 10g 정도의 꽃을 달여 먹는다. 너무 많은 양을 한꺼번에 달여 먹으면 도리어 몸에 해롭다.

나무뿌리의 껍질을 짓찧어 뽑아낸 즙은 무좀에 더없이 좋은 치료제가 된다.

치통엔 잎 또는 과일을 약간 달여 먹으면 효과가 있다. 입에서 고약한 냄새가 난다든지 충치가 있을 때 잎을 달인 물로 양치질을 하면 좋다.

껍질이나 뿌리를 달인 물은 감기에 효험이 있는 것으로 알려져 있다.

석류의 속은 주로 식용에 사용하며 석류의 껍질과 나뭇가지의 껍질 및 뿌리는 약용으로 사용한다. 나무와 뿌리의 껍질에는 페레치에린·아소페레치에린·메틸페레치에린 등의 알카로이드를 함유하고 있고 탄닌산 등을 갖고 있다.

한방에서는 만성 설사엔 껍질을 말려 가루를 내어 미음에 매회 3돈중씩 넣어 먹으면 낫는 것으로 전해진다.

꽃을 달인 물은 자궁내막염에도 좋다.

천식과 백일해엔 석류껍질에 감초를 조금 넣어 달여 먹는다.

또 감기와 심장병엔 뿌리의 껍질 또는 석류껍질을 달여 먹는다. 하루 용량은 5~10g 정도.

□ 수분 81.1% 탄수화물 17.6g 칼슘 8mg 인 15mg 비타민 C 10mg.

석이

향기와 맛이 뛰어난 버섯 종류
단백질 구성하는 아미노산 풍부

대개의 버섯은 썩은 나무나 섬유질이 많이 있는 땅에서 나는 법인데 바위에서 나는 색다른 버섯도 있다. 석이버섯이 그것이다. 석이과에 속하는 지의류의 하나이다.

지의류(地衣類)란 은화식물의 한 종류인데 균류와 조류와의 공생체이다. 한명으로는 '앙천피(仰天皮)' 또는 '지의초(地衣草)'라고 한다.

석이는 원반형의 평평한 이파리 모양이며 직경이 3~10㎝ 가량이다. 부드러우나 말리면 가죽모양(革質)이 된다. 위쪽은 회갈색이며 번들번들하고 안쪽은 검은빛에 검은 가시털이 많다. 안쪽의 중앙부에 있는 실모양의 돌기로 바위에 붙는다.

포자는 타원형의 단세포이다. 깊은 산의 바위 위에 나는데 우리나라, 중국, 일본 등지에 많이 난다. 향기와 맛이 뛰어나 옛날부터 애용되어왔다.

일반성분 중 당질에 들어 있는 것이 트레하로오스 만닛 등이어서 버섯 고유의 맛을 내게 된다. 단백질을 구성하는 아미노산으로는 알라닌·페닐알라닌·류신·글루타민산 등이 많고, 특수 성분으로 레시틴이 많다. 버섯에는 아직 미지의 성분이 많다.

석이는 향미가 좋아 흔히 초를 쳐서 먹는데 음식을 하기 전에 물에 불려 사용한다. 미지근한 물에 불려서 크게 넓어질 때까지 둔다. 손으로 만져봐 부드러워졌으면 주의해서 먼지를 씻는다. 돌에 붙었던 단단한 것이 있으면 잘라낸다.

석이를 이용한 음식을 보면 다음과 같다.

석이단자는 찹쌀가루를 반죽해서 손바닥만 하게 만든 뒤 물에 삶아 방망이로 저어 된풀같이 만들어 꿀에 담가서 석이가루를 묻힌 것이다. 증편 위에 얹기도 한다. 귀리를 곱게 빻아 석이를 섞어서 꿀물에 반죽하여 놋시루에 찐 석이떡도 별식이다.

석이를 삶아서 곱게 만든 다음 고기, 장, 파, 기름, 깨소금을 치고 주무른 뒤에 끓여서 밥 위에 얹어먹는 석이쌈도 있다. 석이를 물에 데쳐서 부드럽게 하여 소금과 기름에 볶은 다음 잣가루를 뿌린 음식을 석이나물(石栮菜)이라 한다.

▫ 말린 것 : 단백질 8.1g 탄수화물 69.3g 지질 30g 칼슘 32mg 인 360 mg 철 0.6mg 비타민 B_1 0.10mg.

선짓국

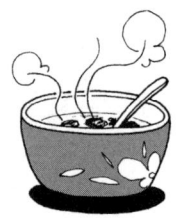

철분·단백질 다량 함유
빈혈증에 좋은 식품

인체 내의 철분은 절반 이상이 혈액 중의 헤모글로빈 속에 들어 있다. 따라서 체내에 철분이 부족하면 곧 빈혈이 나타나게 된다. 철분은 매일 미량이 몸 밖으로 배설되고 있다(남자 0.7mg, 여자 1.2mg). 그런데 만일 식사 등으로 철분의 공급이 제대로 이루어지지 않으면 체내에 저장된 철분이 바닥나 철 결핍성 빈혈에 걸리게 된다.

그렇다고 해서 식사로 섭취한 철분이 모두 흡수되는 것은 아니다. 섭취된 철분 중 약 10%가 장에서 흡수되는 것으로 보고되고 있으므로 남자는 하루에 10mg, 여자는 12mg을 공급해야 한다.

철결핍빈혈의 원인 중 가장 큰 것은 무엇보다도 만성출혈이다. 치질·궤양·암 등으로 미량이기는 하나 계속해서 출혈이 있으면 쉽게 빈혈이 되고 만다.

철결핍빈혈에 걸리기 쉬운 또 하나의 원인은 식사에 철분이 부족해지는 경우와, 철분은 충분히 들어 있으나 식품 전체의 구성이 철분을 체내에 흡수하는 데 알맞지 않은 경우이다.

일반적으로 식물성 식품에선 1~6%, 생선이나 육류는 10~20%가 흡수된다. 철분은 단백질이나 비타민 C가 많은 식품과 함께 먹으면 흡수율이 향상되며, 정백하지 않은 곡류에 많은 피틴산이나 인산(콜라에 들어 있음)과 함께 먹으면 흡수가 방해되는 성질이 있다.

철분의 흡수를 방해하는 현미나 차, 콜라, 감 등을 빈혈인 사람은 피하는 것이 좋다. 차와 감에는 탄닌이라는 성분이 들어 있어 불용성인 탄닌산철이 만들어져 흡수되지 않기 때문이다.

세계식량기구와 세계보건기구의 조사에선 철분의 흡수율을 그 사람의 식사에 동물성이 많나 적나로 구분하고 있다.

즉, 동물성의 열량이 전체의 10% 이하이면 철분의 흡수율, 상한율 10%, 동물성의 열량이 10∼25%이면 15%, 25% 이상에선 20%로 잡고 있다.

한국의 여성은 특히 빈혈이 많은 것으로 나타나 있고 체중을 줄이려는 미혼여성에게 의외로 많다.

빈혈인 사람에게 가장 좋은 식품이 동물의 간이라고 하나 대물요법으로 추천할 수 있는 것이 선짓국이다. 흡수되기 쉬운 철분이 많을 뿐 아니라 단백질이 많고 부재료로 쓰이는 콩나물과 무가 잘 어울려 영양의 균형이 잡혀 있어 좋다. 게다가 선지는 중금속을 흡착하는 성질도 있어 공해를 이기는 서민적인 식품이기도 하다.

설탕

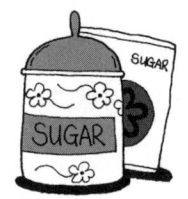

피로 해소 효과
많이 먹으면 비만증·빈혈

단맛 하면 우리는 사탕과 꿀을 연상한다. 또는 사랑과 화목(和睦)을 '스위트 러브'니 '스위트 홈'으로 표현하고 있다.

어린애들은 누구나 달콤한 것을 좋아한다. 단맛(甘)·신맛(酸)·짠맛(鹹)·쓴맛(苦)을 식품에서는 기본적인 네 가지 맛이라고 하는데, 그 차례가 바로 사람들이 진미를 아는 연륜이라고 한다.

한때 그 나라의 설탕 소비량을 문명의 척도로 계산하던 때가 있었다. 문명이 발달함에 따라 설탕의 소비량이 급격히 늘어났기 때문이다. 그러나 지금은 선진 각국에서 설탕의 과잉 섭취에서 오는 여러 가지 폐단을 규명하는 단계에 있어 이 말은 이미 옛말이 되고 말았다.

설탕 성분은 과일·꽃·씨앗·뿌리 등 식물체에 널리 들어 있으며, 특히 사탕수수(약 16%)와 사탕무(약17%)에 많이 들어 있다. 사탕수수를 원료로 한 자당과 사탕무를 원료로 한 첨채당(甛菜糖)이 가장 많다.

세계 각국의 연간 1인당 설탕 소비량은 쿠바가 89.1kg, 영국이

36.6kg, 미국이 31.6kg, 일본이 23.0kg, 호주가 47.9kg, 브라질이 47.5kg, 한국이 18.0kg이다.

설탕은 정제할 때 결정의 크기에 따라 쌍목(雙目 : 직경 0.8~2.8㎜)과 그라뉴당(직경 0.17~0.83㎜)이 있고 정제 정도에 따라 상백(上白)·중백(中白)·삼온(三溫) 당의 세 가지가 만들어지고 있다.

설탕은 포도당과 과당이 합쳐서 된 것인데 인체에 흡수되면 1g당 4cal의 열량을 낸다.

설탕을 먹는 즉시 장의 상부에서 소화 효소 인베르타제의 작용으로 짧은 시간 내에 흡수되고 그것이 바로 핏속으로 들어간다. 거기에서 연소되어 탄산가스와 물로 분해되는데, 이때 에너지가 발생한다. 피로 회복에 설탕이 좋은 이유가 여기에 있다.

사람은 본래 피곤하고 배가 고프면 본능적으로 단 것이 먹고 싶어진다. 식사 전에 단 것을 먹으면 입맛만 떨어지는 것이 아니고 핏속에 당분이 많아져 만복감을 느끼게 되기 때문이다.

설탕은 피를 산성으로 기울어지게 하는 작용이 있어 해롭다는 설이 있었지만 별로 근거 없는 말이다. 설탕을 섭취할 때 문제되는 것은 전체적인 영양분의 균형을 갖추는 일이다.

비타민 B_1과 B_2 특히 비타민 B_1이 부족할 때 설탕을 많이 먹으면 설탕이 미처 다 분해되지 못하고 초성포도산에서 젖산이 생겨 혈액 속에 괴면서 몸이 노곤해진다. 이 젖산은 '피로소(疲勞素)'라는 별명이 붙은 물질이며, 그것이 많이 쌓이게 되면 건강을 해치게 된다.

설탕을 필요 이상 지나치게 먹었을 때 일어나는 피해로는 다음과 같은 것이 있다.

① 비타민 B_1의 소비가 많아진다.
② 체내 지질이 늘어 뚱뚱해진다.
③ 단백질과 지질의 섭취량이 적어져 발육이 불량하고 빈혈이 일어나기 쉽다.
④ 세균에 대한 저항성이 약해지고 충치의 발생을 돕는다.

그러나 설탕은 맛이 상쾌하고 뒷맛이 좋아 감미료로는 단연 타의 추종을 불허하고 있다. 그래서 여러 가지 식품 가공에 많이 이용되고 있다. 설탕에는 방부 작용이 있어 저장 식품으로 잼·젤리·생과자·편강 등의 제조에 쓰인다.

식초 같은 유기산과 함께 끓이면 끈끈하고 더 단맛을 강하게 할 수 있다. 탕수육이 바로 그러한 예이다. 설탕은 가열하면 검정 빛깔인 캐러멜이 된다. 이 캐러멜은 불에 녹이면 잘 녹기 때문에 식용 색소(약식·간장·콜라용 등)로 많이 쓰인다.

설탕은 흡습성이 강해서 습도가 높으면 눅눅해진다.

비만증에 걸려 뚱뚱한 사람이 식이요법을 한다고 밥은 제한하면서 하루에 몇 잔씩 마시는 차에는 서너 숟갈씩 설탕을 서슴없이 넣고 마시는 난센스를 우리는 흔히 본다.

□ 백설탕 : 수분 0.1% 탄수화물 99.9g 칼슘 3mg 인 2mg 철 0.2mg.

성게

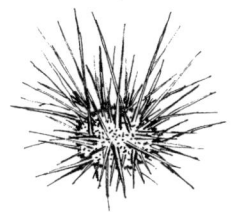

단백질·철분·비타민 다량 함유
빈혈증·몸이 찬 사람에게 효과

'아리스토텔레스의 등불'이라는 별명을 가지고 있는 괴상한 모양의 해산물이 성게이다. 성게는 불가사리에 가까운 종류로서 극피(棘皮)동물 해담(海膽)에 속한다.

직경이 5cm 가량의 둥근 모양 또는 원반 모양으로 그 표면에는 가시가 많아 밤송이 같이 생겼다. 가시 사이에 하얀 실 같은 발(管足)이 많은데, 그것으로 쉽게 움직이며 먹이를 잡아먹는다.

대개 복부의 중앙에 입이 있고 등의 한가운데 항문이 있으며, 단단한 껍질 속에는 연하고 맛있는 난소가 들어 있다.

난소는 5~8월에 성숙한다. 난소는 수분이 71%나 되어 곧 변질 부패하므로 대개 성게젓으로 가공한 것이 유통되고 있다.

성게젓은 난소에 20~50%의 소금을 뿌려 탈수를 충분히 시킨 다음 탈수된 것을 원료로 혼합기에 넣어 설탕·술·화학조미료 등을 섞고 조미 혼합한다.

단백질과 비타민 A, B_2 및 철분이 많은 것이 특색이다.

성게젓은 술안주로도 좋고, 쌀밥에 부족한 성분이 많아 쌀밥의 반찬으로도 좋은 것이다. 빈혈증이 있는 사람이나 몸이 찬 사람에게는 권장하고 싶은 식품이다.

그러나 한꺼번에 많이 먹게 되면 구역질이 나는 일이 있다. 성게에 들어 있는 리소레시틴 때문이라고 한다. 이 리소레시틴은 혈구 용해성의 유독 성분이다. 그러나 그 함량이 미량이기 때문에 별로 문제가 되지 않는다.

성게 가공품은 생성게젓과 연성게젓이 있다. 생성게젓은 난소를 소주나 알코올로 씻고 물기를 가시게 하여 발효 통에 넣어 절인다. 난소 1.8ℓ에 소금 0.5kg 가량을 섞는다. 이때 쓰이는 소금은 정제염이 좋다.

성게 제품은 조금 붉은색을 띤 황색으로 특유한 향기가 강한 것일수록 좋은 것이다.

성게란 말 대신 섬게로 표현하기도 한다. 가공품에 운단(雲丹)이라고 표기되어 있는 것은 일본명이다.

□ 수분 71.5% 단백질 15.8g 지질 8.5g 칼슘 20㎎ 인 196㎎ 철 4.0㎎ 비타민 A 1,300I.U. 비타민 B_1 0.03㎎ 비타민 B_2 0.40㎎.

셀러리

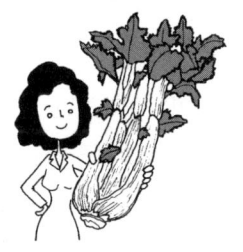

무기질 고루 들고 비타민 $B_1 \cdot B_2$ 풍부
위의 활동 원활히 하고 피로 해소 효과

    셀러리는 향기가 독특한 서양 채소이다. 미나리과에 속하는 이년생 초본인데 스웨덴이 원산지로 알려져 있고 고랭지에서 잘 재배된다. 키는 80㎝ 전후이며 잎은 우상(羽狀) 복엽이다.
    첫가을에 녹백색의 작은 꽃이 피며, 전체에 향기와 감미가 있어서 세계 각지에서 널리 재배하여 식용으로 이용되고 있다.
    16세기경 네덜란드에서 약용식물로 재배된 것이 시초였다고 한다. 신경증상과 혈액순환을 원활히 하는 효험이 있다고 인정되어 왔으며, 18세기부터는 식용으로 이용하게 되었다.
    우리나라에서는 6·25 이후에 많이 재배하게 되었다. 황색종·담록종·농록종의 세 가지가 있으나, 우리나라에서는 대부분 줄기가 백색을 띤 코넬 619호로 1년 내내 재배되고 있다. 미국에서는 대부분 농록종이 재배되고 있다. 셀러리는 남쪽 유럽과 인도에도 야생하는 식물인데, 그 독특한 향기 성분은 35종 이상이나 된다.
    셀러리가 처음에 약용으로 이용되었듯이 위의 활동을 원활히 하는 성분이 있고 강장효과가 있는 것으로 알려진 것은 식물성 식품으로는 드물게 비타민 B_1과 B_2가 많기 때문인 것으로 해석된다.

비타민 B_1과 B_2의 함량이 다른 채소보다 거의 10배 이상이나 들어 있고 조혈 작용을 하는 철분이 많은 것이 특색이다.

비타민 B_1은 티아민이라고 널리 알려져 있는데, 당질 대사와 단백질 대사에 없어서는 안 될 영양소이다. 제아무리 질 좋은 단백질과 당질을 섭취해도 비타민 B_1이 부족하면 아무런 효용이 없는 셈이다.

단백질을 구성하는 아미노산으로는 감칠맛을 주는 글루타민산이 가장 많고 글리신과 메티오닌도 비교적 많다. 메티오닌은 간의 작용을 도와주며 지방간(간에 지질이 끼어 간의 기능이 저하되는 증세)이 안 되게 하는 필수아미노산이며, 무기질이 골고루 들어 있는 알칼리성식품이다.

칼로리는 낮으나 육식에 곁들여 먹는 것은 확실히 영양적으로 좋은 것이다. 셀러리 반 줄기 정도면 하루에 필요한 비타민 B_1의 3분의 1 이상을 섭취하게 된다. 따라서 셀러리는 신진대사를 촉진하고 원활하게 함으로써 피로를 몰아내고 스태미나를 증진하게 된다.

셀러리는 위의 활동을 원활히 해 주는 약효뿐 아니라 셀러리 줄기는 동상에 찜질을 하면 특효가 있고 잎을 목욕물에 넣으면 향기가 좋아 훈훈하게 몸을 덥히는 작용을 한다.

셀러리는 샐러드에 이용하는 것이 가장 좋다. 그래야 독특한 향미와 사각사각한 촉감을 맛볼 수 있다. 마요네즈에나 프렌치드레싱을 곁들인 샐러드에 달걀이나 치즈 등의 단백질 식품을 섞으면 더욱 좋다. 또한 피망과 같이 비타민 A를 많이 가진 식품과 함께 먹으면 효과적이다. 너무 센 것은 섬유질이 많으므로 위가 약한 사람은 날것보다 익혀서 먹는 편이 좋다.

셀러리 씨앗은 토마토케첩 같은 식품을 제조할 때 향신료로도 이용된다. 셀러리는 90~95%의 습도로 영하 0.5~0℃로 저장하면 2개월 이상 보존할 수 있다.

▢ 수분 88.2% 탄수화물 9.6g 칼슘 39mg 인 34mg 비타민 B_1 0.02mg 비타민 B_2 0.03mg 비타민 C 12mg.

소금

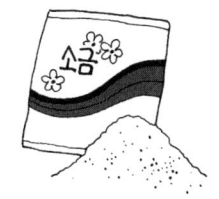

거의 과다 섭취가 문제
어릴 때부터 싱겁게 먹는 습관이 중요

소금은 인류가 이용해 온 조미료 중에서 역사가 가장 오래 되었으며 비중이 가장 큰 것이다. 음식에 간을 맞출 뿐 아니라 단맛을 내는 감미료나 신맛을 내는 산미료와는 달리 영양적으로나 기초적으로 다른 물질로는 거의 대체할 수 없다는 특징을 가지고 있다.

우리 몸에 흡수된 소금은 나트륨(Na)과 염소(Cl)가 되어 혈액·소화액·조직액 속에 들어가 삼투압·산도의 조절이나 신경·근육의 흥분성의 조절 등에 관여한다.

이렇듯 생리적으로 필수적인 소금을 인류가 이용하게 된 것은 동물을 기르고 농경을 시작한 기원전 6,000년의 일로 추정되고 있다.

라틴어의 Sal에 유래되어 Salt(영)·Salz(독)·Sel(프)·Sal(스페인·포르투갈)·Sale(이탈리아)로 부르고 있다.

직장에서 받는 월급이란 말 샐러리(Salary)도 소금에서 유래했다고 한다. 병원에서 응급조치로 사용하는 링거액에도 소금이 들어 있다.

이렇게 중요한 소금이니 많이 먹을수록 좋을 것 같이 생각되나 실은 그렇지가 않다. 하루에 필요한 소금의 양이 보통 생활을 하는 성인인 경우 5~8g으로 보는 견해가 많다.

건강한 사람이 소금을 먹지 않고 땀이나 오줌으로 배출하는 나트륨의 양이 0.5g이므로 하루에 1g의 소금으로도 충분하다고 주장하는 학자까지 있다.

그런데 세계에서 가장 소금을 많이 먹는 사람들이 한국인으로 손꼽히고 있다. 대략 25~30g을 먹고 있다는 것이다. 수산물이나 육류 등을 제외하고 천연적으로 생산되는 식품에는 거의 소금이 안 들어 있다. 그런데 된장·간장·고추장 등에서 60~70% 김치류·젓갈류에서 나머지를 섭취하고 있다. 우리의 식생활에서 밑반찬을 구성하고 있는 것들이다. 이렇게 짠 반찬은 부식비를 줄일 수 있어 경제적이라고 볼 수도 있겠으나 실은 그렇지가 못하다. 짜게 먹을수록 건강을 해쳐서 목숨이 단축되기 때문이다.

그 원인의 하나로 고혈압과의 관계를 들 수 있다.

소금의 섭취량이 적은 에스키모인이나 뉴기니아인, 뿌카뿌카족이 고혈압 증세가 적은 것은 이미 잘 알려진 사실이다. 그 이유에 대해선 여러 가지 설이 있으나 아직 충분한 해명은 없다. 임상영양학적으로도 고혈압 환자에게 싱겁게 먹이는 감염식(減鹽食)을 줌으로써 증세의 악화를 방지할 수 있다는 사실이 입증되고 있다.

건강 유지를 위해서 싱겁게 먹는 것이 좋은 것만은 틀림없으나 실행하기는 무척 어려운 일이다. 갑자기 싱겁게 먹으면 음식 맛이 없을 뿐 아니라 소화도 제대로 되지 않는다.

그러므로 성인의 경우라면 싱겁게 먹기 장기 5개년 계획을 수립해서 조금씩 소금의 사용량을 줄이도록 해야 무리가 가지 않으므로 너무 성급히 소금의 양을 줄일 필요는 없다.

그리고 자라나는 어린이들은 이미 버린 엄마의 혀로 간을 맞추지 말고 싱겁게 해 주어야 한다. 갓난아이 때부터 싱겁게 음식을 만들어 주면 그것이 일생을 통해 자연스럽게 정착되기 때문이다.

그렇다고 땀을 뻘뻘 흘리면서 소금을 멀리하면 탈진하는 수가 있으니 주의해야 한다.

□ 수분 0.1% 회분 99.9g 칼슘 30mg.

소라

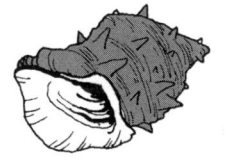

호박산을 함유해서 독특한 감칠맛
아리기닌·리신 풍부
발육기 어린이에게 유용

'내 귀는 소라껍질…'이라는 장 콕도의 시에도 있듯이 바다 냄새를 우리에게 흠씬 안겨 주는 소라는 고둥과에 속하는 권패류(卷貝類)이다.

몸은 방추형에 직경 8㎝, 높이 10㎝이고 나층(螺層)은 6∼7층으로 껍질은 암청색이고 속은 희고 진주광택이 난다. 껍질 표면에 크고 작은 뿔 모양의 돌기가 많이 있는데 내만성(內灣性)의 것은 없는 것이 보통이며 입은 난형이다.

간조선(干潮線) 부근의 10∼20m 깊이에 서식하는데, 껍데기는 세공·자개·단추·바둑돌 등을 만드는 데 사용한다. 한국·일본·중국 연안에 분포하며, 한명으로는 '해라(海螺)'라고 한다.

길이 40㎝ 가량의 소라고둥의 상부를 깎아내어 구멍을 뚫고 혀를 만들어 대고 부는 악기로 소라라는 것이 있다. 우리나라에는 고려 공민왕 때에 명나라에서 수입하여 조선조까지 군악에서 써 왔는데 나각(螺角)·바라·법나(法螺)라 불렀다.

단백질을 구성하는 아미노산으로는 아르기닌과 히스티딘 및 리신이 많은 것이 특색으로 되어 있다.

아르기닌과 리신은 발육기에 있는 어린이에게는 특히 중요한 아미노산이기 때문에 청소년들에게는 아주 좋은 식품이다.

그러나 소화 흡수가 다른 생선류에 비해 떨어지기 때문에 노인이나 병후 회복기에 있는 사람에게는 소라의 국물을 마시면 입맛을 되찾을 뿐 아니라 영양의 공급을 할 수 있어 좋다.

소라에는 특수한 성분으로 글리코겐과 호박산(琥珀酸)이 들어 있다. 호박산은 조개류에 특히 많은 성분으로 소라에는 0.7mg%가 들어 있으며 소라의 독특한 감칠맛을 내는 성분이다.

또 소라의 색다른 맛을 주는 성분으로는 이노시톨이 있다.

이노시톨이란 비타민 B 복합체의 하나인데 소라에는 30mg% 가량 들어 있다. 간에는 빈혈에 좋은 비타민 B_{12}가 5.7ɤ% 가량이나 들어 있다.

□ 단백질 18.0g 지질 0.9g 탄수화물 2.5g 칼슘 39mg 인 133mg 철 3.1mg 비타민 A 300I.U. 비타민 B_1 0.04mg 비타민 B_2 0.23mg.

솔잎

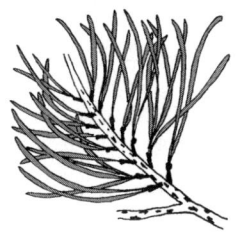

예부터 선인이 먹는 음식으로 알려져
콜레스테롤 축적을 막아 동맥경화 방지

송나라의 약서(藥書) 『중수정화경사증류비용본초(重修政和經史證類備用本草)』에는 '소나무는 모발을 나게 하고 내장을 편안하게 해주며 장수하게 하는 나무이다'라고 기술되어 있다.

명나라의 고전약초서(古典藥草書)인 『본초강목(本草綱目)』에도 '솔잎은 송모(松毛)라고도 하며 독이 없고 모발을 나게 한다. 오장을 편안케 하며 배고프지 않게 하고 연명할 수 있게 한다'라고 기재되어 있다.

중국에서 소나무는 '선인(仙人)이 먹는 음식'이라고 전해 내려온다. 수행승이 단식에 들어갈 때는 솔잎을 한 줌 먹고 나서 수행에 들어간다고 한다.

절개의 상징은 송(松), 죽(竹), 매(梅)이고 그중에서도 주역은 소나무이다. 적송(赤松)은 산지 내륙성으로 잎이 가늘고, 줄기는 적갈색으로 아름다워 자송이나 여송(女松)으로 불린다. 흑송은 줄기가 검고 잎은 딱딱하고 강하여, 웅송 혹은 남송(男松)으로 불리며 바람이 거친 해안가에서 서식해 '해안송'이라고도 한다. 사람들에게 약재로 가장 좋은 것이 한국의 적송으로 알려져 있다.

송진은 화석이 되면 호박(琥珀)이 된다고 해 송진을 생송지(生松脂)로 부르며 약에 이용했다. 성분은 수지(樹脂)와 정유(精油)의 테레핀유로, 생송지를 증류해서 얻는다.

솔잎 영양소 중에서 가장 중요한 것은 엽록소이다. 특히 조혈 작용, 육아 조직(피부의 상처를 치료하여 복원시키는 입자)이 뛰어나기 때문에 상처의 치료, 빈혈, 위궤양 등의 치료에 이용되기도 한다.

솔잎은 콜레스테롤 축적을 막고 동맥경화를 방지하며 말초혈관을 확장시켜 혈액순환을 촉진하고 호르몬 분비를 도와 체내 균형에 도움을 주는 것으로 판명되었다.

소나무에는 알코올류, 에스테르, 페놀화합물, 글리코기닌을 포함해 테르펜틴, 비타민 A·C·K, 클로로필 등이 있다. 알코올, 에스테르 등은 체내의 노폐물을 배출하므로 더 한층 신진대사를 촉진한다. 비타민 A는 점막을 튼튼하게 하는 작용도 한다.

글리코기닌은 혈당 강하 작용이 있어 당뇨병에 효과적이다. 아편과 니코틴 해독에 효과적인 아피에틴산도 있다. 잎에 비타민 C가 다량으로 함유되어 있다. 또한 플라보노이드의 퀘르세틴과 켐페롤, 또 정유분(精油分)으로 피덴과 볼네올, 캄펜 등이 함유되어 있다. 이중에 특히 비타민 C와 퀘르세틴이 혈압에 효과가 있다.

솔잎에는 철분도 풍부해서 철분 부족 때문에 생기는 빈혈 치료에도 좋다.

『적송잎의 성분에 관한 연구, 에탄올 용해 아미노산에 관하여』의 보고에 의하면 적송의 잎에 함유된 아미노산은 24종류, 이 속에 단백질을 구성하는 아미노산 19종류가 확인되었다.

한국에서는 선식(仙食)이라 하여 솔잎 끝부분에 있는 하얗고 부드러운 부분을 쌀가루나 꿀, 우유 등과 섞어 먹었는데 이렇게 먹으면 정력에 뛰어난 효과가 있는 것이다. 고승들은 솔잎을 잘게 썰어서 생으로 밥과 같이 먹기도 했다.

중국의 고서(古書) 『성혜육(聖惠六)』에는, 솔잎으로 지은 밥은 심신을 가볍게 하고 피로를 없애 주며 신선이 이르는 경지를 맛볼 수 있다고 기록하고 있다.

소나무는 예부터 절조(節操)·장수(長壽)·번무(繁茂)의 상징으로 여겨왔으며, 잎·열매·송진(松津, 松脂) 등은 성인병의 예방 또는 치료에 사용되었다.

소나무는 종류가 아주 많아 적송·백송·해송·오엽송 등이 있으며, 가장 흔한 것이 적송(붉송)이다. 생잎 또는 그늘에서 말린 것을 활용하면 위장병·고혈압·중풍·신경통·천식 등에 효과가 있다.

옛사람들은 비상시에 밥을 먹지 않고도 생명을 유지할 수 있는 벽곡법에서 솔잎 가루를 많이 응용하였다.

솔잎으로 술을 담근 것을 송엽주(松葉酒)라고 하여 '治脚氣風痺(각기 및 중풍에 의한 마비증에 좋다)'로 되어 있다.

솔잎은 종기에도 좋고 머리칼을 나게 하는 데도 좋다.

송이

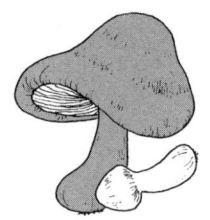

혈중 콜레스테롤 수치를 떨어뜨리는 작용과 항암 작용
산중 고송의 정기를 받은 버섯 중의 으뜸

송이는 한국, 중국, 사할린, 일본 등 동양에만 나는 버섯이다. 적송에 기생하는 활물(活物) 기생균이므로 인공재배가 어려워 자연산을 이용해 왔다.

갓 지름은 지름 8~20cm이고 처음에는 구형이나 차츰 퍼져서 중앙부가 돌출한 편평형으로 담황갈색이나 담갈색 섬유상 비늘모양이 있고 나중에 흑갈색으로 되어 방사상으로 쪼개져 흰 살이 보인다. 육질은 희고 치밀하며 특유의 향기가 있다. 그대로 굽거나 다른 고기와 함께 요리해 먹는다. 마르면 향이 없어지고 육질이 단단해지므로, 냉장 수송하며, 최근에는 냉동품도 유통되고 있다. 송이의 향은 메틸신나메이트인데 이것이 송이 알코올과 섞인 것이다.

한국산은 양양산이 가장 굵고, 단양·안동·영주산은 작으며, 포항·청도산은 비교적 굵다. 국내산은 약 150톤가량 생산된다.

□ 생것 : 수분 88.3% 단백질 2.0% 지질 0.3% 당질 6.7% 섬유 1.8% 회분 0.9% 철 1.3mg% 칼륨 410mg% 비타민 B_1 0.05mg% 비타민 B_2 0.5mg% 비타민 C 5mg%.

쇠고기

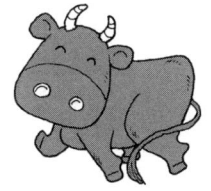

성장에 필요한 필수아미노산이 풍부
산성식품이므로 채소와 곁들여 먹어야

쇠고기는 여러 가지 수육(獸肉) 중에서 맛이 좋고 영양가가 높아 사람들의 애호를 받는 고기이다.

쇠고기의 단백질에는 동물의 정상 성장에 필요한 모든 필수아미노산이 골고루 들어 있다.

성인은 하루에 체중 1kg당 1.2~1.5g의 단백질이 필요하며, 0.5g 이하에서는 건강을 유지하기 어렵다. 성장률이 높은 아이들은 2~3g이 필요하다.

그런데 쇠고기에는 15~20%의 단백질이 들어 있어서 쇠고기를 하루에 110g 가량 먹으면 23g의 단백질을 얻게 된다. 쇠고기의 단백질 중의 아미노산 조성을 보면 어린이 발육에 가장 필요한 필수아미노산인 리신이 8.4%나 들어 있어 단연 뛰어난 것이다.

쇠고기에는 10~30%의 지질이 들어 있다. 이 지질은 풍미를 좋게 하고 부드러움을 주고 많은 열량을 내게 한다.

쇠고기의 지질은 스테아르산이나 팔미트산과 같은 융점이 높은 고급 포화지방산이 많아 그 소화 흡수가 좋지 못하다. 고급 포화지방산을 많이 먹게 되면 필수지방산의 요구량도 커진다.

　소금구이나 불고기를 할 때 필수지방산이 많은 참기름을 곁들여 먹는 것은 영양상 조화를 이루는 방법이다. 또 쇠고기에는 성인병의 원인이 되는 콜레스테롤이 많은데 참기름 같은 식물성 기름을 함께 먹으면 콜레스테롤이 혈관에 침착하는 것이 예방된다.

　비타민의 함량이 적어 쇠고기는 비타민의 공급원으로는 중요하지 않다. 또 칼슘에 비해 인산의 함량이 많기 때문에 산성식품이다. 따라서 알칼리성식품인 채소류와 곁들여 먹는 것이 바람직하다.

　쇠고기의 맛을 내는 성분은 질소화합물인 유리아미노산과 이노신산 그리고 당류·유기염류·산 등의 혼합물인데, 이들 맛을 내는 성분은 고기의 숙성도에 따라서 다르다.

　소의 종류나 나이 또는 근육의 부위에 따라 맛이 다르지만 대개 냉장고에 넣어둔 상태라면 잡은 후 7～13일 사이가 가장 맛이 좋고 연한 시기이다. 온도가 높을수록 숙성도는 빠르다(9℃에서 5일, 16℃에서 3일).

　쇠고기는 일단 숙성되면 부패하게 되므로 영하 20℃ 이하로 냉동시켜야 한다. 도살된 동물의 근육은 일정 기간 동안 굳게 수축되는 강직이 일어나고 이것이 최고도에 도달된 후에는 차차 수축이 풀리고 부드러워지며 미생물에 의해 쉽게 부패된다.

　고기를 부드럽게 하는 데 연화제(軟化劑)를 써서 짧은 시간에 처리하는 방법도 있다. 덜 익은 파파야의 과육과 잎에 들어 있는 내열성 효소인 파파인이나 파인애플에 들어 있는 효소인 브로멜라인 0.005%를 고기 표면에 살포해서 사용한다.

　잘 먹여 키운 쇠고기는 하얀 기름이 고기 사이에 고르게 퍼져 있어 고기 맛이 좋다. 등심을 가장 좋은 고기로 치고 전골과 구이용으로 쓴다. 안심도 구이와 전골용에 좋다. 고기 사이에 기름기가 적당히 섞여 있는 등심과 안심(텐더로인)이 스테이크용으로 좋다.

　목이나 등 뒤의 장정육(로즈)은 편육과 국국물, 머리는 편육, 앞다리 위쪽인 양지육은 국물이나 찌개, 우둔은 포·회·조림, 배에 속하는 업진육은 국, 갈비는 찜·탕·구이, 뒷다리 윗살인 대접살은 조림·포·육회, 사태는 탕과 조림, 홍두깨와 쐬악지는 탕과 조림용으로 쓴다.

장년기에는 육류를 되도록 줄이고 식물성 단백질을 섭취하는 것이 좋다. 뚱뚱한 사람은 육식을 하더라도 기름기는 피하고 순살코기만을 먹는 것이 콜레스테롤의 피해를 줄이고 스태미나를 위해 좋다.

□ 안심 : 단백질 18.7g 지질 6.7g 탄수화물 0.2g 칼슘 8mg 인 159mg 철 2.0mg.

수박

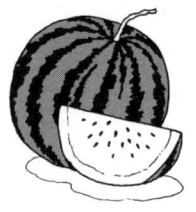

피로 해소·해열·해독 작용
이뇨 효과 커서 신장병에 좋아

무더운 여름에 갈증을 풀어 주는 식품으로 소담한 수박은 왕자 격이라고 할 수 있다. 더운 아프리카가 원산인데 300여 년 전에 중국을 거쳐 우리나라에 도입되었다고 한다.

수박은 더위 속에서 신경을 안정시키고 갈증을 풀어 주며 더위를 가시게 한다고 전해져 오듯이, 여름에는 아주 좋은 식품이기 때문에 전 세계에서 인기를 끌고 있는 것이다.

수박은 박과에 속하는 일년생의 덩굴풀이다. 자웅동주로 담황색 꽃이 피는데, 보통, 줄기의 7~9마디에 암꽃이 달린다. 뿌리가 덩굴보다 길게 뻗고 씨는 검거나 붉다.

'수박 겉핥기'라는 말이 있듯이 수박은 껍질이 많아 먹을 수 있는 가식부(可食部)가 적다.

열량은 100g에서 21kcal가 나온다.

성분상으로 보면 대부분이 수분이므로 소변량을 많게 하는 구실 밖에 못할 것 같으나 소량으로 들어 있는 성분과 질 좋은 당분이 큰 구실을 한다. 우리가 먹은 단백질은 몸 안에서 분해되어 요소가 되고 다시 한 번 변한 뒤에 소변으로 배출된다.

그런데 수박에는 아미노산으로 시트룰린이라는 특수 성분이 있어 단백질이 요소로 변하고 소변으로 배출되는 과정을 도와주기 때문에 이뇨 효과가 큰 것이다. 그래서 신장병에 유효하다.

수박 속의 당분은 대부분이 과당과 포도당이어서 쉽게 흡수되고 피로 해소에 도움이 된다. 당분은 수박 중심부에 더 많다.

소변이 쉽게 나오지 않으면 피로해지고 몸이 붓는다. 세포와 세포 사이에 필요 없는 조직액이 늘어나기 때문이다. 그래서 소변의 양이 적은 경우, 몸이 부을 때 신장 기능이 약한 사람은 수박을 먹는 것이 아주 이롭다.

수박은 또 해열·해독 작용이 있는 것으로 알려져 있고, 따가운 햇볕을 받아 메스껍거나 토하려고 할 때 먹으면 효력이 있다.

씨 없는 수박이란 식물 호르몬인 콜히친을 사용해서 염색체 수를 보통 수박(2배체)의 배로 한 4배체의 수박을 만들고 거기에 다시 보통 수박을 교배해서 만든 3배체 수박이다. 그러나 씨 없는 수박은 정취가 없어서인지 그다지 인기가 없는 편이다.

수박씨에는 단백질이 18.9%, 지질 27.4%, 당질 41.6%나 들어 있고 무기질과 비타민 B군이 들어 있어 우수한 식품이다. 지질에는 비타민 F가 많아 육식을 하는 사람들에게 훌륭한 것이다.

말린 수박씨를 소금과 함께 볶은 것이 중국 요리의 전채로 이용되는 것은 유명하다. 수박씨는 차로도 이용해 왔다.

□ 수분 94.5% 탄수화물 4.8g 칼슘 14㎎ 인 12㎎ 철 0.2㎎ 비타민 C 5㎎.

수수

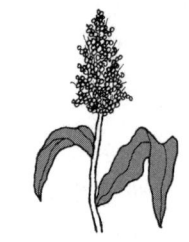

고량주의 재료
성분은 조와 비슷

'고량(高粱)' 또는 '촉서(蜀黍)' 또는 '당서(唐黍)'라고도 하는데 고대로부터 열대아프리카에서 재배되던 작물이다.

우리나라에서도 재배하였고 수수 씨앗은 식용 또는 사료로 이용되었으며 수숫대로 수수비를 만들어 이용하기도 하였다.

점도에 따라 차수수와 모수수가 있다. 성분은 조와 비슷한데 당질이 70%이고 단백질이 10% 가량인데 필수아미노산 리신이 적다.

떫은맛 성분 탄닌을 가지고 있다.

쌀에 섞어 밥을 짓거나 가루로 하여 떡이나 수수경단(曎團)을 만들었다. 아이의 돌잔치 때 상에 꼭 올린 것이 수수경단이었다. 아이가 수수경단을 먹어야 잘 넘어지지 않고 자란다는 속설 때문이었다.

중국에서는 이것을 가지고 술을 담가 증류해서 고량주(高粱酒, kaoliang)를 만들고 있다.

순무

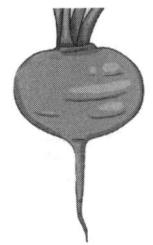

무의 매운맛에 항종양 성분이 있어
잎에 비타민 · 엽록소 · 칼슘이 풍부

　십자화과에 속하는 일, 이년초로 무의 한 종류이다. 뿌리는 비대하며 원형 또는 장형이고, 빛은 백색 · 적색 · 자색 · 가지색 등이 있다. 봄에 황색 꽃이 피는데 잎과 뿌리를 식용한다.
　한명으로는 '무청(蕪菁)', '만청(蔓菁)', '제갈채(諸葛菜)'라고 한다. 재배된 지가 오래인데 생식하거나 김치, 또는 익혀서 먹는다. 유럽에서는 사료로 많이 이용된다.
　잎에는 비타민, 엽록소, 칼슘 등이 풍부하다. 뿌리에는 비타민 C가 20mg%, 잎에는 50mg%와 비타민 A 효력 2,000I.U., 칼슘 130mg%나 있다. 익혀서 먹으면 칼슘이 약 20% 정도 손실된다.
　빨간 순무는 비타민 C가 많아 55mg%나 된다. 빨간 색소는 안토시안계의 펠아고니딘이고 적자색은 시아니딘이다.
　일반무보다 조직이 단단하고 매운맛 성분이 있다.
　무 종류의 매운맛 성분은 아릴이소시아네이트인데 이것이 항종양성이 있다고 해서 화제가 되고 있기도 하다.

술

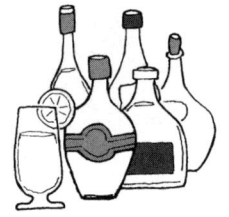

강한 술은 기름진 음식과 함께 먹도록

술에 대한 견해는 사람에 따라 극단적으로 다르다. '百藥之長'이라고 칭찬하는가 하면 한편에선 '敗家亡身之根源'이라고 혹평한다.

이 양론에는 모두 일리가 있다. '술 한 잔은 건강을 위해, 두 잔은 쾌락을 위해, 석 잔은 방종을 위해, 넉 잔은 광증(狂症)을 위해'라고 표현한 그리스의 철학자 아나카리시스는 술을 옳게 평가하고 있는 것이다.

술만 마시고 장수한 사람이 있다는 말을 하나 그것은 과장된 말이다. 다른 영양소를 먹지 않고 술만 마신다면 목숨은 단축될 것이 뻔하다.

시간이 흐르면 알코올의 칼로리는 저장되지 않고 사라져 가고 만다. 그러나 술은 영양을 목적으로 하는 음료가 아니라 어디까지나 기호성 음료이다.

술을 마실 때에는 한꺼번에 많은 양을 마시지 말고 천천히 분위기나 요리를 즐기면서 마셔야 한다. 또 알코올 농도가 진한 술인 경우에 문제가 있다.

위 속의 알코올 농도가 0.5% 이하인 경우에는 위의 신경을 자극해서 소화액의 분비를 촉진하고 식욕을 증진시키나 5%가 넘게 되면 위벽의 근육이 마비되기 시작하며 20% 이상에서는 위의 점막에 출혈이 생기기도 한다.

불을 대면 탈 정도의 강한 술을 마실 때는 물에 타서 마시든가 기름진 음식을 먹어 위를 보호해야 안전하다.

알코올은 소화효소의 도움을 받지 않고 그대로 흡수된다. 빈속일수록 흡수가 빨라지며 단백질이나 지질을 많이 먹게 되면 흡수가 더디게 된다.

몸속에 들어간 대부분의 알코올은 간에서 물과 탄산가스로 분해되어 일생을 마치게 된다. 따라서 술과 간은 불가분의 관계에 있다. 흡수된 알코올이 쉽게 분해되며 간의 기능을 도와주는 식품을 평소에 먹는 것이 건강장수의 비결이 될 것이다. 그러한 식품은 양질의 육류와 생선·꿀·곶감·잣·호두·치즈·과일 등이다.

알코올의 장단점을 알고 알맞은 양을 기분 좋게 마시는 것이 스트레스 해소나 건강을 위해 좋은 것임은 말할 나위도 없다.

□ 맥주 : 수분 90.9% 단백질 0.6g 탄수화물 4.4g 칼슘 4mg 인 16mg 철 0.1mg.

숭어

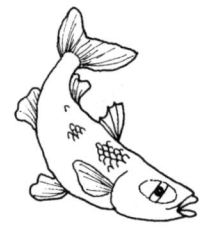

전남 몽탄강이 명산지
조선시대의 진상품

    숭어는 세계적 물고기로 온대와 열대수역에 널리 분포되는 물고기이다. 내수면 자원으로도 중요하다. 전라남도 몽탄강 구산이 명산지인데 이곳 숭어는 단맛이 곁든 감칠맛이 있다. 이곳 숭어알이 조선조에서는 귀한 진상품이었다.
    몽탄강 숭어알은 지질이 많고 차지다. 그 어란을 먹으면 이 사이에 붙어 천천히 녹는 특징이 있다.
    늦가을에 깊은 바다로 들어간다. 산란은 가을부터 겨울 동안에 내만 연안에서 한다.
    우리나라 물고기 중에서 이름이 지방에 따라 제일 많은 물고기이다. 백 가지 이상에 이른다. 일본은 송사리(매다까)의 이름이 가장 많다. 우리나라에서는 숭어(崇魚)·수어(秀魚)·수어(水魚)라고 하며, 중국에서는 치어(鯔魚)·조어(鳥魚)·조두어(鳥頭魚)라고 한다. 일본에서는 '보라'라고 한다.
    숭엇과에 속하는데 길이가 70~80cm이고 측편하다. 머리는 비교적 작고 혹이 넓으며 아래턱은 위턱보다 짧다. 눈에 노란 점이 있고 두꺼운 지검(脂瞼)으로 덮여 있다. 등 쪽이 회청색, 배 쪽은 은백색이다.

숭어 어란은 수분 23%, 단백질 40%, 지질 26%, 당질 4.6%, 회분 6.4%, 비타민 A와 B, B 복합체를 갖는다. 지질 구성성분이 왁스에스텔인 점이 다른 어란 인지질과는 다른 점이다.

  □ 수분 72%, 단백질 22%, 지질 4%, 당질 0.5%, 회분 1.2%, 철 6mg%.

스쿠알렌

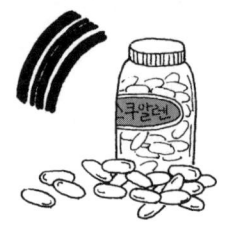

심해상어의 간 엑기스
고혈압 · 당뇨 · 부인병 등 광범위하게 좋아

'민활하고 흉폭한 바다의 늑대'로 불리는 상어는 종류가 많은데 그중에서 깊이 200~1,000m의 심해에 사는 상어만도 50여 종이나 알려져 있다.

이 심해 상어는 간이 매우 큰데 체중의 25%나 된다. 깊은 바다에서 잡아 올리면 다른 생선은 이내 죽고 마는데 심해 상어는 살아 있다고 한다. 그 강인한 생명력이 이 큰 간에서 비롯되는 것이리라 생각된다.

이 큰 간에는 많은 간유가 들어 있는데 그 주성분이 스쿠알렌(squalene)이라는 불포화 탄화수소이다. 이 스쿠알렌은 사람의 간이나 피부에도 존재하는데 생체 내의 대사에 매우 중요한 역할을 하며 스테로이드 등을 합성하는 데 관여하고 있다.

사람의 피부지질에는 5.5%나 들어 있어 피부의 정상화에도 이바지하고 있다.

헤밍웨이의『노인과 바다』에도 어부가 건강을 위해 이것을 먹는 것이 묘사되고 있으며 건강식품으로 옛날부터 이용되어 왔다고 한다.

이 스쿠알렌에 대해서는 노벨상 수상자 칼라 박사를 비롯해 여러 석학들이 많은 연구를 거듭해 왔다.

비엔나에서 열린 유럽 암학회에서 「발암물질은 산소를 빼앗는 물질」이라는 이론이 발표된 후 암에 대한 치료 효과도 거론되었다.

여러 임상 결과를 보면, 고혈압 또는 저혈압 등의 순환기계 질환, 천식 등의 심장기관계의 질환, 당뇨병이나 신장 등 영양과 대사계의 질환, 표피점막선 조직 등의 악성세포질환, 피부병과 결막염, 축농증, 치질, 부인병, 류머티즘성 관절염, 신경통, 생육부전 등에 광범위하게 유효하다는 보고가 많다.

이러한 유효성은 스쿠알렌($C_{30}H_{50}$)이 갖는 강력한 환원 작용과 살균력으로 설명이 된다. 스쿠알렌이 산화할 때 많은 산소를 빼앗는 것이 특색이다. 따라서 스쿠알렌은 체내에 충분한 산소를 보급해서 신진대사를 활발하게 하여 활기를 주게 된다.

내장의 작용이 정상을 되찾고 활발하게 된다는 것은 건강과 직결되는 것이며 난치병에 유효하다는 것은 모든 질병이 산소의 대사 장애에서 오거나 산소결핍증에서 온다는 사실을 보아 이해할 수가 있는 것이다.

우리는 식생활에 의해 생명을 유지하는데, 식품이 혈구를 만들어 그것에 의해 산소를 몸 구석구석까지 운반해 주기 때문이다. 질이 좋지 못한 혈구가 만들어지면 건강을 유지하기는 어려운 것이므로 건강식품, 자연식품이 중요한 것이다.

영양을 공급하고, 심신의 피로를 풀고 언제나 활기 있는 생활을 하도록 도와주는 것이 건강장수식품이다.

스피루리나

단백질・당질이 많은 조류
당뇨・빈혈・간장・위장병에 효과

히포크라테스는 '자연이야말로 질병을 치료하는 의사이다. 병은 자연이 치료해 주는 것이며 의사는 이를 도울 뿐이다' 등 자연과 자연치유력의 중요성을 강조했다. 또 이탈리아의 격언에 '태양이 오지 않는 곳에 의사가 온다'는 말도 있다.

태양광선이 부족하면 식물의 발육이 나쁘며 동물의 영양 상태도 나빠진다. 그러한 식물이나 동물을 먹는 사람은 건강을 해치게 되기 쉽다. 그래서 강렬한 태양광선을 받으며 염분을 가지고 있는 멕시코・차드・에티오피아 등의 호수에 야생하고 있는 색다른 식물이 요즘 건강식품으로 각광을 받고 있다. 그것이 바로 '스피루리나'라는 이름의 조류이다.

나선상의 이 단세포 조류는 이 지구상에 가장 빨리 출현한 조류로 약 40억 년 전으로 추산되고 있다. 스피루리나는 라틴어로 '나선형'이라는 뜻인데 멕시코나 아프리카에선 먼 옛날부터 애용되어 온 식품이었던 것이다.

그러나 어떠한 식품이든 영양성분이 뛰어나다고 해서 우수한 식품이라 볼 수는 없다. 소화 흡수율이 좋지 않으면 그림의 떡이나 마찬가지이기 때문이다. 그런데 스피루리나는 세포막이 얇고 소화성이 좋아 같은 조류인 클로렐라와는 비교가 안 될 정도이다.

임상적으로는 당뇨병・빈혈증・간장병・위장병・췌장염 등에 뛰어난 효과가 있다는 보고가 많다.

　스피루리나는 단백질이 많기로 유명한 클로렐라(50%)보다도 고단백이며 구성 아미노산의 질이 매우 우수하다. 엽록소·카로티노이드·피코시아닌 등 색소가 많은데, 이중 피코시아닌은 클로렐라에는 안 들어 있는 성분이다.

　스피루리나는 남조류라는 원시적인 식물이다. 스피루리나엔 식물에 있는 세포벽도 없고(그래서 소화성이 높다) 핵도 뚜렷하지가 않다. 이 지구상에 최초로 선보인 생물의 종류인 것이다. 이 원시생물에서 동식물이 분화된 것으로 보며 생명의 근원이라고 해석되고도 있다. 원시동물이 갖는 생명력이 사람들에게 도움을 주는 것이 아닌지 모르겠다.

　그러나 스피루리나를 주식으로 할 수도 없다. 보조식품으로 활용하면 좋은 결과를 가져올 수 있을 것이다. 아프리카의 차드에선 밀가루에 섞어 빵도 굽고, 향신료를 넣어 수프로도 이용한다고 한다.

　□ 단백질 69.5% 당질 12.5% 지질 8% 비타민 $A \cdot B_1 \cdot B_2 \cdot C \cdot E \cdot K$ 무기질 엽록소.

시금치

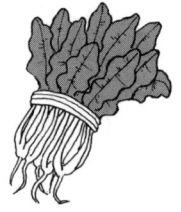

비타민·무기질 골고루 함유
발육기 어린이·임산부에 좋은 알칼리성식품

궁지에 몰린 뽀빠이가 시금치 통조림만 먹으면 기사회생(起死回生)의 신효(神效)한 힘이 솟아나 악당을 물리치게 되는 것이 뽀빠이 만화의 줄거리이다. 이 만화는 한 식품 회사에서 시금치 통조림을 만들어 그 판매광고용으로 만든 것인데, 지금은 전 세계 어린이들의 친숙한 벗이 되었다.

시금치는 명아줏과에 속하는 일년초 또는 이년초로서 줄기는 속이 비었고, 높이 30~60cm, 뿌리는 빛이 붉다. 여름에 녹색의 잔 꽃이 줄기 끝에 피며, 씨앗은 가시가 있는 것과 없는 것이 있다.

서남아시아가 원산인데, 처음 페르시아에서 아랍과 지중해 연안 여러 나라를 거쳐 유럽으로 퍼졌고 중국을 통해서 우리나라와 일본으로 전파되었다. 시금치를 한명으로는 '파릉채(菠薐菜)' 또는 '적근채(赤根菜)'라고 한다.

비타민 종류가 골고루 많이 들어 있는데, 비타민 A는 채소 중에서 가장 많다. 비타민은 약으로 공급하는 것보다는 식품으로 섭취하는 것이 현명하다. 칼슘과 철분, 요오드 등이 많아서 발육기의 어린이는 물론 임산부에게 좋은 알칼리성식품이다.

옛날부터 시금치를 강장 보혈에 효과가 있는 채소라고 일컬어 온 것이 입증되는 셈이다. 시금치에는 유기산으로는 수산·사과산·구연산 등이 있는데, 수산이 0.2~0.3% 가량 들어 있다.

몇 해 전 미국의 영양학자 샤만 박사는 시금치를 너무 많이 먹으면 결석이 생긴다는 발표를 해서 크게 물의를 일으킨 일이 있다.

그 결석이 만들어지는 이유가 수산(蓚酸)의 과잉 섭취에서 온다는 것이다.

수산을 많이 먹게 되면 체질에 따라 체내의 칼슘과 결합하여 녹지 않는 수산칼슘으로 변한다. 이것이 신장과 요도에 결석을 가져오게 되는데 하루에 500g 이상을 매일 먹는 경우에 일어난다고 알려져 있다. 우리가 먹는 양은 100g 정도이므로 별로 문제가 되지 않는다.

시금치 날것에는 수산이 많으나 끓이면 어느 정도 수산의 제거가 가능하다. 시금치를 데칠 때는 끓는 물에 소금이나 식용소다를 조금 넣고 살짝 데치는 것이 좋은데, 이때 냄비 뚜껑을 덮지 말아야 한다. 그래야 엽록소와 푸른색이 남아 있게 된다.

시금치에는 사포닌과 질이 좋은 섬유가 들어 있어 변비에도 효과가 있고 철분과 엽산이 있어 빈혈 예방에도 유효하다.

시금치를 살짝 데치면 비타민 C의 약 30%가 파괴된다. 시금치는 재배 중 햇볕을 많이 쬘수록 비타민 C가 많아지며, 수확 후는 저장온도가 높고 오래 묵을수록 비타민 C의 파괴가 많아진다.

□ 수분 89.5% 단백질 3.0g 탄수화물 0.3g 탄수화물 6.1g 칼슘 41mg 인 29mg 철 2.6mg 비타민 A 9,100I.U. 비타민 C 65mg.

식이성섬유

배설 작용 도와 당뇨·담석 등 방지
미역·무·콩·팥·김·우엉 등에 많이 함유

염소는 종이를 잘 먹는 동물로 알려져 있다. 염소는 종이의 섬유소를 소화 흡수하는 능력을 가지고 있는데 사람은 그러한 능력이 없다. 사람을 비롯한 동물은 음식을 입을 통해서 먹고 에너지원으로 소화 흡수하고 그 쓰레기와 신진대사 물질을 몸 밖으로 버리면서 생명을 유지하고 있다.

그런데 사람들은 먹고 버리는 일 중 먹는 일에만 온 신경을 기울여왔다. 먹기만 하면 자연히 버려지는 것으로 생각해 온 것이다.

유럽이나 미국인들은 변비에 시달리는 사람이 많아 배변량이 하루에 80~120g인 경우가 허다하다고 한다. 그런데 섬유를 많이 먹고 있는 아프리카 원주민들은 하루에 300~800g을 배설하고 있다. 이 배설량의 차이는 건강과 직결되는 것이다.

배설량이 적은 서구인은 대장암·담석·당뇨병 등이 매우 많은 것이 특징이다. 이 연구는 바기트 박사의 유럽과 아프리카인의 식생활과 질병의 비교 연구가 하나의 계기가 되었다.

당뇨병인 사람이 섬유를 충분히 섭취하면 혈당치의 변동이 적어지게 되는데 그것은 섬유가 쇼크 압소버(충격 흡수)의 역할을 하기 때문이라는 것이다.

식품 가공의 초점이 맛과 소화율 향상에 맞추어지다 보니 현대인들은 자칫 섬유질이 부족해진 식생활을 하게 된 것만은 사실이다.

녹즙이나 과즙이 좋다니까 주스를 만들어 물만 마시는 것도 반성할 점이 많다. 그러한 것의 대표적인 것으로 당근주스를 들 수 있다. 당근을 강판에 갈아 통째로 마시지 않고 거즈로 걸러서 맑은 물만 한 컵 마시고는 힘이 난다고 착각을 하고 있는 사람이 의외로 많다. 위장의 기능이 멀쩡한 사람이 좋다니까 영양이 거의 없는 맑은 물만 마시는 것은 난센스이다.

당근에는 1~2%의 섬유가 들어 있으며, '카로틴'이라는 물에 녹지 않는 지용성 비타민 A의 모체가 함유되어 있다. 일반적으로 하루에 10g 가량의 섬유를 먹는 것이 건강 유지를 위해 필요하다는 것을 알아야 한다. 그렇다고 지나치게 많은 섬유를 먹으면 건강을 해치게 되므로 유의해야 한다.

사람은 먹는 즐거움이 매우 크다. 미래학자가 이야기하는 것처럼 몇 백 년 후엔 지금의 비타민 정제와 같이 만들어진 영양식품을 몇 알 먹고 물을 마시는 시대가 올 것으로 생각하는 이도 있다.

칼로리가 어떻고 따지지 않아도 되니 편리할 것이라고 생각할지 모르나 이것은 있을 수 없는 일이다. 몇 백 년이 지난다고 사람의 긴 소화기관이 갑자기 짧아질 리가 만무하기 때문이다. 그런 식의 식생활을 하면 사람들은 틀림없이 변비에 걸리게 될 것이고 여러 가지 질병에 걸려 틀림없이 건강을 해치게 될 것이다.

그래서 미국상원의 특별위원회에선 미국인에게 많은 직장암 예방을 위해 식이성섬유의 섭취를 권장하기에 이른 것이다.

지금까지 영양가가 없는 것으로 푸대접을 받던 섬유질이 각광을 받게 되었다. 알맞은 섬유는 장내세균에 의해 비타민이 합성되기도 하며 필요 없고 유독한 쓰레기의 배설을 자연스럽게 하는 매우 중요한 생리작용이 재인식된 셈이다.

그래서 미국에선 식빵이나 쿠키 등을 구워 먹을 때 식이성섬유질을 밀가루에 섞어 먹고 있는 것이다.

미국사람이 건강 유지를 위해 식이성섬유를 이용한다고 한국 사람도 덩달아 그것을 먹는 것이 좋을 것으로 생각하고 수입 제품을 애용하는 이가 있다고 한다.

우리보다도 육식을 몇 배나 많이 하는 미국사람의 식생활이 곧 우리의 식생활과 같은 것으로 오해하면 곤란한 일이다. 불고기를 먹을 때 열무김치나 나물을 곁들여 먹고 있고 평소에 채식을 많이 하는 우리의 식생활에서 굳이 제품화된 식이성섬유를 먹어야 한다는 생각은 잘못이다.

섬유질은 적당한 수분을 보유시키고 유해물질을 흡수하고 창자의 연동운동을 일으키는, 말하자면 인체의 청소부로서의 일을 담당하고 있는 것이다. 혈중 콜레스테롤이 높은 사람이 섬유질을 충분히 섭취했더니 그 양이 떨어진 사실도 있다.

우리 주위에 있는 대표적인 섬유성 식품은 미역·무말랭이·강낭콩·팥·김·고사리·쑥·풋고추·옥수수·우엉·당근·무청 등이다.

식초

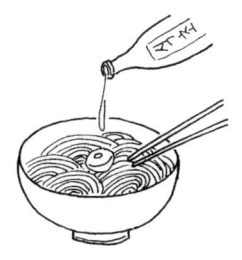

영양소 분해 돕는 알칼리성 조미료
강한 살균력으로 식중독 예방

 입맛이 없고 머리가 무거우며 피로가 좀처럼 가시지 않을 때 새큼한 식초가 든 음식을 먹으면 입맛이 새로 나고 피로가 말끔히 가신다.
 육체노동이나 정신노동을 한 후에는 누구나 체내에 많은 양의 유산(젖산)이 쌓이게 된다. 체력이 소모된 증거이다. 그럴 때에 식초나 구연산을 마시게 되면 피로소인 젖산이 분해되어 피로가 가시게 된다. 피로의 원흉 물질인 산성 물질은 근육 뿐 아니라 뇌 속에도 쌓이게 된다.
 젖산 말고도 탄산이나 인산 등이 쌓이면 뇌세포의 생리작용이 감퇴해서 사고능력이 떨어진다. 이러한 때에 식초의 효용은 매우 크다. 당뇨병 환자에게도 식초를 먹이면 일시적이기는 하나 당이 줄어든다는 보고가 있다.
 이렇게 유용한 조미료인 식초이지만 경우에 따라서는 크게 우리 몸을 위협하는 일도 있다. 즉 공업용 빙초산이 바로 그것이다. 심심치 않게 신문의 사회면을 장식하고 있지만 사람들은 곧 건망증에 걸려 남의 일로 돌리고 만다. 공공연히 약국에서는 식초 원료라고 해서 빙초산이 판매되고 있는 것도 우리나라만이 갖는 진풍경이 아닐 수 없다.

매일 외식하는 사람들은 식당에서 우리 몸을 좀먹는 유해한 식초 또는 초장을 먹는데도 초연하기만 하다. 농촌에서 부뚜막 위에 변질한 술을 초항아리에 담아놓고 이전에 먹다 남은 초찌꺼기를 섞어 식초를 만드는 광경을 흔히 볼 수 있었는데, 요즈음은 빙초산의 횡행으로 그 정경을 찾을 길이 없게 되었다.

식초는 톡 쏘게 강해야 한다고 주장하는 사람들이 많으나 이것은 잘못된 것이다. 양조초의 우리나라 규격은 초산 7% 이하로 되어 있고, 선진국에서는 대부분 3~5%로 되어 있다. 농도가 진한 식초는 위장의 내벽을 헐게 하기 때문이다. 모든 조미료가 다 그렇듯이 적절하게 사용하여야 그 진가를 나타낼 수 있는 것이다.

식초는 사람이 만들어낸 최초의 조미료라고 할 수 있다. 이것은 자연발생적으로 만들어진 과실주가 변질, 발효하여 된 것이기 때문이다. 과실주에 이어 곡주가 양조되었는데, 그 술을 저장하는 동안에 식초가 만들어졌을 것이다. 주정 도수가 높은 소주나 고량주나 위스키 같은 것은 제아무리 오래 두어도 식초로 되지 않는다.

식초가 갖는 영양적 특성과 가치는 1953년 노벨상을 수상한 크레브스 박사에 의하여 소상히 밝혀졌다. 즉 식초는 건강을 유지하는 데 필요한 크레브스 사이클(영양소가 우리 몸에서 분해되는 과정)이 잘 돌아가게 하며, 혈액을 약한 알칼리성으로 한다.

고기나 쌀밥과 같은 산성식품을 많이 먹을수록 식초를 섭취해서 우리 몸의 중화를 도모해야 할 것이다. 환자나 생리일을 맞는 여성들이 항상 흥분하기 쉬운 상태에 있는 것은 체내의 이상으로 평상시보다도 많은 노폐물이 혈액 중에 생겨 그것을 방출하기 위해 혈액 중의 칼슘이 소비되기 때문인 것으로 알려져 있다.

이렇게 해로운 노폐물을 없애는 데에는 두 가지 길이 있다. 하나는 칼슘과 같은 무기질이 산을 중화시키는 길이고, 다른 하나는 생성된 산성 물질들을 속히 분해시켜 무독한 탄산가스와 물로 변하면서 칼로리를 발생시키는 방법이다. 이 나중의 변화에 크게 도움을 주는 것이 식초의 주성분인 초산이다.

   식초는 시큼한 맛을 가지고 있기 때문에 산성식품으로 잘못 알고 있는 사람이 많으나 실은 알칼리성식품인데, 강력한 살균력을 가지고 있어 여름철에 전염되기 쉬운 이질이나 장티푸스 또는 식중독균의 발생을 예방해 주는 효과를 가지고 있다.

   초밥을 만들 때 식초를 넣는 것은 별미를 줄 뿐 아니라 부패균의 번식을 막아 식중독을 예방해 주는 역할도 동시에 하는 것이다.

□ 수분 92.2% 단백질 0.2g 탄수화물 0.3g 회분 0.1g.

쌀

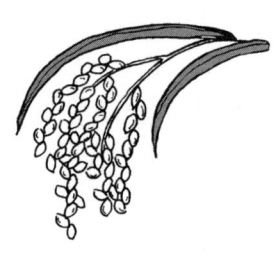

주성분은 녹말로 74% 이상 함유
에너지 공급에 안성맞춤

 쌀만큼 훌륭한 곡류를 찾아보기는 어렵다. 명나라 때의 시인은 쌀을 다음과 같이 노래하고 있다.
 '곡식 중의 곡식, 서리처럼 신선하고 즐거운 눈부신 보석, 이 보석을 어디에 비길 수 있으랴.'
 쌀의 많은 이점을 가장 먼저 깨달은 사람은 검소한 아시아 사람들이었다. 약 450g의 쌀로 밥을 지으면 그 부피가 3배 불어나서 14인분의 밥이 된다. 같은 양의 감자는 6인분의 양에 지나지 않는다.
 또 쌀은 별다른 저장법이 필요 없다. 낟알이 줄거나 영양가를 잃지도 않고 쌀뒤주에 보관하면 오래 보관할 수도 있다.
 쌀의 주성분은 녹말로 74% 이상이나 되어 인체가 필요로 하는 에너지를 쉽게 공급할 수 있다. 이 녹말의 질이 좋아 소화 흡수율이 거의 100%에 이른다. 뿐만 아니라 6% 이상의 단백질을 가지고 있으며, 그 영양적 질이 식물성 중에서는 가장 우수한 것으로 되어 있다.
 나트륨과 지질이 적은데다가 콜레스테롤이 들어 있지 않아서 비만을 걱정하는 사람이나 다른 곡물을 먹어서 알레르기를 일으키는 사람에게는 하늘이 내린 축복받은 선물인 것이다.

　최근 영양학자들이 복합 탄수화물을 높이 평가하고 있는데 그런 점으로 보면 쌀은 가장 뛰어난 곡물이다. 쌀은 지구의 절반 이상의 사람들에게 주식이 되고 있으며, 여러 가지 식품과 잘 어울려 식품의 맛을 훌륭하게 만들어주고 있다.

　가장 좋은 벼는 열대나 아열대 지방의 무논에서 자라지만, 북위 50도인 중국의 흑룡강성과 남위 35도인 호주의 뉴사우스웨일스 지방에서도 성공적으로 재배되고 있다.

　벼는 원래 아시아의 야생식물에서 비롯되었다고 하는데 일부 고고학자들은 이 곡식이 고대에 동남아시아와 중국 남부 지방에서 처음으로 재배된 것으로 믿고 있다. 1970년대 초 중국에서 고고학적인 발굴을 하는 도중에 약 7천년 묵은 쌀이 출토된 적이 있다.

　인도에서 '니바라'라는 야생식물을 재배한데서 비롯되었다고 주장하는 학자도 있다. 인도에서는 기원전 5,000년경 벼가 경작되었다는 사실이 밝혀졌고, 타이 북부지역에서는 기원전 4,000년경의 쌀이 발견되고 있다.

　아시아에 있어서는 쌀은 단순한 식량 이상의 것으로 여겨져 왔다. 여신 데위스리가 주는 선물이 쌀이라고 여기는 자바 사람들은 쌀은 영혼을 가지고 있으며, 우리가 다른 사람에게 하듯이 쌀의 영혼에게 말을 건넬 수도 있다고 믿는다.

　옛날 중국에서는 뼈가 쑤시거나, 감기에 걸리면 볶은 현미와 잘게 썬 생강뿌리를 술에 넣어 끓인 뒤 그것을 헝겊에 싸서 관절이나 배 또는 가슴에 문지르는 처방을 써 오기도 했다.

　결혼식을 갓 올린 신혼부부에게 쌀을 뿌리는 것은 중국과 인도 풍습이다. 쌀의 수확처럼 젊은 부부에게 축복의 의식이었던 것이다.

　일본의 전설에 따르면 태양의 여신이 하늘나라에서 벼를 재배했는데, 천왕의 후손들에게 농사를 지으라고 볍씨를 내려주었다고 한다. 쌀은 수백 년 동안 일본이나 한국에서는 부의 기준이었다. 그래서 만석꾼이나 백석 부자 등으로 표현해 왔다.

　미국에는 원래 쌀이 없었다. 그런데 최근 쌀을 재배하기 시작했고 저열량 식품으로 각광을 받게 되었다. 요즘엔 기후와 환경에 따라 많은 수량을 얻을 수 있는 품종이 개량되어 1ha당 평균 7,140kg을 생산하고 있는데, 한국의 경우는 1ha당 4420kg 정도에 지나지 않는다. 캘리포니아는 세계 평균 수확량의 거의 3배를 생산하고 있다.

　그들의 최신식 장비를 동원해서 놀라우리만큼 생산성을 향상시키고 있다. 논에다 레이저광선 회전 장치를 설치하는데 이 장치가 발사하는 레이저광선을 경운기의 쟁기 날에 붙어 있는 광전관 탐색기가 잡아서 경운기의 조정 장치에 보내면 그곳의 소형 컴퓨터가 자료를 처리하여 경운기가 논을 갈 때 쟁기 날의 위치를 조정하여 땅을 평평하게 갈게 한다.

　논둑을 쌓는 쟁기가 있어서 약 90cm 높이의 논둑을 쉽게 쌓을 수 있고 이 둑에 여러 개의 수문을 만들어서 논에 대는 물의 높이를 항상 5cm에서 15cm 사이로 유지할 수 있다. 볍씨는 비행기를 이용해서 뿌린다.

　필리핀에 있는 국제미작연구소에서는 지금까지 모두 6만종의 벼 품종을 연구해왔으며, 보다 우수한 벼 품종을 육종하기 위해 1년에 약 10만종의 새 품종을 실험하고 있다. 쉽게 수확할 수 있도록 더 튼튼한 새 품종을 개발하여 쌀 생산량을 놀랄 만큼 증대시켰다.

　벼를 도정할 때 겉껍질(왕겨)만 벗길 경우 광물질과 비타민이 풍부한 여러 겹의 쌀겨 층이 그대로 남아 있는 현미가 된다.

　벼를 쪄서 말린 뒤에 도정을 하면 보통 정백미보다 영양가가 훨씬 많은 찐쌀이 된다. 미국에서 상품화된 이른바 인스턴트 쌀은 도정을 한 뒤에 한 번 쪄서 말린 쌀이다.

　한국·일본·중국 남부에선 쌀을 으뜸가는 곡식으로 치고 오랜 옛날부터 벼농사에 힘써 왔다. 한국의 농가에서는 해마다 그 해에 새로 수확한 햅쌀을 세존단지에 넣어 농신에게 바치는 습관이 남아 있다. 일본에서는 농촌마다 '이나리'라는 쌀의 신을 모시는 작은 신사가 있다.

쌀은 전 세계에 걸쳐 널리 애용되고 있다. 인도네시아에선 명절에 쌀밥과 떡과 과자를 한 상 가득히 차려 놓고 성찬을 즐긴다. 중국에선 쌀로 과자, 국수, 풀, 술 등을 만든다. 말린 과일과 밤, 호두 등을 쌀가루에 섞어 맛있는 팔보반을 만들기도 한다.

이탈리아에선 쌀과 양파, 닭고기 등으로 만든 리소또라는 스튜를 애용한다. 스페인에는 쌀과 해산물, 닭고기 등을 넣어 만든 빠엘라라는 전통식이 있다.

라틴 아메리카의 아로스 꼰 뽈로는 쌀과 닭고기로 만든 요리인데 중남미의 어느 곳에 가든지 맛볼 수 있는 대표적인 음식이다. 프랑스의 리뻴라, 중국의 필리우스, 인도의 폴리우스는 모두 쌀에 여러 가지 육류와 해산물 등을 넣어 만든 고전적인 요리이다. 일본의 초밥도 유명하다.

쌀은 맛이 담백하며, 오래 먹어도 물리지 않는 특징을 가지고 있다. 한때 쌀은 좋지 않은 식품인양 오해된 일도 있으나 쌀이야말로 곡식 중의 왕자임이 입증되고 있는 것이다.

□ 쌀밥(현미) : 수분 65.0% 단백질 2.7g 탄수화물 31.9g 칼슘 10mg.

쏘가리

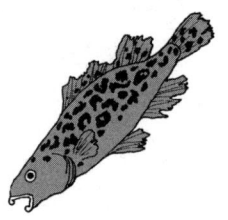

양질의 단백질 풍부한 보신어물
비장·위를 보호하고 입맛도 돋우어

신선 유빙(劉憑)이 잘 먹은 물고기인 계어(桂魚)와 석계어(石桂魚)로 고려 때의 『향약집성방(鄕藥集成方)』과 중국서 『양어경(養魚經)』에 기록된 것이 바로 쏘가리이다.

쏘가리를 소가리(所加理)라고도 부르며 금린어(錦鱗魚), 궐어(鱖魚) 등 별명이 많다. 영어로는 만다린 휘시, 러시아어로는 '요로시'라고 한다.

아름다운 채색을 가졌기 때문에 '금린어'라고 부른 것이다.

우리나라 쏘가리는 보통 쏘가리와 황쏘가리가 있는데 농어과에 속하는 민물고기이다. 몸길이 40~50㎝이고 납작하며 머리가 길고 입도 크며 아래턱이 조금 길다. 머리와 등에 보라, 회색무늬가 많아서 곱다. 서남해에 흘러드는 하천에 분포한다.

황쏘가리는 우리나라 특산으로 천연기념물로 보호되고 있다. 살은 희고 담백하여 회로도 먹고 탕 등 여러 가지 요리를 해먹는다. 쏘가리 창자젓갈이 별미로 알려져 있다.

성분을 보면 단백질이 18% 정도이고 지질이 4% 정도이다.

쏘가리가 살찌고 맛있는 계절은 복숭아꽃이 만개하기 직전이다. 어떤 물고기든 산란기 1~2개월 전이 살찌고 맛이 좋다.

쏘가리는 육식성 물고기로 다른 치어와 새우와 유충을 잡아먹고 산다. 쏘가리가 먹이를 습격할 때에는 맹수와 같은 위력을 발휘한다. 보통 때는 바위 사이나 밑에 들어가 숨어 있다.

□ 수분 77.6% 단백질 17.2g 지질 4.1g 칼슘 71mg 인 202mg 철 2.1mg.

쑥

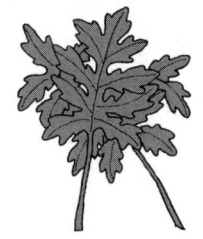

무기질과 비타민 함량 풍부
즙과 뜸의 약효 뛰어나

　순하고 어리석은 사람을 일러 '쑥맥'이라고 한다. 그 어원이 어디에서 생긴 것인지 알 길이 없으나 쑥만큼 식용과 약용으로 요긴하게 쓰이는 것도 드물 것이다.
　쑥잎 표면은 푸르며 뒷면은 젖빛의 솜털이 있고 독특한 향기가 있다. 줄기 엽병(葉柄)은 약용, 어린잎은 식용, 잎은 뜸쑥을 만드는 데, 흰 털은 인주 만드는 데 써 왔다.
　쑥은 국화과에 속하는 다년초인데 참쑥·물쑥·약쑥·쑥 등의 종류가 많다.
　쑥에는 무기질과 비타민의 함량이 많은 것이 특색이다. 특히 비타민 A가 많아 약 80g만 먹어도 하루에 필요한 양을 공급할 수 있는 셈이다. 비타민 A가 부족하면 우리 몸에 여러 세균이 침입했을 경우 저항력이 약해진다.
　쑥에는 또 비타민 C가 많아 감기의 예방과 치료에 좋은 역할을 하기도 한다. 쑥의 독특한 향기는 치네올이라는 정유 때문이다.
　쑥의 연한 잎을 말려 찐 다음 즙을 만들어 마시면 다음과 같은 효능이 있다고 전래된다. 해열과 진통 작용, 해독과 구충 작용, 혈압강하와 소염 작용 등.

쑥잎을 한명으로는 '애엽(艾葉)'이라고 하는데 복통·토사·출혈의 치료에 쓰인다. 쑥은 뜸으로 이용하고 있는데 그 효능이 놀라운 것으로 알려져 있다.

뜸을 뜨면 백혈구의 수가 평상시보다 2~3배나 늘어나 면역물질이 생기는 것으로 믿어지고 있다.

쑥을 식품으로 할 때는 독한 맛이 있어 삶아서 하룻밤쯤 물에 담갔다가 먹는 게 좋고 말려두면 1년 내내 먹을 수 있다. 개피떡이나 쑥버무리는 떡의 산성을 쑥이 중화하고 그 영양적인 보완을 하며 고운 빛깔과 향미는 식욕을 돋우어 준다.

쑥을 튀김으로 할 때는 기름 온도를 좀 낮게 하고 천천히 튀기는 것이 좋다.

☐ 수분 81.4% 단백질 5.2g 탄수화물 10.6g 칼슘 93mg 인 55mg 철 10.9mg 비타민 A 7,940I.U. 비타민 C 20mg.

쑥 갓

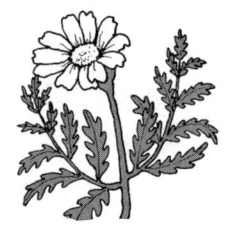

비타민 A·B·C, 엽록소 풍부
정장 작용 커 변비에 탁효

쑥갓은 향이 독특하고 맛이 산뜻해서 날로 먹어도 좋고 나물로 해서 먹어도 그 맛이 좋다.

지중해 연안이 원산인데 유럽에서는 관상용 화초로만 재배되고 있다. 우리나라에는 중국을 거쳐 조선조 초기에 전해진 것으로 알려져 있다.

국화과에 속하는 일년생 또는 이년생초인데, 지금은 1년 내내 재배하고 있는 채소이다. 쑥갓은 서늘하고 습기가 알맞은 기후를 좋아하고 크기는 30~70cm 정도로 자란다.

잎이 녹색이고 털이 없으며 다육질로 살이 많고 줄기가 연한 것이 특색이다. 5월에 담황색 혹은 백색 두상화(頭狀花)가 피는데 냄새가 향긋하다. 쑥갓과 비슷하게 생긴 제충국 꽃은 가루로 해서 강력한 살충제로 쓰인다.

쑥갓은 한명이 '동호(茼蒿)'이고, 쑥갓나물을 '동호채(茼蒿菜)' 또는 '애국채(艾菊菜)'라고 한다.

인에 비해 칼슘이 많고 비타민 A가 많아 쑥갓 120g 가량만 먹으면 하루에 필요한 양을 공급하고도 남는다.

쑥갓은 상추쌈을 싸먹을 때 곁들이면 그 풍미가 더 살아난다. 쌈은 쌈장이 맛이 있어야 하는데 고추장과 된장을 섞어서 고기를 조금 볶다가 너무 짜지 않게 삼삼하게 끓여서 갖은 양념을 하여 쌈장을 만들어 먹으면 제 맛이 난다. 약간 걸쭉하게 해야 하므로 묽다 싶으면 밀가루를 볶아서 조금 넣으면 걸쭉하게 된다.

비타민 C와 B가 풍부할 뿐 아니라 엽록소가 많아 훌륭한 식품이다. 엽록소가 많은 푸른 채소는 물을 팔팔 끓이다가 소금을 조금 넣고 데치는 것이 좋은데, 이때에는 뚜껑을 열고 데쳐야 한다.

이 때 물이 넉넉하여야 얼른 데쳐진다. 냉수에 헹궈 바로 요리하여야 싱싱한 맛과 향취를 잃지 않게 된다. 미리 데쳐 놓으면 좋은 맛을 잃게 되기 쉽다.

쑥갓은 옛날부터 위를 따뜻하게 하고 장을 튼튼하게 하는 채소로 애용되어왔다. 그러나 국화와 비슷한 냄새를 싫어해서 전혀 먹지 않는 사람도 있다.

신선한 상태로 날것으로 먹는 것이 가장 좋으나 그 냄새를 싫어하는 사람이나 어린이에게는 완전히 익혀 만든 나물보다는 튀긴 것이 영양가의 손실이 적어 좋다.

비타민 D는 적으나 골고루 많이 들어 있어 위와 장을 튼튼하게 해준다는 말을 뒷받침할 만하다. 향긋한 맛이 있어 입맛을 돋우고 장의 기능을 활발하게 해 주기도 한다.

어린이가 홍역을 앓으면 흔히 변비에 잘 걸리는데 쑥갓을 삶은 진한 즙을 먹이면 장기능이 활발해져 잘 낫는다고 전래되고 있다. 어른들도 변비에 걸리면 쑥갓을 수프 또는 물에 넣고 살짝 익혀 먹으면 효과가 있다.

이질에 걸렸을 때 항생물질을 써서 병은 나았지만 뱃속이 좋지 않을 때가 있는데 그런 때에 쑥갓을 먹으면 정장 작용이 있어 속이 편해진다고 한다.

쑥갓을 초고추장에 찍어 먹는 강회나 쑥갓쌈은 입맛을 되찾게 하는 훌륭한 영양 식품이다.

□ 수분 92.3% 단백질 2.6g 탄수화물 3.5g 칼슘 79mg 인 37mg 철 2.2mg 비타민 A 6,630I.U. B_1 0.10mg 비타민 B_2 0.25mg 비타민 C 18mg.

씀바귀

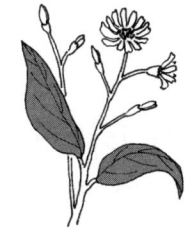

이른 봄 뿌리째 나물이나 국으로 애용
즙은 얼굴과 눈동자의 누런 기를 없애

우리나라 산과 들에 흔히 자라는 국화과 다년초이다. 산이나 들, 밭둑에 흔하게 나는데 봄철에 씀바귀를 많이 먹으면 여름 더위에 강해진다는 얘기가 있고 식욕증진에 더없이 좋은 산나물이다.

높이 25~50cm이고 윗부분에 가지가 뻗는다. 흰 꽃이 피는 흰씀바귀와, 꽃이 다발을 이루는 꽃씀바귀가 있다.

이른 봄 뿌리째 뽑아서 나물이나 국 끓이는 데 이용한다. 쓴맛이 있어 입맛 돋우는 데 좋은 채소이다. 봄철에 처음 나는 것은 연해서 뿌리까지 먹을 수 있다. 잎과 뿌리를 데쳐 우려서 갖은 양념으로 무쳐 먹는다. 쌉쌀한 특유한 맛이 있어 미각을 돋우어 준다.

겨울에도 얼어 죽지 않는다고 하여 '월동엽(越冬葉)'이라고 한다. 씀바귀는 뿌리가 실한 것을 골라 삶아서 몇 번 물을 갈아 주고 쓴맛을 뺀 뒤 조리한다. 소금물에 삭혀 김치를 담가 먹기도 한다. 열, 속병, 악창(惡瘡)을 다스리는 것으로 전해지고 있다. 씀바귀를 짓찧어 즙을 마시면 얼굴과 눈동자의 누런 기를 없애 준다고도 한다.

□ 단백질 3% 지질 0.6% 당질 8.4% 섬유소 1.7% 회분 3.6% 칼슘 76mg% 철 3.7mg% 비타민 A 11,000I.U. 비타민 B_1 0.35mg 비타민 C 8mg%.

아가리커스

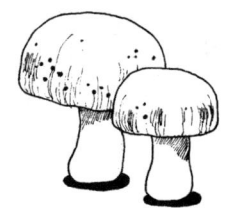

대표적인 항암식품
전 미국 대통령 레이건이 암 치료를 위해 먹은 식품

우리 주변에는 수없이 많은 암원성(癌源性) 물질, 변이원성(變異源性) 물질이 있고 이들과 접촉을 하거나 이들이 체내에 들어올 기회는 매우 많다. 그렇다고 해서 모든 사람이 암에 걸리지는 않는다. 그 이유는 면역시스템이 작용하고 있기 때문이다.

그래서 기능성 식품이란 의료용 식품과 치료 예방을 위한 식품인 셈이다. 기능성 식품 중에서 아무런 가공도 하지 않고 천연 상태로 충분히 그 역할을 할 수 있는 것들이 있다. 암과 관련된 기능성 식품으로 이른바 항암식품이 전래되고 있는데 그 대표적인 것이 버섯, 인삼, 율무 등이다.

버섯은 다당류나 리그닌 등 고분자 물질을 많이 가지고 있는데 항암효과와 특히 관련이 큰 것으로 베타 글루칸을 가지고 있다.

베타 글루칸은 세포조직의 면역기능을 활성화시켜 체내의 매크로파아지나 인터페론의 생성을 촉진시켜 체외에서 침입하는 바이러스 등의 이물질도 무력화시킬 수 있다고 한다.

버섯은 저칼로리 식품이며 이 다당류는 생리적 기능의 중심적 존재로 여러 가지 성인병 예방과 면역의 활성화, 암에 대한 항종양 효과 등이 지목되고 있다.

최근에 각광을 크게 받기 시작한 것이 아가리커스라는 버섯이다. 원래는 브라질에서 야생한 버섯인데 1992년부터 일본에서 인공재배에 성공하면서 건강식품으로 선을 보이게 되었다.

브라질의 수도 상파울루에서 200km 떨어진 피에다테라는 곳이 있는데 야생마의 산지로서 알려진 안개가 많은 지역이다. 기온이 주간에 35℃, 밤에는 20℃ 정도인데 습도가 평균 80%로 매우 높다. 저녁이 되면 열대 지방 특유의 집중호우(스콜)가 내린다고 한다. 이곳에 사는 주민들은 예부터 장수자가 많은 곳으로 유명하다. 물론 성인병과 암의 발생율도 낮다.

최초로 이 지역의 비밀을 조사한 것은 펜실베니아 대학의 신덴 박사와 램버트 연구소의 램버트 박사였다. 숱한 시행착오를 거듭한 끝에 그들이 주목하게 된 것이 바로 아가리커스였다.

그곳 사람들은 잉카시대부터 이것을 많이 먹어 왔다고 하는데 말의 분뇨가 퇴비가 되어 그곳에 버섯이 자라게 되었다. 다른 곳에는 나지 않는 그곳만의 특수한 생물체이다.

그들은 1965년 성분분석결과를 학회에 보고하였다. 그 당시에는 비타민, 미네랄, 핵산, 아미노산, 효소를 많이 가지고 있다는 사실이 밝혀졌을 뿐 인체에 미치는 영향은 규명되지 않았다.

이 버섯이 다시 각광을 받게 된 것은 전 미국 대통령 레이건이 암 치료를 위해 이것을 먹고 뛰어난 효과를 보았다는 뉴스가 보도되면서부터이다. 여러 연구가들의 관심이 브라질 교외의 피에다테로 집중되었다.

그런데 불행하게도 이 무렵에 피에다테의 야생마가 많이 줄어들었다. 그래서 퇴비 역할을 하던 마분도 부족해져 이 버섯도 줄어들게 되었다.

이 버섯을 학자들이 '킹 오브 머슈룸'이라 부르는데 머슈룸이란 버섯을 총칭하는 말로, 버섯 중에서는 으뜸가는 것이라는 데서 붙여진 것이다.

이 버섯은 송이버섯과 마찬가지로 흙에서 자라기 때문에 잡균에 둘러싸여 생육하므로 재배하기가 무척 어려운 버섯이다. 이 버섯의 갓모양은 양송이와 비슷하지만 조금 두껍고 긴 것이 특징이며 냄새가 강하고 속은 단맛이 난다. 씹히는 맛이 좋아 여러 요리에 적합하며 그냥 먹거나 끓여 마셔도 효과가 크다고 한다.

이 버섯은 암세포 등 이물질 세포를 공격하는 힘이 강하고 인간이 지닌 자연치유력을 높이며 비타민 B와 D의 공급원으로서 중요한 역할을 한다.

베타 글루칸 외에 암세포의 증식을 직접 억제하는 스테로이드, 발암물질을 흡착하고 체외로 배출시키는 힘을 가진 식물섬유 등이 풍부하다.

아귀

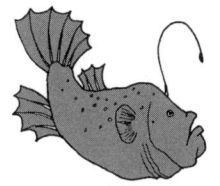

겨울이 제철
수분 함량 많고 지질 함량 적어

아귀과의 바닷물고기로, 크기는 60㎝ 가량인데 머리 폭이 넓고 입이 큰 것이 특징이다. 아래턱은 위턱보다 길고 상하 양턱에는 단단한 크고 작은 빗 모양의 이가 밀생하고 있다.

흔히 '아구'라고 부른다. 비늘이 없이 피질돌기로 덮였는데, 등의 앞쪽에 촉수 모양의 가지가 있어 이것으로 작은 물고기를 꿰어서 잡아먹는다고 한다. 암초나 해조가 있는 해저에 사는데 우리나라 서남과 동해 남부에 대형 아귀가 잡힌다. 제주도 근해의 것은 작다.

중국해, 대만, 일본 남부 연해에도 분포한다. 뼈는 거의 연골이며 살은 탄력이 있고 맛이 좋은데 겨울철이 제철이다.

고기뿐 아니라 아가미, 간장, 꼬리지느러미, 난소, 위, 껍질 모두를 먹을 수 있다. 아귀찜과 아귀탕으로 많이 먹는다. 아귀탕은 콩나물을 많이 넣고 고추장찌개로 끓여 먹는다. 수분 함량이 많고 지질 함량이 적다. 간장에는 30% 가량의 지질이 있어 독특한 맛이 있다.

간장이 황적색을 띤 것은 카로티노이드 색소를 가지고 있기 때문인데 비타민 A 효과가 크다.

□ 수분 80% 단백질 15% 지질 0.6% 회분 1.1% 비타민 A 87I.U.

아보카도

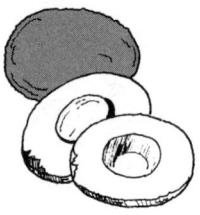

과일 중에서 드물게 지질 많아
버터처럼 빵에 발라먹어

　아보카도는 모양이 오이처럼 긴 것, 배 모양인 것, 달걀모양, 구형 등 다양하고 과육은 단맛이 강하나 신맛이 없고 버터맛과 비슷하다. 과일 중에서는 보기 드물게 지질이 많고(18.7%) 칼륨(720mg%)과 카로틴이 많다. 단백질도 2.5%이고 비타민 C는 15mg%나 된다. 지질은 불포화지방산이 70% 이상으로 영양적으로 매우 우수한 과실이다.
　수확 후 약 15℃에서 후숙시켜 물렁해지면 먹는다. 그래서 '산림의 버터'라는 별명을 가지고 있다. 쪼갠 다음 소금을 뿌리고 스푼으로 긁어내어 버터처럼 빵에 발라먹는다.
　열대 아메리카 원산이며, 과피(果皮)는 녹색·황록색·갈색·흑자색으로 두껍고, 크기는 100~500g이다. 과육은 황색이며 가운데 큰 씨 한 개가 들어 있다.
　저장 온도는 5~10℃이고 5℃ 이하가 되면 저온장애를 받아 변질되므로 주의해야 한다.
　초밥 재료로도 이용되고 있다.

아스파라거스

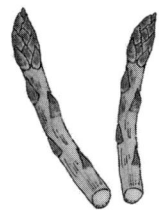

특수 성분으로 아스파라긴 다량 함유
신경통과 신장에 좋은 식품

아스파라거스는 기원전 200년경부터 그리스에서 이용했다고 하는데, 그때는 약용으로만 썼다고 한다. 지금은 서양 요리에서 샐러드를 비롯해서 다양하게 쓰이고 있으며, 이뇨 효과가 있어 신장에 좋은 식품이다.

아스파라거스는 백합과에 속하는 다년초로서 동부 지중해, 소아시아가 원산지이다. 잎은 퇴화해서 갈색의 인편(鱗片)처럼 되어 있고 가는 가지가 잎의 대용으로 되어 있으며, 끈 모양의 굵은 뿌리와 짧은 괴상근이 있다. 토당귀(땅두릅)와 비슷하게 생겼다.

아스파라거스는 백색과 녹색의 두 종류가 있다. 백색은 발아 직전에 배토를 해서 희게 연화시킨 것이며, 녹색은 배토하지 않고 엽록소가 생성되게 한 것이다.

백색 아스파라거스는 수확 후 변질이 빨라 섬유질로 되고 쓴맛이 생기며 변색하므로 냉장하든지 가공하든지 해야 한다. 밑 부분이 쓴 것이 있는데 이것은 사포닌이 있기 때문이다.

칼슘에 비하여 인이 많으나 칼륨의 함량이 높아 알칼리성식품에 속한다.

　아스파라거스에는 특수 성분으로 아스파라긴과 아스파라긴산이 많은 것이 특색이다. 아스파라긴산은 아미노산의 한 가지인데, 신진대사에서 중요한 구실을 한다. 따라서 신경통을 앓고 있는 사람에게는 아스파라거스가 좋은 식품이다.

　녹색인 것이 가용성 성분이 많고 조직이 부드러워 조리하기도 쉽다. 백색인 것은 통조림용으로 많이 쓰인다. 통조림 아스파라거스는 특수한 향기가 생기는데 이것은 통조림 금속에서 녹아나온 주석 성분의 존재로 생성되는 디치올이소부틸산 때문이다. 그래서 속에 칠을 하지 않은 깡통이 쓰인다.

　통조림을 만들 때는 깨끗이 씻은 아스파라거스를 끓는 물에서 2~5분간 데쳐내고 약 2%의 소금물에 담아 제품으로 한다.

　□ 수분 93.1% 단백질 1.9g 탄수화물 4.2g 칼슘 21㎎ 인 50㎎ 비타민 A 567I.U. B_1 0.13㎎ 비타민 B_2 0.16㎎ 비타민 C 12㎎.

아욱

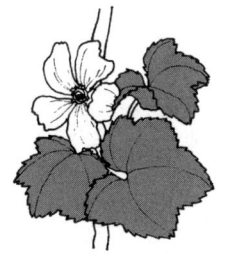

단백질·칼슘은 시금치의 2배
발육기의 어린이에게 좋은 채소

입맛을 잃었을 때 구수한 아욱국을 먹으면 입맛이 나고 기운을 차리게 된다. 아욱은 아욱과에 속하는 일년초로 잎은 넓은 달걀모양이다. 여름에 백색 또는 담홍색의 꽃(五瓣花)이 피며 삭과(朔果)는 모가 져 있다.

쌍자엽(雙子葉) 식물에 속하는 아욱과는 전 세계에 900여 종이나 있는데, 초본으로는 황촉규·어저귀·수박풀·아욱 등이 있다.

수분이 많은 밭에 잘 자라며, 한국 각지와 온대 및 아열대에 분포한다.

채소 중에서는 영양가가 높은 편이다. 채소 중에서 영양가가 높기로 유명한 시금치보다 단백질은 거의 2배, 지질은 3배나 더 들어 있으며, 특히 어린이들의 성장 발육에 절대로 필요한 칼슘도 시금치보다 2배나 더 많다.

칼슘이 부족하면 발육기의 어린이들이 골격 형성도 제대로 안 되어 선병질(腺病質) 체질이 되기 쉬우며, 성격도 신경질적으로 되기 쉽다. 침착성이 없고 끈기 있게 공부나 일을 못하는 어린이들의 성격을 교정시켜주는 데에는 칼슘이 가장 필요한 영양분이다.

비타민이 여러 가지 골고루 들어 있어 자칫 입맛을 잃기 쉬운 여름철에 아욱은 훌륭한 알칼리성식품이 아닐 수 없다.

연한 줄기와 잎을 식용하는데 쇤 것은 억세고 풋내가 나기 때문에 주물러 치대서 풋내를 빼고 뜨물을 부어 끓여 먹는다. 풋내 같은 잡맛이 나는 채소는 뜨물에 담그든지 뜨물을 넣고 끓이면 그 맛이 좋아진다.

아욱의 잎과 껍질을 벗긴 줄기를 거른 된장이나 고추장과 함께 붓고 고기와 새우를 두드려 넣어 기름을 치고 쌀을 넣어 끓인 아욱죽은 소화력이 떨어진 사람에게 더없는 별식이다.

아욱을 삶아서 만든 아욱쌈도 별미려니와 보리새우를 넣고 토장국에 끓인 아욱국은 맛뿐 아니라 영양적으로도 균형이 잡힌 좋은 음식이다.

□ 수분 90.1% 단백질 4.8g 지질 2.4g 탄수화물 2.3g 칼슘 67mg 인 18mg 철 4.5mg 비타민 A 5,526I.U. 비타민 C 22mg.

알로에

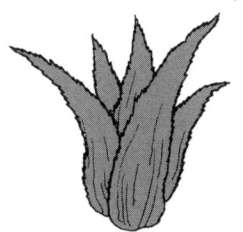

최근 건강식품으로 각광
위장·혈관을 튼튼하게 하며 화상에도 유효

사람들은 먼 옛날부터 건강회복을 위한 민간요법을 많이 이용해 왔다. 여러 가지 식물의 잎과 뿌리를 건강요법으로 사용해 온 것이 건강식품의 시초였다.

사람은 실험동물 역할을 해오면서 어떤 식물이 건강에 좋고 나쁜 것인가를 알아냈다. 일부 과학자들은 민간요법을 비과학적이라는 이유로 배격하고 있으나 그것은 잘못된 생각임을 알아야 한다.

아스피린, 디기탈리스, 에피드린, 키니네는 원래 식물의 줄기나 잎에서부터 얻어진 물질이었다. 이러한 약품은 최근에 신경통, 심장질환, 호흡기질환에 쓰이고 있는 약품이다. 이러한 것 말고도 많은 의약품이 식물성분에 의존하고 있는 실정이다.

뿐만 아니라 여러 가지 성인병과 난치병이 많아진 현실에서 자연건강식품에 대한 관심이 점차 높아지고 있다.

알로에는 백합과에 속하는 상록 다년생 식물이다. 알로에를 민간요법에 이용해온 역사는 오래여서 이집트 왕조시대부터 이미 사용되었다고 한다.

알렉산더 대왕은 대원정시에 음식이 바뀌어 생기는 질병을 막기 위해 알로에를 재배해서 병사들의 건강을 유지했다고 한다.

알로에는 아프리카 희망봉이 원산지라고 하는데 열대 지방에서 두툼한 다육엽으로 2~9m까지 자란다. 잎은 용설란(龍舌蘭)의 잎같이 생겼으며 가장자리는 톱니모양을 하고 있다.

알로에 잎은 너무 커서 운반하기가 어려워 옛날부터 제품으로 가공해서 거래되었다고 한다. 제품으로 하기 위해서는 땅에 구덩이를 파서 양가죽을 깔고 큰 잎의 절단면을 구덩이로 향해 퇴적하여 투명한 점액이 흘러내리게 했다. 이 끈적한 액체를 햇볕에 말려서 사용했기 때문에 알로에를 '코끼리 쓸개'라고 부르기도 했다.

알로에는 이천 년 동안 변비나 위장에 유효한 것으로 쓰여 왔다. 민간요법으로 응용된 몇 가지를 정리하면 다음과 같다.

① 화상이나 피부가 갈라지고 튼 곳에 알로에 잎의 점액을 바르면 잘 낫는다.
② 칼로 벤 상처 등에 바르면 유효하다.
③ 기침·천식이 심할 때 가래를 잘 삭게 하므로 알로에즙을 마시면 잘 낫는다.
④ 위에 이상이 생겼을 때 잎을 가늘게 썰어 차로 달여 마시면 좋다.
⑤ 신경통에 잎을 곱게 갈아 환부에 바르면 통증이 멎는다.

원래는 알로에가 식물성 하제(下劑)로 이용되었으나 최근 건강식품으로 각광을 받기 시작한 것은 여러 임상실험과 애용자에 의해 그 진가가 인정되었기 때문이다.

2차 대전 직후 원자탄의 피해를 입은 사람들이 알로에로 좋은 결과를 거두어 주목을 받게 되었다. 그 후 여러 연구가들에 의해 연구가 진행되면서 베일에 가렸던 성분이 밝혀지고 있는 중이다.

지금까지의 연구 결과 알로에 속에는 세균과 곰팡이에 대한 살균력이 있고 독소를 중화하는 성분 알로에친이 들어 있다. 궤양에 유효한 알로에우르신도 있음이 밝혀졌고, 항암 효과가 있는 알로미친도 보고되고 있다. 분석결과를 보면 다당류, 스테로이드, 효소, 아미노산, 탄닌, 사포닌, 항생물질, 상처 치유 호르몬, 유기산, 무기질 등 다양한 성분이 들어 있다.

중국에서는 알로에를 노회(蘆薈)라고 하는데 알로에의 발음을 중국음에 맞게 표시한 것이라고 한다. 또 일설에는 노(蘆)는 흑(黑), 회(薈)는 '모은다'는 뜻으로 나무의 수액이 굳어 검어지는 것이라 해서 붙여진 이름이라고 한다.

알로에는 원래 아랍어와 헤브라이어로서 '쓰다'는 뜻인데 알로에의 맛이 쓰기 때문에 붙여진 이름이다. 알로에 잎을 잘라두면 유난히 쓴 황색 물질이 먼저 흘러나오는데 이것은 알로인이 주성분을 이루고 있어 대장성 하제(下劑)로 상습변비증에 유효하다.

알로에는 종류가 워낙 많아 300종 이상이나 되는데 약용으로 쓰이는 것과 건강식품용은 각기 다르다. 건강식품용으로 이용되고 있는 것은 알로에 베라와 알로에 아보렛센스가 대표적이다. 생김새가 용설란과 비슷해 혼돈하는 일도 있으나 전혀 다른 것이다.

알로에에는 알로인 말고도 에모진이라는 성분이 있어 대장에 자극을 주어 완화제로 작용한다고 한다.

동맥경화증이나 고혈압인 사람이 변비가 되었을 때, 일반 약품인 하제를 사용하는 것은 바람직하지 못하며 약보다는 식품으로 고치는 것이 좋은 것은 당연한 일이다. 당뇨병이 있는 비만한 사람도 마찬가지이다.

알로에를 먹는 방법도 여러 가지가 있는데 먹기 좋은 처방을 소개하면 다음과 같다. 알로에 베라 5cm, 레몬이나 유자 반 개, 물 1컵, 소금 소량.

꿀을 타도 좋다. 이것을 계속 마시면 심한 변비도 치유된다고 한다. 동북 아프리카인들은 옛날부터 알로에를 하제로 써 왔고, 고대

인도와 로마의 의사들도 애용했다고 한다.

알로에는 또 위장의 작용을 활발하게 하므로 식욕부진과 위약, 과식, 메스꺼움 등에 유효하며 항궤양성 물질인 알로에우르신이 있어 위궤양과 십이지궤양에도 잘 듣는다고 한다.

알로에를 먹으면 피로 해소가 잘되며 잠도 잘 수 있어 체력회복이 되고 체질개선의 효과가 인정되고 있다.

뇌출혈은 일반적으로 고혈압인 사람에게 잘 일어나는 증상인데 이것은 혈관이 약해져서 결과적으로 혈관 출혈이 생기는 현상이다. 따라서 혈관을 강하게 하면 동맥경화를 예방할 수 있을 뿐 아니라 피가 잘 흐르게 하므로 고혈압만 아니라 저혈압인 사람에게도 좋은 것은 당연하다.

알로에에는 혈관을 유연하게 하는 작용이 있으므로 결과적으로 혈관을 강하게 만드는 것이다. 특히 변비성 고혈압인 사람에게는 알로에가 일석이조(一石二鳥)의 효과를 거둘 수 있다.

알로에 성분 중에는 신경기능에 작용해서 신경을 진정시키는 작용이 있다고 한다. 이것은 정신적인 스트레스를 받기 쉬운 위장의 작용을 잘 도와주는 것과 밀접한 관계가 있다.

불면증인 사람이나 두통 특히 과음에서 오는 숙취로 아픈 머리에는 신기할 정도로 잘 듣는다고 한다. 알로에와 같은 자연건강식품이 인기를 끄는 것은 약품처럼 무서운 약화(藥禍)가 없기 때문이다.

절세가인 클레오파트라의 아름다움은 알로에의 덕이 컸다고 하는 설이 있다. 고운 피부를 유지할 수 있었던 것은 알로에 즙액을 피부에 발랐기 때문이었다고 한다.

알로에 즙액에는 적당한 수렴작용과 보습 작용(윤기를 준다)이 있다. 피부에 스며들면 피부조직의 손상 부위를 복구하는 강한 힘이 있어 피부의 재생력이 활발해진다.

앵 두

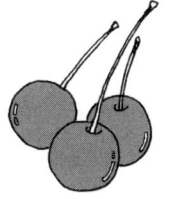

새큼한 맛의 유기산 많아
신진대사 돕고 피로 해소 효과

앵두같이 붉은 입술이라면 건강미가 넘치는 처녀를 연상케 된다. 앵두는 우리나라가 원산지로 알려져 있는데 지금은 달라졌지만 이전에는 과실 중에서 일찍 나는 것이라고 해서 종묘의 제물로 귀하게 여겨 왔다.

앵도과에 속하는 낙엽 활엽 관목으로 높이는 1~3m이고 잎은 난형 또는 타원형이다. 4월에 흰 꽃이 피며 씨는 구형인데 속씨가 과육에 비해 큰 편이다. 과즙은 상쾌한 신맛이 있다. 인가 부근에 많이 심는데 가정용 과수로 좋다.

씨를 뿌려도 5, 6년이면 열매를 맺는데 열매가 크고 잘 매달리는 나무의 가지를 꺾어 3월 중에 삽목(揷木)을 해서 묘목을 만들면 좋다.

한명으로는 '앵도(櫻桃)'라고 하는데 벚나무 열매인 버찌와는 전연 다른 것이다.

새큼한 맛의 성분은 사과산과 구연산 등의 유기산인데 1.5% 가량 들어 있다. 이러한 유기산은 체내에서 신진대사를 도와주며 피로 해소 효능도 가지고 있다.

앵두씨를 빼고 꿀에 재었다가 꿀물에 넣은 앵두화채는 여름을 이기게 하는 재래 음식의 하나다.

앵두씨를 빼고 물을 부어 끓이다가 물을 따라 내고 꿀을 부어서 조린 앵두정과나 앵두씨를 빼고 체에 걸러 녹말과 꿀을 치고 약한 불에 조려서 엉기게 하여 굳힌 앵두편(櫻餠)은 우리나라 고유 식품이다.

앵두에는 정장효과가 있는 펙틴이라는 성분도 많아 젤리나 잼도 잘 만들어진다. 앵두씨는 대개 빼서 버리는데 앵두씨 안에는 특수한 배당체로서 아미그달린이라는 성분이 들어 있다. 이것은 젠치오비오스라는 당분과 만데로니트릴이라는 성분이 결합한 것이다. 만데로니트릴이라는 것은 분해되어 벤즈알데히드와 청산(靑酸)이 된다.

벤즈알데히드는 좋은 향기 성분이나 청산은 맹독성 물질이다. 대개 식물체에 있는 배당체(配糖體)라는 강한 생리작용을 갖기 때문에 생약으로 이용되며 특수 성분을 추출해서 약용으로 하는 경우가 많다. 살구씨나 마찬가지로 기침과 변비에 약재로 쓰인다.

씨를 빼지 않고 소주에 우려낸 앵두주는 그 향미가 독특해서 좋다.

□ 수분 88.1% 탄수화물 10.0g 칼슘 22mg 인 17mg 비타민 A 110I.U. 비타민 C 14mg.

얌

고구마와 비슷
아프리카의 주요 식량

　참마속의 식물로 열대작물인데 동남아시아와 서부아시아에서 재배를 하고 있다. 고구마와 그 형태가 비슷한데 덩이줄기를 이룬다. 서부아프리카에서 재배되는 품종으로는 water yam, potato yam, yellow guinea yam, chinese yam, white yam 등이 있다. 아메리카 재배종도 있는데 종류가 50~60종에 이른다.
　우리나라에는 참마(chinese yam)와 큰마(white yam)가 있다.
　마는 자웅이주이고 번식은 감자와 같이 큰 것은 쪼개고 작은 것은 통째로 심는다. 고온성 작물로 17℃ 이상이어야 자라고 4~5월에 심어 10월 이후에 수확한다.
　아프리카 일부에서는 주요 식량으로 이용하고 있는데 이것만을 주식으로 하는 경우 영양실조에 걸리게 된다.

양고기

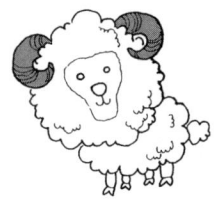

섬유가 가늘고 조직이 연해 소화 잘돼
냄새 제거를 위해 향신료 써

양털을 얻기 위해 기르는 양의 고기가 양고기인데 근래에 그 수요가 증가하고 있다.

한 살 미만인 어린 양고기를 램(lamb), 더 자라서 잡은 것이 머튼(mutton)이다. 머튼은 수컷을 '거세(mutilation)'하는 데서 그 말이 유래한 것이다.

양고기는 섬유가 가늘고 조직이 단단하지 않기 때문에 연하고 소화가 잘되며 맛도 있다.

머튼은 특이한 냄새가 있는데 램은 냄새가 거의 없다. 특이한 냄새는 카푸릴산·펠라르곤산 등에 의한 것으로, 가공 원료로는 알맞지 않다. 이 냄새 제거를 위해 열탕으로 씻거나, 마늘·고추 등 향신액을 삼투시키는 방법을 쓴다. 삶을 때 포도주를 이용하기도 한다.

지방산이 고급 포화의 것이 많아 녹는점이 44~55℃이다. 조금만 식어도 기름이 굳어지므로 따뜻할 때 먹어야 한다. 조리할 때는 라드 등을 사용하면 부드럽고 맛이 있어 먹기 좋다.

고기 색깔은 쇠고기보다 엷으나 돼지고기보다는 진하다.

□ 단백질 17% 지질 8% 회분 1.2%.

양배추

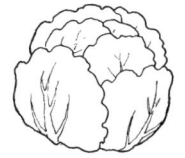

비타민·칼슘이 많은 알칼리성식품
비타민 U 있어 위궤양에 좋은 효과

양배추는 세계적으로 대표적인 채소로서 각종 요리에 널리 이용될 뿐만 아니라 생식을 하는 데에도 알맞은 식품이다.

원산지는 지중해 동부 내지 아시아이고 십자화과에 속하는 이년초인데 결구성(結球性) 배추의 변종이다.

잎이 넓으며 부정형이고 속은 황백색이며 꽃은 담황색의 십자화(十字花)가 핀다. 여러 품종이 있는데 야생종·녹엽종(케일)·이탈리안 브로콜리 등의 종류가 많다.

이들은 서로 교배(交配)를 하면 자연스럽게 잡종으로 된다. 이들은 모두 다른 채소류에 비해 잎이 뻣뻣한 것과 잎 살이 두터운 점 그리고 납질이 센 점 등이 특징이다.

양배추가 야생하는 곳은 제일 더운 7월의 평균 기온이 17℃ 가량으로 우리나라에서는 해발 1,500m 정도의 한랭 지대가 최적지로 알려져 있다. 즉 추위와 더위의 차이가 적은 기후로서 북방에서는 여름 작물로 되며 남방에서는 겨울 작물로 기르게 되었다. 봄과 가을 두 차례에 파종하는데 온상에서 이식 재배도 한다.

양배추는 한명으로는 '감람(甘藍)'이라고 하는데 신선하게 보관해야 영양가의 손실이 적다. 폴리에딜렌의 얇은 필름(50미크론 가량)에 포장해서 5℃ 이하의 온도로 저장하면 3~5 주일간이나 신선도를 유지할 수 있다. 양배추를 사서 보통 온도로 열흘 동안 방치했더니 비타민 C가 거의 파괴되었다는 보고가 있다.

유럽 사람들은 우리의 김치에 해당하는 침채류(沈菜類)로 젖산 발효를 시킨 '사우워 크라웃'이라는 양배추(캐비지) 가공품을 많이 먹고 있는데 이것은 비타민 C도 안전하며 양배추의 특유한 냄새도 없어진 것이다. 칼슘이 많은 알칼리성식품인데 칼슘이 우유에 못지않게 잘 흡수된다. 양배추 200g이면 하루에 필요한 비타민 C의 섭취가 가능한 셈이다. 양배추에는 그 특유한 냄새가 난다. 그것은 유기질 유황이 들어 있어 익히면 냄새가 더 심하게 나는데, 이때 식초를 치면 그 냄새가 잘 없어진다.

단백질로는 아미노산 중 생장에 필요한 필수아미노산인 리신이 많아 발육기의 어린이에게는 매우 훌륭한 식품이 된다.

당분으로는 포도당과 설탕이 들어 있고, 잎의 녹색 부분에는 비타민 A가, 흰 부분에는 비타민 B와 C가 많다.

제약회사가 비타민 U를 함유한 약품을 선전해서 특수 비타민으로 널리 알려지게 되었는데, 1950년 프랑스의 체니라는 사람이 양배추에서 궤양의 발생을 방지하는 물질을 추출해서 비타민 U라 이름 붙인 것은 유명한 이야기이다.

과음한 다음에 먹는 서양식 해장국이라 할 수 있는 양배추가 많이 든 러시안 수프는 확실히 술을 과음한 위를 보호하는 좋은 요리라고 할 것이다. 미용건강식으로 양배추 주스가 있다. 양배추잎 서너 장과 사과를 함께 넣고 즙을 낸 주스는 위장을 튼튼하게 하고 가벼운 위궤양에도 효과가 있는 강정식이라고 할 수 있다.

양배추를 살 때는, 싱싱하고 들어보아 묵직하고 속이 꼭 찬 것이 좋다. 오래되면 겉껍질을 벗기기 때문에 흰 잎만 남은 것은 깨끗하기는 해도 신선하지는 않은 것이다.

□ 수분 92.4% 탄수화물 5.4g 칼슘 19㎎ 인 43㎎ 비타민 B_1 0.12㎎ 비타민 B_2 0.29㎎ 비타민 C 24㎎.

양파

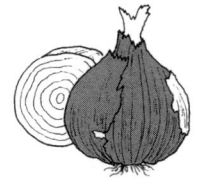

색소 성분인 퀘르세틴은 고혈압 예방에 효과

잠을 제대로 자지 못하면 건강 유지에 문제가 있을 뿐 아니라 참기 어려운 고통을 겪게 된다. 그런 때 잠을 잘 오게 하는 여러 가지 비법이 많이 전래되고 있다. 그중의 하나로 다음과 같은 것이 있다.

날 양파를 잘라서 베개 밑에 놓으면 신기할 정도로 잠이 잘 온다는 것이다. 그런가 하면 양파를 날것으로 믹거나 익혀 먹으면 신경쇠약에 아주 잘 든다는 등 지방마다 전래되는 민간요법도 많다.

양파는 재배 역사가 4천년 이상이나 되며, 고대 이집트 시대부터 그리스 · 로마시대에 이르는 동안 품종이 분화되었다고 한다.

원산지는 이란 · 서부 파키스탄이라는 설, 북부 이란 알타이 지방이라는 설, 중앙아시아 · 지중해 연안이라는 설 등이 있으나, 아직 야생종이 발견되지 않고 있어 확실하지가 않다. 그러나 여하튼 양파는 지금 전 세계인이 애용하는 보편적인 식품이 되었다.

영어로는 어니온(onion)이라 하며, 한명은 옥총(玉葱)인데 우리나라에선 둥근파 또는 옥파라고 부르기도 한다.

남부 유럽에서 많이 재배되기 시작하였는데, 이른바 단맛이 강한 단 양파(마일드어니온)로 발달해서 점차 전 유럽으로 퍼져나갔다.

중동 지방에서는 매운맛이 강해 이른바 매운 양파(스트롱어니온)로 분화되었다. 미국에서는 처음에 매운 양파가 도입되었으나 그 후 여러 품종의 것이 육성되었다.

최근에는 햇볕을 충분히 받지 않은 상태에서도 파가 굵어지는 품종도 육성되어 재배하기 어려웠던 다른 나라에서도 재배가 가능해지자 생산이 급속히 늘어나고 있다.

우리나라에는 조선조 말엽에 미국과 일본으로부터 도입되었고 신품종이 육성되어 재배 면적이 늘어났다.

양파는 백합과에 속하는 식물이며 비늘줄기가 발달되어 있어 그 것을 사람들이 먹게 된다. 식용으로 하는 비늘줄기의 색깔도 다양해서 흰 것, 노란 것, 붉은 것 등이 있으나 가장 흔한 것은 흰 것이다.

양파는 파와 같이 생선이나 고기류의 나쁜 냄새를 없애 주기 때문에 각종 요리에 많이 쓰인다. 중국음식점에서 장에 양파를 찍어 먹는 것이 일반화된 것을 우리는 잘 알고 있다.

최근 장수촌으로 알려진 곳의 사람들이 이 양파를 애용하고 있다는 보도 때문에 장수식품의 하나로 이야깃거리가 되기도 하였다.

양파의 성분을 보면 특징적인 것이 당분과 유황 성분이다. 당질로 포도당, 설탕, 과당, 맥아당 등이 많아 단맛이 있고 그 밖에도 덱스트린, 만닛 등이 들어 있다. 날것인 때는 별로 알 수 없으나 요리에 넣으면 단맛이 두드러지게 나타나게 되어 있다.

날 양파의 향기 성분은 황화수소·메르캅탄·디설파이드류·트리설파이드류·알데히드 등 매우 복잡한 성분으로 되어 있다. 이들 성분은 대부분이 휘발성이며 그 성분이 유황화합물이다.

날 양파를 썰면 강렬하게 코를 찌르게 된다. 그래서 이탈리아에는 다음과 같은 말이 있다. 눈이 작아 고민하는 아가씨들은 양파를 많이 썰면 눈이 커져 미인이 된다는 것이다. 양파를 썰면 휘발성분 때문에 눈물을 많이 흘리게 되어 눈이 커져 예뻐진다는 말이다.

이탈리아 요리의 대표적인 피자에도 양파가 많이 쓰이고 있다.

양파는 지질의 함량이 적으며 채소로서는 단백질이 많은 편이다. 또한 칼슘과 철분의 함량이 많아 강장효과를 돋우는 역할을 하기도 한다. 칼슘은 인체 내에서 신경의 진정 작용이 있고 지구력을 길러 주는 중요한 무기질이라는 사실이 널리 알려져 있다. 칼슘의 흡수부족은 설사를 할 때, 비타민 D가 부족할 때, 부갑상선 기능이 떨어질 때에 일어나기 쉽다.

양파는 발한(發汗 : 땀을 흘리는 것)·이뇨·최면·건위·강정효과가 있을 뿐 아니라 피로 해소에도 좋은 것이다.

양파의 자극적인 성분은 강한 항균 작용도 가지고 있다. 향기성분의 하나인 황화아릴은 양파를 짓찧으면 알리나제라는 효소의 작용으로 가수분해되어 알리신이라는 물질로 된다. 이 알리신은 비타민 B_1과 결합해서 알리티아민으로 변하게 된다.

이 알리티아민은 장내 세균에 의해서도 파괴되지 않고 흡수가 잘되게 하므로 지속성 비타민 B_1이라고도 말한다. 그러므로 양파를 곁들여 먹게 되면 음식물에 들어 있는 비타민 B_1의 흡수가 잘되는 것이다.

그러므로 양파를 곁들여 넣는 채소샐러드는 훌륭한 요리법이라고 할 수 있다. 샐러드에 잘게 썬 양파를 섞으면 다른 채소가 가지고 있는 비타민 B_1의 흡수율이 높아지기 때문이다. 샐러드에 양파를 넣게 되면 스태미나 식품이 되는 셈이다.

양파는 냄새가 마늘이나 파보다는 약하나 먹고 난 뒤 그 냄새를 없애려면 신맛이 강한 과실, 식초를 먹거나 우유를 먹으면 좋다. 또 양파에는 색소성분으로 퀘르세틴이라는 성분이 들어 있는데, 이 성분은 지질의 산패를 막아주며, 고혈압 예방효과도 인정되고 있다.

생선 등을 튀기고 난 기름으로 다른 식품을 튀기면 비린내가 잘 가시지 않는데 그런 때에 양파 몇 쪽을 튀겨내면 비린내가 감쪽같이 없어진다. 튀김이 끝난 기름을 보관하면 산패하기 쉬운데, 그런 때에도 양파를 튀기고 식혀서 보관하면 산패가 더디게 일어난다.

등산이나 근육운동을 할 때 양파를 적당히 먹으면 피로가 덜해진 다 해서 인기가 높다. 이상의 여러 가지 사실을 미루어 볼 때 양파는 중년 이후의 건강 유지에 좋은 식품이며, 젊은이에게는 미용식이라고 할 수 있다.

양파의 품종은 햇볕을 받는 시간이 길지 않아도 온도만 알맞으면 (적온 20~25℃) 비늘줄기가 굵어지는 것을 조생종(早生種)이라고 하고, 반대로 비늘줄기가 굵어지지 않는 품종을 만생종(晚生種)이라고 한다.

양파의 저장은 중만생종(中晚生種)이 잘되며, 점질토에서 생산된 것이 오래 간다. 일반적으로 모양이 타원형인 것보다는 둥근 것이 저장성이 좋다.

병균 침입의 염려가 있는 껍질은 3장 가량 벗겨 저장하는 것이 좋다. 양파는 저장 중 싹이 나오기 쉬운데 싹이 난 것은 영양가와 향미가 떨어진다.

최근 양파를 특수가공법으로 건조해서 분말로 하여 햄, 소시지, 분말 수프 등의 향신료로 많이 쓰이고 있다.

□ 수분 90.5% 탄수화물 7.7g 칼슘 12mg 인 117mg 비타민 C 24mg.

어성초

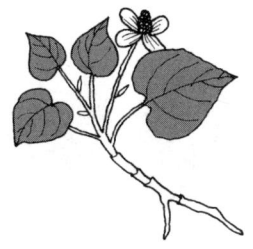

축농증 · 변비에 좋고
여드름 · 검은 피부 · 상처 난 피부에도 유효

생선 비린내가 난다고 해서 '어성초(魚腥草)'라 불리는 풀인데 약효가 10가지나 된다고 하여 '십약(十藥)'이라고도 한다.

해열, 해독약으로도 이용되었다. 그 냄새 성분의 일부는 데카노일아세트알데히드인데 이 물질은 곰팡이나 황색 포도상구균을 4만분의 1의 농도로도 억제하는 효과가 있고 항바이러스 효과도 인정되고 있다.

축농증, 변비, 여드름, 검은 피부, 상처 난 피부 등에 유효한데 어린잎은 식용으로도 쓰인다.

어성초에는 칼륨을 비롯한 여러 가지 무기질이 골고루 있으며 모세혈관의 기능을 돕고 튼튼하게 하는 성분도 있다는 보고가 있다.

여지

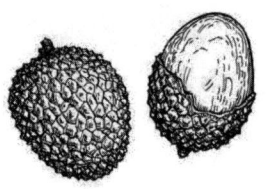

양귀비가 좋아한 과일
풍부한 비타민 C로 피부에 윤기와 탄력을

여지는 중국 남방이 원산인 상록 교목인데 같은 과에 속하는 용안(龍眼)과 비슷한 것인데 과일로서는 여지가 훨씬 고급이다.

여지나무는 10m 가량 자라는데 큰 것은 20m나 된다. 중국 복건성에는 수백 년 된 여지나무가 많은데 과실은 원형, 타원형이고 과피(果皮)는 선홍, 자홍, 청록, 황, 청백색 등 다양하다. 직경은 3~4㎝이고 과피는 단단하고 혹 모양의 돌기가 많다.

과육은 반투명상이고 전체의 70% 정도이다. 과육은 달고 신맛이 조금 있는데 저장 중에 신맛이 줄어든다. 3~7월 중순까지가 수확기이다.

『제민요술(齊民要述)』 등에 소개된 것으로 보아 2,000~3,000년의 역사가 있으며 당나라 때에 재배가 많이 이루어졌다.

두보(杜甫) 등 시인들이 시의 주제로 다루어 왔고, 양귀비(楊貴妃)가 좋아한 과일로 유명하다. 양귀비가 즐긴 식품은 여지, 양고기, 우유였다고 한다.

양귀비가 살던 장안(長安)에는 여지가 생산되지 않으므로 멀리 떨어진 남방에서 공급하기 위해 비상수단을 썼다.

여지는 수분이 많아 부패하기 쉬웠으므로 말에 싣고 말이 지칠 때까지 달린 다음 릴레이식으로 다른 일꾼이 계주를 해서 장안까지 매일 날랐다고 한다. 그래서 원성을 많이 샀고 수많은 희생자를 낳은 결과 안록산의 난으로 꽃다운 양귀비도 38세를 일기로 세상을 뜨고 말았다.

양귀비가 이것을 먹고 아름다운 피부를 갖게 된 것은 이 여지가 맛도 좋지만 비타민 C의 덕이 컸을 것으로 생각된다. 비타민 C는 면역능력을 높여주기 때문에 암 예방을 위해 큰 도움을 준다고 한다. 또 세포와 세포 사이를 잇는 콜라겐 합성에도 필수적이기 때문에 피부에 윤기와 탄력을 부여하게 된다.

스트레스를 받으면 스트레스에 견디기 위해 부신이 작용하여 자기가 가지고 있는 비타민을 많이 소모하게 된다. 체내에서 비타민 C를 만들 수 있는 쥐는 사람 체중으로 환산해서 하루 2g의 비타민 C를 만들어내는데 심한 스트레스를 주게 되면 18g이나 만든다고 한다. 이러한 사실로 미루어 보아 스트레스에 견디고 피부를 곱게 가꾸려면 양질의 단백질과 충분한 비타민 C를 섭취해야 하는 것이다.

여지는 재배범위가 매우 좁아 북위 18~29도로 한정되어 있다. 생식을 하기도 하나 건조품이나 통조림이 많고 초를 만들기도 한다. 『본초강목(本草綱目)』에는 보뇌(補腦), 건신(健身), 개위(開胃), 익비(益肥) 등의 약효가 나와 있다.

연근

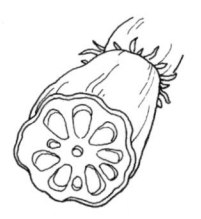

녹말·당질이 주성분, 비타민 B_{12} 함유
정신안정, 피로 해소 효과
즙은 저혈압에 효과

연은 불교에서 극락세계를 상징하는 것으로 장수·건강·명예불사·행운·군자를 상징한다.

서로 열렬히 사랑하는 한 쌍의 남녀가 양친의 반대로 결합할 수 없게 되자 절망 끝에 연못에 투신, 놀란 양가에서 연못을 뒤졌으나 찾지를 못했다. 그런데 꼭 1년 후인 6월 24일 연못에서 자란 연잎에서 흰 꽃이 만개하자 두 사람의 화신(化身)으로 생각하여 그날을 기념하게 되었다고 한다.

중국에서는 연을 불로식으로 취급하여 잎·꽃·열매·뿌리의 모든 부분을 약제나 식품으로 이용한다. 그중에서도 뿌리와 열매(연밥)는 널리 쓰이고 있다.

『본초강목(本草綱目)』에 의하면 연밥은 기력을 왕성하게 하고 모든 질병을 물리치며 오래 복용하면 몸이 가벼워지며 수명을 연장한다고 한다. 즉 자양 강화·피로 해소·정신안정 등에 유효하다고 알려져 있다.

연꽃이 만개하는 음력 6월을 하월(荷月)이라고 하는데 하(荷)란 연을 뜻하는 말이다. 연밥을 중국말로는 연자(蓮子)라고 하는데 발음이 연자(連子)와 같다. 즉 부부 사이에서 애가 줄줄이 생겨난다는 뜻으로 해석한다는 것이다. 결혼 피로연의 요리에 연밥이 나오는 유래도 그 때문이다.

소설 『홍루몽(紅樓夢)』에서 앓아누워 있는 보옥(寶玉)이를 왕(王)부인이 찾아와 먹고 싶은 것이 무엇이냐고 묻는다. 그때 보옥이 웃으면서 "그때 만들었던 연자갱 맛있었다는데요"라고 답하는 대목이 나온다.

이 연자갱은 말린 연밥을 끓는 물에 불려 껍질을 벗기고 볶는다. 볶은 열매를 으깨어 꿀에 개고 참기름을 잘 섞는다. 호색 작가가 강장·강정 식품인 연밥을 다룬 것은 당연지사라 할 것이다.

연의 지하경(地下莖)을 연근(蓮根)이라고 하는데, 구멍이 많아 잘라 놓으면 모양이 좋다. 저나나 정과로 이용되면 저장성이 좋다.

연근의 주성분은 당질이며, 대부분이 녹말이다. 아미노산으로는 아스파라긴·아지닌·티록신이 많으며, 레시틴과 펙틴도 많다. 일반 식물에는 적은 비타민 B_{12}가 들어 있는 것이 특색이다.

뿌리를 자를 때 생기는 끈끈한 성분은 단백질과 당분이 결합한 것이다. 이 끈끈이를 이별하기 서러워하는 남녀의 정으로 비유한다.

연꽃은 분홍색과 흰색의 두 가지가 있는데, 흰 연근은 날것으로 먹어도 맛이 있다. 분홍색 연근은 일반 조리용으로 많이 쓰인다.

연근에는 클로로겐산과 폴리페놀이라는 물질이 있어 흑갈색으로 변하기가 쉽다. 변색을 막기 위해서는 식초에 담가 요리하면 깨끗하게 본래의 색을 유지시킬 수가 있다. 삶을 때 조금만 삶는 것이 좋으며, 식초를 넣고 삶으면 나쁜 맛도 빠지고 빛깔도 선명해진다.

연근저냐는 생연근을 강판에 간 다음에 굵은 체에 담아서 물을 빼고 밀가루와 소금을 조금 섞고 큼직하게 둥글려 기름에 띄워 지진 음식이다.

생연근을 엇썰어서 삶은 다음 소금물에 담고 3~4시간 지난 후

꿀물에 담가 약한 불로 졸여서 호박색이 난 뒤에 퍼내어 식인 것이 연근정과이다. 연근즙은 저혈압인 사람에게 좋다고 한다.

□연근 : 수분 88.2% 단백질 2.0g 탄수화물 8.9g 칼슘 22mg 인 66mg 비타민 C 50mg.

연어

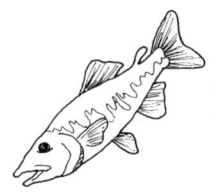

회귀 본능으로 잘 알려진 물고기
기생충의 우려 있어 생식은 안 하는 게 좋아

암놈과 수놈이 산란을 성공시키기 위해 체력과 정력을 다 바친 후 죽어버리는 물고기로 연어, 송어 무리와 은어가 있다.
　연어와 송어는 바다와 강물을 회유하며 생활하는 맹수성 물고기이나. 3~5년으로 성체가 되면 산란한다. 연어와 송어는 자신이 태어난 모천(母川)인 강물을 찾아 올라가 산란하며 산란 후에는 죽음으로써 일생을 마친다.
　수백 또는 수천 마리가 한데 뭉쳐 떼를 이루며 다닌다. 한류와 난류가 서로 접하는 바다에 먹이가 많지만 상어 등 강적이 도사리고 있어 많은 희생을 당하기도 한다.
　몸길이는 약 70㎝인데 원통형이며 몸체 폭이 좀 좁다. 등 쪽은 남회색, 배 쪽은 은백색이다. 생식기에는 붉은 무늬가 생기며 수컷의 주둥이가 구부러져 있다.
　연어와 송어는 본래 연어속에 속하는 물고기이다.
　연어 근육 색깔은 복숭아빛인 것이 많고 특히 핑크 샐먼(pink salmon)은 색깔이 진하다. 이 근육 색소는 가다랑어나 멸치와는 다른 것으로 지용성 키로티노이드인 아스타크산틴이다. 연어의 이 색소는 가열하여도 갈색으로 변하지 않는 것이 특색이다.

이전에는 주로 염장하였으나 지금은 냉동 유통품이 많다.

기생충의 우려가 있으므로 생식은 안 하는 것이 좋으나 유기산이나 알코올 등을 가하여 보존한 것은 날것으로도 먹는다.

□ 단백질 20% 지질 8% 회분 1.5%.

염교

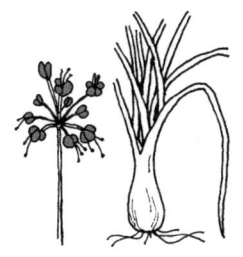

마늘 맛과 비슷
'락교'로 알려진 식품
당뇨병에 무해한 과당 함유

파뿌리나 무릇 같이 생겼으나 맛은 마늘 같은 식물로 염교가 있다. 염교라는 우리 고유의 이름보다 일본명인 '락교'라는 이름으로 더 널리 알려져 있다.

백합과에 속하는 다년초인데 지하경(地下莖)인 비늘줄기(鱗莖)를 식용한다. 잎은 20~60cm의 꽃줄기가 나오고 가을에 자색의 종 모양으로 피나 결실은 하지 않는다.

중국 남부가 원산으로 중국, 한국, 일본에서 재배하고 있다. 한명으로는 교자(藠子), 채지(菜芝), 해채(薤菜) 등이 있는데 6~9월에 수확한다. 비늘줄기가 큰 것보다 작은 것을 고급으로 치는데 그런 것을 '꽃염교'라고 부르기도 한다. 밭에서 1년 더 두어 2년 후에 수확하는 것이 꽃염교이다.

알이 굵은 것을 씨로 심으면 다음해 분구(分球)가 많아져 도리어 알이 작게 되나 반대로 작은 것을 심으면 분구가 적어 굵은 것이 얻어져 좋지 않다.

비늘줄기가 땅위에 노출된 것은 엽록소가 생겨 녹색이 되는데 가공하는 데 좋지 않으므로 복토를 해서 키운다. 녹색이 된 것은 종자용으로 해야 한다.

당질이 비교적 많은데 그 대부분은 과당이 중합해서 만들어진 스코로도오스라는 성분으로 당뇨병인 사람에게도 해를 끼치지 않는 것이다.

마늘과 비슷한 냄새인 유황화합물이 들어 있는데 마늘보다는 비타민 함량이 훨씬 떨어진다. 염교는 날것보다 가공해서 먹는 일이 많다. 가공법의 한 가지를 보면 다음과 같다.

먼저 염교 38kg, 소금 5kg, 물 12 ℓ 의 비율로 담는다. 뿌리와 줄기 쪽을 조금 남게 자르고 소금을 뿌리면서 담는데 윗부분에 소금이 조금 더 가게 한다. 물을 붓고 겉에 소금을 뿌리면 몇 시간 내에 물이 생기므로 공기에 접촉 안 되게 돌을 얹는다. 노출되면 흰 곰팡이가 생기기 쉽다.

건져내어 뿌리와 줄기를 다시 조금씩 자르고 모양을 고르게 한다. 물에 헹구고 간을 조금 뺀다(5~6시간). 이어서 소쿠리에 건져 대, 중, 소로 분류하고 다음과 같은 식초액을 만들어 약 1주일 담가 먹게 된다.

물 18 ℓ 에 설탕 9kg, 물엿 3kg, 고농도식초 400㎖, 반 토막 낸 고추 100g을 섞은 것이 식초액이다. 식초 성분이 적으면 흰 앙금이 생기므로 병에 담고 90℃로 살균해야 오래 간다.

□ 탄수화물 12.9g 칼슘 6㎎ 인 15㎎ 비타민 C 10㎎.

염소고기

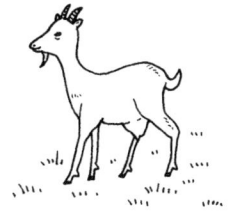

단백질과 칼슘이 풍부
임산부·허약 체질인 사람의 보약으로 이용

염소는 3,500여 년 전에 이란의 유목 민족에 의하여 가축이 되었다고 한다. 아시아 일대에 분포하는데 품종이 많다. 염소고기는 몽고 지방에서는 필수적인 식품으로 그 역사는 민족의 역사만큼이나 길다. 몽고는 1년 중 7개월은 겨울 생활이기 때문에 추위에 견디고 조식(粗食)에 견디는 염소가 중요한 식량 자원이 된 것이다.

염소는 고기뿐 아니라 젖도 귀중한 식품으로 이용되어 왔다. 염소젖은 우유보다도 소화가 잘되며 단백질과 지질의 함량도 더 높다. 염소젖으로 만든 '케피르'라는 젖술은 가장 오래된 술의 하나다.

유명한 징기스칸 요리라는 것도 염소 요리로 쇄양육(涮羊肉)이라 한다.

쇄양육이라는 요리는 얇게 저민 염소고기를 펄펄 끓는 물에 살짝 데쳐 양념을 묻혀 먹는 요리인데, 일본 사람들이 요즈음 '샤브샤브'라고 부르며 즐기는 요리의 원조인 것이다.

염소고기를 한방에서는 온양성(溫陽性) 식품으로 분류하고 있다. 온양성이란 온열성을 갖는다는 뜻으로 노인들의 몸이 차질 때에 염소고기를 먹으면 온몸이 따뜻해진다는 것이다.

『본초강목(本草綱目)』에는 염소고기가 원양(元陽)을 보하며, 허약을 낫게 하고, 강장 보약이 된다고 소개하고 있다. 뿐만 아니라 두뇌를 차게 하고, 피로와 추위를 물리치며 위장의 작용을 보하고, 마음을 평안케 한다고 한다.

당나라의『천금방』이라는 책에는 염소고기의 여러 가지 이용법이 적혀 있다. 그중에 돈양육(沌羊肉)이라는 것이 있는데, 이것은 황기, 용안육, 생강을 조금씩 넣고 염소고기를 술로 찌는 요리인데, 이것은 확실히 자양강장식품이다.

염소가 옛날부터 임산부의 보약으로 널리 알려진 것도 성분으로 미루어 보아 수긍이 가는 것이다.

흑염소에는 지질의 함량이 적은 반면 단백질과 칼슘 그리고 철분이 많이 들어 있다. 임산부뿐 아니라 회복기의 환자나 어린이에게 아주 좋은 식품이다. 철분은 빈혈을 막아 주며, 칼슘은 임부가 태아에게 빼앗긴 칼슘의 보충이 되고 성장기에 있는 어린이에게는 직접 필요한 영양소가 되는 것이다.

흑염소고기는 근육 섬유가 연해서 소화 흡수율이 매우 높은 것으로 알려져 있다. 지질 함량도 쇠고기의 절반가량 밖에 안 들어 있어 소화가 잘 안 되어 고기를 잘 못 먹는 사람이나 위장병 환자나 허약한 사람에게 좋은 식품이라고 할 수 있다.

또 비타민 E가 많은 것이 특색이다. 비타민 E는 토코페롤이라고도 하는데 세포의 노화를 방지하고 불임을 막아 주는 작용도 하므로 흑염소가 보약으로 전래된 것도 일리가 있는 것이다.

염소고기는 옛날부터 보혈 작용과 함께 근육을 튼튼하게 하는 것으로 알려져 있다. 염소의 간에는 비타민 A가 다른 동물의 간보다 월등히 많아서 야맹증과 노년기의 시력 감퇴에 유효할 것이다.

약효가 좋은 것으로는 생후 1년 전의 어린 염소가 좋은데 염소고기는 특유한 누린내가 흠이다. 따라서 염소 요리에는 마늘과 생강이 꼭 들어가며, 많은 양념이 어울려야 하는 것이다.

양갱(羊羹)이란 중국의 염소 요리인데, 염소고기에 생강·무우·마늘·후추 등을 넣어 오랫동안 고아서 우무처럼 만든 자양·강장식품이다.

과자 종류로 '요깡'이란 것은 양갱을 일본어로 부른 것인데 이름만 같지 전혀 다른 식품이다.

□ 단백질 19.5g 지질 10.3g 회분 1.0g 칼슘 7mg 인 170mg 철 3.8mg.

엽록소

녹색식물에 함유
혈중 콜레스테롤 떨어뜨려 동맥경화에 효과

'사람 몸을 만드는 것은 음식'이라는 말을 독일 사람들은 즐겨 쓰고 있다. 확실히 음미할 가치가 있는 말이다.

심장병과 순환기 질환에서 문제가 되는 콜레스테롤 수치를 떨어뜨리는 식품으로 식물성 기름이나 표고버섯 등이 많이 거론되고 있으나 최근 엽록소의 효과가 화제다.

콜레스테롤이 많은 먹이를 준 쥐에게 해조를 먹인 결과 파래 등 녹색 해조류에는 콜레스테롤 상승 억제 작용이 강하나 적색 또는 갈색류는 그 작용이 약하다는 사실이 밝혀졌다.

스피루리나 클로렐라를 이용해서 인체 실험한 것을 보면 탈색한 것은 혈액 중의 콜레스테롤을 변화시키지 않으나 탈색하지 않은 것은 콜레스테롤이 줄어드는 사실이 보고되고 있다.

시금치를 이용한 동물실험도 혈중 콜레스테롤을 떨어뜨리고 있다고 한다. 이들 실험에서 찾을 수 있는 공통점은 어느 것이나 자연계에 존재하는 녹색식물이라는 점과 엽록소에 콜레스테롤을 줄이는 작용이 있음을 시사하고 있다.

엽록소를 1% 먹이에 섞어 주면 콜레스테롤 식이를 한 쥐보다 혈액 중에서 26.2%, 간장 중에서 42.8%가 감소했고, 엽록소를 2% 섞어 먹인 경우에는 혈액 중에서 32.6%, 간장 중에서 65.5%나 감소되었다고 한다.

콜레스테롤을 떨어뜨리는 식품을 그 작용면에서 다음 두 가지로 나누어 설명할 수가 있다.

① 식물성유의 리놀산이나 표고버섯 중의 에리타테닌과 같이 장벽에서 소화 흡수되어 혈액 중에서 효과를 나타내는 것.

② 엽록소와 같은 것으로 그 자신은 소화되지 않는 성분이나 장관에서 흡수되어 체내에 들어가지는 않으나 장관을 통과할 때 콜레스테롤을 저하시키는 작용을 하는 것.

엽록소 외에도 구약감자의 만난, 카레의 재료인 을금 중의 크루쿠민, 미역 중의 퓨코갈락탄 등이 있다.

먹이에 섞은 엽록소는 거의 대부분이 배설되고 있으며 엽록소가 섞인 대변에는 콜레스테롤의 양도 많은 것이다.

무청, 컴프리, 케일 등 우리 주변에는 엽록소가 많다. 녹색식물에는 틀림없이 엽록소가 함유되어 있다.

혈중 콜레스테롤치가 높고 동맥경화의 걱정이 있는 사람은 되도록 녹색식물을 많이 먹어두는 것이 좋을 것이다.

영지

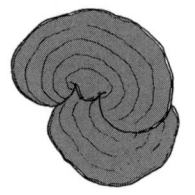

불로장수약 · 신선의 약초
드링크제로 일반화

영지는 『신농본초경(神農本草經)』이나 『본초강목(本草綱目)』에 수록되어 있는 귀한 버섯으로, 인삼과 더불어 상약(上藥)으로 다루어져 왔다. 상약이란 일반 생약과는 달리 부작용이 없으며 매일 복용해서 체질개선을 통해 건강 유지가 되는 약을 지칭하는 것이다.

예로부터 천연품이 매우 귀했으므로 불로장수약, 선초(仙草)로 귀하게 여겨 왔다.

구멍장이버섯목 불로초과에 속하는 버섯으로, 참나무 · 밤나무 · 매화나무 등 활엽수의 그루터기에 자생한다.

일반 식용버섯과는 달리 원숭이자리버섯과 같이 단단한 목질로 되어 있고, 색깔에 따라 적지(赤芝) · 흑지(黑芝) · 청지(淸芝) · 백지(白芝) · 황지(黃芝) · 자지(紫芝) 등이 있는데, 이중 가장 흔한 것이 적지이고, 최근에는 원목재배나 포트재배로 적지가 많이 생산되고 있다.

높이는 10cm가량이고 가죽 모양의 코르크질로 단단하다. 삿갓 밑면만 황백색이고 나머지는 적갈색 또는 자갈색으로 평활하며 광택이 난다. 갓은 5~13cm이고 밑면에 많은 구멍이 있다.

한방에서는 건위, 건뇌, 강장, 강심, 이뇨, 해독, 항균, 면역, 진해,

진통, 신경쇠약, 불면증, 급만성간염, 위궤양, 고혈압 등에 효과가 인정되어 이용되고 있다.

무기질 성분으로는 칼륨이 300mg% 이상이나 되며 마그네슘, 인, 칼슘, 나트륨 등이 있다. 지질은 불포화지방산이 82%로 올레산과 리놀레산이 많다. 단백질을 구성하는 아미노산은 히스티딘이 가장 많고 글루탐산과 류신도 많은 편이다.

영지버섯의 쓴맛 성분은 가노데르산(ganoderic acid)으로 밝혀졌다. 우리나라에서는 드링크제가 개발된 후 여러 가지 가공식품으로 용도가 넓혀지고 있다.

영지다당체는 항암 효과가 인정되고 있는데 이것은 암세포를 직접 공격하는 것이 아니고 인체의 면역력을 높여 암세포의 증식을 억제하는 것으로 보고 있다. 아미노산, 단백질, 스테롤, 알칼로이드, 다당체 등이 약효성분으로 되어 있으나 그 작용 메커니즘은 아직 해명이 안 되고 있다. 효용 효과를 정리하면 다음과 같다.

① 영지를 오래 복용하면 위장의 영양 흡수 기능을 촉진하고 자양 강장 효과가 있다.
② 동물실험 결과 간염 등을 예방하는 간 보호 작용이 인정되었고, 해독 작용이 있는 것으로 보고되고 있다.
③ 진해 거담 작용이 있는데 영지의 수렴작용 때문인 듯하다.
④ 혈압 강하와 이뇨 작용이 보고되고 있다.
⑤ 종양 억제 효과가 알려져 있다.

위의 작용이 약한 사람이나 위산과다인 사람, 고혈압인 사람이나 저혈압인 사람도 모두 영지를 복용하면 정상적인 상태로 되돌아간다고 한다. 간장의 보호 작용, 강심 작용, 진정 작용, 진통 작용이 완만해서 부작용이 별로 없다고 한다.

혈중 지질 저하나 혈압 강하에는 영지 분말 또는 다린 것을 1일 약 15g을 장기 복용하면 좋다는 것이다.

□ 마른 영지 : 수분 12~13% 단백질 15% 지질 4% 섬유 48% 회분 1.5%.

오갈피 열매

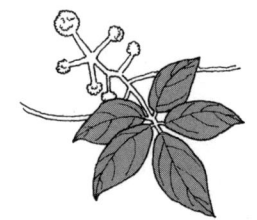

식용으로 활용 가능한 열매
간장 보호 · 해독 작용

　제2의 식량자원 생산 면으로 보아 우리나라 야산 개발과 이용이 절실히 요망되고 있다. 그러한 자원의 하나로 유망시되고 있는 것으로 오갈피가 있다.
　오갈피는 러시아의 아무르 강 유역, 중국 하북성과 산서성, 북해도 등 추위가 심한 곳에 자생한다.
　오갈피는 옛날부터 오가피(五加皮)라고 해서 정력 강장제로 잘 알려진 식물이다. 오갈피의 유효성분이 간장 보호와 해독 작용이 있다는 사실에 대한 보고도 많다.
　오갈피는 식물분류학상 오갈피과에 속하며 인삼도 같은 과로 분류되고 있다.
　우리나라에서 자라고 있는 것은 지리산오갈피 · 섬오갈피 · 가시오갈피 등인데 재배종으로는 참오갈피가 유명하다.
　높이 2m 내외의 낙엽 활엽 관목인데 잎은 손바닥 모양으로 다섯 개의 소엽은 타원형이고 황록색의 오판화가 밀생한다.
　참오갈피 열매는 장과(漿果)이며 10월에 까맣게 익는다.

약용을 빼고는 오갈피술로 이용하는데 오갈피 삶은 물로 담근 술은 허리 아픈데 잘 듣는 것으로 전래되어 왔다. 앞으로 이것이 야산에서 많이 재배된다면 여기에서 얻어지는 열매를 식용으로 활용할 수 있어 전망이 매우 밝으리라 생각된다.

이 열매에는 천연 색소로 고운 안토시안이 풍부하여 여러 가지로 활용할 수 있을 것이다. 그래서 열매를 이용한 술, 넥타, 주스, 잼, 젤리를 제조 개발하면 훌륭한 식품이 탄생될 수 있을 것이다.

이 열매에는 비타민 C의 함량이 높고 고유한 풍미가 있어 영양과 기호성이 겸비된 특성이 있다. 우리나라의 기후 풍토에 알맞은 참오갈피를 농가 부업으로 재배한다면 그 수익성이 높으리라 전망된다.

식량 자원이 부족한 우리나라에서 야산이나 개간지 유휴지 등 토양을 이용해서 재배가 용이한 오갈피를 재배하면 일석이조의 효과가 기대되는 것이다.

참오갈피는 심은 지 2년째부터 첫 수확을 보기 시작하여 80년가량이나 계속해서 수확이 가능한 경제작물이기도 하다. 수확 성수기의 나무 한 그루에서 60~80 ℓ 의 열매를 수확할 수 있다.

1975년 스위스에서 개최된 노인학 심포지엄과 1976년 프랑스에서 개최된 생약학회에서 소련의 브레크만 박사가 자국산 실오갈피의 효용이 인삼을 능가한다고 발표해서 큰 관심을 모으게 되었다.

1960년대 시베리아 원주민이 강장약으로 쓰고 있는 오가피 뿌리에 나쁜 환경에 적응하는 능력을 향상시키고 강장 효과로 집중력과 내구력이 향상된다는 연구 보고가 되어 각광 받게 되었다.

1980년 영국 과학잡지 『뉴사이언티스트』에 휠다 박사가 스포츠 선수에 투여한 효과를 발표하였는데 소련 선수가 모스크바 올림픽에서 집중력과 내구력 증강에 쓴 것으로 알려지기도 하였다.

오가피 뿌리와 줄기에는 고려인삼과 비슷한 효과가 있다고 한다. 주요 성분은 트리테르페노이드계 배당체로 7종류가 밝혀졌고, 에레오테로시드 A~G로 명명되었다.

기타 생리활성 성분은 스테롤, 쿠마린(혈압 강하, 진정 작용), 시린진(항피로 작용, 흥분 작용), 세사민(기침 멎음), 하이페린(관상동맥 확장) 등이다.

오갈피 효용의 특징은 신체의 대사 촉진과 강장 작용의 두 가지를 겸하고 있다는 점이다. 이것을 먹게 되면 균형이 깨어진 신체기능을 조금씩 정상화하고 신진대사를 활발하게 하여 피로 해소를 돕고 식욕이 증진되고 스트레스를 받은 정신 신경계의 흥분을 억제한다.

또한 간장과 신장을 보하는 효과도 있어 성기능을 자극하여 성능력을 향상시킨다고 한다.

효용은 다음과 같다.

① 오가피 중의 플라보노이드가 신장의 관상동맥을 확장하여 혈류를 개선하고 산소 공급량을 증가시킨다. 신진대사가 좋아져 저온, 저산소 상태에서의 저항력을 부여한다. 추위와 더위, 약물 치료의 부작용, 스트레스, 질병, 알코올 등에의 내구력과 저항력이 향상된다.

② 자율신경의 균형을 회복하는 진정 효과가 있다.

③ 혈압 조절 작용이 있고 주로 강압 작용이 있다.

④ 강장, 성기능 증진 효과가 있다.

⑤ 심신의 기능을 높이고 기력을 좋게 한다. 감각과 근육의 반응이 정확해지고 긴장감과 체력을 지속시켜 실수 없는 작업 능력을 발휘한다. 건망증 예방 효과도 알려져 있다.

오디

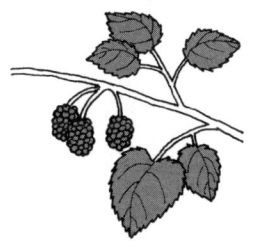

뽕나무의 열매로 신맛 없어
저혈압·냉증·불면증에 좋은 효과

어릴 때 뽕나무에 올라 입을 파랗게 물들여 가며 오디를 따먹은 추억이 있는 사람이 많을 것이다. 오디를 충청도와 경상도에서는 '오들개'라고 한다.

뽕나무에는 돌뽕나무·몽고뽕나무·뽕나무·산뽕나무 등이 있다. 4~5월에 길이 3㎝ 내외의 수상화(穗狀花)가 자웅이주로 피는데 화판이 없다. 핵과(核果)를 오디라고 하는데 딸기와 비슷한 액과상(液果狀)이고 흑자색으로 익는다. 그러나 암나무에만 달린다.

뽕나무는 한국·중국·일본에 분포하는데, 잎은 양잠용에 과실은 식용이나 술로도 빚으며, 재목은 경대·농·악기 등의 세공물에 쓰인다. 뽕나무 뿌리의 껍질은 한방에서 이뇨제로 이용한다. 뽕나무 고목에서는 뽕나무버섯이 잘 난다.

오디를 한명으로는 '상심(桑椹)', '상실(桑實)'이라고 한다.

예로부터 오디는 보건·강장의 효과가 널리 인정되어 왔으며, 우리나라와 중국에서는 '상심주(桑椹酒)'라고 해서 아주 귀한 술로 취급한다. 이 상심주란 오디를 말려 볶아서 헝겊으로 짜낸 물과 끓인 물한 되에 꿀 두 냥쯤, 계피가루 넉 냥쯤, 포도주 두 홉의 비율로 섞고 약 1주일 익힌 술이다.

그러나 지금은 다른 과실주와 마찬가지로 소주에 우려서 쉽게 만들 수 있다. 오디는 처음에는 파랑색이나 차차 붉어지고 다 익으면 자주색에서 흑자색으로 변한다.

완숙되면 곧 으깨지므로 자주색으로 변한 것을 원료로 하는 것이 좋다. 오디를 물로 씻고 물기가 가시게 한 것을 다음과 같은 비율로 설탕과 함께 담근다.

오디 1kg, 설탕 600g, 소주 1.8ℓ 담근 뒤 20일 가량 지나면 과즙의 침출이 끝나므로 조용히 헝겊으로 걸러 용액만 술병에 저장해서 마신다. 오디는 유기산이 아주 적어 신맛이 거의 없으므로 빛이 고운 단술이 만들어진다.

이 오디술은 혈액 순환을 도우며 신진대사를 활발히 해서 저혈압·냉증·불면증 등에 좋은 효과를 거두어 '선인주(仙人酒)'라는 별명이 있을 정도이다.

오디를 착즙하면 약 80%의 즙액이 얻어지는데 그 안에는 당분이 10% 이상이나 들어 있어 단맛이 강하다.

오디술은 너무나 밋밋해서 풍미와 단맛에 개성을 넣어 주기 위해 매실주나 귤술, 석류술 등을 조금 섞어 칵테일로 마시면 아주 좋다.

□ 수분 82.5% 단백질 2.1g 지질 1.5g 탄수화물 13.1g 칼슘 4mg 인 33mg 철 1.2mg 비타민 C 9mg.

오리고기

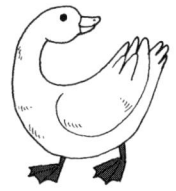

고기가 부드러우며 특별한 풍미
소화성이 뛰어난 고단백 식품
유황오리는 건강 한방요리의 으뜸

미식가들의 입에 자주 오르는 것이 페킹 덕(Peking duck) 또는 베이징 덕(Beijing duck)이라는 요리이다. 이것을 중국에선 '베이징 카오야즈(北京 烤鴨子)'라고 하는데 구운 오리를 가리키는 말이다.

긴 꼬챙이 끝에 털을 뽑은 오리를 매달고 불로 그을린다. 대추나무를 태우면 화력 조절이 잘되어 좋다고 한다. 불에 그을려 가면서 구워 황금색 광택을 띠게 되면 주문한 손님에게 보이고 나서 칼로 잘라 먹는다. 칼로 자른 것은 만두피보다 조금 더 큰 밀가루피로 싸서 양념장과 얇게 썬 파를 함께 넣어 먹는다. 식도락가들은 고기는 먹지 않고 이 오리껍질만을 싸서 먹기도 한다.

독특한 향기와 고소한 맛은 다른 어느 것에 비할 수가 없다는 것이다. 물론 고기도 부드러우며 풍미가 특별하다.

알에서 부화된 병아리는 40일간을 그대로 놓아먹이나 그 후에는 인공적으로 비육시킨다. 규칙적으로 충분한 영양을 공급하면서 운동을 하지 못하는 상태로 키우면 1달 동안에 2kg 가량 자라고 4~5개월 후에는 10kg 이상이 된다. 닭과는 달리 오리는 사육 도중 병에 걸리는 일이 거의 없는 특성을 가지고 있다고 한다.

식탁에 오르기 1주일 전부터 햇빛이 비치지 않는 암실에 가두고 오리 입에 억지로 먹이를 먹인다는 것이다. 그래서 강제로 살을 찌운 북경 오리를 '베이징 티엔야(北京 塡鴨)'라고 한다. 주입식 교육을 전압(塡鴨)식 교육이라고 표현하고 있다.

청나라 말기의 여걸 서태후(西太后)는 유명한 미식가였는데 오리고기를 즐겨 먹었으며 그가 자랑하던 정력 원천의 대표적인 식품으로 이야기 되고 있다.

스태미나의 화신(化身)이라고 일컬어지던 사람들이 대부분 오리고기를 즐겨 먹었는데 그 성분이 궁금한 일이 아닐 수 없다. 오리는 품종과 사료에 따라서 지질의 함량이 크게 다르다.

오리고기의 일반성분은 다음과 같다.

오리고기의 영양 생화학적 가치에 관한 연구를 보면 구성 단백질의 아미노산이 우수한 것이 특징으로 되어 있다. 여러 가지 아미노산을 골고루 가지고 있으며, 특히 리신, 발린, 트레오닌, 류신, 메티오닌 등 필수아미노산 함량이 우수한 편이다.

삶은 것보다 구운 것이 더 소화가 잘되는 것으로 나타나 있다. 소화성이 뛰어난 고단백 식품인 오리고기가 강정, 강장 식품으로 애용되어온 근거가 입증되고 있는 셈이다.

오리의 지질을 구성하는 지방산 조성이 다른 육류와는 크게 다르다. 포화지방산이 20% 정도인데 불포화지방산이 70%이상이다. 닭고기는 포화지방산이 36%, 불포화지방산이 60% 정도임을 볼 때 오리고기의 불포화지방산이 매우 높다는 것을 알 수 있다.

P/S비율(불포화지방산 함량을 포화지방산 함량으로 나눈 값)을 보면 오리의 경우 3.4이며 닭고기의 경우 1.6으로 차이가 크다.

포화지방산 중 순환기 질환에 가장 나쁜 영향을 끼친다고 하는 포화지방산인 팔미트산의 함량이 다른 육류에 비해 월등하게 적다. 또한 콜레스테롤 함량도 적은 편이다.

100g 중 콜레스테롤 양을 보면 오리고기가 70.5mg인데 닭고기는 92.5mg으로 되어 있다. P/S비율을 보더라도 콜레스테롤 침착이 안 되

는 비율로 되어 있는 것이 오리의 지질이라는 것이다.

　이러한 것을 종합해 볼 때 오리고기가 중풍이나 고혈압에 좋은 식품으로 전래되는 이유를 알 수 있다.

　오리의 꼬리 끝에는 지질을 분비하는 미지선(尾脂腺)이 있어 늘 부리로 기름을 취해서 깃털 위에 바른다. 그래서 오리는 물속에서도 젖지 않는다. 암컷은 잘 우는데 수컷은 울지 않는다. 먹이는 곡류, 채소, 생선, 벌레 등이다.

　오리를 가금류(家禽類) 중 최고로 치는 중국에서는 유황(硫黃)을 먹여 키운 유황오리가 건강 한방요리의 으뜸재료로 애용되어왔다.

　유황은 무기태와 유기태의 두 가지가 있는데, 마늘·양파·부추·무 등에도 유기태 유황이 들어 있어 생리적 기능을 발휘한다.

　유황오리는 항체형성에 큰 도움을 주어 내병성이 커지며 항암효과도 있다고 한다. 또 근육과 골격을 튼튼히 하므로 강장 강정효과가 매우 높은 영양식품이다.

　산모가 오리고기를 먹으면 아기의 손이나 발이 오리발이 된다는 등 잘못된 금기가 많았고, 오리 고유의 냄새 때문에 기피해 온 경향이 있었다. 중국에서는 가장 뛰어난 식재료로 애용되었으며 여러 가지 조리법이 개발된 것과는 매우 대조적이다. 내장 속의 기름샘과 꽁지의 지질덩이를 잘 떼어내면 오히려 닭고기보다 좋다는 것을 몰랐던 것이다.

　오리탕은 40일 정도 키운 오리를 쓰는데 먼저 들깨를 갈아 체에 거른 들깻물에 된장·고춧가루·마늘을 넣고 푹 오래 끓이다가, 인삼·미나리·대추를 넣으면 들깻물이 걸쭉하게 엉기게 되어 구수하며 풍미가 좋은 오리탕을 만들 수 있다.

　과학적 분석결과나 전래되는 문헌에서 알 수 있듯이 오리고기는 고단백질 식품이면서 지질의 조성이 특이해 수분 순환에 도움을 주는 육류라는 것을 알 수 있다.

　□ 단백질 16~20% 지질 7.5~28% 회분 1% 칼륨 300㎎ 비타민 A 500I.U.

오리알

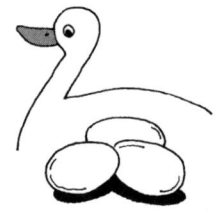

여러 영양소 갖춘 완전식품
고혈압·중풍예방에 효과

　자연계에 존재하는 식품 중 가장 완전식품으로 손꼽히고 있는 것이 알과 우유이다. 사람이 필요로 하는 5대 영양소를 골고루 가지고 있기 때문이다.
　알은 병아리가 자라기 위해 필요로 하는 모든 재료를 갖추고 있는 것이다. 뇌·신경조직·골격·근육과 모든 장기를 발달시키는 데 필요한 재료를 가지고 있다. 알에는 병아리의 뇌·신경의 형성이나 세포의 형성에 필요한 콜레스테롤이나 인지질, 단백질 등이 충분히 함유되어 있다.
　병아리의 골격에 필요한 칼슘, 인 등도 많고 수정란이 성장하는 과정에서 세포가 활동하는 데 에너지 대사에 필요한 비타민 B 복합체 등도 갖추고 있다. 알이 완전식품임을 알 수 있을 것이다.
　동물의 알에 단백질이 가장 풍부하게 들어 있어서 처음에 단백질(蛋은 '알 蛋'자로 알에 들어 있는 흰자라는 뜻에서 붙여진 이름)이라는 말이 생겨난 것이다.
　식품에 들어 있는 아미노산은 약 20여 종이 되는데, 사람이 스스로 만들지 못하는 필수아미노산이 8가지가 있다. 단백질의 영양가를 나타내는 수치로 단백질 이용률이라는 것이 있다. 이 수치는 각종 단백질이 인체에 얼마만큼 비슷한 아미노산 성분을 가지고 있느냐를 나타낸 것이다.

육류 85, 생선 83 등인데 쌀 57, 밀가루 52, 콩가루 56으로 되어 있어 식물성이 일반적으로 낮은 경향이 있다. 그런데 알은 100으로 만점인 것이다. 이것을 보더라도 알의 단백질 영양이 우수하다는 것을 알 수 있는 것이다.

이렇게 영양가가 뛰어난 알에 대해 최근 성인병, 특히 순환기계 질환에 유해하다는 말이 나돌고 있다. 그 이유는 콜레스테롤이 알에 많기 때문이라는 것이다. 50g의 알에는 노른자위에 약 300mg의 콜레스테롤이 들어 있다. 미국이나 유럽인처럼 평소에 동물성 식품 특히 지질을 많이 먹으면서 알을 많이 먹는다는 것은 분명히 균형상 문제가 있는 것이다.

그런데 흥미가 있는 것은 예로부터 전래되고 있는 민간요법으로 난황유가 있다. 이것은 심장병 등 순환기계 질환에 유효한 것으로 되어 있다.

콜레스테롤이 많은 노른자에서 얻은 난황유가 심장병에 유효하다는 것은 모순이라고 생각될 것이다. 그러나 그 성분을 살펴보면 그것이 타당하다는 것을 이해할 수가 있다.

50g의 알에는 약 5g의 지질이 들어 있으며 그 35% 가량은 레시틴이라는 인지질이다. 이 레시틴은 지질을 작게 분산시키는 생리작용을 가지고 있어 심장의 부담을 덜어 주는 작용이 있다.

또한 구성 지방산을 보면 동물성 식품에는 드물게 불포화지방산인 리놀산이 22%나 들어 있다. 버터 등 동물성 지질에는 리놀산이 3% 가량밖에 들어 있지 않다.

리놀산, 아라키돈산 등은 필수지방산인데 콜레스테롤의 피해를 줄이는 효과가 있는 것이다. 서기에도 알 한 개에는 약 1mg의 비타민

E가 들어 있다. 비타민 E는 노화방지 효과가 있으며 지질의 산화를 막아주어 성인병 예방의 효과도 있다.

알 중에서도 오리알은 고혈압 예방과 중풍 예방의 효과가 크다고 전래되고 있으며, 중국에서는 피단(皮蛋), 즉 나뭇재를 오리알에 묻혀 몇 달 항아리에 넣어 만든 것으로 노른자가 검게 변하고 흰자는 아교질로 쫄깃하게 된 별식이 건강식으로 애용되고 있다. 달걀보다 오리알이 불포화지방산의 함량이 월등 많은 것이다.

□ 단백질 13.0g 지질 13.9g 칼슘 60mg 인 240mg 철 2.6mg 비타민 A 1,380I.U. 비타민 B_1 0.15mg 비타민 B_2 0.40mg.

오미자

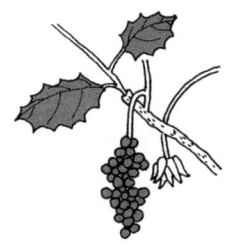

다섯 가지 맛 가지며 유기산 다량 함유
자양·강장·진해제로 이용

  다섯 가지 맛을 가졌다고 해서 오미자(五味子)라고 한다. 단맛, 신맛, 쓴맛, 짠맛, 매운 맛의 다섯 가지 맛이 난다.

  오미자나무는 오미자과에 속하는 낙엽 활엽으로 덩굴지어 뻗어나간다. 잎은 달걀모양이고 뒷면에 털이 있다. 6, 7월에 홍백색 꽃이 자웅이 따로 피고 열매는 이삭 모양으로 아래로 늘어져 붉은 색을 띠나 점차로 어두운 갈색을 띠며 팥과 같은 씨가 한두 개 들어 있어 다른 열매와 구별된다.

  오미자의 과육은 주로 사과산, 주석산 등의 유기산 때문에 신맛이 강한 것이 특색이다. 산기슭 특히 돌이 많은 비탈진 곳에 흔히 나는데, 거의 한국 각지와 일본, 사할린, 만주, 중국에 분포한다.

  꽃은 향기가 좋다. 끈끈한 당점액이 있으나 유효한 약효물질이 규명되어 있지 않다. 한방에서는 오미자의 다섯 가지 맛이 각각 장기에 대하여 생리적으로 깊은 관계를 가지고 있어 오미(五味)가 잘 조화되어 소화에도 좋은 영향을 준다고 한다.

  더운불에 오미자를 담가 붉게 우러난 국물을 오미자국이라고 하는데 화채나 녹말편을 만드는 데 쓰인다.

달걀을 오미자국에 넣으면 녹아버리므로 전체가 완전히 녹아 없어지는 때에 비유하는 말로 '오미자국에 달걀'이라고 한다.

오미자는 자양강장제로 쓰기도 하며 폐를 돕는 효능이 있어 담이 들어 목이 쉰데, 진해, 거담, 갈증에 쓰인다. 땀과 설사를 멈추는 데 쓰이기도 한다.

황률과 대추를 섞어서 넣고 끓이거나 미삼(尾蔘)을 넣고 오래 달이면 풍미 있는 차가 된다. 오미자는 뜨거운 차로 마시는 것보다 냉차 즉 화채국물로 하면 좋은데, 녹말편을 띄운 것을 '청면', 진달래꽃을 띄운 것을 '화면'이라 하며 봄과 여름의 화채로 풍류가 있다.

오미자를 우릴 때에 뜨거운 물을 부어서 우리면 신맛이 유난히 더하고 떫은맛도 강하므로 냉수에 하루 반쯤 재워 천천히 우리는 것이 좋다.

오미자 국물의 맛은 종류에 따라 다르고 우러나는 빛깔도 다르기 때문에 맛과 빛을 알맞게 맞추어 쓰는 것이 좋다.

오미자는 중국이나 일본산보다 한국산이 약용으로 가장 좋다고 한다.

□ 오미자차 : 단백질 16.3g 지질 7.0g 탄수화물 60.8g 회분 3.9g 칼슘 766mg 인 204mg 철 10.5mg 비타민 B_1 0.30mg.

오이

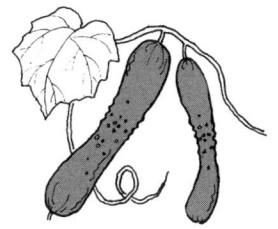

비타민과 무기질의 공급원
이뇨, 피부 미용에 금상첨화

오이가 밥상에 오르게 되면 여름이 온 것을 알 수 있던 옛날과는 달리 지금은 일 년 내내 먹을 수 있어 계절 감각을 잃게 되었다. 그러나 자연의 섭리란 이상한 것이어서 제철에 강렬한 태양의 광선을 받아 결실한 오이와 비닐하우스에서 연약하게 자란 오이와는 맛과 영양가에 차이가 많다.

오이는 원산지가 인도라고 하는데 우리나라에 도입된 경로는 확실하지 않으나 상당히 오래 전부터 재배해 왔으며, 지금은 재배채소 중 가장 중요한 품목의 하나로 되었다.

오이는 박과에 속하는 덩굴성의 일년초이다.

히말라야 산맥 근처에는 노랗게 익은 야생의 큰 오이가 굉장히 많다고 한다. 노랗게 익기 때문에 황과(黃瓜)라고도 하며, 한명으로는 '호과(胡瓜)'라고 한다.

우리가 식용으로 하는 오이는 녹색의 미숙한 것이어서 씨가 많아도 그대로 먹게 된다. 우리나라 속담에도 도둑질은 유전적으로 하는 것이 아니라는 뜻으로 '오이는 씨가 있어두 도둑은 씨가 없다'라는 말이 있다.

　오이는 칼륨의 함량(14mg%)이 높아 알칼리성식품이다. 이 칼륨은 인체의 구성 물질로 약 0.35% 가량 들어 있는데, 인산염으로서 혈액 및 근육 조직 기관과 분비액 중에 존재한다. 칼륨을 많이 먹게 되면 체내의 나트륨염(소금)을 많이 배설하게 되어 체내의 노폐물이 나가게 되어 몸이 맑게 된다.

　오이는 비타민과 무기질(회분)의 공급원으로 중요할 뿐 아니라 향미, 색깔, 씹히는 맛 등으로 식사에 변화와 풍족감을 주고 있다.

　오이의 색깔은 엽록소이다. 오이지나 소박이를 담그면 갈색으로 변하는 것은 생성된 산 때문에 엽록소가 분해되기 때문이다. 그것을 막기 위해 황산동을 아주 적은 양으로 사용하면 되는데, 최근에 독성 문제로 식품 첨가물에서 제외된 바 있다.

　오이 냄새는 오이알코올이라는 성분 때문에 나는 것이며, 오이꼭지의 쓴맛은 쿠쿠르비타신이라는 성분인데, 품종에 따라서 다르나 저온에서 생육이 나쁘거나 건조가 심할 때 더 생긴다.

　오이는 이뇨의 효과가 있을 뿐 아니라 위병에도 좋다고 한다.

　부종이 있을 때 오이덩굴을 달여 먹으면 잘 낫는다고 한다. 오이 줄기를 잘라서 나오는 물을 땀띠에 바르면 잘 낫는데 이 물은 피부를 곱게 하므로 화장수로 쓰인다. 오이팩을 하는 이유도 바로 이러한 효과를 노린 것이다. 오이에 많은 엽록소와 비타민 C는 피부 미용에 금상첨화격이다.

　오이는　오이지·오이장아찌·소박이·생채·냉국·오이무름·오이샐러드 등 우리의 식탁을 풍부하게 해 주는 대표적인 채소가 아닐 수 없다.

　　□ 수분 96.6% 단백질 0.6g 탄수화물 2.3g 칼슘 26mg 인 35mg 비타민 A 131I.U. 비타민 C 9mg.

오징어

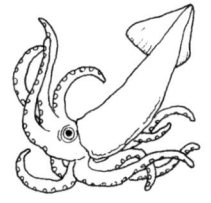

우수한 단백질이 풍부
위산 과다·위궤양이 있는 사람은 삼가

    오징어는 오징엇과에 속하는 동물의 총칭으로 뼈오징어·갑오징어·살오징어·왜오징어 등이 있다.
    연체동물의 두족목(頭足目) 십각류(十脚類)에 속하는 동물인데, 열 개의 다리가 붙은 곳에 머리가 숨겨져 있어 '두족(頭足)'이라고 한다.
    오징어를 한명으로는 람어(纜魚)·묵어(墨魚)·오적어(烏賊魚) 등이 있다. 먹물을 가지고 있어 '묵어'라고 하며, 바다 위에 둥둥 떠 있다가 까마귀가 날다 쉬려고 앉으면 잡아먹는다고 해서 '오적어'라고 부르게 되었다고 한다. 이 오적어가 전화되어 오징어로 된 듯하다.
    몸은 원추형으로 길이는 30~40cm 가량이고 적갈색에 작은 반점이 많으며, 몸빛은 주위 환경에 따라 변하나 대체로 암갈색이고 죽은 것은 희게 된다.
    낙지와 비슷한데 두부는 크고 삼각형의 지느러미가 있으며 열 개의 다리 중 두 개는 뚜렷이 커서 먹이를 잡는데 이용한다. 이 발을 촉각이라고도 하는데, 말하자면 오징어의 손이라고도 말할 수 있다. 흔히 사람들이 머리라고 착각하고 있는 삼각형의 지느러미는 헤엄칠 때 방향타의 역할을 하는 것이다.

난류에 무리로 살고, 어린 물고기와 새우 등을 잡아먹는다. 봄과 여름에 한천질로 싸인 30~40개씩의 알덩어리를 해초에 산란한다.

오징어는 표면에다 칼집을 얇게 내어 끓는 물에 살짝 데쳐서 초고추장에 찍어 먹으면 담백한 맛이 아주 좋다. 찝찔하고 쫄깃쫄깃한 마른 오징어는 소주잔을 기울일 때 가장 손쉬운 서민적인 안주이다. 오징어는 우수한 단백질이 듬뿍 들어 있어 일반적으로 생각하는 것보다 영양가가 높다.

마른 오징어의 단백질은 쇠고기 단백질의 3배 이상이나 들어 있으며 단백질의 영양가가 식육이나 생선에 비해 뒤지지 않는다. 단백질의 영양 가치를 숫자로 나타내는 단백가(프로테인 스코어)로 보면 오징어는 83이다. 대개 단백가가 70 이상이면 양질의 단백질이라 생각할 수 있다.

오징어의 단백질은 영양적으로 좋은 것이며 우리가 주식으로 하고 있는 쌀이나 밀가루 등의 곡류 단백질에 적은 리신이나 트레오닌, 트립토판 등 중요한 아미노산이 많다.

회분의 조성으로 보아 인산의 함량이 지나치게 많아 강한 산성식품이므로 알칼리성인 채소를 곁들여 먹어야 한다.

오징어는 위산과다증이 있거나 소화불량인 사람 또는 위궤양·십이지장궤양이 있는 사람은 삼가는 것이 좋다. 오징어의 단백질은 그 조직이 다른 생선이나 고기류에 비하여 서로 교차되고 직각으로 얽혀 있어 열을 가하면 즉시 오그라드는 것이 특징이다.

마른 오징어는 조금만 보관이 소홀하면 그 독특한 냄새가 고약해진다. 오징어가 가장 맛있는 시기는 가을이다. 탄력이 없고 몸이 퍼져 있는 것은 묵은 것이다.

울릉도 마른 오징어가 좋다는 것은 빛깔이 노랗고 살이 두터워 맛이 좋기 때문이다. 갑오징어의 뼈는 지혈 작용이 있으며, 최근에는 잉꼬의 먹이로 수출되고 있다.

□ 말린 오징어 : 단백질 67.8g 지질 6.9g 회분 5.6g 칼슘 252㎎ 인 821㎎ 철 2.8㎎.

옥수수

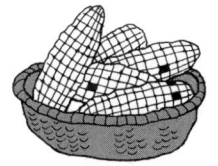

녹말 많아 술과 과자 원료에 많이 이용
수염은 이뇨제로 효과

옥수수의 원산지는 미국이다. 1492년 콜럼부스가 신대륙을 발견하였을 때 낯선 식물로 담배·옥수수·감자·토마토 등을 보았고 그것을 유럽에 전한 이래 전 세계적으로 퍼지게 되었다.

옥수수는 포이풀과에 속하는 일년초인데 척박한 땅에도 잘 자라는 강한 식물이고 성장기간이 짧은 것이 특색이다.

옥수수에는 마치종(馬齒種)·경립종(硬粒種)·분상종(粉狀種)·연립종(軟粒種)·폭열종(爆裂種)·감미종(甘味種)·나종(糯種)·유부종(有浮種)의 8종이 있다.

튀겨 먹는 팝콘은 폭열종인데 소화가 가장 잘된다. 감미종은 당분의 함량이 많아 구워 먹거나 요리용에 알맞고 단백질과 지질이 다른 종류보다 많다. 나종은 끈기가 많아 공업 원료와 옥수수떡에 알맞은 것이다.

옥수수는 삶거나 구워서 먹기도 하지만 콘푸레이크나 크림스프 등으로 많이 먹는다. 옥수수의 소화율을 보면 중숙기의 것을 삶거나 구워 먹으면 약 30% 가량 밖에 되지 않으며 가루를 내어 먹게 되면 80 - 90%로 올라가게 된다.

옥수수의 주성분은 탄수화물인데 대부분이 녹말이며, 포도당이 조금 들어 있다. 단백질은 옥수수 알갱이의 겉껍질 부분에 있는 각질층에 많고 속에는 적다.

이 단백질을 구성하는 아미노산은 좋지 못하다. 즉 트레오닌이나 유황 함유 아미노산이 많으나 필수아미노산인 트립토판과 리신이 거의 안 들어 있어 영양가가 떨어진다.

거기에다 비타민 B 복합체의 하나인 나이아신의 함량이 적다. 옥수수를 주식으로 하고 있는 사람들은 얼굴과 손 등에 나타나는 피부염인 펠라그라라는 병에 걸리게 된다.

이 펠라그라라고 하는 병은 옥수수를 주식으로 하는 남아메리카 사람과 강원도 산골 등 벽지에 사는 사람에게 많은 것으로 유명하다. 다른 단백질을 공급하지 않고 옥수수만을 먹게 되면 발육도 제대로 안 되어 성장이 멎게 된다.

옥수수에는 녹말이 많고 그 질이 우수하기 때문에 녹말만을 뽑아서 술을 만들거나 과자나 여러 가지 가공 식품에 널리 이용되고 있다. 콘스타치라고 하는 것이 바로 그것이다.

우리나라에서는 막걸리용으로 쌀을 못 쓰게 되자 밀가루를 쓰다 최근에는 옥수수 가루를 가지고 술을 빚은 일이 있다.

옥수수에는 앞에서 말한 바와 같이 영양적으로 부족한 점이 많으나 옥수수의 씨눈(배아)에는 아주 훌륭한 기름이 들어 있어 영양가가 매우 높다.

씨눈에는 지질이 25~27% 가량 들어 있으며 그 성분은 올레산이 40~45%, 리놀산이 40~45%, 팔리틴산이 5~8%로 콩기름과 비슷한 점이 많다. 신경조직에 필요한 레시틴이 1.5%, 비타민 E(토코페롤)가 100mg%나 들어 있다.

이 비타민 E는 피부의 건조와 노화를 막으며 습진 등에 대한 피부의 저항력을 높이는 작용이 있다. 피부 미용에 좋다고 크게 선전되는 비싼 토코페롤을 사 먹을 필요 없이 옥수수기름인 콘오일을 듬뿍 먹는 것이 현명한 방법이 될 것이다.

옥수수는 약용으로도 쓰여 왔다. 옥수수의 수염은 한방에서 신장염과 당뇨병에 효능이 인정되고 있다.

이 수염은 이뇨제(利尿劑)로 방광염 등에 효능이 있다고 하며 끓인 물을 계속 마시면 건강에 도움을 준다고 전해 오고 있다. 옥수수는 필수아미노산인 트립토판과 리신이 부족하므로 이것들이 비교적 많은 우유와 곁들여 먹는 것이 좋을 것이다.

□ 말린 것 : 단백질 9.6g 지질 3.8g 탄수화물 72.0g 칼슘 25mg 인 345mg 철 2.1mg.

올리브

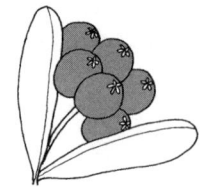

쓴맛이 있어 자연 상태로는 못 먹어
혈액의 응고를 막아 흐름을 부드럽게 해

감람나무 열매를 올리브라고 하는데 성장 속도가 느리고 수명이 긴 아열대 상록수로써 지중해와 그 유사기후 조건을 가진 지역에 분포된다.

올리브 과실은 타원형이고 단단한 껍질로 덮여 있고 쓴맛이 있어 자연 상태로는 먹을 수 없다. 성숙한 과실은 청색이나 자색을 띠고 2~13g인데 껍질이 15~30%나 된다.

올리브 과실을 그대로 이용하는 방법에는 다음과 같은 3가지가 있다.

스페인법은 과실을 따서 알칼리 용액에 담가 쓴맛 성분인 페놀성 배당체 올레우로페인을 제거하고 물로 씻어 다시 소금물에서 유산발효 시킨 후 향신료와 조미료를 넣고 병조림 한다.

그리스법은 먼저 10~15% 소금물에 담구고 고미물질을 제거하여 6개월간 저장하는 동안에 유산 발효시켜서 이용한다.

아메리카법은 식염수에 담근 후 알칼리 처리를 하고 공기 중에 노출시킨 다음 물로 씻고 브랜칭(자기효소를 파괴하여 성분 변화를 막기 위해 뜨거운 물이나 수증기로 데치는 것)하여 2~3% 소금물에 숙성시킨다.

  올리브 과실에는 35~70%의 지질이 들어 있다. 올리브유는 녹황색을 띠고 독특한 향미가 있는데 다른 기름과는 달리 정제과정을 거치지 않고 직접 이용한다. 착유할 때 처음 추출되는 최고급품을 '엑스트라 버진'이라고 한다.

  강한 냄새를 가진 하급품은 콩기름이나 면실유 등과 혼합하여 사용한다. 올레산이 65~85%로 특히 많고 리놀레산이 적어서 산화에 견디는 힘이 강하다. 녹는점은 0~6℃이고 샐러드유, 조림용으로 쓰고 식용 이외에 약용, 화장용으로 활용된다.

  올리브 나무는 해거리를 하기 때문에 생산량에 기복이 많다.

  크레타섬 주민들은 세계에서 지질을 가장 많이 섭취하는 사람들에 속하는데 필요 칼로리의 45%를 지질에서 얻고 있다. 이 중 33%가 올리브유이다.

  지질 섭취가 많으면 당연히 심장병이 많고 평균수명도 짧아야 하는데 현실은 정반대이다. 이들의 심장병 및 암 질환에 의한 사망률은 세계에서 가장 낮다. 이들의 장수비결을 연구하던 과학자들은 이들이 즐겨 먹는 올리브유에 착안하게 되었다.

  미네소타대학에선 올리브유 섭취량과 심장질환에 의한 사망률이 반비례 관계에 있음을 밝혀낸 바 있다.

  올리브유는 혈액의 응고를 막아 주고 인체에 유익한 HDL콜레스테롤을 높여 콜레스테롤이 혈관에 눌어붙는 것을 방지한다는 것이다. 혈액의 점도를 낮춰 줌으로써 피의 흐름을 용이하게 하며 혈전의 위험도를 낮추는 것이다.

완두

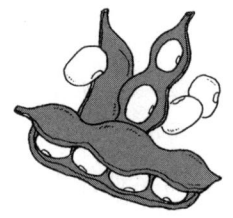

콩보다 맛이 좋고 질 좋은 단백질의 공급원
간경변을 막는 콜린 함유

완두는 콩과에 속하는 식물로서 중앙아시아와 중근동이 원산지로 알려져 있다. 줄기는 1m 이상 자라고 끝은 수염으로 감아 올라간다. 봄에 백색 또는 자색의 나비 모양의 꽃이 피고 꼬투리 속에 씨앗이 생긴다. 이 씨앗을 완두(豌豆)라 하는데 사람들의 기호에 맞으므로 전 세계에서 널리 재배되고 있다.

완두는 꼬투리와 씨앗을 이용하는 방법에 따라 꼬투리용종과 청실(그린피스)용종, 완숙콩종 등 세 가지가 있다. 꼬투리용은 풋콩 상태의 것을 채소로 이용하며, 청실용은 완숙 전에 수확해서 그린피스로 밥에 놓아먹거나 병통조림으로 한다. 완숙콩은 녹색콩과 다갈색콩이 있는데 볶거나 기름에 튀겨 먹기도 하고 잡곡으로 이용하기도 한다.

말린 완두콩에는 단백질이 21%, 전분이 60% 가량 들어 있어 콩 다음으로 많은 단백질을 가지고 있다. 콩보다 맛이 좋고 질좋은 단백질 공급원으로 혼식용으로 널리 이용된다.

꼬투리째 먹는 풋콩은 영양식품으로 우수한 것이다. 단백질이 6.7%

나 들어 있고 그것을 구성하는 아미노산은 성장을 촉진하고 정자를 만드는데 크게 관계되는 리신과 아지닌이 많다.

그 밖에 비타민 B_1, B_6, 비오틴, 콜린, 엽록소 등이 풍부하다. 콜린은 콜레스테롤 대사에 관계되는 비타민으로 오랫동안 이것이 부족되면 간에 지질이 쌓이게 되어 간경변을 일으키게 된다.

특히 술을 좋아하는 사람은 콜린이 많은 식품을 먹는 것이 좋을 것이다. 콜린이 가장 많이 들어 있는 식품으로 달걀, 쇠간, 콩가루, 풋완두, 시금치 등을 들 수 있다.

한방에서는 완두콩이 설사 치료에 효과가 있다고 전하고 있다. 장질환이 원인인 심한 설사, 장점막 흡수 불량에 의한 붉은변 등에 효과가 있다고 한다.

□ 삶은 것 : 수분 63.8% 단백질 9.2g 탄수화물 25.2g 칼슘 28mg 인 65mg 철 2.2mg 비타민 B_1 0.27mg 비타민 B_2 0.06mg.

요구르트

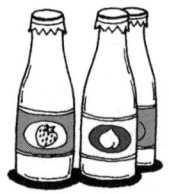

살아 있는 젖산균 다량 함유
정장(整腸) 효과 높은 장수식품

장수를 바라는 것은 진시황만의 소망이 아니다.

20세기 초에 메치니코프란 학자가 가장 장수하는 나라 사람이 어딘가 하고 조사한 일이 있다. 그 당시에는 불가리아가 장수국으로 알려졌다. 그 이유를 조사한 메치니코프는 그 나라 사람들이 발효유를 많이 먹고 있는 사실에 착안하여 연구를 하게 되었다.

우유나 산양유를 그대로 또는 일부 농축해서 요구르트용 유산균으로 발효시켜 되직하게 응고시킨 것인데 그대로 스푼으로 떠서 먹는 것이다.

지역에 따라 발효유(醱酵乳)의 양식이 모두 다르며, 이름도 가지각색인데 요구르트를 비롯해서 레벤(이집트)·레베니(시리아)·다디(인도)·마쪼니(코카서스) 등이 있다.

지중해 연안과 중동 지방에서는 수백 년 전부터 먹어 왔는데, 유럽과 미국에서는 1940년대에 이르러서 크게 보급되었다.

아이슬란드에서는 10세기경부터 '스키르'라고 하는 발효유를 음용하였고 이것이 후에 덴마크로 전파되었다고 한다.

남부 러시아에서는 쿠미스, 스칸디나비아 지방에서는 '테테'라고 하는 특수한 발효유를 식품으로 이용해왔다. 이들 유산균에 의한 유산 발효뿐 아니라, 우유중의 당분인 유당이 알코올 발효를 일으켜 약간 술기운이 생긴 음료인 것이다.

메치니코프는 유산균이 정장 작용이 있어 사람을 건강하게 하는 효과가 있다는 사실을 밝혀 노벨상을 받은 것이다.

정장(整腸)효과란 사람의 창자에 살고 있는 미생물 중 우리 몸에 이로운 균(비타민 B 복합체를 합성 등)은 발육을 돕는 반면 해를 끼치는 균(아민, 황화수소 등 독성 물질을 만드는 것)의 생육을 억제하는 것을 말하는 것이다.

유해균이 만들어내는 독성 물질은 인체에 자가중독을 일으키게 하여 건강을 해치게 된다는 이론이므로 건강장수를 위해서는 정장 작용이 매우 중요하다는 결론이 나게 마련이다. 이 연구가 계기가 되어 각국에서는 유산균 음료와 의약용 유산균 제제가 우후죽순 격으로 선을 보이게 되었다.

그러다 보니 요구르트도 모양이 많이 바뀌게 되고 이름도 조금씩 변모하기에 이르렀다.

마시는 요구르트는 탈지유나 탈지분유를 원료로 해서 설탕으로 단맛을 내어 유산발효를 시킨 것이다. 과즙을 넣어 만든 후르츠 요구르트도 다양하게 제조되고 있다.

즉 나라와 회사에 따라 제조법과 먹는 법이 다르다.

되직하게 만들기 위해 탈지 분유를 많이 쓰며 먹을 때 혀에 닿는 촉감을 좋게 하기 위해 경화제(硬化劑)로 한천(0.2%) 또는 젤라틴(1%) 등을, 향료는 레몬・바닐라・오렌지향 등을 섞기도 있다.

편의상 유산균 발효 제품을 발효유와 유산균 음료로 나누는 일도 있다.

발효유는 요구르트라는 것으로 유고형분(乳固形分)이 8% 이상이고 유산균이 1,000만 마리 이상으로 규정하고, 유산균 음료는 발효유 원액을 묽게 한 것으로 유고형분은 8% 미만, 유산균은 100만 마리

이상으로 규정하고 있다. 따라서 발효유가 더 영양 효과가 높다고 볼 수 있다.

요구르트는 살아 있는 유산균이 많이 들어 있어 여러 가지로 유익하다고 강조되고 있으나 그 유산균이 언제까지나 살 수 있는 것은 아니다.

제아무리 냉장이 잘되는 환경에서 잘 보관을 한다 해도 활성균은 줄어들게 마련이다. 따라서 보관중의 냉장도 중요하지만 제조일이 너무 오래 지난 것은 좋지 않다.

□ 수분 80.0% 단백질 3.5g 탄수화물 15.5g 칼슘 120㎎ 인 100㎎.

우렁이

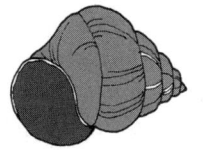

단백질·칼슘·철분 많이 함유
각기병에 좋으며 골격형성 도와

논우렁이과에 속하는 고동을 우렁이라고 하는데 광족류(廣足類)에 속하는 연체동물이다.

우리나라에는 참우렁이(논우렁이)가 가장 많다. 참우렁이는 껍질이 직경 3cm, 높이 4cm 가량의 난형이고, 나층(螺層)은 약 6개이다.

표면은 매끈매끈하고 녹색을 띤 회색이나 암색이다. 우렁이는 이러한 집이 있기 때문에 '우렁도 집이 있다'는 말이 생기게 되었다. 이 말은 사람으로서 몸을 기댈 집이 없음을 야유한 것이다.

내용이 복잡해서 측량하기 어려운 일을 비유하는 말로는 '우렁속'이라는 말이 쓰이고 있다.

우렁이를 한명으로는 '귀안정(鬼眼睛)', '전라(田螺)', '토라(土螺)'라고 하는데, 영양가가 높아 이것을 먹으면 귀신 눈같이 밝아진다고 해서 귀안정이라고 붙인 것 같다.

주로 논이나 못에 살며, 살은 내장을 빼어 버리고 식용한다.

우렁이는 육류와 비슷한 정도의 단백질 함량을 갖는다. 그러나 지질의 함량이 아주 적어 담백한 맛을 갖는다. 칼슘과 철분이 많아 골격 형성을 도와주는 식품이기도 하다. 옛날부터 우렁이를 먹으면 각기병에 안 걸리고 각기병 치료에 유효한 것으로 전래되고 있는데 일리가 있는 것으로 본다.

최근 농약을 많이 쓰게 되자 우렁이도 차차 자취를 감추었다. 그래서 일본에서는 우렁이 양식이 많이 이루어지고 있다. 우렁이를 살짝 데쳐서 초고추장에 찍어 회로 먹으면 맛이 좋고 술안주로도 일품이다.

된장국에 넣으면 감칠맛이 더 나고 꼬들꼬들하게 씹히는 촉감도 좋다. 우렁이의 감칠맛은 글루타민산 등의 아미노산과 호박산이 있기 때문이다.

쇠우렁잇과에 속하는 것으로 꼬마씨우렁이가 있다. 이것은 직경이 3.5㎜, 높이 5～10㎜ 가량인데 보통 '고동'이라고 하는 것인데, 입부분에 석회질의 덮개가 있다. 간디스토마의 중간숙주이기 때문에 잘 익혀서 먹어야 한다.

□ 수분 80.6% 단백질 10.5g 탄수화물 3.8g 회분 3.7g 칼슘 1202㎎ 인 87㎎ 철 5.8㎎.

우엉

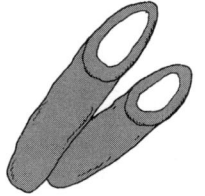

당질이 주성분인 알칼리성식품
당뇨·신장에 좋으며 이뇨에 좋은 효과

우엉은 유럽·시베리아·만주 등지에 야생하는데, 국화과에 속하는 이년초이다. 뿌리는 길쭉한데 줄기는 1.5m 가량이나 자라며 뿌리만을 먹는 것과 잎과 줄기를 먹는 것이 두 가지가 있다. 7월에 암자색 또는 백색 꽃이 피는데 지금은 각지에서 재배하는 귀화식물로 되었다.

한명으로는 '우방(牛蒡)'이라 한다.

구미 각국에서는 잡초로 취급하여 식용으로 하지 않으며, 중국·우리나라·일본 등에서 주로 먹는다.

우엉은 당질이 주성분인 알칼리성식품으로 일반 성분에 없는 특유한 향기와 약용 효과가 있다. 섬유질이 비교적 많으며 비타민은 적은 편으로 열량은 없는 편이다.

우엉의 주성분인 당질에는 다른 것과는 달리 녹말이 적고 대부분이 이눌린이라는 성분으로 구성되어 있다. 이 이눌린이 약 7% 가량 들어 있는데 독특한 효능을 가지고 있다.

이 이눌린은 당뇨병 환자에게는 아주 좋은 것이고 신장에 좋으며 이뇨의 효과가 있어 민간약으로 많이 이용해 왔다. 그 밖에도 가슴앓이·위장·피부병에도 효과가 있는 것으로 전해지고 있다.

우엉의 단백질에는 아르기닌이라는 아미노산이 많은 것이 특색인데, 이 아르기닌은 요소 사이클의 아미노산으로 요소를 분리한다.

이러한 사실로 보아 우엉이 이뇨를 위해 민간약으로 써온 과학적인 근거가 증명되는 셈이다.

우엉을 삶으면 파랗게 되는 일이 있는데 그것은 우엉 속의 칼륨·나트륨·칼슘·마그네슘 등의 무기질이 녹아나와 우엉의 안토시안 색소가 반응해서 변색되기 때문인데 인체에 해로운 것은 아니다.

우엉은 껍질을 벗겨서 채 썰게 되면 공기와 접촉되어 곧 갈색으로 변한다. 그것은 우엉 속에 들어 있는 폴리페놀계 화합물이 산화효소에 의해서 산화되기 때문이다. 그러므로 우엉은 껍질을 벗기고 채썰 때는 식초를 탄 물(물 1ℓ에 식초 1/2컵)에 바로 담가 두면 변색하지 않는다.

산화 효소의 작용을 식초가 억제하며 우엉의 색을 희게 하고 우엉의 떫은맛 성분인 탄닌이 식초에 녹아나와 떫은맛을 뺄 수 있다.

우엉을 저장할 때는 건조하면 상하기 쉬우므로 건조하지 않게 다루어야 한다. 소량이면 이틀쯤 햇볕에 말렸다가 신문지에 싸 두어도 된다.

보통 단기간이면 캐서 헛간의 흙바닥에 넣어 두고 거적을 덮어 두어도 되지만 장기간 저장하려면 땅을 파고 경사지게 눕혀 놓고 흙을 15cm 가량 덮어 둔다.

우엉을 살 때 주의할 것은 껍질에 흠이 없고 탄력이 있으며 매끈한 것이 좋다.

우엉의 어린잎은 뜯어서 쑥의 대용(쑥떡을 만들 때 푸른 빛깔을 내기 위한 것)으로 사용하기도 한다. 우엉 뿌리는 된장찌개나 간장·설탕에 졸여서 반찬으로 하거나 된장에 박아서 장아찌로 해도 좋다.

설탕이나 꿀로 만든 정과는 어린이나 노인의 건강 간식으로 좋다.

　우엉의 종자는 종기(腫氣)나 사마귀가 났을 때 매일 3~4개씩 먹으면 잘 낫는다고 한다.

　□삶은 것 : 수분 76.7% 단백질 2.9g 탄수화물 19.4g 칼슘 50㎎ 인 65㎎ 비타민 C 2㎎.

우유

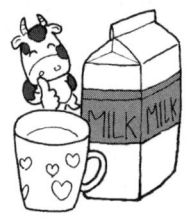

영양소 고루 갖춘 이상적인 식품
젖먹이에게는 모유와 섞어 먹이는 것이 바람직

100년 전 일본 우유 회사의 최초의 우유 광고에는 다음과 같은 재미있는 말을 쓴 일이 있다.

'우유는 죽어 가는 생명을 구할 수 있는 양약(良藥)이고, 정력을 도울 뿐 아니라 피부를 곱게 하여 아름다워지고 노쇠를 방지하는 선약(仙藥)이다'

과장된 감이 있지만 빈약한 국민 체위와 건강을 위해서는 값싸게 우유가 공급되는 것만큼 좋은 일이 없을 것이다. 우유는 한 가지만으로도 거의 완전한 영양 가치를 갖는 이상적인 식품이라고 할 수 있다.

우유를 마시는 습관은 이미 기원전 2000년부터 바빌로니아·그리스 등지에서 있었다는 기록이 있다. 채식주의자들 중에서도 우유와 달걀은 먹는 사람이 많다. 케네디 대통령은 하루에 꼭 1ℓ의 우유를 마셨다고 한다. 그의 정력은 바로 우유에서 온 것이라고 한다.

하루에 우유를 세 병 이상 마시면 위암 예방이 된다는 것이 알려져 있다.

『고려사열전(高麗史列傳)』에 의하면 이미 그 때에 국가의 상설기관으로 유우소(乳牛所)가 설치되었다고 한다. 그 당시에는 우유를 끓여 굳혀 먹었는데 '낙소(酪酥)'라고 불렀다.

우유에 들어 있는 단백질은 사람에게 꼭 필요한 8가지 필수아미노산을 모두 가지고 있어 매우 우수하다. 지질은 미립자로 잘 유화되어 있어 소화 흡수가 잘된다.

우유의 탄수화물은 주로 유당인데 유당은 포도당과 갈락토오스로 구성된 것이다. 갈락토오스는 뇌조직의 발육에 없어서는 안 되는 물질이다.

이렇게 우수한 성분을 가지고 있기는 하나 우유를 갓난아이에게 먹일 수는 없다. 그것은 모유와 차이점이 많기 때문이다.

첫째로 단백질의 질적인 차이이다. 우유의 단백질은 주로 카제인인데 모유에는 알부민이 많다. 우유를 먹고 자란 아이들이 질병에 대한 면역이 약하다고 하는 것은 바로 면역체를 만드는 단백질인 글로블린이 적기 때문이다.

두 번째로 모유보다 유당이 적다. 사람의 IQ가 높은 이유는 바로 두뇌를 개발하는 유당이 모유 속에 많기 때문이라 할 수 있다.

셋째로 우유에는 칼슘, 철분 등의 무기질과 비타민 $B_2 \cdot D$가 모유보다 많다는 점이다. 소가 사람보다 골격이 큰 사실을 뒷받침하는 것이다.

요컨대 우유가 제아무리 훌륭한 식품이라고 하지만 송아지를 키우기 위해 마련된 것이지 사람을 위한 것이 아니라는 사실이다. 그렇기 때문에 3개월까지의 젖먹이 아기에게는 모유를 먹이는 것이 바람직하다.

구미 각국에서는 아이들을 전적으로 우유로만 기르기 때문에 성격 형성과 병에 대한 저항력이 문제가 되어 모유를 먹이는 운동이 벌어지고 있다.

우유를 살균하는 방법에는 고온살균법(130~150℃)과 저온살균법

(75℃)이 있으나 요즈음에는 고온 살균이 많이 쓰이는데 시간은 1~2초면 된다.

완전 멸균을 하면 보존 시간을 연장하게 되는데 영양분의 파괴가 심해서 좋지 않다. 우유가 소화성이 좋은 식품이기는 하나 특이체질인 사람은 설사를 하거나 두드러기가 나므로 먹을 수 없다.

우유를 잘 마시는 법은 한꺼번에 많은 양을 물마시듯 하지 말고 한 모금씩 입에 오랫동안 씹어 먹듯이 먹는 것이 좋다. 그래야만 우유의 고소한 맛이 나고 소화도 잘되는 것이다.

우리가 마시는 시유에는 1㎖에 세균이 50,000마리까지는 들어 있어도 괜찮은 것으로 되어 있으므로 보관은 꼭 냉장을 해야만 한다.

□ 단백질 2.9g 지질 3.2g 탄수화물 4.5g 칼슘 100㎎ 인 90㎎.

유자

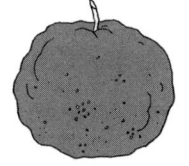

비타민 C 함량이 풍부
감기·중풍 예방에 효과

유자나무는 운향과에 속하는 상록수로서 감귤류의 일종이다.

다른 감귤류보다 조금은 추위에 견디기 때문에 우리나라에서는 전라남도와 경상남도에 많이 난다.

키가 3~4m 정도이며 단단하고 가지에 가시가 있다. 잎은 긴 달걀모양인데 초여름에 희고 작은 꽃(五瓣花)이 피며, 직경 4~7cm의 편편한 원형의 백황색 과실이 초겨울에 익는다.

원산지는 티베트라고 하는데, 중국을 거쳐 우리나라에 들어온 듯하다.

유자나무의 열매를 '유자(柚子)'라고 하는데 겉이 울퉁불퉁하고 담황색의 과육은 신맛이 강하다. 쪼개면 짙은 향기를 내는데 속은 몇 개의 씨가 12개의 쪽에 들어 있다.

그런데 다른 감귤류는 껍질이 20~30% 가량인데 유자는 껍질이 많아 50% 정도이다.

비타민 C가 100g당 150mg 이상이나 들어 있어 비타민 C가 많다는 레몬과 네이블의 3배가 넘는다. 예로부터 유자차가 감기 치료에 효과를 인정받아 온 것도 바로 이 높은 비타민 C의 함량 때문이었을 것이다. 감기·신경통·풍의 치료와 예방에 비타민 C가 유효함을 인정받고 있는 것은 잘 알려진 일이며, 무서운 암에 대해서도 예방 효과를 나타낸다고 주장하는 사람도 있다.

유자 속에는 또 헤스페리딘이라는 물질이 들어 있는데, 이 성분은 비타민 P와 같은 효력을 나타내어 모세혈관을 보호하고 강하게 하는 힘을 갖는다. 그렇기 때문에 뇌혈관 장애로 일어나는 풍에 유자가 좋다는 것은 확실히 근거가 있는 이야기이다.

비타민 B 복합체도 많이 들어 있고, 유자의 노란 색깔은 비타민 A의 모체인 카로틴이다. 유자에는 1,500I.U.의 비타민 A가 카로틴의 형태로 들어 있다.

그 밖에도 새큼한 맛의 성분인 구연산이 4% 가량이나 들어 있다. 이것은 우리 몸의 피로를 풀어 주는 역할을 하며, 소화액의 분비를 도와주기도 한다. 또 칼슘·칼륨 등의 무기질도 많이 들어 있다.

유자청이라는 것은 유자를 꿀에 잰 식품을 말한다.

물기 없이 마른 수건으로 깨끗이 닦은 후 3mm 가량으로 둥글게 저며 켜켜이 설탕이나 꿀을 잰다. 이 때 씨도 함께 절이는데 꼭 봉해 놓는다. 절여둔 유자와 유자청을 찻숟갈로 하나 가득 떠서 잔에 담고 끓인 물을 붓는다. 유자를 직접 끓이면 떫은맛이 나고 비타민 C가 파괴된다.

유자를 저미지 말고 통째로 송송 구멍을 뚫은 후 작은 항아리에 6할쯤 담고 끓인 설탕물(설탕 600g에 물 10컵의 비율)을 식혀 부으면 깨끗한 유자청을 얻을 수 있다. 동짓날에 유자탕에 들어가 목욕을 하면 일 년 내내 감기 한 번 걸리지 않는다는 말도 있다.

유자의 민간요법은 여러 가지가 전해지고 있는데, 몇 가지를 보면 다음과 같다.

목에 가시가 걸렸을 때나 신경통에는 씨를 빻아서 달여 먹고, 티눈과 사마귀에는 씨를 태운 다음 밥에 버무려 환부에 붙인다. 유산했을 때나 산후 복통에는 유자 껍질을 달여 먹는다.

유자를 두 쪽으로 갈라서 속을 완전히 긁어내고 그 속에 들기름으로 버무린 된장을 양쪽에 채워 놓고 다시 짝을 맞추어 겉껍질이 약간 탈 때까지 굽는다.

이 들기름 된장을 '유자 된장'이라고 하는데, 밥맛이 없다든지 소화가 잘되지 않을 때 먹으면 좋다고 전해지고 있다.

□ 유자차 : 단백질 2.7g 탄수화물 91.2g 칼슘 9㎎ 인 96㎎ 철 1.2㎎ 비타민 C 6㎎.

율무

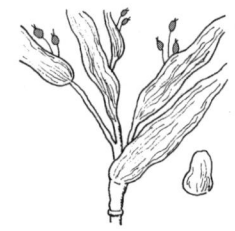

스태미나 식품으로 각광
이뇨 · 미용에도 효과

율무는 포아플과에 속하는 일년초이다. 높이는 1.5m 가량이고 꽃은 7월에 피며 열매는 타원형이다. 중국에서는 율무를 '의미(薏米)'라고 하는데 알갱이가 보통 쌀보다 조금 작다.

중국의 일부에서는 '회회미(回回米)'라고 해서 회교권에서 전래된 것으로 생각하는 사람도 있으나 베트남이 원산지이다.

2,000년 전 한나라의 마원(馬援)이라는 장군이 베트남 원정에서 가지고 온 것이 율무였다고 한다. 『사기(史記)』에도 명장 마원이 율무를 사용해서 몸이 가볍고 내병성(耐病性)이 있음을 알고 군량으로 비축했다고 소개되어 있다.

그런데 이 율무로 해서 이상한 오해를 받아 재앙을 당하게 되었다고 한다. 마원 장군은 색이 고운 진주나 코뿔소의 뿔과 같은 귀중한 것을 독차지해서 무제(武帝)에게 바치지 않았다고 모함을 받아 목숨을 잃었다고 한다. 보석이라고 오해받은 것이 실은 율무였다고 한다. 그 이후로부터는 율무가 여러 사람의 관심을 끌게 되었다.

율무를 한명으로 의이(薏苡)라고 하며, 율무의 껍질을 벗긴 율무

쌀을 의이인(薏苡仁)이라고 한다.

율무의 단백질을 구성하는 아미노산으로는 류신·글루탐산·발린티로신·프로린 등이 많이 들어 있다.

율무는 봄에 파종해서 가을에 수확하는 재배가 많이 이용되고 있다. 율무는 염주나무와 비슷하게 생겼다. 껍질을 벗기면 흰 쌀이 나오는데 씹어 보면 이에 끈적하게 눌어붙는다. 이 율무쌀은 자양강장의 효과가 있어 스태미나 식품은 물론 이뇨와 미용에도 좋은 것으로 알려져 있다.

『본초강목(本草綱目)』에는 위에 좋으며, 비장을 튼튼하게 하고, 폐를 보한다고 했다. 그 밖에 열과 풍을 없애주며, 습(濕)을 이기게 한다고 되어 있다.

민간요법으로는 다음과 같은 경우에 이용되어 왔다.

① 뿌리를 달여 먹으면 통경제가 된다.
② 율무쌀을 달여 먹으면 이뇨 건위제 역할을 한다.
③ 율무쌀로 떡을 만들어 먹으면 비장을 튼튼하게 하고 식욕이 나며 위가 강해진다.
④ 율무는 각기(脚氣)에도 효과가 있다.
⑤ 목이 부어 아플 때에는 율무가루를 먹으면 잘 낫는다.
⑥ 율무쌀로 밥을 지어 먹으면 건강해진다.
⑦ 율무술은 양질의 율무를 가루 내어 누룩과 섞어 만든다. 이 술을 데워서 마시면 감기에 좋으며 위에도 좋다고 한다.
⑧ 율무를 한 달 가량 달여 먹으면 사마귀가 빠진다. 특히 청소년의 사마귀에는 신기할 정도로 잘 듣는다.
⑨ 율무를 달여 먹거나 죽을 끓여 먹으면 근육통과 신경통에 잘 듣는다.
⑩ 율무에는 이뇨 작용이 있어 부종(浮腫)이나 신장 그리고 방광·결석 등에 유효하다고 한다.
⑪ 이나 잇몸이 아플 때에 율무 뿌리를 달인 물을 입에 담고 있

으면 유효하다.

그 밖에도 많은 민간요법이 있으나 최근 항종양 작용이 있는 물질이 율무에 있다는 보고가 있었다. 그것을 계기로 암의 치료 효과에 관해 연구를 학계에서 하고 있다.

율무는 약효가 있는 것으로 알려진 많은 식물들 중에서 쌀이나 보리와 마찬가지로 주식이 되는 이점을 가지고 있다. 중국에서는 의미복령병이나 의미돈계와 같은 요리로 먹어 오고 있다.

껍질 안 벗긴 율무는 볶아서 차로 달여 먹기도 한다. 그러나 지나치게 먹으면 해로우니 유의해야 하며, 임신 중인 여성은 태아에게 유해하므로 절대로 피해야 한다.

민간에서는 구황 식품으로 이용해온 역사가 오래 되었다.

□ 단백질 21.3g 지질 3.7g 탄수화물 63.1g 칼슘 151㎎ 철 6.8㎎.

은어

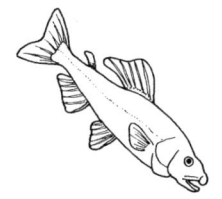

독특한 향기 · 맛있고 영양가 높은 어물
회 맛이 가장 좋으나 간디스토마의 위험 커

    은어는 맑은 강물이 흐르는 여울에 사는 아름답고 맛 좋은 물고기이다. '은광어(銀光魚)' 또는 '은조어(銀條魚)'라고도 한다.
    스탠포드 대학의 총장이며 어류학자인 졸단 박사가 일본에서 물고기 조사를 할 때 일본인들이 제일 맛좋은 물고기를 물었더니 은어(아유)라고 대답했다는 것이다. 이 말을 듣고 은어를 스위트 휘시(sweet fish)라고 명명했다고 한다.
    아메리카와 유럽에는 은어가 없다. 한국을 비롯하여 일본, 중국, 대만이 원산지이다. 우리나라에는 두만강과 한강을 제외한 동남서 연해에 흘러드는 모든 하천에 살고 있다. 평북 청천강, 경남 밀양강, 전남 섬진강 등이 잘 알려진 곳이다.
    한강은 흙탕물 때문에 살지 못한다고 하는데 은어는 맑은 물을 좋아하고 흙탕물에서는 살지 못한다.
    은어의 수명은 1년이다. 은어 새끼 떼가 춘삼월, 바다에서 강물에 올라올 때까지는 동물성 먹이를 먹으나 강물에 올라온 뒤에는 식물성 먹이를 먹는다. 이끼를 먹은 은어 살에서는 이끼 냄새가 풍긴다. 수온이 24℃ 이상으로 올라가면 급사히고 만다.

몸길이는 20~30㎝로, 모양이 가늘고 길다. 몸 색깔은 압록황색 바탕에 배 쪽으로 갈수록 담백색이고, 눈 위는 황색, 위턱은 백색, 아래턱은 녹색이다.

초여름부터 여름에 걸쳐 독특한 향기와 맛을 낸다. 소금구이나 은어회, 초밥 재료로 쓰인다.

천연은어는 단백질이 14~18%이고 지질이 6~11%, 당질 0.5%, 각종 무기질과 카로틴, 비타민 B 복합체를 고루 가지고 있다.

최근에는 양식도 하고 있는데 양식은어는 천연은어에 비해 수분이 적고(69%) 지질이 많다(10%). 천연은어는 유리 아미노산이 많고 저급펩타이드인 안세린이 많은 점이 특징이다.

양식은어는 당질과 글리코겐 양이 많다. 내장째로 먹는데 지질이 많고 비타민 A가 풍부하다.

□ 수분 77.0% 단백질 16.7g 지질 4.5g 칼슘 31㎎ 인 276㎎ 비타민 A 90I.U. 비타민 B_1 0.12㎎ 비타민 B_2 0.15㎎.

은 행

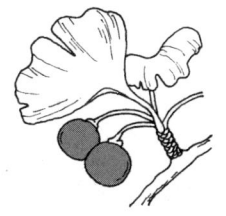

당질 많고 특유한 풍미
식욕 돋우고 야뇨증에 특효설

　은행의 원산지인 중국에서는 '공손수(公孫樹)'라고 한다. 열매가 맺기까지 수십 년이 걸리기 때문에 할아버지가 심으면 손자가 그 열매를 먹게 된다는 뜻에서 붙여진 이름이다. 중국을 비롯하여 한국과 일본에 주로 분포되어 있는데, 잎이 부채꼴 모양이고 오리발 같기도 하여 '압각수(鴨脚樹)'라고도 한다.
　은행나무는 암수가 따로 있는 자웅이주이며, 5월에 꽃이 피고 열매는 10월에 익는다. 남녀 간의 다정함을 표현하기 위해 '은행나무도 마주 보아야 열매가 연다'고 말한다.
　오래된 절간에서 수백 년 묵은 큰 은행나무를 흔히 보는 수가 있다. 은행나무가 수명이 길기 때문에 은행은 장수를 돕는 식품으로 생각되고 있으며, 여러 가지 병을 치료하는 데 이용되어 왔다.
　은행의 열매는 고약한 냄새가 나는 외종피(外種皮)에 싸여 있고 속에 단단한 껍질이 있다. 그 껍질 때문에 오래 저장할 수 있고 그 안의 배유(胚乳) 부분을 먹는다.
　사람에 따라서는 은행 열매의 외종피가 피부에 닿으면 옻이 오르는데 일종의 알레르기 증세이다.

　은행은 당질이 특히 많은데 대부분이 전분이고 설탕분이 소량으로 섞여 있다. 신경조직의 성분이 되는 레시틴과 비타민 D의 모체가 되는 에르고스테린도 들어 있다. 단백질도 질이 우수한 편이지만 은행의 특색은 아무래도 그 고유한 풍미에 있다.

　고유한 풍미의 한 가지 성분은 청산(靑酸) 배당체(配糖體)이다.

　은행은 계절적으로 청산 화합물이 생성되기 때문에 때로는 중독 사건이 일어난다. 그러나 100g 중 청산이 50mg 미만인 것은 별로 지장이 없다.

　한 임상 실험에서 하루에 150개 이상을 먹으면 열이 나고 토하며 호흡이 어려워진다는 보고가 있다. 특히 덜 익은 열매는 그 해가 더 심하다고 한다.

　청산은 우리가 아는 것처럼 맹독성 물질인데, 중추신경의 자극과 마비를 동시에 일으키고, 혈액 중의 산화·환원 작용을 상실시켜 순간적으로 죽게 된다.

　은행 열매는 밤에 오줌을 싸는 어린이들의 치료에 좋은 효과가 있어 잠들기 3~4시간 전에 구운 은행 열매 5~6개를 먹이면 가벼운 증세는 며칠 안에 완치된다고 한다.

　옛날 중국에서는 가마 타고 시집가는 신부에게 떠나기 전 구운 은행 열매 10여 개를 먹이면 무사했다고 한다. 이와는 정반대로 옛날에는 임질에 걸려 소변보기가 어려운 때 은행 열매를 먹으면 통증이 멎고 치료도 빠르다고 했다.

　은행은 굽거나 가열해서 익히면 독성이 줄고 독특한 풍미가 나기 때문에 날것으로는 먹지 않는다.

　은행 열매를 기름에 조린 것이 한방에서는 결핵 치료약으로 쓰여 왔다. 이 기름에 조린 은행을 매일 복용하면 기침이 멎고 증세가 아주 좋아진다고 한다.

　은행잎 엑기스에는 3종의 은행게닌이라는 물질이 함유되어 있는데 이것이 말초동맥을 확장하여 혈류를 좋게 한다. 그래서 뇌의 혈액 순환을 향상시키고 산소나 영양공급을 증가시켜 치매가 개선된다고 한다. 심근경색은 통증이 오래 계속되고 혈관이 막혀서 생기는 통증이 문제이다. 은행잎 엑기스는 말초혈관을 확장하므로 이러한 증세를 개선시킨다.

화약원료인 니트로글리세린은 협심증 발작 때에 쓰이는 약이기도 한데 그러한 갑작스런 발작에는 별로 효과가 없고 장기복용에 의해 순환기 질환과 치매의 예방과 치료가 기대되는 것이다.

1970년 독일에서 은행잎 엑기스가 특허를 얻었고 뇌혈관과 말초혈관의 혈액순환을 개선하는 의약품으로 개발, 판매되고 있다.

한국산 은행잎이 질이 가장 좋다고 한다. 은행잎 1일 양은 5~9g을 다려서 마신다. 은천홍편(銀川紅片 : 은행잎 9g, 천궁 15g, 홍화 15g)을 당의정으로 만들어 1일 3회로 복용하기도 하는데 그 효용은 다음과 같다.

① 혈류를 증대시키고 뇌동맥 경색이나 대뇌의 혈류장해를 개선하고 노인의 치매 증상에 유효하다.
② 관상동맥을 확장하여 협심통을 완화한다.
③ 혈청 콜레스테롤치를 저하시키는 유효성분인 긴구틴이 들어있다.
④ 노인현상(기억력, 동작완만 등)의 개선 효과가 있다.
(※ 아보카도유, 로열젤리, 베타카로틴도 건망증에 효과가 있다.)

곱게 물든 은행잎은 가을이 온 것을 실감케 하여 주고 은행은 음식에서 구미를 돋우어 식욕이 나게 한다. 뿐만 아니라 은행잎에는 혈액순환을 원활히 하는 성분이 있어 이용되고 있는데 한국산이 가장 좋다고 알려져 있다.

□삶은 것 수분 58.8% 단백질 4.3g 탄수화물 34.2g 칼슘 7㎎ 인 95㎎ 비타민 A 400I.U. 비타민 C 19㎎.

인삼

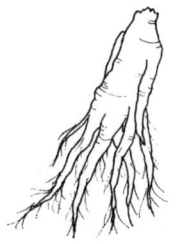

고려인삼은 수천 년래 만병통치의 영약
그러나 인삼의 신비는 아직도 오리무중

인삼은 오가과(五加科)의 다년초로 길이 60㎝ 내외로 줄기는 짧고 마디가 있다.

일본의 죽절 인삼, 중국의 삼칠 인삼, 미국의 아메리카 인삼, 히말라야 인삼 등 여러 종류가 있으나, 건강식품과 약용으로 쓰이는 것은 우리의 고려인삼이다. 그래서 한국인삼(Korean Ginseng)이 유명하게 된 것이다.

고려인삼의 학명은 파낙스 진생(Panax ginseng)이다. 진생은 인삼을 중국식으로 발음한 것이고, 파낙스는 만병통치약이라는 뜻이다.

고려인삼은 수천 년 동안 만병통치의 영약으로 알려져 왔는데,『신농본초경(神農本草經)』에는 인삼의 약효를 다음과 같이 소개하고 있다.

'체내의 오장을 보하며, 정신을 안정시키고… 오래 장복하면 몸이 가쁜하게 되어 수명이 길어진다(主補五臟, 安精神, 定魂魄, 止驚悸, 除邪氣, 明目, 開心, 益智, 久服輕身延年).'

지금까지 과학적으로 입증된 인삼의 약효를 보면 다음과 같다.

스트레스, 피로, 우울증, 심부전, 고혈압, 동맥경화증, 빈혈증, 당뇨병, 궤양 등에 유효하며, 피부를 윤택하게 하고 건조를 방지한다고 한다. 또 흥미 있는 것은 암세포의 증식을 막는 항암 작용이 보고되고 있는 것이다.

인삼에는 특별한 약리작용을 나타내는 사포닌이 20여 종이나 들어 있다. 이 사포닌의 종류와 비율이 약효와 관계되는 것으로 생각된다. 사포닌 함량은 n-부탄올 추출물 함량으로 측정한다. 사포닌의 개별성분을 진세노사이드라고 하는데 진세노사이드 패턴이, 한국산 백삼과 홍삼은 모두 디올(diol)계(Rb_1, Rb_2, Rc, Rd)와 트리올(triol)계(Re, Rg_1)를 골고루 가지고 있으나 북미, 전칠, 죽절삼은 그렇지 않은 점이 크게 다르다.

인삼은 말리지 않은 수삼과 말린 건조인삼이 있다. 건조인삼은 백삼(수삼을 익히지 않고 건조한 것으로 직삼(直蔘), 반곡삼(半曲蔘), 곡삼(曲蔘)이 있다), 홍삼(6년근을 수증기로 찌고 말려 가공한 것), 태극삼(수삼을 물에 익혀 건조한 것)으로 구분한다.

홍삼은 제조 중 비효소적 갈색화 반응이 일어나 짙은 다갈색을 띠고 단단해진다. 홍삼은 천삼, 지삼, 양삼 등의 등급이 있다.

건조인삼의 기준은 다음과 같다. 수분 14% 이하, 회분 5% 이하, 불포화 n-부탄올 추출물 함량 20mg/g 이상, 진세노사이드 Rb_1, Rf, Rg_1의 확인이 그것이다.

그러나 인삼의 신비는 아직도 밝혀지지 않고 있다고 보는 것이 옳을 것이다. 인삼은 그 영양을 섭취하기 위함보다는 미량으로 함유되는 성분의 복합성이 그 명성을 높이고 있다고 보는 것이 옳을 것이다.

인삼은 다른 생약과는 달리 오래 먹어도 독성이 없기 때문에 식품에 속한다고 해석되기도 한다. 건강식품으로 각광을 받게 된 인삼은 세계 각국에서 100여 종이 넘는 제품이 선을 보이고 있다.

소련의 브레크만은 쥐의 유영(遊泳) 시험에서 항피로 작용을 인정하고 있으며, 100명의 청년을 50명씩 나누어 달리기 30분 전에 한 편에는 인삼드링크를, 다른 편에는 위약(僞藥)을 먹이고 3,000m를 달리게 했다. 인삼드링크의 경우는 평균소요시간이 14분 33초였는데, 다른 편은 15분 25초로 나타났다.

횰더 박사는 야간에 근무하는 간호원에게 고려인삼을 시험 복용시켰다. 인삼을 먹은 쪽은 안 먹은 쪽보다 일의 능률이 향상되었다고 발표한 바 있다.

사상의학(四象醫學)에서 말하는 소양(小陽)인 사람은 인삼이 잘 맞지 않는다고 전해지고 있다. 그러나 최근 시험한 결과로는 처음 10일간은 보통 사람이 먹는 양의 1/3씩을 먹다가 별 이상이 없으면 또 10일 정도는 1/2의 양을 먹고, 다음 10일간은 2/3의 양을 먹도록 하면 아무 지장이 없다고 한다.

인삼은 간 기능에 대해서도 건강 효과가 있다고 한다. 공해나 술 등으로 생기는 간장의 손상에 대해서 예방이나 보호 작용을 한다고 한다.

일반적으로 한방에서는 인삼이 원기를 돋우고 위를 튼튼히 하며 식은땀을 흘리는 데 좋다고 한다. 인삼의 효과가 생체에 직접적인 자극 효과를 주는 것은 극히 적으나 정상 상태에서보다도 비정상 상태의 생체를 정상으로 회복시키는 효과가 본래의 효과같이 되어 있다.

인삼을 먹는 방법도 여러 가지가 있다. 식품으로 활용한 보기를 들면 다음과 같다.

인삼을 날것으로 씹어 먹기도 하나, 쌉쌀한 맛 때문에 꿀에 찍어 먹는 것이 보편화 되었다. 또한 생즙을 내어 마시기도 한다.

쌀과 조에 넣어 인삼죽을 끓여 먹기도 하며, 한여름 복중의 보신식품으로 삼계탕은 우리의 대표적인 전통식품 구실을 해 왔다.

삼차(蔘茶)라고 해서 차로 마셔온 역사가 깊다. 국빈 대접은 삼차로 했고 중국 사신이 오면 임금이 베푼 영접의 다례(茶禮)에서도 이

삼차를 쓰는 것이 관례였다.

조선에 온 명나라 사신들이 조선 땅에서 선물로 받고 싶어 했던 것이 삼차를 끓이는 다삼이었다고 한다. 우리나라 사신이 중국이나 일본에 갔을 때 이 다삼을 가지고 갔던 것이다.

인삼을 꿀에 재어 두었다가 먹었는데 이것은 귀한 기호식으로 인삼정과라 했다. 인삼정과는 정력에 좋다고 은밀한 규방의 음식으로 전해 내려왔다. 그래서 '인삼정과가 없는 기생첩방'이라는 속담까지 생기게 되었다. 꼭 있어야 할 것이 없다는 것을 빗대는 말이다.

방탕한 생활을 한 연산군이 애용한 것도 바로 인삼정과였다고 한다. '장백산 산삼이 동이 나고 팔도 벌통이 텅텅 비었구나'하는 노래가 그것을 잘 말해 주고 있다.

인삼은 대체로 특이체질이 없고 누구에게나 적응이 되는 것이지만, 인삼을 먹으면 얼굴이 빨개지고 숨이 가쁘고 혈압이 높아지는 경우도 있다. 그런 사람만은 고혈압일 때 인삼을 사용할 수 없다.

그런데 한 가지 신기한 일은 홍삼이 그러한 특이반응이 나타나지 않고 아무에게나 잘 적응된다는 것이다.

고려인삼은 다른 인삼과 구별하기 위하여 '參'자가 아닌 '蔘」자를 쓴다.

인삼만을 다린 독삼탕(獨蔘湯), 인삼만을 가루 낸 것을 인삼산(人蔘散), 인삼가루만으로 환약을 만든 인삼환(人蔘丸) 등은 인삼만을 주제로 이용한 것이다. 그런가 하면 인삼을 주제로 하지 않고 다른 약재에 섞어서 이용하기도 했다.

그런데 다른 약재와 섞을 때 꼭 피해야 하는 것이 여로(黎蘆)이다. 여로는 독이 있는 약초로 산파(山葱) 또는 사슴파(鹿葱)라고 하는 산풀이다. 여름에 60cm 이상이나 자라는데 자흑색의 꽃이 핀다.

그 뿌리를 약재로 쓰는데 잔 수염이 많다. 이것이 인삼의 효능을 무력화시킨다고 한다. 산삼을 캐는 심마니가 산에서 이 여로를 발견하면 그 산에는 산삼이 나지 않는 것으로 단정할 정도로 되어 있다.

특별한 성분의 작용을 무력화하는 상극이 바로 상쇄(相殺) 작용인데 자연계에는 그러한 것이 많은 것이다. 반대로 그 작용을 더 강력하게 하는 작용이 있는데, 그것을 상승작용이라고 한다. 식품에서의 상쇄작용과 상승작용을 구명하는 것도 흥미 있는 연구 과제가 될 것이다.

□ 건조 인삼 : 당질 67.3% 단백질 13.7% 지질 2.5% 무기질 3.9%.

잉어

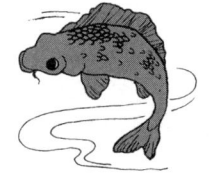

풍부한 단백질에 강정 성분도 많아
소화 흡수 잘되어 임산부에 효과

잉어를 민물고기의 왕이라고 한다. '등용문(登龍門)'이라는 말은 중국 황하 상류에 있는 용문(龍門)이란 지명인데, 이곳에는 하류에서 올라온 잉어가 많기로 유명하다. 여기에 모인 잉어들이 용문을 뛰어 넘어 상류에 올리기려고 애쓰나 대부분이 실패하고 마는데 만일 뛰어 넘게 되면 용으로 화해서 승천한다는 전설이 있다(『후한서(後漢書)』). 뜻을 이루어 크게 영달하는 것을 비유하는 말로 등용문이 쓰이게 된 유래이다.

잉어는 한명으로 '이어(鯉魚)'라고 하는데, 옛날부터 축하용 요리에 많이 이용되어 왔으며, 중국에서는 연말연시에 빠뜨리지 못하는 것으로 애용되어 왔다. 공자가 장남의 이름을 '이(鯉)'라고 붙였는데 생남 축하로 왕이 잉어를 하사했기 때문이다.

잉어는 몸빛이 대개 주홍빛이 섞인 갈색이고 배 쪽은 엷다. 입가에 두 쌍의 수염이 있다. 황금색의 것이 맛이 좋고 큰 것은 1m 이상인 것도 있다.

세계적으로 널리 분포하고 아시아 극동 지방에서 많이 난다. 비단 잉어 등 관상용으로 기르는 것은 외국에서 수입한 변종이다.

잉어는 단백질이 풍부한데, 소화 흡수가 잘되는 것으로 회복기의 환자, 임산부, 어린이들에게 좋다.

잉어탕을 먹으면 남자가 용이 된다고 할 정도로 정력이 강해지고 정자의 수효가 늘어난다고 한다. 그 말을 뒷받침할 만한 사실로 단백질을 구성하는 아미노산 조성을 들 수 있다. 정자의 구성분으로 가장 많은 아미노산이 아르기닌과 히스티딘인데 잉어에는 바로 아르기닌과 히스티딘·리신 등이 풍부하게 들어 있기 때문이다.

잉어에는 지질이 2%나 들어 있으며, 불포화지방산이 주성분이기 때문에 동맥경화와 고혈압인 사람에게도 좋은 영양 공급원이 될 수 있다. 특히 비타민 B_1이 많아 당질 대사에 크게 도움을 준다.

잉어는 번식력이 강하고 아무 것이나 잘 먹고 성장이 아주 빠르다. 폭포를 기어오를 만큼 강하고 왕성한 생명력을 가지고 있어 옛날부터 그 피를 마시면 폐렴에 좋고 살은 정력을 증진시킨다는 등 신앙적인 존재로 알려져 있다. 그러나 디스토마의 감염 우려가 있으니 생식은 삼가야 할 것이다.

중국에서는 3,000년 전부터 애용되어 온 스태미나 식품이었다. 산모의 젖이 부족할 때나 몸이 쇠약해졌을 때 잉어를 먹으면 젖이 많아지고 건강을 쉽게 회복하는 것으로 전해지고 있다.

이러한 속설은 잉어의 성분으로 미루어 보아 근거가 있는 것이라고 할 수 있다. 질 좋은 단백질, 소화성이 좋은 지질, 많은 양의 칼슘과 비타민 B_1은 임산부, 환자, 어린이에게 좋을 뿐 아니라 성인의 건강과 정력을 증진시킬 수 있기 때문이다. 잉어 요리를 즐겨 먹는 아흔 노옹이 생남을 했다는 말이 전해올 정도로 강정 효과가 두드러진 것으로 알려져 있다.

잉어탕을 끓일 때는 내장을 제거하고 구기자를 함께 넣어 약한 불로 1시간가량 고아 그 국물만을 마시는 것이 중국식 잉어탕이다. 이 때 조미는 각자 기호에 따라 맞추도록 한다. 이 잉어탕은 여성의 냉감증에도 유효하다고 한다.

별미 요리로 뼈나 내장을 그대로 두고 된장을 넣어 끓인 잉어조림이 있다.

잉어는 12월부터 다음 해 3월까지가 가장 맛있고 영양이 많다.

□ 단백질 17.5g 지질 4.0g 칼슘 50mg 인 225mg.

ㅈ

자두

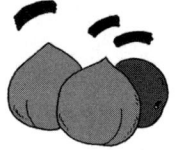

유기산 많이 들어 강한 신맛
술 담그면 샴페인 맛과 비슷

생김새는 복숭아 비슷하나 좀 작고 신맛이 있는 과일이 자두이다. 자주색 복숭아라는 뜻에서 '자도(紫桃)'라고 하다가 자두가 된 것 같다.

자두는 흔히 '오얏'이라고도 하며, 한명으로는 '자이(紫李)'라고도 한다. 자두나무는 장미과에 속하는 낙엽 활엽의 작은 교목으로 높이가 5m 가량이다.

잎은 넓은 피침형 또는 달걀모양인데 가에 톱니가 있다. 나기 전에 긴 화경(花莖)에 흰 꽃이 두세 개씩 모여 피고 핵과(核果)는 거의 구형인데 품종에 따라 자색, 황색, 황백색으로 익는다. 중국이 원산인데 유럽종, 미국종, 일본종 등 품종이 개량된 것이 많다.

과실은 보통 3~4cm로 구형과 달걀모양이며 유기산이 1~2% 들어 있어 신맛이 강한데 사과산이 대부분이다. 펙틴이 많이 들어 있어 잘 엉기는 성질이 있어 잼과 젤리가 잘 만들어진다.

어느 품종이고 카로티노이드 색소가 많아 비타민 A의 효력이 있으며 자주색인 색소는 시아니딘계 색소이다. 대부분 생식하지만 외국에선 말린 가공품도 많다.

건과(乾果)에 적당한 품종과 그 건과를 모두 프룬(prune)이라고 한다. 건과로 하려면 묽은 알칼리 용액에 잠시 담갔다가 과피(果皮)에 상처를 주어 물로 씻고 곧 말린다. 건과의 수분이 12~18% 되게 건조하여 그대로 먹기도 하고 과자의 장식용으로 쓰인다.

가정에서 자두를 이용해서 시원하고 맛있는 샴페인 비슷한 술을 간단히 만들어 먹을 수도 있다.

자두를 깨끗이 씻고 항아리에 설탕과 함께 쟁인다. 설탕을 밑에는 적게, 위에는 많이 쟁이는데 그 분량은 자두 10개에 대해서 설탕 3~4의 분량이다. 비닐로 항아리를 봉해서 그늘에 놓아두면 발효가 시작되는데 1주일이 지난 후 거기서 생긴 물을 거즈에 걸러 병에 담고 막는다. 서늘한 데나 냉장고 같은 데에 넣어두고 얼음을 띄워 마시면 마치 샴페인 같이 거품이 일며 독특한 향미를 갖게 된다.

나머지 자두는 씨를 발라내고 설탕을 넣고 졸이면 엉겨서 잼이 된다.

□ 수분 84.7% 탄수화물 13.7g 칼슘 8mg 인 1145mg 비타민 C 5mg.

자라

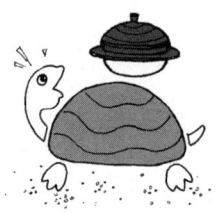

살은 맛이 좋고 질 좋은 단백질 풍부
스태미나 증강·보신제로 유명

'자라 보고 놀란 가슴 솥뚜껑 보고 놀란다'는 속담이 있듯이 자라는 고래로 우리들 생활에서 흔히 논의되는 동물 중의 하나다.

자라는 정력을 상징하는 약용 동물로 옛날부터 애용되어 왔다. 자라과에 속하는 파충류(爬蟲類)인데 몸길이가 30cm까지 자라며, 원형의 등(背甲)은 길이는 17cm가량이고 단단하다. 다른 부분은 부드러운 피부로 덮여 있고 배는 백색에 담흑색의 무늬가 있다. 목과 주둥이는 길고 뾰족하며, 그 끝에 콧구멍이 있고 꼬리는 몹시 짧으며 발에는 세 개씩의 발톱이 있다.

5~6월에 60개가량의 알을 낳아 2개월 만에 부화되며 성장이 더디므로 자라는데 약 20년이나 걸린다. 얕은 바다나 하천 등에서 서식하며 한국·일본·중국·대만 등에 분포한다.

재물이나 자식 등을 타처에 두고 밤낮 생각하는 것을 비유하는 말로 '자라알 바라보듯 한다'고 하듯이 알을 낳고 부화하기까지 한곳을 지키지 못한다.

인도에서는 불로장수의 심벌이며, 중국에서는 영원불사를 뜻하는 동물로 치고 있다.

보통 자라 한 마리의 살코기는 400g 가량 되는데 그 고기는 대여섯 쪽으로 잘라 청주를 섞고 물씬하게 찐다. 두 시간 반가량으로 찜이 되는데, 이때 육종용(肉蓰蓉)·용안육(龍眼肉) 등을 소량 섞으며, 고기는 먹지 않고 국물만 마신다. 생강즙을 넣으면 마시기가 좋다.

중국에서는 이 요리가 남성의 스태미나 증강에 가장 훌륭한 것으로 유명하다. 한 번 물고 늘어지면 떨어질 줄 모르는 강인한 힘을 사람들은 선망했을 것이다. 강정·강장제로서의 자라의 효능은 상당한 근거를 가지고 있다.

자라의 살은 질 좋은 단백질이고 맛이 좋아 보신제로 허약한 사람의 회복 음식으로 추천된다.

살에는 필수아미노산이 많고 비타민 B_1과 B_2 등이 풍부하다.

자라는 산성식품이므로 채소와 같은 알칼리성식품과 곁들여 먹으면 훌륭한 강정식이 될 것이다.

자라의 피를 잔인하게 빼어 마시는 것을 보는데, 다른 동물의 피와 마찬가지로 단백질·철분·칼슘·비타민 등이 많아 정력을 좋게 하는 것으로 믿는 사람이 많다. 그러나 아직은 특별한 성분이 밝혀지지 않고 있다. 빈혈증과 허약한 체질인 사람에게는 크게 도움이 되고 효과가 빨리 나타난다고 한다.

피를 많이 먹으면 흔히 변비에 걸리기 쉬우므로 다른 채소류와 섞어 먹는 것이 좋을 것이다.

자라는 등과 발톱 등을 빼고는 모두 먹을 수 있는데 아직 밝혀지지 않은 특수 성분이 있을 것으로 생각하는 사람이 많다.

전통적인 자라 음식으로 우리나라에는 자라구이가 있다. 이것은 자라의 껍데기를 벗기고 기름종이에 싸서 짚불에 구운 것이다.

자라탕은 별탕(鼈湯)이라고도 하는데 자라를 통으로 삶아내어 뜯어서 갖은 양념을 하고 다시 끓인 국이다.

자라 요리는 추위를 타는 노인이나 손발이 찬 사람에게 몸과 손발을 따뜻하게 해 주는 것으로 알려져 있으며, 밤을 세웠거나 피로할 때 여러 가지 채소와 함께 끓여 먹으면 피로 회복이 빠르다고 한다. 여인의 대하증 치료에 한방에서는 쓰여 왔다.

자라는 5~6년이 지나면 모래사장에 알을 낳는다. 크기는 2㎝가량으로 맛도 좋고 희귀하기 때문에 보신제로 이용되어 왔다.

약용으로는 식초를 조금 넣고 약한 불에 오래 고아 우러난 국물을 마신다. 흔히 자라는 여름철 음식으로 알고 있으나 제철은 동면기인 10월에서 다음해 4월까지이다.

□ 수분 81.4% 단백질 14.6g 회분 2.9g 칼슘 870㎎ 인 500㎎ 철 6.0㎎ 비타민 A 90I.U. 비타민 B_1 0.75㎎ 비타민 B_2 0.65㎎.

잣

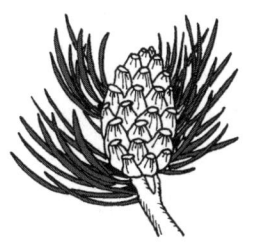

고열량 식품으로 비타민 B군 풍부
자양강장과 혈압 강하에 도움

    기운이 없을 때나 입맛을 잃었을 때 잣죽을 먹으면 기운이 나고 입맛을 찾게 된다.
    지고로 잣은 귀한 식품이다. 음력 정월 열 나흗날만 깐 잣 열두 개를 각각 바늘로 꿰어 그 해 열두 달로 별러 불을 켜서 불이 밝은 달은 신수가 좋고, 어두운 달은 신수가 나쁘다고 치는 장난점이 전래되어왔는데, 그것을 잣불이라 한다. 그만큼 잣에는 기름기가 많은 것이 특색이다.
    소나무과에 속하는 상록 교목이다. 높이는 10~30m나 자라고 나무껍질은 회갈색이나 묵으면 비늘 모양이 되어 떨어진다. 솔잎 모양의 잎은 한 군데서 다섯 잎씩 나오기 때문에 '오엽송(五葉松)'이라고도 하며, 우리나라 전국에 분포되어 있다. 잎은 솔잎과 비슷하나 좀더 푸르고 굵다.
    꽃은 5월에 암·수꽃이 같은 가지에 피는데 열매는 10월에 익는다. 이 잣송이는 어른 주먹보다 크고 솔방울보다 조각이 더 다닥다닥 붙어 있다. 그 조각 틈 사이로 잣이 들어 있다.

잣나무는 산의 중턱이나 골짜기 사이의 비옥한 땅에서 나는데 한국을 비롯해서 일본·중국·시베리아 등지에 분포하며, 과송(果松)·송자송(松子松)·오립송(五粒松)·유송(油松)·해송(海松)으로도 불린다. 재목은 가벼워서 건축재·도구재·관재(棺材)·판재 등으로 쓰인다.

자양강장제로 널리 알려진 잣은 맛이 고소해서 껍질을 까서 그냥 먹든지 잣죽이나 고명으로 많이 이용된다. 잣을 한명으로는 백자(柏子)·송자(松子)·해송자(海松子)라고 한다.

잣은 칼로리가 높을 뿐 아니라 비타민 B군이 풍부한 것이 특색이며, 호두나 땅콩보다도 많은 철분이 들어 있어 빈혈에도 좋은 식품이다.

그러나 인이 많고 칼슘이 적어 산성식품이기 때문에 잣을 먹을 때 해초나 우유 등 칼슘이 많은 식품과 함께 먹으면 잣이 가지고 있는 결점을 보완할 수 있을 것이다.

잣에는 자양 강장제 역할을 하는 성분의 하나로 우수한 지질 성분을 가지고 있는 것이 특색이다.

잣을 구성하는 지질은 올레산과 리놀산·리놀레인산 등의 불포화지방산으로 구성되어 있다. 이들 불포화지방산은 피부를 윤택하게 하고 혈압을 내리게 하며, 스태미나에 도움을 주는 성분으로 알려져 있다.

잣이 자양 강장 식품이라 해서 너무 지나치게 먹으면 지질이 많아 배탈이 나기가 쉽다.

한방에서는 잣이 기운을 돋우고 풍기(風氣)를 낫게 하고 수명을 연장한다고 말하고 있다. 피를 토할 때나 코피를 흘리는 경우에도 효험이 있다고 한다.

이질에는 잣의 속껍질에 생강을 몇 쪽 넣어 달여 마시고 기침에는 잣 30g과 호두 60g을 함께 물에 개어 먹으면 효과가 좋다고 알려져 있다.

잣은 잣죽이나 잣엿 뿐 아니라 다음과 같은 여러 가지 별미 음식을 만들어 먹어 왔다.

잣단자·잣박산(산자에 잣을 쪼개 붙인 유밀과 또는 잣을 꿀이나 엿에 버무려 반듯반듯하게 만든 것) 등.

잣은 저장성이 좋기는 하나 봄철이 지나면 기름이 절어 맛과 영양가가 떨어진다. 어둡고 서늘한 곳에 두거나 오래 둘 것이면 껍질을 까지 않고 저장하는 것이 좋다.

☐ 단백질 18.6g 지질 64.2g 탄수화물 10.2g 칼슘 13mg 인 165mg 철 4.7mg.

장어

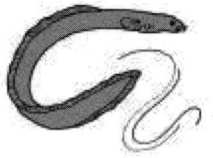

여름에 좋은 식품으로 비타민 A 풍부
자양·강장에 뛰어난 식품

무더운 여름철에는 더위와 땀 흘림으로 체력이 소모되고, 지쳐서 입맛을 잃게 된다. 따라서 여름철 건강을 위해서는 어느 계절보다도 잘 먹어야 한다.

예로부터 여름철 보신식품으로 전래되고 있는 것이 많은데 그중의 하나가 장어이다. 비타민 A가 가장 부족하기 쉬운 여름철에 비타민 A와 단백질, 지질이 풍부한 것으로 장어를 추천한 이유가 되었을 것이다.

가을이 되면 강에서 3~4년 자란 장어가 산란하기 위해 강을 내려가 바다로 향한다. 이때가 되면 장어 몸에는 영양이 풍부하게 저장되어 있는데, 바다로 향하는 동안 아무것도 먹지 않고 머나먼 필리핀 등 깊은 바다까지 헤엄쳐 간다고 한다.

그 정력은 놀랄 만한 것이며, 가히 신비적인 에너지라고 할 수 있다. 장어를 먹으면 그 놀라운 정력을 이어받을 수 있지 않을까 하는 심리적인 면도 크게 작용한 듯하다.

장어는 생김새가 뱀 같아서 우리나라에서는 뱀장어라고 부르기도 한다. 연안 하천에 분포하는데, 전남, 전북, 충남, 경기, 경남, 제주 등에서 많이 난다. 바다에서 잡히는 바닷장어는 민물장어와는 종류가 다른 것이며 '아나고'라고 한다. '아나고'는 일본말이다.

장어는 참장어과에 속하는 물고기로 몸길이는 60㎝ 가량이다. 뒤쪽이 납작하여 뱀과 비슷하나 피하(皮下)에 묻힌 잔 비늘로 덮였고 옆줄이 분명하다. 배지느러미가 없고, 눈이 아주 작다.

몸빛은 암갈색에 아랫부분은 은백색이다. 깊은 바다에서 산란하고 어린 새끼를 '백자(白仔)'라고 하는데 해류를 따라 육지 연안에 접근한다.

백자 즉 실뱀장어를 2월말부터 5월 사이에 잡아서 양식을 하고 있다. 실뱀장어는 1kg이면 3,000마리 이상이나 되는데 양만장에서 새끼장어로 키워 일본, 대만, 태국에 수출하고 있다.

장어의 종류는 20여 종이 있는데 우리나라에는 민물에서 많이 사는 뱀장어, 붕장어, 무태장어 등이 있다. 대개 암컷 한 마리가 700만~1,200만 개의 알을 낳는다. 심해에서 부화된 것은 1년가량 바다에서 생활하다가 민물로 올라와서 자란다.

장어가 육지 연안에 가까이 왔을 때에는 몸이 투명하고 버들잎 같은 모양을 하고 있으며 하구에 가까이 와 봄철에 강을 거슬러 올라갈 때에는 실뱀장어가 된다.

갯장어, 붕장어, 무태장어 등은 민물이 많이 섞인 바다 가까운 곳에서 산다.

뱀장어의 대표적인 성분은 단백질(16.2%), 지질(16.2%)과 비타민 A이다. 100g의 쇠고기를 먹으면 116cal의 열량이 얻어지는데 장어 100g에선 무려 210cal나 나온다.

장어의 단백질은 필수아미노산이 골고루 들어 있어 영양가가 매우 높다. 인체를 구성하는 것은 주성분이 단백질이다. 이 단백질의 공급 없이 건강을 유지할 수 없다.

인체는 신진대사에 의해 생명이 유지되고 있다. 대사는 동화작용과 이화작용으로 이루어진다. 동화(同化)란 새롭게 만드는 작업이고 이화(異化)란 파괴되는 작업이다. 인체의 모든 부분에 파괴와 건설이 병행되는 것이다.

자재 공급이 제대로 되지 않고 부족하면 빈약한 몸이 될 것은 당연한 일이다. 아미노산의 균형이 나쁜 단백가가 낮은 식사를 하게 되면 섭취된 질소(단백질의 구성분)의 양보다 배설물로 나가는 질소의 양이 많아진다. 이화(異化)가 동화(同化)보다 우세해진다는 결과이다. 따라서 단백가가 높은 동물성 식품을 평소의 식사에 곁들이는 것이 효율적으로 스태미나와 건강을 유지하는 비결이 되는 것이다.

장어의 지질을 구성하는 불포화지방산은 영양적으로 쇠기름이나 돼지기름과는 성질이 다르다. 필수지방산으로 불리는 성분의 함량이 높기 때문에 모세혈관을 튼튼하게 해 주며 몸의 생기를 왕성하게 해 주는 작용을 갖는 것이다.

비타민 A가 많기로는 일반 식품에서 장어를 따라갈 것이 드물다. 지금까지 알려진 비타민 A의 생리작용은 성장과 생식작용, 점막·피부에 있는 작용으로 집약되고 있다.

그런데 최근 비타민 A가 항암효과가 있다고 해서 화제가 되고 있다. 영국의 월드 박사가 16,000명을 조사한 결과 '낮은 수준의 비타민 A는 암에 걸리기 쉽게 하는 요인이 된다. 그러나 많은 비타민 A의 섭취만으로 암이 예방이 되는 것은 아니다'라는 결론을 내놓았다.

혈청 속에 비타민 A 수준이 낮게 나타난 사람일수록 암발생률이 높은 것으로 나타났다. 비타민 A가 가장 낮은 그룹과 가장 많은 그룹의 비교에서는 낮은 그룹이 2.5배나 많은 이병률을 보였다.

이것은 동물의 조직을 배양하면서 암세포와 비타민 A를 넣어 주면 어느 정도 암이 예방된다는 실험과도 일치하는 것이다.

성인이 하루에 필요한 비타민 A의 양은 뱀장어로 환산하면 100g에 해당하며, 이를 계란과 우유와 비교하면 10개의 계란과 5ℓ의 우유와 맞먹는 것이다.

장어에는 비타민 E도 풍부하다. 비타민 E는 체내에서 불포화지방산의 산화 작용을 억제하고 혈관에 대해 활력을 불어넣어 줄 뿐 아니라, 피부가 거칠어지는 것을 예방하고 노화 방지에도 효과가 큰 것이다.

장어를 애용하는 나라는 영국, 프랑스, 네덜란드, 덴마크, 독일, 중국, 한국, 일본 등이다.

- □ 단백질 16g 지질 21g 칼슘 95mg 인 230mg 철 1.6mg 비타민 A 3,500I.U. 비타민 B_1 0.7mg 비타민 B_2 0.48mg.

재첩

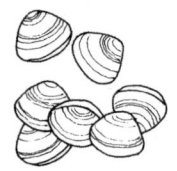

섬진강의 명물
타우린이 콜레스테롤 저하와 간 기능 회복 도와

섬진강의 재첩은 예로부터 명산물로 손꼽혀 왔다. 술꾼들이 재첩국을 마시면 개운해진다고 예나 지금이나 인기가 높은 음식이다.

재첩과 바지락의 성분은 거의 같으나 영양소는 재첩이 조금 높다. 성분의 특징은 칼슘, 철, 인, 비타민 B_2, B_{12}가 풍부한데다 달걀에 못지않을 만큼 질 좋은 단백질을 함유한다는 점이다. 비타민 B_{12}가 육류나 간과 맞먹을 정도로 들어가 있다.

재첩의 살에는 이와 같은 영양이 듬뿍 들어 있으므로 재첩국을 먹을 때는 국물만 마시지 말고 살도 남기지 말고 먹는 것이 좋을 것이다.

이러한 조개류에는 타우린 성분도 들어 있어 콜레스테롤 저하 효과와 간 기능 증진효과도 인정되고 있다. 타우린이 쓸개즙의 배설을 촉진해 간의 해독작용이 활발해진다.

고단백(12.5%)이면서 저지질(2%)인 점이 간장병에 더욱 좋은 영향을 준다. 비타민 B_{12}는 수용성이어서 국물에 잘 우러나온다.

재첩에는 유기산으로 호박산을 가지고 있는데 쓸개즙의 분비를 촉진하는 작용을 한다.

재첩은 검고 알이 큰 것이 질이 좋다. 알이 잘고 희끄무레한 것은 좋지 않다. 살을 깐 것보다 조가비가 있는 것이 더 좋은 맛이 난다. 시장에서 사온 날 바로 모래를 빼고 먹도록 한다. 재첩은 민물에 담가서 모래를 토해내게 하고 요리한다.

이렇게 영양이 우수한 재첩이지만 한 가지 결점이 있다. 그것은 비타민 A의 함량이 적다는 것이다. 그래서 재첩국을 끓일 때 부추를 넣어 끓이는 방법이 고안된 듯하다.

□ 단백질 12.5g 탄수화물 5.8g 지질 1.9g

전복

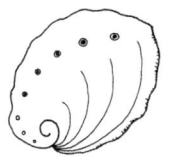

귀하고 비싼 식품으로 단백질 다량 함유
임산부·간경화 환자에 좋은 식품

불로장수식품을 가장 많이 찾아 먹는 사람이라면 진시황이 첫 손에 꼽힐 것이다. 호색가로 유명한 그가 미인 선발 대회를 하지도 않고 3천 동자(童子)를 모았다고 하는데, 동자란 총각을 일컫는 말이다.

유능한 동자들에게 전래되는 불로장수식품을 찾아오도록 했다는 것이다. 그중 서복(徐福)이라는 동자는 멀리 우리나라의 봉래섬(제주도의 옛이름)까지 와서 전복을 따서 진상했다고 한다.

그래서인지 전복은 조개류 중에서 가장 맛이 좋고 귀하고 비싼 식품으로 인식되어 왔으며, 황제들이나 먹을 수 있는 것으로 알려져 왔다.

전복은 전복과(全鰒科)에 속하는데 몸은 큰 타원형의 귀 모양이다. 껍질은 외짝이며 겉은 갈색 또는 청자색이고 속은 진주광택이 강하게 난다. 그래서 나전, 세공, 단추 등의 재료로 널리 쓰인다.

발의 이면이 넓어서 바위에 잘 달라붙는다. 11~12월에 산란하며 조류의 영향이 있는 암초나 여울돌에 서식한다.

한방에서는 껍질을 '석결명(石決明)'이라 하여 안질과 고혈압 치료에 써 왔다. 살은 식용하는데 날것을 생복 또는 생전복, 찐 것을 숙복

(熟鰒), 말린 것을 건복(乾鰒)이라고 한다.

마른 전복으로 가루를 만들어 젖은 헝겊에 싸서 축축하게 한 뒤에 다식판에 박아 낸 전복다식이란 것도 귀한 것이다.

마른 전복을 축축하게 불려 얇게 저미고, 잣으로 소를 넣어서 접은 뒤에 가위로 오려 반달 모양으로 만든 마른 반찬을 전복쌈이라고 한다.

마른 전복을 물에 불려 얇게 저미서 푹 무르게 삶은 뒤에 쇠고기를 조금 섞고 간장·기름·꿀을 치고 빛이 까맣도록 다시 무릅하게 끓인 뒤에 후춧가루를 쳐서 버무리고 위에 잣가루를 뿌린 것을 전복초라고 한다.

마른 전복을 쌀겨로 잘 문질러서 씻고, 무와 섞어서 온갖 양념을 하여 국물을 바특하게 하여 지진 것이 전복지짐이다.

전복으로 담은 젓갈이 전복젓인데, 이전의 전복 요리는 대부분이 마른 전복을 이용해왔다는 것을 알 수 있다. 전복은 수분이 83%나 함유되어 있어 자칫 부패하기가 쉽기 때문이다.

요즘은 냉장·냉동기술의 향상으로 날것을 많이 먹고 있으나 여름엔 장염 비브리오균 등의 오염으로 식중독을 일으킬 염려가 있어 조심해야 한다.

날것은 오돌오돌 씹히는 맛은 있으나 감칠맛은 익혀서 먹는 편이 낫다. 미식가들이 주로 봄에서 여름철에 먹는 전복회 맛은 살이 단단해서 잘근잘근 씹히는데 그 촉감이 좋을 뿐 아니라 맛 또한 일품이다.

우리나라 일본에서는 회로 먹는 것을 좋아하나 중국에서는 주로 삶은 것을 이용한 요리가 많다.

암컷은 진한 녹색을 띠고 수컷은 노란색을 띠는데, 산란기에 그 색이 두드러지게 차이가 난다. 성분으로 글루탐산·아데닐산·글리신·베타인이 있어 감칠맛과 달큰한 맛이 있다.

지질이 다른 생선보다 아주 적고 단백질이 많기 때문에 중년 이상의 건강식으로 추천되는 것이다. 그래서 옛날부터 전복은 간양(肝陽)이 왕성해진 것을 정상화하는 작용이 있다고 전해지고 있다.

간 기능의 지나친 활동으로 머리가 아프거나 귀가 울리고 혀와 목이 마르는 증세를 가리켜 간양(肝陽)이라고 일러 왔다. 이때 전복을 먹으면 신기하게 낫기 때문에 간의 힘을 키워 준다고 생각한 것이다.

간은 신진대사의 중심체이며 거대한 화학공장과 같은 것으로 분해·합성·저장·해독·중화 등 만능에 가까운 작업을 수백 가지나 하고 있다.

간의 기능이 비정상이면 건강을 유지하기는 어렵게 되어 있다. 그 간을 구성하는 바탕이 단백질이므로 양질의 단백질 공급에 신경을 써야 한다.

서양 사람들은 이상한 터부가 있어 잘 안 먹는다. 다른 조개류와는 달리 전복은 외쪽이어서 이것을 먹으면 사랑에 실패한다는 말이 있기 때문이다. 그러나 지금은 지질이 적은 고단백 식품으로 당뇨병, 고혈압 등 성인병에 매우 좋은 식품으로 각광을 받고 있다.

전복은 바위에 붙어서 갈색 조류를 먹이로 하기 때문에 창자에서 나는 해조류의 독특한 냄새와 맛이 별미이다. 이 내장은 영양성분이 풍부하고 맛이 독특하기 때문에 흔히 정력제로 일러오고 있다. 그러나 부패가 매우 빠르기 때문에 여간 신선한 것이 아니면 먹지 않는 것이 좋다. 그래서 내장젓을 담가 먹는다.

□ 단백질 12.9g 탄수화물 4.2g 칼슘 55mg 인 177mg 철 2.0mg.

전어

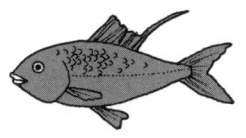

칼로리 높고 단백질 풍부
구워 먹는 것이 맛과 영양 좋아져

생김새가 동전같이 생기지도 않았는데 '전어(錢魚)'라는 이름을 가진 바다생선이 우리나라에는 많이 잡힌다.

전어는 청어목에 속하는데 길이가 20~30㎝ 내외이다. 입이 작고 이가 없으며 납작한데 등이 솟았고 배가 불러서 긴 달걀모양을 하고 있다. 등지느러미의 최후의 연조가 길어 긴 실 모양으로 되어 있는 것이 특징이다. 등 쪽이 청어처럼 푸른색이고 배 쪽은 은백색인데 몸의 옆 중앙부에서 등 쪽으로 농갈색의 반점 줄이 있다.

근해에 사는데 우리나라의 서남부와 일본 중부 이남의 바다에 많이 난다.

전어는 단백질이 풍부하고 지질이 비교적 많은 편인데 지질을 구성하는 성분이 고도 불포화산인 점이 특색이다. 불포화지방산이 성인병 예방에 좋다고 알려져 있다. 그러나 불포화 정도가 지나치게 높으면 오히려 문제점이 있다. 그러한 것을 구워먹게 되면 여분의 지질이 흘러내려 맛과 영양이 좋아진다. 생선은 지질이 많은 것일수록 비린내가 많이 난다.

뜨물이나 소금물에 약 5분간 담갔다가 끓이거나 술, 식초 등을 넣고 조리하면 살이 단단해지고 비린내가 가신다. 생선구이는 알맞게 구워져야 맛이 좋은데 그 정도는 눈빛으로 알 수도 있다.

눈빛이 구워지면서 희게 변하면 알맞게 구워진 것이다. 젓가락으로 뜯어보아 아직 덜 구워진 것을 먹어본 경험을 가진 사람이 많을 것이다. 너무 강한 불로 급하게 구우면 꽁지와 대가리만 검게 타고 살이 덜 구워지는 일이 많기 때문이다.

생선은 구울 때 2% 가량의 소금을 20~30분 전에 뿌려 놓았다가 술에 적셔서 구우면 생선의 표면이 단단해지므로 부서지지 않고 비린내도 가신다.

생선을 태우지 않고 곱게 구우려면 지느러미와 꽁지 위에 소금을 수북이 얹어 놓고 구우면 타지 않고 고르게 구워진다. 구울 때 화력을 세게 하되 직접 불기가 닿지 않게 구우면 타는 것도 막고 맛있게 구워져 좋다.

□ 수분 71.2% 단백질 24.4g 지질 2.4g 칼슘 210mg 인 317mg 철 1.4mg.

젓갈

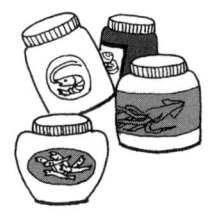

단백질 풍부하고 특유의 감칠맛
재료에 따라 30여 종… 빈혈 예방에 효과

젓갈은 밑반찬이나 김치 담그는 데 없어서는 안 되는 식품이다. 젓갈의 기원은 확실히 알 길이 없으나 고대로부터 내려오는 대표적인 저장식품이다.

젓갈은 우리나라를 비롯해서 동양 여러 나라에서 만들어 먹고 있는 발효 식품이다. 젓갈을 한명으로는 해(醢)라고 불러왔으며, 속담에 '젓갈 가게에 중'이란 것이 있다. 이 말은 어떤 장소에 어울리지 않는 사람이나 인연이 먼 사람이 나타남을 이르는 말이다.

우리나라의 젓갈류는 원료에 따라 30여 종이나 된다. 대표적인 것으로는 조기젓·멸치젓·새우젓·굴젓·황석어젓·창란젓·명란젓·곤쟁이젓·오징어젓·조개젓·토하젓 등등이 있다.

젓갈은 생선이나 조개를 통째로 또는 절단해서 소금을 넣고 일정 기간 숙성시킨 것이다.

숙성되는 동안에 생선이나 조개 자신이 갖고 있는 효소에 의해서 자가소화와 미생물이 분비하는 효소 작용에 의해서 원료 물질이 분해된다. 이때 소금은 원료의 무게에 대해서 약 20% 가량 넣는데 일찍 먹을 것이면 소금의 양을 적게 한다.

젓갈을 발효시킬 때는 공기와의 접촉이 없게 하고 15~20℃의 온도에서 5~7개월 지나야 제 맛이 난다. 물론 석화해(石花醢) 같은 것은 5~6년 동안 삭혀 별미를 내게 하는 것도 있다.

새우젓에는 음력 5월에 담근 오젓, 6월에 담근 육젓(삼복 바로 전에 담은 것), 가을에 담는 추젓이 있으나 가장 좋은 것은 육젓이다.

젓갈은 생선이나 조개류 또는 내장을 원료로 하기 때문에 단백질이 풍부한데 이들이 분해되어 글루탐산, 핵산 물질과 휘발성 향미 성분 등이 젓갈 특유의 구수하고 감칠맛을 내게 하며 영양성도 높여 준다.

젓갈의 영양 성분 중 가장 많은 것은 단백질로 10~16%인데 숙성 중 분해되어 아미노산과 펩타이드라는 모양으로 되어 있다.

젓갈 중에는 쌀을 주식으로 하는 우리에게 가장 부족해지기 쉬운 리신과 트레오닌이 많이 들어 있는 것이 특색이다.

비타민 B_{12}는 일반적으로 간에 많고 금속 코발트를 가지고 있는 특수한 비타민으로 식물성 식품에는 거의 안 들어 있는 것이다. 이것이 부족하면 사람은 악성 빈혈에 걸리게 된다.

비타민 B_{12}는 조개젓에 가장 많고 창란젓과 어리굴젓에 차례로 많이 들어 있다.

흔히 젓갈이라면 약간 부패한 것으로 잘못 아는 사람들이 많으나 실은 부패한 것이 아니다. 따라서 좋은 젓갈을 담그려면 원료 생선이나 조개류는 되도록 신선한 것이 좋고, 소금도 되도록 상품을 쓰는 것이 좋다.

굴·가무라기·꼴뚜기 등에 15%의 소금을 첨가한 다음 37℃에서 숙성 발효시켜 비타민의 양을 조사한 결과 비타민은 발효 초기에는 줄어들었으나 일정 기간이 지나면 변동 없이 일정량을 유지하는 사실이 알려졌다.

새우젓은 20℃로 담글 때는 소금 20~25%를 넣고 담그는데 어느 젓갈이든 숙성할 때는 반드시 그릇 위에 뚜껑을 밀봉하도록 하여야 한다. 특히 젓갈은 염분이 많기 때문에 그릇의 위생을 생각하여 선택을 잘해야 한다.

□ 명란젓 : 단백질 20.5g 지질 3.0g 탄수화물 2.7g 회분 7.8g 칼슘 28mg 인 249mg 철 0.8mg.

젤 라 틴

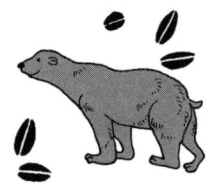

족탕 · 꼬리곰탕 · 도가니탕에 풍부
노화 예방 · 강장 효과

　세계적으로 널리 알려져 있는 중국 요리 중에서 귀하며 강장 식품으로 손꼽히는 것에 곰발바닥(熊掌) 요리가 있다.
　왕의 수라상에 오르는 특별 메뉴의 하나였다고 하는데 곰의 네 개의 발바닥 중에서도 수라상에 오르는 것은 왼쪽 앞발바닥만이 쓰였다고 한다.
　왼쪽 앞발바닥만을 쓴 이유가 무엇이었을까. 그 이유를 따져 보면 그럴 듯하다.
　곰은 엉금엉금 서서도 다니는데, 닥치는 대로 먹는 잡식성의 식성을 갖는다고 한다. 곰은 벌꿀을 무척 좋아해서 벌통을 보기가 무섭게 발바닥으로 후려쳐서 마구 먹어 버린다는 것이다. 그런데 공교롭게도 곰은 왼손잡이라고 한다.
　왼쪽 앞발바닥으로 벌집을 덮치니 벌이 덤벼 쏘아 댈 것이고 벌집 속에 있던 여왕봉의 먹이인 로열젤리와 꿀이 그 발바닥 속으로 스며들어갈 가능성이 충분하다.
　곰발바닥의 주성분은 단백질이며 살코기와는 근본적으로 다른 것이다. 아교질인 젤라틴이 주체가 된다. 이 콘드로이친황산이 사람 몸을 구성하는 세포와 세포 사이를 연결하는 세포간질을 만드는데 한 몫을 하므로 노화 방지와 강장 효과가 있게 된다고 해석되고 있다.

그림의 떡인 이 발바닥을 못 먹는 서민들에겐 꿈같은 이야기가 아닐 수 없다.

그렇다고 비관할 필요는 없다. 이것과 거의 비슷한 효과를 나타낼 수 있는 한국 음식이 있기 때문이다.

족탕·꼬리곰탕·도가니탕 등이 그러한 것이다. 이들 전통식품에도 젤라틴과 콘드로이친황산이 매우 풍부한 것이다. 또한 이것은 우리나라에서 젖이 부족한 산모나 허리가 아픈 사람에게 좋은 식품으로 권장된다.

쇠족이나 쇠꼬리 또는 도가니의 원료가 되는 무릎뼈 등에는 물렁뼈로 불리는 연골이 많으며 콘드로이친황산의 함량이 많다.

세포와 세포를 잇는, 말하자면 벽돌과 벽돌을 쌓아 올릴 때 시멘트를 쓰는데, 시멘트의 배합이 모래만 많이 들어가면 푸석해서 강도가 약해질 것이다.

바로 이 콘드로이친황산은 모래가 아니고 시멘트와 같은 역할을 담당하고 있기 때문에 중요한 것이다.

조

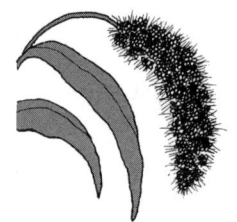

수용성비타민의 공급원
칼슘 함량 높아

조는 재배된 역사가 오래인 작물로 우리나라에는 벼보다 먼저 도입된 곡류이다. 우리나라에선 '서숙'이라고도 불러 왔는데 곡류 중에서 알이 가장 작고 저장도 잘된다.

끈기가 있는 차조와 그렇지 않은 모조가 있다. 조곡의 색은 황·등·회·흑 등 여러 색이 있다.

유럽에서는 금세기에 이르기까지 중요한 식량이었지만 발효빵을 만들 수 없어 차츰 쇠퇴하고 말았다.

도정한 좁쌀은 단백질이 10~12%인데 품종개량된 것은 20%나 되는 것도 있다. 단백질로는 리신이 적고 뮤신이 많다. 지질은 2~5%, 조섬유 2~3%, 회분 3% 정도이다. 수용성비타민의 공급원으로 다른 곡류보다 우수하다. 칼슘 함량이 많아서 우유를 덜 먹는 지역의 임산부에게 권장되는 식품이다.

쌀에 섞어 조밥을 짓거나 떡을 만들기도 하고 엿, 죽, 소주 원료, 견사용 풀의 원료로 이용된다. 조죽(서숙죽)은 환자의 열을 낮추는 효과가 전해지고 있다.

조개

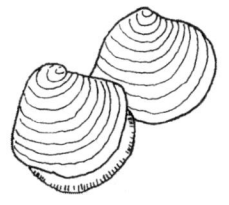

히스티딘·리신이 풍부한 영양식품
간장 질환·담석증 환자에 좋은 식품

식욕도 안 나고 나른해지기 시작하는 이른 봄철에 바지락이나 모시조개 같은 조개와 봄나물을 넣어 구수하게 끓인 된장국은 생각만 해도 우리의 식욕과 힘을 돋운다.

여러 지역에서 이른바 강정식품, 즉 스태미나 식품으로 전래되어 온 것이 많다. 그러한 식품으로 간을 보하며 강정 효과가 큰 것이 조개류이다.

조개류는 외쪽으로 되어 있는 것 말고는 조가비가 닫힐 때 그 강력한 힘과 두 쪽의 물림이 빈틈없이 잘 맞으며 같은 크기의 조가비를 맞추어 보아도 서로 물리지 않기 때문에 일부일처의 교훈으로도 삼고 있다. 조가비를 가진 연체동물을 가리켜 '조개'라고 한다.

우리가 아는 것처럼 조개에는 대합조개, 가막조개(바지락조개), 모시조개, 피조개, 새조개, 참조개, 홍합, 백합 등 종류가 많다.

조개는 종류에 따라 성분이 조금씩 다르지만 단백질이 단연 많은데, 필수아미노산이 골고루 들어 있고 히스티딘과 리신이 많다. 지질의 함량이 적은 것이 조개류의 특성이다.

당분으로서 글리코겐이 들어 있어 독특한 맛을 준다.
이러한 성분이 복합적으로 작용하므로 간장 질환과 담석증 환자에게 조개 종류가 매우 좋은 식품이다.

뜨거운 조갯국을 먹으면서 사람들은 시원하다고 한다. 우리말의 특별한 표현 중의 하나이다. 혀를 델 것 같은 국물을 마시면서 시원하다고 하는 것은 다른 식품에서 맛보지 못하는 특별한 맛을 그렇게 표현한 것뿐이다.

조갯국물의 독특한 맛, 즉 시원한 맛은 단백질이 아닌 질소화합물 타우린, 베타인, 아미노산, 핵산류와 호박산 등이 어울린 것이다.

이들 중 특수 성분인 타우린과 베타인은 강정 효과가 있다고 알려진 성분이다. 또 호박산이 조개류 고유의 맛 성분인데 조개류가 맛이 가장 좋은 철에 그 양이 최고가 된다.

술을 많이 마시고 난 뒤 조갯국을 마시면 좋다고들 하는데 틀림없이 맞는 말이다. 술을 마시면 간장을 혹사하게 되는데, 시달린 간장을 보호하는 데 조개가 한몫을 하기 때문이다.

술을 마시는 경우 알코올의 분해도 문제가 되지만 그것보다도 별다른 안주 없이 술만을 폭음해서 영양의 균형이 깨어지는 것도 큰 문제로 지적되고 있다.

바지락이나 고막 등은 비타민 B 복합체로 B_{12}가 많고 철분, 코발트 등 조혈성분이 있어 빈혈증에 뛰어난 식품이다.

재첩, 재치조개, 죽조개 등도 성분이 비슷하고 된장국에 넣어 먹으면 맛과 영양의 조화를 이룰 수 있어 좋다. 된장국에 이용할 때에는 몇 시간 동안 물에 담가 모래나 해감을 뿜게 하고 손으로 잘 씻어 이용해야 한다.

된장국이나 장국에 넣을 때엔 처음부터 넣지 말고 국물이 데워지면 넣고 끓이는데, 조개가 입을 열면 끓이는 것을 중지해야 한다. 지나치게 끓이면 조개의 풍미가 없어지기 때문이다. 조갯국에는 산초가루를 치면 맛의 조화를 이룰 수 있다.

일반적으로 어패류는 수분이 많고 조직이 유연하여 자기 소화 작용이 활발하여 유통 과정에서 세균에 오염되기 쉬운 식품이므로 선도가 높은 것을 선택해야 한다. 특히 패류는 되도록 살아 있는 것을 구입하며 다음과 같은 사항을 살펴야 한다.
　① 조개껍질에 광택이 있어야 하고 파르스름한 빛을 내는 것이 좋다.
　② 구입 시 처음부터 껍질을 닫지 않고 열려 있는 것은 죽어서 상한 것이다.
　③ 껍질을 칼등으로 두들겨서 속살이 움츠러들어야 한다.
　④ 끓일 때 그대로 껍질을 꼭 닫고 있는 것은 상했거나 처음부터 죽어 있는 것이므로 쓰지 않는 것이 좋다.

　조개를 껍질째 단기간 보관하여야 할 때는 물이 잘 빠지는 그릇에 담아 물기를 완전히 빼서 통풍이 좋고 좀 어둑한 곳에 둔다.
　장기간 보관할 때는 건조시키거나, 젓갈을 만들거나 통조림을 하는 것이 좋다.
　□ 단백질 15.3g 지질 2.9g 탄수화물 2.9g 칼슘 59㎎ 인 66㎎ 철 2.2㎎.

조기

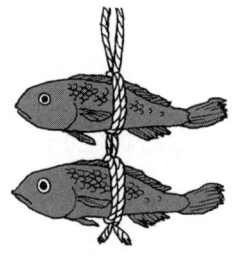

양질의 단백질 풍부
어린이 발육과 원기회복에 효과

조기는 우리나라에서 옛날부터 고급 생선으로 쳐서 제사상에는 꼭 올라가는 생선이다. 그러나 가시가 억세어 잘못 먹다 목에 걸려 생명을 잃는 사람도 많아서, 그런 조상의 제사상에는 조기가 올라가지 않았다.

조기는 민어과에 속하는 생선인데, 한명은 '석수어(石首魚)' 또는 '석어(石魚)'이다. 머리뼈 속에 돌같이 단단한 2개의 은황색의 뼈가 있다는 데서 붙여진 이름이다. 이 머릿속에 들어 있는 돌 같은 뼈는 결석증을 치료하는 데 갈아서 이용한다.

물강다리·강다리·세레니 등의 별명도 있는데 조기에는 종류가 많으며, 가장 흔하고 맛이 있는 것은 노란색이 도는 참조기다. 우리나라 서해안에서 잡히는 것은 대개가 이 종류이다.

조기(助氣)란 사람에게 기운을 북돋워 주는 효험이 있다는 데서 붙여진 이름으로 맛도 좋을 뿐 아니라 영양가도 풍부한데, 특히 양질의 단백질이 풍부해서 어린이들의 발육과 원기 회복에 좋다.

소화를 돕는 식품으로 알려져 왔다. 전남 위도와 연평도, 평북 대화도가 명산지로서 입술이 붉그스름한 참조기는 특히 맛이 좋다.

한방에서는 배탈이나 설사하는데, 배가 부글부글 끓어오르는 소화불량에 순채(蓴菜 : 수련과에 속하는 다년생 물풀, 연못에 나는데 어린잎은 식용한다)와 함께 넣어 끓여 먹었다.

조기를 소금에 절여 말린 굴비는 전남 영광 굴비가 가장 좋은 것으로 알려져 있는데 그 칼칼하고 짭짤한 맛은 입맛을 돋운다.

굴비는 조기의 지질 성분이 절어서 갈색이 짙은 것은 맛과 영양이 떨어진다.

저장 식품으로 많이 이용해 온 조기젓은 굵은 소금(胡鹽) 3에 조기 1의 비율로 절이고 맨 위에 생선이 보이지 않게 소금을 흠뻑 뿌리고 돌로 눌러 그늘에 두어 삭혀야 한다.

□ 단백질 44.4g 지질 15.2g 회분 7.4g 칼슘 68㎎ 인 560㎎ 철 14.4㎎.

조제분유

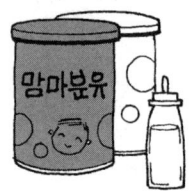

모유 성분과 단백질 조성에 차이
양질의 조제분유 식별하는 것이 현명

젖먹이에게는 건강한 어머니의 모유가 가장 이상적인 식품이다. 그러나 여러 가지 사정으로 조제분유로 대체하지 않으면 안 되는 경우가 있다.

모유와 가장 비슷한 것은 우유이기 때문에 우유를 건조해서 그 단점을 보완하여 만든 것이 육아용 조제분유이다. 유아의 출생 직후부터 발육과 성장을 위하여 조제분유에는 유아가 필요로 하는 영양소가 골고루 모두 들어 있어야 하고, 더욱이 유아의 생리대사가 원활하게 이루어질 수 있도록 각 영양소간의 균형이 이루어지게 노력이 경주되고 있다.

조제분유의 제조 공정은 원료 우유의 살균·농축·건조·영양소 첨가·포장 등의 순서로 이루어진다. 살균한 우유는 진공 증발관에서 고형분이 35~50% 가량 되게 농축한다. 농축된 우유는 분무건조법으로 120~150℃의 열풍을 보내어 순간적으로 건조, 분말화한다.

분유는 저장 중 세균이나 효소 또는 산소 등에 의해 천천히 분해된다. 그러나 포장할 때 진공 또는 질소 가스를 채워 두면 저장 중의 변화가 방지되며 비타민이나 향기를 오랫동안 보존할 수가 있다. 질소 가스를 채운 후 깡통에 납땜을 해 왔으나 지금은 여러 가지 문제점이 있어 납땜을 하지 않고 자동 밀봉하고 있다.

분유를 만들 때 비타민 A·B·C 등이 파괴되어 조제분유에서는 비타민류를 강화하고 질소 가스 충전을 하고 있어 문제가 되지는 않는다.

최근의 조제분유는 여러 가지 면으로 모유 성분과 성질이 비슷하게 개량되고 있다. 그러나 모유와 우유의 단백질은 그 종류와 성상이 현저하게 다르다.

모유 속의 단백질 입자는 미세하기 때문에 위에서 분비한 산에 의해 부드러운 응유(凝乳)가 생성되지만 우유 속의 카제인의 입자는 커서 그 크기는 모유의 약 2.5배가 되고 그 함량도 5배가량 많다. 그렇기 때문에 위 속에서 딱딱한 덩어리가 되어 젖먹이의 소화 기능에 큰 부담을 주게 된다.

따라서 바람직한 조제분유는 단백질 함량을 젖먹이에게 알맞게 조정하고 우유와 소화 효소에 의해 예비 소화시켜 카제인 입자를 가늘게 해서 소화 흡수성을 높여야 한다. 이 단백질의 예비 소화는 우유를 먹고 생기는 알레르기를 방지하는 데도 도움을 주게 된다.

카제인과 알부민 및 글로불린의 비율을 바꾸든지 시스틴을 첨가하기도 한다. 모유의 지질은 유아에게 소화 흡수되기가 매우 쉽고 더구나 필수지방산인 리놀산이 많은데, 우유에는 그것이 적은 것이 결점이다. 그래서 최근에는 우유 속에 지나치게 많은 칼슘을 제거하고 레시틴을 첨가해서 지질의 흡수율을 높이고 식물성 지질을 넣는 경향이 있다.

아기의 두뇌 발육은 생후 1년간에 약 60%가 이루어진다. 두뇌의 발육에 직접 관여하는 영양소의 하나는 갈락토오스로 알려져 있다. 이 갈락토오스는 모유 속에 많은 유당의 구성 성분이기 때문에 조제분유에는 유당을 첨가하거나 더 흡수되기 쉬운 갈락토오스를 첨가하는 것이 좋다.

어떤 것이 좋은 조제분유인지 가정에서 식별하기란 매우 어렵다. 그러나 한 가지 참고가 되는 방법을 소개하면 다음과 같은 것이 있다.

컵 두 개에 따뜻한 물(50℃)을 담고 거기에 비교하려는 조제분유를 따로따로 한 숟갈씩 위에서 떨어뜨린다. 좋은 조제분유는 안개 모양으로 고르게 퍼지나 질이 떨어지는 것은 총알이 튀어나가는 식으로 녹는다.

다 풀린 다음 밑에 가라앉은 앙금만을 남기고 윗물을 따라버린 후 냄새를 맡아 본다. 좋은 분유는 젖 고유의 향미가 있으나 질이 떨어지는 것은 풀 내나 약품 냄새가 난다.

유아의 대변이 묽지 않고 변비증을 띠면 기저귀 갈기가 편해 좋다고 하는 이가 있으나 이는 정상적인 발육에 대한 적신호임을 알아야 한다.

이 경우 모유를 먹는 아기와 같은 장내 상태를 유지하여 유해균의 활동을 막고 변의 상태를 좋게 하려는 시도로 락토오스를 첨가한 분유도 있다.

□ 단백질 19.0g 지질 19.3g 탄수화물 55.3g 회분 4.0g 칼슘 617mg 인 470mg 철 6.8mg 비타민 A 2,400I.U. 비타민 B_1 0.64mg 비타민 B_2 1.09mg 비타민 C 45mg.

죽순

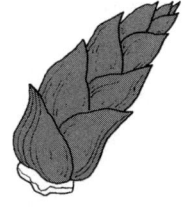

비만증이나 고혈압에 효과
저장 힘들어 통조림으로 이용

　비늘 모양의 껍질에 싸여 땅 위로 솟는 죽순을 보면 신비한 생명력을 우리는 느끼게 된다.
　대나무의 지하경(地下莖)에서 돋아나는 어리고 연한 싹인 죽순을 죽태(竹胎)라고도 한다.
　죽순에 들어 있는 단백질의 약 70%는 단백질이 아닌 티로신·아스파라긴·발린·글루타민산 등의 아미노산과 베타인·콜린 등이어서 죽순의 독특한 맛을 주게 된다. 죽순 고유의 맛은 글루타민산 등이 어울려 생기는 것이다.
　죽순은 아린맛이 있는데 그것은 아미노산인 티로신이 산화한 호모겐치딘산과 옥살산(蓚酸) 때문이다.
　죽순은 저장하기가 힘들기 때문에 보통 통조림으로 많이 한다. 죽순 통조림을 따보면 가끔 허옇게 앙금이 생겨 있는 경우가 많다. 그것은 부패한 것이 아니고 죽순에 들어 있는 수산염·키시란·전분·단백질·아미노산 등이 티로신과 결합해서 흰 앙금이 생기는 것이다. 이 흰 앙금은 죽순을 삶고 난 뒤에 물에 잘 헹구든가 메틸셀룰

로오스를 0.1% 첨가하면 방지할 수가 있다.

　죽순은 수확 후 되도록 빨리 조리하든가 가공해야 한다. 그 이유는 죽순이 생장 중에 있는 어린 식물이기 때문에 아미노산과 당류의 소비가 진행되어 시간이 흐름에 따라 맛이 떨어지기 때문이다.

　죽순은 조리할 때 쌀겨나 쌀뜨물을 넣으면 좋지 않은 맛이 없어져 맛이 좋아진다. 그것은 좋지 않은 성분의 하나인 수산이 잘 녹아 나오게 하고 죽순 성분의 산화를 억제하며 쌀겨 안에 들어 있는 효소가 죽순을 부드럽게 하기 때문이다.

　삶은 죽순은 가늘게 썰어 넣은 죽순밥은 별미이고, 죽순을 푹 삶아서 얄팍하게 썰어 만든 죽순정과도 있다.

　죽순채라는 음식은 삶은 죽순을 얄팍하게 썰어 쇠고기 또는 돼지고기를 섞어 양념하여 볶은 나물이다.

　죽순탕이란 삶은 죽순을 잘게 썰어 달걀에 버무려 끓인 맑은 장국이다. 비만증이나 고혈압에는 죽순은 권장할 만한 식품이다.

　개운한 술안주 요리로 다음과 같은 것이 있다. 데쳐낸 죽순을 가늘게 썰어 설탕・고추장・깨소금으로 버무려 식초를 곁들여 무친 것이다.

　　□ 수분 88.2% 단백질 3.4g 탄수화물 7.5g 칼슘 2.1mg 인 49mg 비타민 C 7mg.

준치

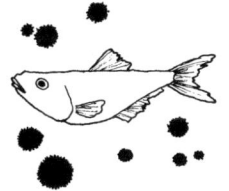

생선 중 단백질 함량 많아
맛이 좋아 '썩어도 준치'

　준치는 꽃피는 봄이 제철로 맛이 가장 좋다. 그 맛이 유달리 한국 사람의 구미에 맞아서 우리나라에서는 맛있는 생선으로 손꼽히고 있다. 그래서 한명도 진어(眞魚), 시어(鰣魚), 준치어(俊致魚), 준어(俊魚) 등으로 부르는 것 같다. 진짜 생선이 준치라는 뜻일 것이다. 그래서 '썩어도 준치'라는 말이 생긴 듯하다.

　준치는 청어과에 속하는 생선인데, 몸의 길이는 50cm 남짓하다. 모양은 밴댕이와 비슷해서 납작하다. 몸의 빛은 등 쪽이 창황색이고 배 쪽은 은백색이다.

　배지느러미가 작고 뒷지느러미는 길다. 한국 서남해와 남일본에서 많이 나며, 중국해·말레이군도·인도양에 분포한다.

　맛이 좋으나 살 사이에 가시가 많은 것이 결점이다. 준치의 맛이 좋다고 하는 것은 살 사이에 가시가 많아 발라내면서 먹으려니 많은 양을 한꺼번에 먹지 못하는 데서 생겨난 말인지도 모른다.

　적은 양을 조금씩 먹게 되면 자연히 입안에 머무는 시간이 길어지며, 혀 사이의 미뢰(味蕾)세포에 잘 닿아 맛을 더 예민하게 느낄 수 있기 때문이다.

준치는 단백질의 함량이 생선 중에서는 가장 많은 것의 하나이다. 비타민 B군이 풍부하여 영양상 우수하나 강한 산성식품이므로 무·죽순 등 채소와 곁들여 먹으면 영양의 균형으로 보아 좋다.

준치로 담근 준치젓은 오래 삭은 것이면 작은 가시채로 먹을 수 있어 좋다. 신선한 준치는 맑은 장국으로 준치국을 끓여도 별미다.

준치저냐나 가시를 발라 회로도 먹는다. 토막 친 준치에 부추·파·죽순 같은 양념을 넣고 술이나 초 및 기름을 쳐서 간을 맞추어 중탕해서 익힌 준치찜도 그 맛이 독특하다.

준치가 잘 썩는다고 냉장고 안에 넣어 두면 며칠을 두어도 괜찮다고 생각하면 잘못이다. 5℃가량에서도 잘 번식하는 호냉(好冷)세균이 있어 부패가 되기 때문이다.

□ 단백질 20.1g 지질 4.7g 칼슘 78mg 인 206mg 비타민 B_1 0.35mg 비타민 B_2 0.16mg.

쥐치

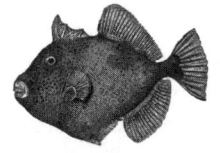

단백가 높고 지질 적어
2~5월에 맛 좋아

　쥐칫과의 바닷물고기로 약 30cm 크기인데 모양이 마름모꼴과 비슷하고 납작하다. 몸 색깔은 회청색 또는 연한 분홍색이고 옆구리에 암갈색 반점이 많다. 등지느러미가 가시처럼 눈 위에 솟아 있는데 헤엄을 잘 치지 못한다. 이전에는 어부들이 어망에 쥐치가 잡히면 재수가 없다고 버렸던 생선이다.
　우리나라 서남해와 일본 동지나해에 분포하고 2~5월에 맛이 좋다. 껍질이 두꺼워 벗겨내고 식용한다. 건조하거나 가공원료로 이용한다. 조미액을 발라서 말린 조미 건조품인 쥐포로 많이 이용한다.
　단백질이 20% 가까이 되어 단백가가 높은 반면에 지질이 적어 0.2~0.4%에 지나지 않는다.

　□ 단백질 19.40g 지질 0.3g 칼슘 94mg 칼륨 320mg 인 189mg 철 0.9mg 비타민 B_6 0.4mg 비타민 E 2.2mg

질경이

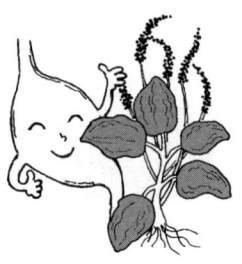

들판 어디에나 흔한 잡초
소염 · 이뇨 · 진해제로 효과

　질경이는 들판이나 한길 등 도처에서 가장 흔하게 볼 수 있는 잡초의 하나이다. 질경이의 한명은 '차전초(車前草)', '차과로(車過路)', '불이(不苡)' 등이다. 수레가 지나간 바퀴 자리에 씨앗이 모여 수북이 나기 때문에 붙여진 이름이다.
　질경이과에 속하는 다년초로 잎은 난형 또는 타원형이다. 화관이 깔때기 모양의 흰 꽃이 이삭 모양으로 피는데 열매는 방추형이고 씨앗이 5~6개 들어 있다. 이 씨앗을 한방에서는 '차전자(車前子)'라고 해서 이뇨제로 쓰고 있다.
　압박과 설움을 견디어 끈질기게 생명력을 지탱하는 모습이 어쩌면 우리 한국을 연상케 하기도 하는 풀이 질경이다. 어린잎은 독이 없어 옛날부터 식용과 동물의 사료로 이용되어 왔다.
　우리나라에서는 갯질경이 · 긴잎질경이 · 왕질경이 · 털질경이 등의 1속 10여 종이 분포되어 있다.
　질경이 잎에는 플라보노이드, 탄닌과 더불어 플란타긴이라는 배당체가 들어 있다. 이 플란타긴은 호흡 중추 신경에 작용해서 호흡기의 운동을 깊게 하거나 느리게 하는 작용이 있어 기침을 멎게 하기도 한다.

뿐만 아니라 체내 분비 신경을 자극, 흥분시켜 기관이나 기관지의 점액, 소화액 분비를 촉진시켜 증가시키는 작용이 있다.

분비 신경이란 이른바 미주(迷走) 신경인데, 이 신경 말단에 플란타긴이 작용해서 자극을 주어 창자의 근육이나 자궁 근육 등의 운동을 촉진시키게 된다.

그 외에도 요산(尿酸 : 우리가 먹은 단백질에서 생기는 물질인데 유해 물질이다) 배설 촉진, 이뇨 작용도 갖는다.

또 위장 관계의 궤양에 대해서도 유효 작용이 있어 정맥 악성 궤양·각막 궤양·하지 궤양·접종염증·구순암 등에도 이용되고, 상처 치료에도 이용되고 있다.

질경이 씨는 평평한 타원형인데 물에 담그면 끈끈하게 된다. 이것이 특수 성분으로 한방에서는 소염·이뇨·진해제로 쓰여 왔다. 씨앗은 5월부터 10월 사이에 딸 수가 있다. 약용으로 할 것은 질경이를 뿌리째 뽑아 물로 씻고 그늘에서 말렸다 보관하면 된다.

별미식으로 도처에 널려 있는 질경이를 나물이나 국으로 밥상에 올리면 가족의 건강에 큰 보탬이 될 것은 틀림없을 것이다. 어깨가 결릴 때 잎을 소금으로 주물러 바르면 잘 듣기도 한다.

□ 수분 80.0% 단백질 3.3g 탄수화물 14.5g 칼슘 117mg 인 62mg 철 2.5mg 비타민 A 13,120I.U. 비타민 B_1 0.41mg 비타민 B_2 1.42mg 비타민 C 9mg.

차즈기

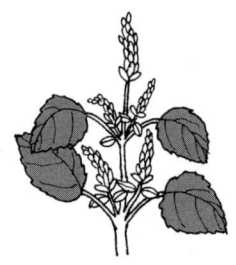

방부 작용, 생선독 중화

차즈기 잎을 '소엽(蘇葉)'이라고 하는데 색깔이 붉은 것과 녹색인 것이 있다.

약용으로 쓰이는 것은 자색이 나는 것이므로 '자소(紫蘇)'라고 한다. 향기가 독특하고 식욕을 나게 하며 사람을 소생시킨다고 해서 붙여진 이름이다.

특유의 향기 성분은 정유로 페릴라알데히드가 주성분이다.

이것은 발한(發汗) 작용, 위액 분비 촉진과 위장의 연동 증진, 이뇨 작용이 있다.

자소의 효용은 방부 작용을 첫째로 들 수 있다. 생선 독을 중화하는 효과가 있다. 스트레스를 받았을 때나 초기 감기에는 자소를 달여서 마시면 효과가 있다.

자소엽 100g 중에는 비타민 A 효과가 무려 4,800I.U.나 된다.

참깨

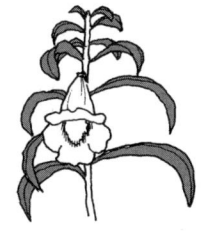

질이 우수한 단백질이 많은 식품
강장·병후 회복에 좋은 고소한 식품

참깨는 바로 고소한 맛의 대명사이다. 고소한 향기와 맛을 가지고 있을 뿐 아니라 어느 식품에도 뒤지지 않는 훌륭한 장점을 가지고 있다.

아라비안나이트 이야기 중의 『알리바바와 40인의 도둑』에서도 도둑이 '열려라 참깨!' 하면 동굴 문이 열렸다는 것은 매우 흥미 있는 일이다. 먼 옛날부터 사용되어 온 참깨의 진가는 최근 과학적으로 증명되기에 이르렀다.

참깨를 한명으로는 '호마(胡麻)'라고 한다. 참깨의 품종은 자실(子實)의 빛깔에 따라 검정깨, 흰깨, 누런깨 등으로 구별하는데, 깨는 대체로 소출이 많고 지질 함량도 높아 많이 재배되고 있다. 한방에서 흑임자가 변비 치료와 영양 강장제로 쓰여 온 이유가 바로 여기에 있었을 것이다.

참깨의 단백질은 주로 글로불린인데, 그 구성 아미노산으로 보아 동물성 단백질에 비해서도 뒤지지 않는 가장 우수한 것에 속한다. 참깨를 볶을 때 나오는 고소한 향기의 일부는 바로 아미노산의 한 가지인 시스틴 등이다.

자고로 정력제나 병후의 회복 음식으로 이용되어 온 것이 깨죽이다. 깨를 이용한 온 전통 음식으로는 유밀과(油蜜菓), 다식(茶食) 같은 과정류(菓飣類)를 들 수 있다.

참깨가 든 음식은 일반 서민용이 아닌 귀중한 것이었음을 알 수 있다. 참기름은 깨소금이나 마찬가지로 양념으로 쓰여 왔다. 튀김용보다는 국에 한 방울 떨어뜨리거나 무침 요리에 소량을 이용하여 그 향미를 즐겨온 데 지나지 않았다.

참기름은 우리 가정에서 가장 많이 쓰는 기름이다. 그런데 이들 기름은 동물성 지질에 비하면 매우 안전해서 오랫동안 변하지 않고 두고 먹을 수 있는 장점이 있다. 기름이 변질하는 것을 산패(酸敗)라고 한다. 동물성 지질에 비해 참기름이 잘 산패되지 않는 이유는 기름의 산화를 막아 주는 비타민 E와 사몰과 세사미놀 등이 들어 있기 때문이다. 이들 성분은 기름을 덜 정제했을 때 많이 섞이게 된다.

참깨는 볶아서 기름을 짜야만 고소한 향미가 난다.

참기름은 영하 6℃에서 굳으며, 산가(酸價)가 낮고 요오드가(價)가 110 가량인 반건성유(半乾性油)로 튀김이나 조리용에 알맞은 성질을 가지고 있다.

참기름을 구성하고 있는 지방산은 올레산·리놀산·아라키돈산 등인데 특수 성분으로 리그닌 등이 있어 몸에 좋다.

탄수화물과 단백질 1g에서 4cal밖에 열량을 못 내는데 지질은 9cal나 낸다. 칼로리의 대부분을 탄수화물 즉 쌀을 위주로 하는 것과 지질의 양을 늘리는 것은 마치 화력이 나쁜 토탄과 화력이 좋은 연탄과 비슷한 것이다. 그렇기 때문에 유럽인보다 한국인이 칼로리를 적게 섭취하는데도 부피는 더 많은 식사를 하게 된다.

부피가 많은 식사를 하게 되면 위장을 혹사하게 되어 위확장이 되고 소화불량, 비타민 결핍 등으로 허약한 체질이 되기 쉬운데, 그 이유 중의 하나가 바로 기름을 적게 먹는 데 있는 것이다.

□ 흰깨 볶은 것 : 단백질 20.3g 지질 54.2g 탄수화물 18.5g 칼슘 1,200mg 인 560mg 철 9.9mg.

참새고기

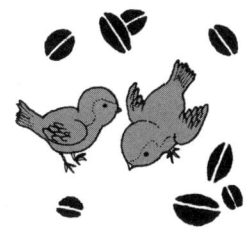

참새구이는 훌륭한 칼슘의 공급원
식욕촉진·병후 회복에 효과

참새는 생활 주변에서 제일 흔하게 볼 수 있는 새로, 참샛과에 속하고 전국 어느 곳에나 살고 있다.

벼·보리·좁쌀 등을 까먹어 농사에 피해를 입혀 허수아비를 만들거나 소리를 질러 쫓아버린다. 그러나 한편으로는 농사에 해로운 벌레를 잡아먹고 잡초의 씨도 쪼아 먹어서 요즘에는 익조(益鳥)로 여겨지고 있다.

참새는 옛날부터 구이로 사랑받는다. 고기는 붉은색이고 뼈까지도 연해서 통째로 구워서 먹는다. 특히 가을에 곡식이 무르익을 때부터 맛이 들기 시작하여 초겨울의 참새구이는 별미로 여겨져 왔다.

그러나 요즘에는 수요가 부쩍 늘고 공기총이 많이 보급되어 참새의 수가 다소 줄어들어 애주가들의 사랑을 받아 온 길거리나 대포집의 참새구이도 흔하지 않은 것이 되어 버렸고, 있다 하더라도 다른 새의 고기를 파는 경우가 없지 않다.

참새구이는 털을 뽑고 날개를 자른 뒤 뱃속 내장을 빼 버리고 굽는다. 머리로부터 뼈까지 그대로 씹으면 아주 고소한 맛이 난다. 구울 때 꼬치에 끼워서 그대로 먹을 수 있을 뿐 아니라 초겨울밤 간단한 술안주로는 안성맞춤인 것이다.

참새구이는 옛날부터 정력을 좋게 하는 강장제로 알려져 왔다. 또 식욕을 돋우는 구실도 있다고 전해지고 있다. 그래서 건강한 이에게 이로울 뿐 아니라 오래 앓는 환자, 몸이 약한 어린이에게 특히 좋다고 말해져 왔다.

이 같은 참새의 효능은 현대의학의 입장에서는 두 가지로 나누어 해석된다.

우선 참새구이는 뼈를 함께 씹어서 아주 좋은 칼슘원이 된다. 그리고 참새머리와 뼈 속에 들어 있는 엑기스분은 다른 동물의 경우와 마찬가지로 강장제로 식욕촉진제 구실을 한다.

□ 단백질 22.4g 지질 4.8g 회분 4.2g 칼슘 338mg 인 602mg 철 9.8mg 비타민 B_1 0.35mg 비타민 B_2 0.39mg.

참외

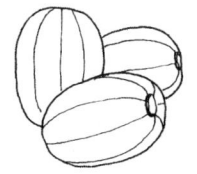

비타민 적으나 골고루 함유
여름철 피로 해소에 좋은 알칼리성식품

　여름의 미각을 대표하는 과채류로 참외를 들 수 있다. 따가운 여름 햇볕을 피해 원두막에서 먹는 참외 맛은 확실히 풍류를 곁들인 멋이 아닐 수 없다. 우물에 띄워 둔 참외로 갈증을 풀고 입으로 소담스레 씨를 골라내던 추억을 누구나 가지고 있을 것이다.
　박과에 속하는 일년생 재배식물인데 인도 지방이 원산으로 알려져 있다. 서쪽으로 번져간 참외 원종은 고대 이집트와 유럽에 들어가 멜론이 되었고 우리나라와 일본에는 중국을 거쳐 들어왔다.
　줄기는 털이 있고 여름에 노란 꽃이 자웅동주로 핀다. 열매는 원주상 타원형인데 표면은 반질반질하며 황색, 백색, 녹색으로 익고 속에는 황백색의 평평한 씨가 보통 500개가량 들어 있다.
　참외의 한명은 '감과(甘瓜)' 또는 '진과(眞瓜)'라고 하는데, 단맛이 있고 독특한 향기가 있어 널리 식용되어 왔다.
　참외를 많이 먹으면 밤에 오줌을 싼다고 하는 말이 있는데 그것은 참외에 수분이 많고 수박과 같이 이뇨 작용이 있기 때문이다.
　비타민이 여러 가지 골고루 포함되어 있고 함량은 적으나 다른 과채류보다 한 번에 먹을 수 있는 양이 많기 때문에 영양 흡수를 많이 할 수 있는 장점이 있다.

    땀을 많이 흘리는 여름에 맹물을 많이 마시면 배탈이 나기 쉽고 갈증도 잘 멎지 않는데 참외를 먹으면 갈증도 멎으므로 서민적인 여름의 과일이라고 할 수 있다.

    덜 익은 참외 꼭지는 토제(吐劑)로 유효한데 그것은 에라테린이라는 결정성 고미(苦味)물질이 있기 때문이다.

    참외는 대부분 생식을 하나 참외장아찌나 참외지짐이(덜 익은 참외를 굵게 저미며 쇠고기와 파를 넣고 기름과 깨소금을 치고 고추장을 섞어 주물러서 만든 것) 등으로도 먹는다.

    딴지 오래된 것은 속이 곯아서 먹으면 배탈이 나기 쉽다. 신선한 것이면 씨와 씨 사이의 부드러운 속은 당분도 많고 맛도 좋아 먹는 것이 좋다.

    체액이 산성으로 기울기 쉬운 여름에 참외는 좋은 식품이며 피로해소에도 좋다.

    □ 수분 94.4% 탄수화물 3.4g 칼슘 15㎎ 인 16㎎ 비타민 A 125I.U. 비타민 C 11㎎.

참치

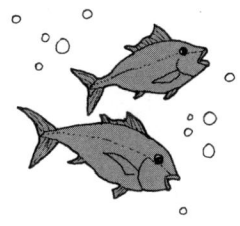

지질 적고 비타민·무기질 풍부
비만증·고혈압·당뇨병 환자의 영양식으로 우수

요즘 건강식품으로 각광 받고 있는 것이 참치다.
우리나라 생선 이름에는 '치'자가 붙는 것이 많다. 갈치, 꽁치, 준치, 삼치, 멸치, 날치 등인데 그러한 생선 중에서 가장 맛있는 것이라는 뜻에서 참치라고 이름 지었다고 한다.
서양 사람들도 참치를 '바다의 귀족' 또는 '바다의 닭고기'라고 애칭을 붙이고 있으며, 제미니 6호 이후에는 우주여행에서 우주식품으로 사용되어 더욱 그 명성이 높아졌다.
참치는 한명이 '유(鮪)' 또는 '금용어(金鏞魚)'인데 일본 사람들이 좋아해서 '마구로'라 부르고 있다.
참치는 고등어과에 속하는 생선이며, 고등어 모양으로 살이 통통하게 찌고 무게가 600kg이나 되는 것도 있다. 생태와 모양에 따라 그 어종이 30여 종이나 된다.
참치류는 다랑어와 새치로 나뉜다. 다랑어에는 참다랑어·눈다랑어·날개다랑어·황다랑어·가다랑어가 있다. 새치류에는 돛새치·흑새치·청새치·황새치 등이 있다.

또한 전 해양에 걸쳐 서식하는 외양성 회유어인데, 우리나라 원양어선의 주어종이다. 더욱이 자랑스러운 것은 우리나라의 원양어선의 어획량이 세계 최고인 점이다.

참치는 용도에 따라서 통조림용과 횟감용으로 나누어진다. 횟감용 참치는 살코기 속에 기름기가 많이 들어 있는 것이 좋다. 크기에 상관없이 참다랑어와 눈다랑어가 참치회로 가장 좋다. 참다랑어의 붉은 살코기는 지질이 35%에 이르는 수도 있다.

통조림에 좋은 참치는 크기가 적당해야 한다. 지나치게 큰 것은 살이 질기거나 퍼석거리기 쉽고 너무 작고 어린 것(2~3kg 이하의 것)도 좋지 않다. 황다랑어, 가다랑어와 날개다랑어가 통조림용으로 가장 좋다고 알려져 있다.

참치를 잡는 방법에는 다음과 같은 세 가지가 있다.

낚시를 바다 깊이 늘어뜨려 한 마리씩 잡아 올리는 방법, 긴 줄에 일정 간격으로 바늘을 매달아 물속에 담가 놓았다가 여러 마리를 감아올리는 주낙, 그리고 수표면에 올라온 참치를 그물로 한 번에 몇 톤씩 잡는 선망식이다.

주낙이나 낚시는 물속 깊은 곳에 있는 참치를 낚아 올리게 되는데 큰 것이 많이 잡힌다.

참치는 단백질이 27.4%나 되어 생선 중에서 단연 타의 추종을 불허하고 있을 뿐 아니라, 육류인 돼지고기(19.7%), 쇠고기(18.1%), 닭고기(17.3%)보다도 훨씬 높다. 반면 지질은 참치가 6.6%인데 육류는 모두 2배 이상이나 들어 있어 참치는 고단백 저열량 식품임을 알 수 있다.

거기에다 참치가 성인병을 예방하는 건강식품으로 각광을 받기 시작한 것은 그 구성 지방산의 특색 때문이다. 참치에는 특별한 불포화지방산으로 EPA와 DHA가 들어 있다.

EPA의 효과에 대해서는 덴마크의 학자가 그린란드에 사는 에스키모인에 대해 역학조사를 한데서 주목을 받게 되었다. 그에 따르면,

에스키모인은 뇌혈전이나 심근경색, 당뇨병이 거의 없으며 동맥경화에 쉽게 걸리지 않는 체질을 가지고 있다는 점이다.

그 원인이 에스키모인들은 생선이나 고래, 물개 등을 생식하고 있기 때문으로 해석되고 있다.

즉 소나 돼지 등 육상 동물의 고기를 많이 먹는 사람의 혈액 중에는 아라키톤산이 많으며, 바다에서 나는 생선을 많이 먹은 사람의 혈액 중에는 EPA가 많다는 것이다.

아라키톤산이나 EPA는 모두 불포화지방산인데, 이것이 인체 내에 섭취되면 프로스타글란딘이라는 물질이 만들어진다. 그런데 같은 프로스타글란딘이라도 아라키톤산에서 만들어진 것은 혈액을 응고시키는 작용이 있다. 그런데 EPA에서 만들어진 것은 혈액을 응고시키지 않으려는 작용을 하는 것이다.

정리해서 말하자면, 이 두 종류의 물질이 균형이 잡혀 혈액이 혈관 중에서 순조롭게 흐르게 되고 가벼운 상처를 입었을 땐 쉽게 아물게 하기도 한다.

이렇게 혈전 예방 효과가 있는 EPA를 많이 가지고 있는 것은 연어, 고등어, 정어리, 전갱이, 참치 등이다.

이들은 모두 등이 푸른 회유어인 것이 흥미 있는 일이다. 그래서 장수를 하려면 등이 푸른 생선을 먹어야 한다는 말이 생기고 있다.

실제로 세계 3대 장수촌으로 손꼽히는 소련의 코카서스나 파키스탄의 훈자 마을 사람들은 장수를 하려면 등푸른 생선을 날것으로 먹으라며 찾아가는 외국인에게 권하고 있다.

소련 남부의 코카서스는 인근에 카스피해 흑해가 있고 훈자는 파키스탄 북단의 인더스강 유역이다. 빌카밤바는 태평양을 끼고 있어 생선과 과실을 상식할 수 있는 곳이다.

참치는 우수한 단백질(특히 필수아미노산인 리신, 페닐알라닌, 메티오닌, 류신, 발린 등)을 가지고 있으며, 비타민 $B_1 \cdot B_2 \cdot B_6 \cdot E$와 나이아신, 무기질로 칼슘, 철분, 마그네슘 등이 많아 어린이의 균형 있는 성장을 돕고 두뇌발육에도 도움을 주는 것이다.

당질이 거의 없고 지질이 적어 비만증이나 고혈압 또는 당뇨병 환자의 영양식으로도 추천된다.

또 하나의 특색은 참치 고유의 감칠맛 성분인 이노신산이 많은 것이다. 식품에 들어 있으면서 감칠맛을 주는 성분으로는 여러 가지 아미노산과 염기류가 있는데, 그중에서도 이노신산염, 나이아신, 글루탐산, 호박산 등이 맛을 구성하는 주체이다.

가다랑어에 많이 들어 있는 이노신산 히스티딘염은 이노신산과 아미노산인 히스티딘이 결합한 것이다. 이것이 바로 핵산 조미료의 효시이다.

가다랑어를 가지고 조미용 국물을 얻기 위해서 건조가공품이 만들어지고 있다. 이 가공품이 일본 사람들이 고안한 것으로「가쓰오부시」라고 한다.

껍질을 도려낸 가다랑어(지질분이 적은 것)를 알맞게 잘라서 수증기로 찌고 건조시킨다. 정형을 한 후 화력 건조와 천일건조를 되풀이해서 1차 제품을 만든다.

이것을 통에 넣어 한 달 가량 두면 곰팡이가 표면에 피게 된다. 곰팡이가 핀 것은 햇볕에 말려 곰팡이를 털고 다시 통에 담아 곰팡이를 슬게 하는 작업을 되풀이한다. 이렇게 5~6개월 하면 생선의 수분이 마르게 된다.

이렇게 말린 것을 음식 만들 때에 연필 깎듯이 얇게 썰어 넣어 우리면 독특한 감칠맛이 난다.

□ 단백질 27.2g 지질 1.8g 칼슘 11mg 인 295mg 철 2.3mg 비타민 B_1 0.13mg 비타민 B_2 0.10mg.

찹쌀

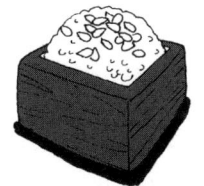

칼로리 높고 소화성이 좋은 식품
젖이 잘 안 나오는 산모에게 효과

    찹쌀은 멥쌀에 비해 겉모양이 더 희고 부드러워 보인다. 원산지는 동인도로 성분을 분석하면 멥쌀과 큰 차이가 없다.
    찹쌀은 옛날부터 보통 쌀보다 훨씬 좋은 식품으로 여겨져 찰밥·떡 등으로 널리 이용되어 왔다. 또 일부 약리작용도 알려져 있다.
    찹쌀에는 비타민 B_1·B_2가 많이 들어 있다.
    찰밥은 칼로리가 높고 소화가 잘되는 식품이다. 찹쌀을 익혔을 때 씹히는 맛이 좋아 약식으로도 이용된다.
    찹쌀은 젖이 잘 안 나오는 산모에게 좋은 것으로 알려져 있다. 된장국에 끓여서 먹으면 좋고, 이때 달걀을 한두 개 풀어 넣으면 약효가 빠르다.
    찹쌀은 설사 때 죽을 쑤어 먹어도 좋다. 특히 위와 장이 나빠져서 설사할 때는 콩을 조금 넣고 죽을 쑤어 먹으면 좋다.
    찹쌀의 진가는 인절미에서 나타난다. 인절미는 떡 중에서 가장 사랑받고 있다. 인절미의 끈기는 찹쌀 전분의 대부분을 차지하는 아밀로펙틴의 힘이다. 이것은 삶거나 구울 때 열로 점성을 일으킨다.
    또 삶은 찹쌀을 치면 잘 섞이고 화학적으로도 견고하게 이어져서 점성이 아주 높은 떡이 된다. 그래서 한 덩어리로 만들어진 떡은 한 개의 큰 분자 같은 모양이다.

굳은 떡은 수분이 적어 20%밖에 안 된다. 또 양에 비해 칼로리가 아주 높아서 과식하지 않도록 조심해야 한다. 전분이 주성분이기 때문에 많이 먹으면 그대로 뚱뚱해지기 쉬워서 뚱뚱해질 염려가 있는 경우 너무 많이 먹으면 안 된다.

찰떡은 소화가 잘되지만 소화시간이 길어서 과식하면 위가 꽉 찬 것같이 느껴진다. 또 금방 쳐서 만든 찰떡은 전분이 쉽게 소화되는 알파형이나 차지면 소화가 안 되는 베타형으로 된다. 이것을 찌거나 구우면 다시 알파 전분으로 변한다. 그래서 찰떡은 굳은 채로 먹지 말고 찌거나 구워서 먹는 것이 좋다.

□ 단백질 8.7g 지질 1.2g 탄수화물 75.9g 칼슘 42mg 인 250mg 철 1.3mg 비타민 B_1 0.30mg 비타민 B_2 0.15mg.

청경채

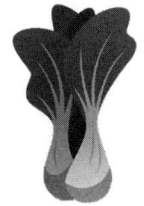

비타민 A 함유량이 피망의 6배
감기 초기에 먹으면 좋아

    중국 채소도 최근에는 우리나라에서 재배를 해 연중 시판되고 있으므로 시금치 등의 푸성귀가 비싼 시기에는 대용품으로 이용할 수 있다.
    비타민 A(373I.U.), B_1(0.03mg%), B_2(0.04mg%), C(6mg%) 등을 비롯하여 칼슘(7mg%), 철(1.0mg%) 등의 미네랄이 풍부하게 들어 있다. 특히 비타민 A의 함유량은 피망의 6배나 되고, 데치면 8배나 된다.
    녹황색 채소가 부족한 겨울철에도 구할 수 있으므로 비타민의 공급원으로 많이 활용하면 좋다.
    비타민이 풍부하기 때문에 감기 초기에 먹으면 좋다. 기름으로 요리하면 풍부한 비타민 A를 효율적으로 섭취할 수 있다. 변통을 원활히 해 변비에도 효과가 있다고 한다.
    또 열을 식히거나 위장의 상태를 조절하는 작용을 하므로 속이 메슥거릴 때나 숙취에도 좋다. 단, 속이 냉해 위장의 상태가 좋지 않을 때는 피하는 편이 낫다.
    청경채는 다른 채소와 마찬가지로 선도가 떨어지면 잎이 시든다. 잎 부분의 녹색이 산뜻하고 빳빳한 것을 고른다.

중국 채소 가운데에서도 살이 두껍기 때문에 데쳐도 부피가 줄거나 잎의 모양이 흐트러지지 않고 그대로 유지된다.

청경채를 조리할 때는 질긴 줄기 부분과 연한 잎 부분에 시간차를 두도록 한다. 데칠 때에는 기름을 약간 치면 녹색이 산뜻해져서 식욕이 난다. 조리를 하면 연해지므로 이가 나쁜 사람도 많이 먹을 수 있다.

청국장

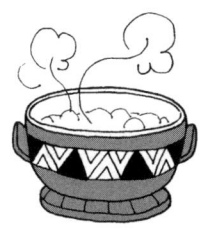

열량 많고 비타민 B₂ 풍부
술·담배에 시달린 간을 보호

    가을철에 들면서 구수한 청국장 끓는 냄새를 맡게 되면 식욕이 떨어졌던 사람이라도 군침이 날 것이다.
    청국장은 요즈음 흔한 인스턴트식품의 한 가지로 볼 수 있다. 보통 된장은 몇 달 걸려서 만들어 먹어 왔으나 청국장은 배양균을 첨가하면 하루만이면 만들어 먹을 수 있으니 가히 인스턴트식품의 시조라고 말할 수 있을 것이다.
    청국장(淸國醬)이란 이름은 중국에서 그 제조법이 전해 내려왔기 때문에 붙은 이름인 것 같다. 청국장은 지방에 따라 별명이 많다. '담북장'이라 하기도 하고, '통통장'이라고도 한다.
    사람들이 이용하고 있는 식물성 식품 중에서 단백질의 함량이 가장 많고 또 질이 좋은 것은 콩이다.
    콩은 단백질이 약 40%, 지질이 20% 가량 들어 있기 때문에 옛날부터 '밭에서 나는 고기'라 일러 왔던 것이다. 그러나 콩은 조직이 단단해서 보통 조리법으로는 소화율이 50~70%에 지나지 않으므로 가공 식품으로 된장·두부·간장 같은 소화가 잘되는 식품으로 만들어 먹어 왔다.

또 날콩에는 몸에 해로운 성분으로 혈구 응집 작용이 있는 소이인과 소화 효소 트립신의 작용을 방해하는 트립신 저해 물질이 들어 있다. 날콩은 고유의 비린내가 있어서 그대로 먹기가 어려운 것을 우리는 잘 알고 있다. 그러나 날콩을 가열하면 유해 성분과 비린내는 없어지고 만다.

청국장은 먼저 메주콩을 쑤어 다 식기 전에 그릇에 담고 아랫목에 놓아 담요나 이불을 씌워 2~3일간 따뜻하게 보온하면 납두균(納豆菌)이 번식하여 끈끈한 향기를 가진 발효 물질로 변한다.

이 균은 40~43℃에서 잘 자라며, 단백질 분해 효소, 당화 효소 등의 효소가 들어 있으므로 소화율이 매우 높다.

소화성이 떨어지는 콩의 소화력이 이 균의 작용으로 높아질 뿐 아니라 청국장을 다른 음식과 함께 먹음으로써 다른 음식의 소화도 도와주어 열 효과를 올려 주기도 한다.

이 균은 공기 중에도 많지만 볏짚에 묻어 있으므로 청국장을 띄울 때 콩 사이사이에 볏짚을 넣으면 잘 발효된다.

청국장이 다 뜨게 되면 끈끈이 실을 내는데 숟갈로 떠보아 실이 길게 늘어나는 것일수록 잘 뜬 것이다. 이 실은 아미노산인 글루타민산이 여러 개 합친 것과 과당의 중합물인 프락탄이 엉겨서 된 것이다. 따라서 청국장의 끈끈이가 많이 만들어지게 하려면 메주콩을 띄울 때 설탕을 조금 넣으면 된다.

청국장에는 특히 비타민 B_2가 많아 간장의 해독 기능을 좋게 하므로 담배나 술에 시달린 간을 보호해 주는 것이다.

그리고 나토키나아제에 의해 혈전을 용해하므로 심장병과 뇌졸중 등을 예방하고 장내의 발암촉진물질을 배설하여 면역력을 향상하므로 암 예방에도 유효하다.

이 납두균에는 위나 장에서 식품의 흡수를 높이는 작용이 있을 뿐 아니라 혈관 내에 축적된 콜레스테롤을 분해하는 작용도 있다는 사실이 알려졌다. 일본 사람들은 납두균을 띄워 진이 난 것을 양념을 하지 않고 그대로 먹는 풍습이 있다.

우리나라에서는 다 띄운 뒤에 소금·마늘·생강·굵은 고춧가루를 넣어 찧어서 끓여 먹는데 청국장과 두부는 잘 어울린다.

원료인 콩에 따라서 청국장의 맛이 달라지는데 황백색이 나는 국산 황태가 가장 좋다.

띄울 때 온도 조절을 잘못하면 잡균이 번식해서 고리타분한 암모니아 냄새가 난다.

□ 단백질 16.5g 지질 10.0g 탄수화물 12.1g 칼슘 90㎎ 인 190㎎ 철 3.3㎎ 비타민 B_1 0.07㎎ 비타민 B_2 0.56㎎.

청어

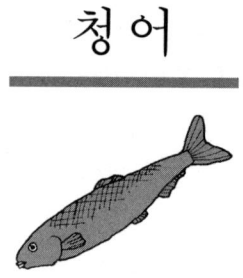

맛이 독특하고 영양이 풍부
병후 회복·빈혈에 좋은 효과

석쇠 위에서 지글지글 소리를 내며 구워지는 청어를 보면 식욕을 잃은 사람이라도 입맛을 다시게 될 것이다.

청어는 빛깔이 청색이기 때문에 붙여진 이름으로 지방에 따라 별명이 많다. 비웃(경기·강원)·구구대(서울, 특히 크고 알을 가진 것)·눈검정이(포항 지방에서 잡힌 다년생 청어)·과미기 또는 관목이(경상도, 말린 청어).

한명으로는 '연(鰊)' 또는 '비어(鯡魚)'라고 한다.

청어는 청어과에 속하는 바닷물고기로, 몸길이가 35㎝ 내외이다. 옆선은 없으며 벗겨지기 쉬운 둥근 비늘로 덮이고 아래턱이 쑥 내밀어져 있다.

몸의 빛은 등 쪽이 암청색이고 배 쪽은 은백색인데, 경상북도 이북의 동해 및 사할린·알래스카·캐나다·미국 북부의 근해에 분포하며, 가을부터 봄에 걸쳐 잡힌다.

청어는 맛이 독특해서 구이·백숙·전죽·찜·회 등 여러 가지로 요리해서 먹는다.

청어의 단백질을 구성하는 필수아미노산으로는 류신·리신·이소류신·발린·메티오닌·페닐알라닌·트레오닌 등의 차례로 많이 들어 그 질이 매우 우수하다. 옛날부터 청어죽이 보신제로 추천되어 왔고, 병후의 회복기에 좋은 식품으로 알려진 것이 수긍이 간다.

청어의 간에는 비타민 B_{12}가 5～80γ나 들어 있어 빈혈기가 있는 사람에게는 좋은 식품이다. 특히 다리 쪽 하체가 허약한 사람에게 좋은 것으로 되어 있다.

쓸개는 각종 눈병을 치료하는 데 쓰여 왔고, 청어젓은 단독(丹毒)에 바르면 신효하게 잘 낫는다고 전해 오고 있다. 한방에서는 종기가 났을 때 청어젓에 백반 가루를 개어 붙이기도 한다. 또 눈이 충혈될 때는 청어 쓸개를 꿀에 타서 눈가에 발라 주면 잘 낫는다고도 한다.

생선알로는 도루묵의 알이 맛이 없는 정도이고, 대부분의 생선알은 고유한 맛을 가지고 있는데, 청어알은 그 맛이 특히 좋다.

생선알 중에서 가장 맛있는 베스트 5에 속하는 것은 철갑상어의 알젓인 캐비어·청어알·연어알·숭어알·민어알로 알려져 있다. 청어알은 살코기 부분보다 영양가가 훨씬 풍부하며 감칠맛이 있다.

어란을 러시아어로 '이크라'라고 하는데 생선 알젓을 뜻하기도 하며, 식품 가공의 한 가지 독특한 방법이 되어 있다. 샌드위치용이나 안주용으로 환대를 받고 있다. 생신알은 영양가만이 많은 것이 아니라 부패도 빠르기 때문에 신선할 때 요리를 해야 한다.

청어를 이용한 음식으로는 다음과 같은 것이 있다.

비웃죽(비웃을 살로만 끓여 체에 걸러서 멥쌀을 넣고 쑨 죽)·비웃찜(비웃을 밀가루 달걀을 씌워 지져서 국물이 바특한 맑은 장국에 끓인 음식으로 청어증이라고 한다)·비웃지짐이(고추장물에 비웃을 토막쳐 넣고 쇠고기와 콩나물 그리고 파를 섞어 끓인 음식으로 청어전이라고 한다)·비웃조림·비웃젓·비웃백숙 등이 있으나 청어의 향미를 맛볼 수 있는 것은 역시 청어구이다.

추위를 이기는 데에는 청어는 확실히 좋은 식품이다.

□ 염장 : 수분 64.8% 단백질 17.5g 지질 9.0g 회분 8.5g 칼슘 55㎎ 인 228㎎ 철 6.0㎎ 비타민 B_1 0.02㎎ 비타민 B_2 0.30㎎.

초란

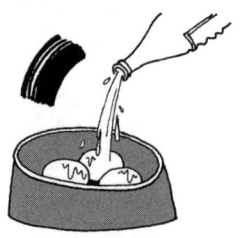

계란을 식초에 담가 껍질을 녹여 만든 식품
소화 흡수 기능 돕고 허약 체질에 보양효과

의학의 시조(始祖)라 일컫는 히포크라테스는 자신의 책에서 회복기의 환자에게 초란이 좋다고 지적하고 있다. 이로 미루어보아 초란의 효능은 이미 2천 년 전부터 인정되어 온 셈이다.

생물은 진화된 것일수록 새끼의 성장을 위해서 더 많은 영양분을 준비하게 된다. 생선보다 개구리가, 개구리보다는 조류가 같은 난성이라도 더 많은 영양분을 알 속에 준비하게 된다.

사람과 같이 태성 동물은 태아의 생장에 필요한 영양분은 탯줄을 통해서 모체에서 공급된다. 따라서 모체는 되도록 영양가치가 있는 것을 섭취해야만 한다.

영양식품인 계란은 그래서 사람들이 애용하게 된 최고의 식품이 되었다. 정력 스태미나를 증강시키려면 우수한 단백질을 적당히 섭취해야 하는데, 초란 즉 계란을 식초에 담가 껍질을 녹인 것에 꿀을 타마시면 섹스가 강해진다는 것은 수긍이 가는 이야기이다.

달걀을 5~6일간 식초에 담가 두면 껍질이 어느새 식초에 녹아 부드러워지고 류신자위가 반숙란처럼 굳어진다. 노른자위는 변하지 않는다. 이것이 초란인데 모양은 반숙란과 비슷하다.

　달걀껍질이 녹아 부드러워지는 것은 식초의 주성분인 식초산이 석회분을 용해시키기 때문이며, 흰자위 즉 단백질이 굳어지는 것은 산응고 현상이다. 식초에는 단백질을 잘 굳게 하는 작용이 있다. 따라서 여러 가지 음식에 날달걀을 깨서 곁들일 때 흐트러지지 않게 하려면 식초를 조금 사용하면 된다.

　달걀로 수란을 뜰 때에도 물에 식초를 넣으면 모양이 좋게 떠진다. 날달걀을 깰 때나 수란을 뜰 때 껍질을 깨뜨리기 전에 껍질에 작은 구멍을 뚫고 식초를 넣으면 더 잘된다.

　식초에 담가 만든 초란은 껍질을 버리고(부드러워진 것은 껍질째 먹을 수 있다) 노른자위와 흰자위를 잘 섞어 먹는데 신맛이 강하므로 적당히 묽게 해서 마셔도 좋다. 꿀을 섞어도 좋고, 더운물로 묽힌 것을 식사 후 30분쯤에 마신다.

　삶은 달걀은 반숙란보다 소화가 흔히 잘 안 된다고 알려져 있다. 그러나 이것은 소화 시간에 차이가 있을 뿐이지 건강한 사람의 위라면 하등 문제가 되지 않는다. 100g의 소화 시간은 다음과 같다.

　반숙란 1시간 반, 날달걀 2시간 반, 삶은 달걀 3시간 15분. 그런데 초란의 소화시간은 반숙란과 같다. 소화가 빠르다는 것은 속효성(速效性)을 기대할 수 있다는 뜻이다.

　유아나 노인 또는 환자 등 소화기 계통이 약한 사람에게는 달걀 안에 들어 있는 안티트립신이라는 성분이 단백질 소화를 저해하고 흰자위에 들어 있는 아비딘이 비오틴이라는 비타민의 작용을 방해해서 피부염이나 탈모의 원인이 되기도 한다.

　그런데 초란은 식초가 곁들여져 있어 그러한 문제들이 모두 해결되기 때문에 말하자면 달걀의 결점을 제거하는 셈이다.

　식초에는 식욕 증진, 위액 분비의 촉진, 소화 흡수 작용을 돕는 생리적 작용이 있고 방부 효과도 있다. 초란은 소화 흡수가 잘되며 약해진 체력을 정상으로 되돌리는 데 효과가 있고 대사 기능의 원활화를 도와주기 때문에 그 효과 범위가 넓다.

초란의 성분인 초산칼슘은 체액의 산도를 중화하고 정상적인 약알칼리성을 유지하게 된다.

초란의 효력으로서 고혈압, 동맥경화의 예방, 위하수, 간장염, 당뇨병(장기 복용) 등을 들 수 있다. 건강한 사람이라도 피로가 심할 때 초란을 마시면 피로 해소가 빨라진다.

초란을 만들 때 유의할 것은 양조식초를 꼭 쓰도록 해야 하는 점이다.

취나물

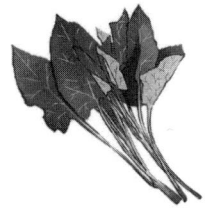

칼륨 함량이 많은 알칼리성 산채
잿물에 우리면 잡맛 없어지고 제 맛 살려

우리 조상들은 산채를 먹어 왔고, 이를 기름·제지·제사·물감·향료·약용·광산용 등 여러 가지에 잘 이용해왔다.

산채는 고유한 고향의 맛이라고도 말할 수 있는데, 독성분을 갖는 독초를 잘못 먹어 목숨을 잃는 경우도 많았다.

산채의 하나로 취나물을 들 수 있다. 이것은 참취의 어린잎을 가리키는 것이다. 참취는 국화과에 속하는 다년초로 줄기는 1.5m나 자란다. 8∼10월에 두화(頭花)가 방상(房狀)으로 피는데 가장자리의 설상화(舌狀花)는 백색, 중심의 관상화(管狀花)는 노랗다.

한국 각지의 산야에 분포하며, 한명으로는 '향소(香蔬)'라고 한다.

산채는 일반적으로 칼륨의 함량이 대단히 많은 알칼리성식품이다. 사람은 필요 이상의 칼륨을 몸 밖으로 내보내는데, 그때 나트륨(여분)도 함께 배설하게 된다. 채식을 많이 하는 사람이 육식을 하는 사람보다 염분이 더 필요한 이유가 바로 여기에 있다.

동물의 체내에는 육식이든 초식이든 간에 0.85%의 염분을 가지고 있다. 그런데 식물체는 몇 가지 예외가 있을 뿐 염분이 들어 있지 않다. 그래서 서양인보다 동양인이, 도시 사람보다 농촌 사람이 짜게 먹는 경향이 있다.

　체내의 염분이 부족하면 인간은 근육이 약해질 뿐 아니라 정신이상이 생기기도 하고 드디어는 생명을 잃게 된다. 이와 같이 소금은 필수적인 것인데, 한국인은 지나치게 짜게 먹어 고혈압 등 여러 가지 병이 생기고 장수하지 못한다고 경종이 울리고 있다. 즉 제아무리 사람에게 필요한 것이라도 지나치면 좋지 않다는 것이 여기에도 통용되는 것이다.

　산채를 맛있게 먹으려면 간이 잘 맞아야 한다는 것은 미각뿐 아니라 생리적으로도 합당한 것이다.

　산채의 좋지 못한 잡맛을 없애기 위해서는 삶은 나물을 잿물(木灰)이나 0.3% 가량의 중조(식용 소다)를 풀어 우리면 좋다.

□ 단백질 2.3g 탄수화물 8.6g 칼슘 8㎎ 인 80㎎ 비타민 A 3,504I.U. 비타민 C 4㎎.

치즈

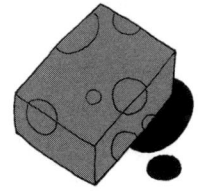

고열량 식품이면서도 소화 잘되는 것이 특색
숙취예방·발육기 어린이에게 우수한 식품

 치즈는 우유를 소화 흡수가 잘되는 모양으로 농축한 것으로 뛰어난 건강식품으로 추천되고 있다.
 치즈의 탄생에 대해선 『나일의 문화』란 책 속에 다음과 같은 이야기가 소개되고 있다.
 옛날 아라비아 상인이 양의 위로 만든 수통에 양젖을 넣고 낙타를 타고 길을 떠났다고 한다. 온종일 여행을 마치고 갈증과 피로를 풀려고 수통을 기울이니 안에서 투명한 물과 하얀 덩어리가 섞여 나왔다고 한다. 이 맑은 물은 조금 새큼해서 갈증이 심한 목에는 상쾌하게 느껴졌고 하얀 덩어리를 씹어 보니 그것도 꽤 먹을 만했다.
 이 상인이 흰 덩어리를 나무 밑에 쏟아놓고 길을 떠났는데 몇 달 뒤 우연히 같은 곳을 지나다 이상한 냄새가 나서 모래를 뒤집고 보니 발효치즈가 되어 있더라는 것이다.
 만들어 낸 이야기이기는 하나 치즈의 탄생을 설명하기에 충분하다. 치즈는 젖에 유산균과 양이나 송아지의 넷째 위에서 추출한 응유효소인 렌넷을 가하여 응고시키고 발효시켜 만드는 것이다.
 양젖을 되새김질 하는 동물인 양의 위에 넣고 뜨거운 태양 아래서 장시간 낙타 등 위에서 흔들면서 여행했으므로 치즈가 만들어졌을 것이다. 이것은 지금도 유럽의 농가에서 만드는 코티지치즈와 비슷한 것이다.

응고한 덩어리를 구덩이와 같이 서늘한 곳에서 숙성시키면 현재의 경질(硬質) 치즈에 가까운 내추럴 치즈가 완성되었을 것이다.

이 아라비아 상인 이야기는 기원전 2,000년경의 일이라고 하니, 이 전설을 믿는다면 치즈의 역사는 4,000년이나 되는 셈이다.

고려시대에 전래된 제호(우유에 칡뿌리 가루를 타서 쑨 죽)나 소(酥)는 인도나 몽고에 보급되어 있던 가열 농축형 치즈였을 것으로 추측되고 있다.

소(酥)는 우유를 1/10로 농축한 것인데 지금도 몽고에는 이것과 비슷한, 말이나 양젖 등의 건조치즈나 가열 농축한 치즈가 있다.

치즈에는 우유에 함유되는 모든 영양성분이 진하게 들어 있을 뿐 아니라 발효, 숙성되는 동안에 단백질이 효소의 작용으로 매우 소화되기 쉬운 모양으로 되어 있다. 그래서 치즈는 강장, 강정식품에 손꼽히게 된 것이다.

치즈는 600~800종류나 되는데, 크게 나누면 내추럴치즈와 프로세스치즈의 두 가지로 나뉜다.

내추럴 치즈는 우유를 효소와 유산균의 작용으로 굳혀서 발효시킨 것으로 효소나 유산균이 산 채로 남아 있어 생치즈라고도 한다. 이에 대해서 프로세스치즈는 내추럴 치즈를 적당히 배합한 다음 가열 살균해서 균일한 품질로 하며 보존성을 높인 것이다.

치즈를 만들기 위해선 신선한 우유를 살균하고 유산균 스타타를 넣는다. 유산균 스타타란 미리 순수배양한 배양액을 말한다.

이 스타타의 역할은 유당에서 유산을 만들어서 단백질의 응고가 잘되게 산성으로 하는 것이다. 치즈 숙성 중에 부패균이 침입하는 것을 막는 일과 숙성 과정에서 치즈 풍미 성분을 만드는 일도 담당하게 된다.

치즈는 단백질의 질이 우수할 뿐 아니라, 우유 중에 함유되는 유당(우유 중의 약 5% 함유됨)이 줄어 있다는 사실이다.

유산균이 유당을 분해시켜 유산을 만들어내기 때문이다. 그래서 우유를 마음 놓고 마시지 못하는 유당불내증인 사람이라도 치즈는 먹을 수 있는 식품이 되는 것이다.

치즈는 고단백 식품으로 휴대용 강장, 강정식품으로서 그 가치가 높은 것이다.

무기성분으로는 치즈 100g 중에 100~1,000mg이라는 많은 칼슘이 들어 있다. 비타민 B_2도 많으며 동물성 식품으로는 드물게 알칼리성 식품이다.

요즘 해외여행을 하는 사람이 무척 늘어나고 있다. 여행을 하다 보면 나라마다 색다른 음식이 있게 마련인데, 유럽 여행에서 가장 많이 접하게 되는 것이 치즈라고 할 수 있다. 치즈는 워낙 종류가 많아 일일이 그 이름이나 특성을 알기가 무척 어려운 일이다.

맷방석보다 더 큰 스위스의 치즈가 있는가 하면, 하얀 곰팡이가 핀 카망베르치즈, 또는 치즈 살 속에 대리석의 무늬처럼 새겨진 푸른 곰팡이가 들어 있는 로크포르 치즈에 이르기까지 형형색색이다.

한국에 전래된 가열 농축형 치즈는 정착되지 못하고 말았다.

중근동에서 유럽으로 전해진 렌닌응고형 치즈는 공장 생산이 시작되면서 옛날에는 예술이라고 일컬어 온 치즈 제조가 지금은 과학적 관리 방식에 의한 대규모 생산으로 바뀌고 있다.

처음에 치즈를 먹으면 고리타분한 냄새와 맛이 나는데 입안에서 오래 씹으면 고소한 향미가 난다.

술안주로도 애용되는데 특히 포도주와 잘 어울리는 맛을 가지고 있다.

□ 프로세스 치즈(제조법에 따라 차이가 조금 있음) : 수분 38.8% 단백질 25.2% 지질 27.2% 무기질 4.2%.

칠면조

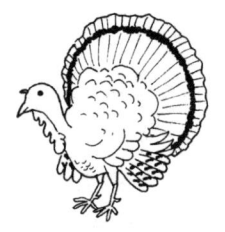

단백질 24.4%의 상급 육류
맛이 담백하고 소화 흡수 잘되

    화를 잘 내는 사람이나 언행에 줏대가 없이 이랬다저랬다 하는 사람을 빗대서 칠면조라고 한다.
    칠면조는 머리와 목에 털이 없는데 빛깔이 청, 적, 창백 등 여러 색을 가지고 있어 일곱 가지로 변한다고 해서 이름 붙여진 것 같다.
    꿩과에 속하는 칠면조는 멕시코와 중미 지방이 원산으로 알려져 있다. 콜럼부스의 아메리카대륙 발견 후 유럽에 전해지고 지금은 전 세계에서 사육되고 있다.
    고기 맛이 좋을 뿐만 아니라 생김새가 기이해서 육용과 애완용으로 사랑을 받고 있다. 서양에서는 크리스마스나 그 밖의 축제일에 별식으로 칠면조가 식탁을 장식한다.
    칠면조는 암놈보다 수컷이 더 커서 110cm 가량이나 된다. 몸빛은 청동색, 백색, 흑색 등이며 등은 대개 황갈색이다. 깃털에는 넓은 암색의 선이 있다. 발은 붉고 부리는 연한 회색을 띤다.
    7~8월에 16개~30개의 알을 낳는데 곤충이나 곡식을 잘 먹는다. 닭도 그렇지만 인공 사육하는 것보다 그대로 놓아먹이는 것이 맛이

좋다고 하는데 그것은 자기가 좋아하는 먹이를 골라 먹기 때문에 그런 것이다.

칠면조는 다른 육류에 비해 단백질의 함량이 월등히 많다. 이 단백질을 구성하는 아미노산으로 글루타민산·아르기닌류신·리신 등이 많다.

아르기닌은 정력을 도와주는 효과가 알려져 있고 류신과 리신은 필수아미노산으로 발육을 도와주는 역할을 한다. 리신은 곡류를 비롯한 많은 식품에서 부족해지기 쉽기 때문에 중요한 것이다. 그래서 대규모로 합성되어 빵, 쌀 그 밖의 곡류에 첨가하여 강화용으로 이용되는 아미노산이다.

칠면조는 요리방법이 다양한데 흔히 찜(브레이즈), 구이(로스트), 튀김(프라이), 불구이(브로일), 스튜(나이 먹은 고기를 기름에 지져 다시 국물을 부어 끓이는 음식) 등으로 이용된다.

칠면조는 섬유가 수육보다 가늘고 연하다. 지질이 쇠고기처럼 근육 속에 섞여 있지 않기 때문에 맛이 담백하고 소화 흡수가 잘된다. 칠면조의 지질은 녹는 점(融點)이 낮아 31~32℃에서 흡수가 잘되는 편이다.

□ 단백질 19.6g 지질 6.5g 칼슘 8mg 인 140mg.

칡

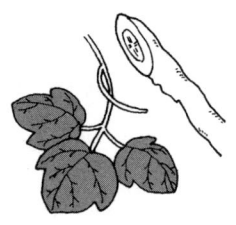

전분이 많아 식용으로 이용
약물중독·숙취·갈증·불면증에 효능

어릴 때 토막을 낸 칡뿌리를 질근질근 씹어 단맛을 즐기던 추억을 가지고 있는 사람이 많을 것이다.

칡의 원산지는 아시아이고 뿌리가 깊게 뻗는 심근성이며 다년생이다. 덩굴의 생장이 빨라 속히 땅 표면을 덮으며, 서리가 내리면 낙엽이 진다. 봄에 지상부의 눈(芽)이나 덩굴에서 싹이 나와 이것이 자라서 150m 이상에 이르기도 한다.

덩굴의 마디가 땅에 닿으면 뿌리가 나와 새로운 개체가 생기는데 2년째 겨울을 지나면 모체와 새로운 개체를 잇는 덩굴이 죽어버리므로 독립된 개체로서 자라게 된다.

오래 묵은 뿌리는 다육질이고 그 즙액은 단맛이 있으며 전분이 많아 흉년에는 식량 대용의 구황식으로 이용해 왔다.

칡뿌리를 '갈근(葛根)'이라 하는데 전분이 많아 식품으로 이용했고 약으로도 이용하고 있다. 칡에서 뽑아낸 전분을 '갈분(葛粉)'이라 하며 떡과 과자를 만들어 먹기도 한다.

갈분은 칡을 짓찧어 즙을 짜낸 다음 가라앉혀 물로 여러 번 우려내고 말려 만든 것으로, 이 갈분을 더운물에 풀어 마시면 감기 초기에 잘 듣는다고 전해 오고 있다.

칡뿌리의 주성분은 전분인데 10~14% 들어 있고 당분이 4~5% 들어 있어 단맛이 있으며 경련 작용을 진정시키는 다이드제인이라는 성분도 들어 있다.

갈근탕(葛根湯)에 쓰이는 것은 굵은 뿌리를 껍질을 벗기고 약 5㎜ 입방의 깍두기 모양으로 썰어 건조해서 쓴다.

갈근탕이 감기에 잘 듣는 조건으로는 다음의 것을 들고 있다.

땀이 많이 나는 체질이 아닌 사람으로 오한(惡寒)이 나는 감기면 틀림없이 잘 듣는다는 것이다. 갈근탕은 갈근 8g, 마황 4g, 생강 4g, 대추 4g, 겨자 3g, 작약 3g, 감초 2g을 넣어 달여 마신다.

갈분은 숙취를 개선하고 지혈제 대용으로 이용해 왔다. 갈분을 뜨거운 물에 타서 마시면 강장제로서의 효능이 있고, 여성의 경우 하혈에 좋다고 하는데 갈근에는 난포호르몬과 비슷한 작용이 있다고 한다. 갈분을 먹으면 몸이 더워지고 설사를 낫게 하고 갈증을 멎게 하므로 환자나 병후 음식으로 아주 좋은 것이다. 술 먹고 난 뒤의 갈증에도 갈분에 꿀을 타서 마시는 것보다 좋은 것이 없다.

칡뿌리는 땅속 깊이 들어가 있는 것일수록 약효가 좋다고 하는데 뿌리와 꽃을 함께 달여 먹으면 숙취와 식중독에 좋다고 한다.

산모가 미역국 먹고 체한 데는 갓 캐낸 칡뿌리를 달여 먹으면 좋다고 전한다. 뿌리를 짓찧어 짜낸 즙(갈즙)은 소염 작용이 있고 약물 중독에 잘 듣는다고 한다. 이 생즙은 두통과 갈증·불면증에 효능이 있고 이뇨 작용도 있다. 중년기 이후에 오는 견비통에는 갈근탕이나 칡차가 좋다.

칡덩굴의 속껍질은 '청올치'라 하여 끈의 대용이 되고, 피륙도 짰다고 하는데 최근에는 갈포벽지로 외화를 획득하고 있다.

□ 수분 60.3% 탄수화물 35.1g 칼슘 15㎎ 인 14㎎ 철 2.6㎎ 비타민 C 6㎎.

커피

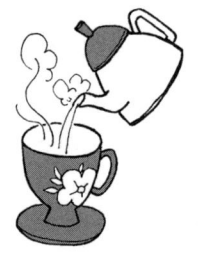

특수 성분으로 카페인 함유
임산부·고혈압 환자는 삼가야

'악마와 같이 검고 지옥처럼 뜨겁고 천사와 같이 아름답고 사탕처럼 달콤한 것이 커피'라고 18세기의 프랑스 외교관 탈레랑은 찬미한 바 있다.

커피는 기호음료로서 세계 각국인의 총애를 받고 있다. 1875년 을미사변으로 러시아 공사관으로 피신한 고종 황제가 우리나라 사람으로서는 처음 커피를 마셨다고 하며, 1896년 서울에 와 있던 러시아인이 경영하던 잡화점 속에 다실을 병설했는데 이것이 우리나라 다방의 효시가 되어 지금 우리나라에는 다방의 수효가 만 군데에 이르고 있다.

세계의 3대 음료수라는 것은 동양의 차, 서양의 커피, 남미의 마테를 두고 이르는 것이다.

커피는 꼭두서닛과에 속하는 상록수인 커피나무 열매, 즉 커피콩을 볶아서 분쇄하고 뜨거운 물로 우려낸 음료이다. 커피는 에티오피아가 원산인데, 아주 옛날에 아라비아에 전래되었다고 한다.

그 당시의 커피는 날 커피 열매(生豆)를 끓여 마시기도 했고 껍질을 끓여 마셨다고 한다. 오늘날과 같이 볶은 열매(200~250℃)를 이용하게 된 것은 훨씬 나중의 일로 알려졌다.

인류가 언제부터 커피를 마시기 시작했는지는 알 길이 없으나 회교에서 술을 금하게 되자 술을 대신하는 음료로 발달한 것이라고 한다. 커피의 생산은 아라비아의 독점 시대가 상당히 오래 계속되었다. 커피의 수출은 수출 항구 모카에서만 하도록 하였고, 수출용은 반드시 끓는 물을 부어 발아력을 상실시켰다고 한다.

여러 나라에서 생두를 가져가려고 애를 썼는데 17세기 초에 인도의 순례자가 최초로 성공하였다. 커피나무는 열대산인데, 많은 종류가 있으나 세계에서 재배되는 89%는 아라비아종이다.

커피업계에서는 커피를 크게 나누어 브라질산의 브라질과 그 밖의 나라에서 만들어지는 마일드로 구별한다. 콜롬비아산의 메넬린은 향기와 맛이 뛰어난 것이다. 아라비아산의 모카는 강렬하며 독특한 풍미가 있고 산미도 강한 고급품으로 유명하다. 멕시코산의 코티벡, 자메이카산의 블루마운틴, 탄가니카산의 킬리만자로 등은 고급품으로 알려져 있다.

커피는 여러 가지 것을 배합해서 기호에 따라 조제해서 마시는 것이 좋다. 보통 끓여서 마시는 커피는 수분이 98%이고 나머지 2%가 커피에서 우러나온 성분인데 회분이 0.1% 가량이고 비타민은 나이아신이 0.3㎎ 들어 있을 뿐이다.

커피의 특수 성분은 카페인이다. 이 카페인은 백색 분말 또는 결정인데 조금 쓴맛이 나며, 뇌나 근육의 자극제로 흥분 작용을 일으킨다. 그래서 흥분제・강심제・이뇨제로 이용되기도 한다. 카페인은 흑수된 후 산화되어 요산으로 변하여 오줌으로 배설된다.

이 카페인의 함량이 커피는 1% 내외, 홍차가 3% 가량이다. 우리는 흔히 커피를 마시면 잠이 안 오기 때문에 홍차를 마시겠다는 사람을 많이 보게 된다. 그러나 이것은 난센스라고 볼 수 있다.

'커피를 마시면 잠이 안 올 텐데' 하는 심리적인 작용도 큰 것이다. 카페인은 고혈압이나 동맥경화증인 사람에게 좋지 않다. 그리고 피부병도 악화시킨다.

임산부가 마시면 태아나 유아에게 악영향을 주므로 삼가는 것이 좋다. 커피를 끓이는 방법은 포트에서 끓이는 것과 여과법(드립식, 사이펀식 등)이 있는데 커피의 제 맛은 여과법으로 맛볼 수 있다.

커피는 우려내는 기구를 청결하게 하고 컵을 미리 뜨겁게 해야 제 맛을 즐길 수 있다.

물을 끓여 커피를 넣어 우려낸 온도가 약 80℃이며, 설탕을 넣고 저으면 60℃ 가량 되는데 그 정도가 커피의 향미를 맛보기에 알맞다. 최근에는 인스턴트커피가 대량으로 생산되어 손쉽게 타서 마시지만 커피의 향미를 제대로 즐기려면 알 커피(레귤러)를 끓여 마셔야 한다.

블랙커피는 위 속에서 갑자기 카페인이 흡수되어 지나치게 신경을 흥분시키므로 크림과 설탕(당뇨병 환자는 예외)을 넣고 마시는 것이 좋다.

□ 단백질 19.6g 탄수화물 67.2g 회분 9.3g 칼슘 220㎎ 인 320㎎ 철 8.3㎎.

컴프리

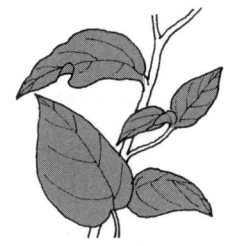

비타민 B$_{12}$·유기 게르마늄 성분 함유
조혈 작용 도와 악성빈혈 치료에 효과

영국의 식물학자 헨리 다블데가 '기적의 풀'이라고 발표한 이래 한 때 세상을 떠들썩하게 한 것이 컴프리이다. 컴프리의 유효성이 발표된 이래 10여 년 사이에 컴프리는 일약 문명국 사이에 큰 유행을 불러 일으켰다.

애초에는 소나 염소의 목초였던 컴프리에 대해 연구를 많이 한 곳이 영국이다. 국토의 1/3이 목장인 영국에서는 당연한 일이었을 것이다.

영국은 북위 50도 이북에 걸쳐 있으나 난류가 연해에 흐르고 있어 기온이 비교적 따뜻해서 사람이 사는 데는 별로 지장이 없으나 일조 시간이 짧다. 햇볕을 필요로 하는 식물에는 부적당한 곳이 아닐 수 없다. 다블데는 저서에서 컴프리의 잎과 뿌리에는 마력이 있다고 말하고 있는 것처럼 컴프리의 특수한 성장력은 영국과 같이 악조건인 풍토에서도 왕성한 활동력을 갖고 잘 자란다고 한다.

한편 원산지인 흑해의 동부 지방·코카서스·터키 지방은 유명한 건조지대로 비가 적기 때문에 보통 목초는 자라지를 못한다. 그린데 컴프리만은 뿌리가 길고 깊게 뻗어 비가 오지 않아도 땅속 깊은 수분을 흡수해서 자라게 된다. 뿐만 아니라 성장 속도가 빠르므로 가축이 뜯어 먹어도 계속 잎이 나와 목장의 이용 효율이 높게 된다.

컴프리의 일반 성분은 일반 채소와 비슷하나 특수 성분으로는 비타민 $B_1 \cdot B_2 \cdot B_6 \cdot B_{12} \cdot C \cdot E$, 엽산, 콜린, 판토텐산, 비오틴, 나이아신, 아란토인, 유기 게르마늄 등이 알려져 있다.

약효 면으로 보아 특기할 만한 성분은 비타민 B_{12}와 유기 게르마늄이라고 할 수 있다. 비타민 B_{12}는 일반 채소에는 없는 성분인데 컴프리의 잎털 부분에 들어 있다. 이 B_{12}는 조혈 작용이 크고, 특히 악성 빈혈의 치료에 특효가 있다.

유기 게르마늄은 체내의 산소를 풍부하게 하는 작용을 가지고 있다. 산소가 생물에 필수적인 성분임은 두말할 나위도 없는데, 흡수된 유기 게르마늄(무기 게르마늄은 흡수되지 않고 배설된다)은 체내에서 산소를 신체의 구석구석에 공급하는 작용을 해서 활력을 부여하는 효과가 있는 사실이 실험 결과 밝혀졌다.

아사이라는 학자는 반도체에 사용되는 무기 게르마늄을 유기화해서 식용 면으로 활용하려 연구를 진행하고 있다.

질병 특히 성인병의 원인의 하나가 체내의 산소 부족에 있다는 학설이 미국 의학계에서 대두되고 있다.

또 게르마늄은 탈수소 효과가 있다고 한다. 그래서 치조농루와 같은 포도상구균(화농균)에 의한 모든 병에 대해서 탁월한 살균 효과가 있다고 알려져 있다. 컴프리를 효과적으로 먹는 방법을 소개하면 다음과 같다.

① 녹즙 : 녹즙이라면 짜서 즙만을 먹는 것으로 알고 있는 사람이 많은데 그것은 좋지 않다. 믹서에 간 것을 섬유질이 있는 채로 마시는 것이 좋다. 컴프리 잎은 아침에 딴 것이 아미노산과 녹말이 많아 효과가 좋다. 컴프리 큰 잎 4~5장을 물에 씻고 컵의 6할 가량의 물과 섞어서 믹서에 간다.

② 컴프리 분말 : 컴프리 잎에는 엽록소가 많다.

엽록소는 변비를 막아주며, 세균 감염에 대한 저항력을 높여 주는 조직 세포의 활동을 활발하게 한다. 또 위궤양과 위산 과다에 좋은 효과가 인정되고 있다.

컴프리 분말을 만들려면 잎을 물로 잘 씻고 줄기는 떼어낸다. 끓는 물에 잎을 30초간 살짝 데친다. 데쳐 낸 잎을 발에 널어 햇볕에 말려 빻아 보관하면 된다. 끓는 물에 살짝 데쳐 내는 것은 엽록소를 그대로 남기기 위한 방법이다.

□ 단백질 1.7g 탄수화물 87.8g 칼슘 37mg 인 19mg 철 2.1mg.

케일

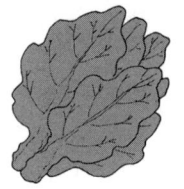

녹즙을 만들 때는 식초나 신맛 과일을 섞으면 좋아
빈속에 마시면 속이 쓰리므로 주의

양배추의 원시적 변종으로 일년생 초본으로 결구(結球)하지 않고 긴 타원형인 것과 주름 잡힌 것이 있고 색깔은 녹색 또는 홍자색으로 관상용으로도 쓰인다.

녹즙으로 할 때는 비타민 C 손실을 막기 위해 식초나 신맛이 나는 과일을 섞어 산성조건으로 하면 안전하다.

한명은 녹엽감람(綠葉甘藍)이고 2,000년 전부터 로마, 그리스 지방에서 자생했다고 하는데 최근 녹즙 재료로 재배하고 있다.

양배추의 야생종이 개량된 것으로 지중해가 원산지로 알려져 있다. 결구(結球)가 되지 않고 오글거리는 잎을 갖는데, 키는 작은 것이 30cm, 큰 것은 120cm로 이년생 또는 다년생 초본으로 잎을 채소로 이용한다.

양배추처럼 일정한 크기 이하에서 월동하면 저온에 의해 추대개화 한다. 저온과 고온에 대해 견디는 힘이 강해 −10~15℃에 견딜 수 있어 양배추류 중에서 내한성(耐寒性)이 가장 강하다.

흡수가 잘되는 철분이 많은데 독특한 쏘는 맛은 티오시아네이트이다. 빈속에 케일즙을 많이 마시면 위가 쓰리다.

　어느 땅에서나 잘 자라는데 수분이 많으면 생장이 빠르다. 시원한 기후를 좋아하나 더위에도 잘 견딘다.

　미국에서는 스코치와 시베리안 두 품종이 주류를 이루고 있는데 스코치는 잎이 많이 오글거리고 진한 황록색이다. 시베리안은 덜 오글거리고 청록색을 띤다.

　봄에 일찍 심으면 7~8월부터 수확할 수 있다. 가을부터 봄까지 수확하는 경우 서리가 내리면 맛이 좋고 당량이 높아지나 비타민 C는 매우 적다.

　□ 수분 90% 단백질 4% 지질 1% 섬유 1.8% 칼슘 407mg% 인 49mg% 철 4.2mg% 비타민 A 2,050I.U. 비타민 C 114mg% 비타민 B 복합체.

코코아

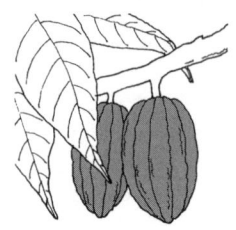

칼슘·철분 등 무기질이 많은 알칼리성식품
노약자·피로 해소 효과

과자 중의 왕이라고 불리는 초콜릿의 원료가 되는 카카오 콩은 콜럼부스가 신대륙을 발견한 후 유럽에 전해졌다.

카카오 콩은 처음 코코아로서 귀중한 음료가 되었고 100년쯤 전부터 초콜릿이 선을 보였다.

멕시코의 아즈데크족과 마야족은 카카오나무를 재배해 왔고 왕족들은 카카오 콩을 백성들로부터 거두어 들였다고 한다. 카카오 콩은 통화로써 사용되었으며 하인 한 사람이 카카오 콩 백 개로 매매되기도 하였다는 것이다.

그들은 카카오 콩을 볶아 외피를 벗겨내고 옥수수와 함께 돌절구에 빻아 거기에 고춧가루를 뿌리고 되직하게 끓여 마셨는데, 때로는 꿀이나 우유에 섞어 마셨다고 한다.

당시의 귀족들은 저마다 비법을 가지고 있었고 바닐라나 후추를 섞기도 하여 자기 집 제품을 자랑했다고 한다.

이들이 이렇게 카카오 콩을 귀하게 여긴 것은 이것이 갖는 마력 때문이었다. 피로 해소에 이보다 더 좋은 것이 없었으며, 외상 치료나 질병 치료에도 유용하게 쓰였던 것이다.

옛날 멕시코의 원주민들은 카카오나무 열매를 '하느님이 내리신 식품'으로 믿었다고 한다. 카카오나무의 학명이 테오브르마카카오인데 '신의 작품'이라는 뜻의 그리스 말이다.

카카오를 마시면 기분이 산뜻해지는데 그것은 테오브로민이라는 성분 때문이다. 이 테오브로민은 중추신경을 자극하므로 정신이 들고 말초혈관을 확장, 혈액순환을 촉진시켜 피로를 잘 풀리게 하며 이뇨 효과도 있다.

코코아에는 이 테오브로민이 1.5% 가량 들어 있고 소화성이 좋으며 단백질과 녹말이 들어 있다.

카카오 콩에는 지질분으로 카카오 버터가 들어 있는데, 이 지질은 질이 좋아 잘 변질되지도 않는다. 그래서 식용과 제과용에 알맞아 유용하게 쓰이고 있다.

코코아는 칼슘·철분·칼륨 등 무기질이 많은 알칼리성식품으로 어린이나 노약자는 물론 등산이나 심한 운동을 한 후 피로가 심할 때 권장되는 식품이다.

영국 해군은 기상 후에 맨 먼저 코코아 한 잔씩을 마시게 하는 것이 전통이 되고 있다고 한다.

먹는 것 못지않게 사람은 정신적 안정이 필요한데 코코아는 기호성을 띠면서도 영양가가 높은 음료이다.

□ 단백질 18.6g 지질 2.9g 탄수화물 71.3g 칼슘 589㎎ 인 545㎎ 철 108㎎ 비타민 C 3㎎.

콜라

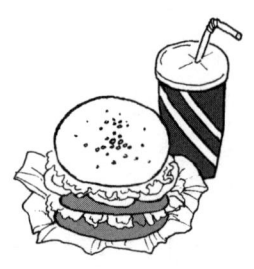

서부아프리카 원산의 콜라나무 열매가 콜라 음료의 원료

    콜라나무는 서부아프리카 원산으로, 벽오동과에 속하는 상록 교목이다. 높이 8~15m 가량이고, 꽃은 황색 무판화이며, 과실은 15cm 가량의 긴 타원형인데 속에 4~10개의 육질의 씨가 들어 있다.
    이 씨에는 2.4% 가량의 카페인과 0.02%의 테오브로닌이 들어 있어 콜라 음료의 원료가 된다. 청량음료에 200ppm 정도 쓰인다.
    잎의 정유 성분으로 알칼로이드가 들어 있다.
    잎과 씨앗 추출액에 계피유, 레몬유, 오렌지유, 바닐라 등 향신료와 정유를 가하여 향미를 낸 것을 베이스로 사용한 탄산음료에 캐러멜로 착색한 콜라 음료가 생산되고 있다.

콩

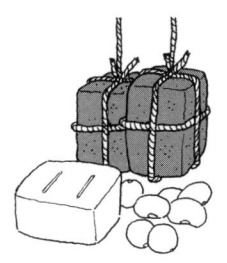

고기와 맞먹는 지질·단백질 함유
심장병·동맥경화·고혈압에도 우수한 식품

감옥살이를 빗대서 '콩밥 먹는다'고 한다. 이것은 죄수에게 콩밥을 먹여왔기 때문에 생긴 말인데, 건강을 잃기 쉬운 그들에게 가장 효율적으로 영양 공급을 할 수 있던 것이 콩이었던 것이다.

콩은 고대 중국에서 최초로 재배되기 시작하였고 우리나라에도 간장·된장·두부 등 여러 가지 전통 식품으로 우리의 식생활과 밀착해온 식품이다.

그러나 20세기에 들어와서 미국 사람들이 콩을 재배하기 시작했는데 오늘날에는 주객이 전도되어 미국이 전 세계 생산고의 80%인 4,000만 톤을 생산하고 있다.

우리나라 품종의 대부분은 재래종이며, 몇 가지의 도입 품종이 있다. 장려 품종으로 되어 있는 것으로는 다음과 같은 것이 있다.

장단백목(황색이고 알은 중간치이며 비교적 조숙 다수성이다. 남한 각지가 적지이다)·금강대립(강원도의 대표적 품종인데 황색종이고 다수성이며 질이 좋다)·충북백(충북 지방의 재래종인데 알이 굵은 흰 콩이다. 조숙성인 그루콩이다)·충북황 1호(충북 제천 지방의 재래종인데 알이 중간치의 황생종이다. 만숙성이어서 보리를 거두고 심기에는 부적당하다) 그 밖에 제주 지방의 힐, 전북·전남 지방의 익산, 경북 지방의 부석 등이 있다.

충남 지방의 재래종으로 알이 잘고 황갈색인 흰좀콩과 황백색으로 알이 굵은 흰밤콩도 있다.

밥에 넣어 먹는 콩으로는 알이 굵고 연질인 것이 좋은데 갈색·흑색·얼룩이·아주까리콩 등이 주로 재배되어 왔다.

검정콩은 노란콩과 성분이 대동소이하나 밤콩은 단백질이 26%, 지질이 15% 가량으로 떨어지고 있다. 그러나 콩은 '밭에서 나는 고기'라고 말할 정도로 단백질과 지질이 풍부한 식품이다. 콩에 들어 있는 단백질의 양은 농작물 중에서 최고이며, 구성 아미노산의 종류도 육류에 비해 뒤지지 않는다.

콩의 지질은 약 50%가 리놀산이고 리놀렌산이 6%나 들어 있다. 이러한 불포화지방산은 동물성 지질의 과잉 섭취에서 오는 콜레스테롤을 씻어내는 역할을 하는 것으로 알려져 있다.

콩기름 중에는 비타민 E가 100mg% 가량이나 들어 있어 미용과 노화 방지의 효과도 있다.

심장병·동맥경화·고혈압 등을 일으키지 않는 식품으로 미국 등 선진국에서는 콩을 대대적으로 이용하기에 이르렀다. 콩에 들어 있는 단백질로 만든 인조육과 두유나 콩가루 등의 제조와 소비가 점차 늘어나고 있다.

콩에는 비타민 B군이 특히 많고 A와 D도 들어 있으나 비타민 C만은 거의 없다.

콩은 날것으로 먹으면 거의 소화가 안 되며, 익혀 먹어도 65%가량 밖에는 소화가 되지 않는다. 그러나 가공한 된장은 80% 이상이, 두부는 95% 소화가 된다.

날콩은 비린내가 날 뿐 아니라 특수 성분으로 혈구 응집 작용이 있는 소이인과 소화 효소 트립신의 작용을 방해하는 트립신인히비터가 있다. 그러나 이들 유해 물질은 열에 아주 약하기 때문에 익혀 먹으면 문제가 되지 않는다.

콩에는 배당체(配糖體)로 사포닌이 소량으로 들어 있는데 용혈 작용이 거의 없다. 콩은 스태미나 특히 정력이 강해지는 데 필요한 단백질이 들어 있다. 즉 정자의 생성을 촉진하는 리신과 알기닌, 글루타민산 등이 풍부하다.

□ 노란콩 말린 것 : 단백질 41.3g 지질 17.6g 탄수화물 26.1g 칼슘 127mg 인 490mg 철 17.6mg 비타민 B_1 0.60mg 비타민 B_2 0.17mg.

콩나물

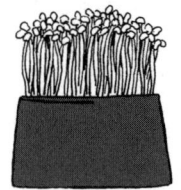

원료인 콩의 영양가에 비타민 C가 첨가된 식품
저혈압·감기·미용에 효과

추위가 심할 때 얼큰한 콩나물국을 마시고 출근을 하면 한동안 추위를 잊을 수 있고, 감기에 걸렸을 때 마시면 쉬 회복된다. 이처럼 콩나물은 우리 서민들에게 오랫동안 친숙한 식품이었다.

악보의 음부를 닮았다 해서 재미있는 비유의 말도 나오고 너무 흔해서 천시되는 경향마저 있지만 콩나물은 우리의 생활과 밀착되어 특별한 풍미를 자아내는 것이 사실이다.

콩나물의 재료는 콩이다. 콩은 동양 최고의 작물인데 우리나라에서는 삼국시대부터 재배되었다고 한다.

콩에는 품종이 많은데 대립종(大粒種)보다는 소립종(小粒種)이 콩나물을 만드는 데 알맞다. 콩나물용 콩으로는 쥐눈이콩(鼠目太), 기름콩(油豆)이 좋은 것으로 알려져 있는데 자디잔 흰콩이다.

콩나물은 원료인 콩이 뛰어난 영양가를 가지고 있는데다 싹이 돋는 사이에 성분의 변화가 생겨 비타민 C가 풍부한 식품이다.

우리나라와 중국에서는 옛날부터 이용해 왔는데 계절에 관계없이 손쉽게 만들 수 있고 맛도 좋아 식생활에서 빼 놓을 수 없는 것이 되었다.

콩나물 200g(두 줌 정도)이면 어른이 하루에 필요로 하는 비타민 C를 공급할 수 있다. 감기에 좋은 이유도 비타민 C 때문일 것이다. 비타민 C는 피부를 곱게 해 주는 작용이 있으므로 콩나물은 미용식의 효과도 있는 셈이다.

그러나 콩나물을 데칠 때에는 구리그릇을 쓰면 비타민 C가 대부분이 파괴되므로 구리로 된 그릇은 되도록 쓰지 않는 것이 좋겠다.

콩나물은 원료 콩을 미지근한 물에 담가 어두운 곳에서 2배가량으로 부풀게 물을 흡수시킨다. 이것을 깨끗한 모래를 넣은 배수구가 있는 통에 담고 위를 덮어 27~30℃로 발아시킨다. 매일 2회 미지근한 물을 주면 되는데, 10~15cm 자란 것이 가장 좋다.

잘 자란 것은 줄기가 아주 희고 통통하며 콩나물만이 가진 독특한 냄새를 풍긴다. 검은 점이 있거나 떡잎이 너무 물렁물렁해진 것 또는 이상한 냄새가 나는 것은 부패한 것이다.

콩나물에는 뉴크레아제 · 우레아제 · 아미다아제 · 인베르타아제 · 아밀라아제 등의 효소가 많다.

콩나물을 한명으로는 '두아(豆芽)' · '숙아채(菽芽菜)'라고 하며, 채 자라지 아니한 콩나물을 말린 것을 한방에서는 '대두황권(大豆黃卷)'이라 한다. 이 대두황권은 부종과 근육통을 다스리고 위 속의 열을 없애주는 효과가 인정되어 약용으로 쓰여 왔다. 또한 저혈압인 사람에게 콩나물이 좋은 것으로 전해 오고 있다.

콩나물을 키울 때 물을 제대로 주지 않으면 잔뿌리가 많이 나는데 그렇게 되면 질기고 맛이 없다.

콩나물은 쉽게 변질하므로 농약으로 쓰이는 우스프른(水銀劑)을 사용해서 윤이 나게 하고 썩지 않게 하여 유독한 콩나물을 시판한 악덕업자가 횡행한 일이 있었다. 이 우스프른이란 농약은 페닐초산 수은이라는 유기 수은이 주성분으로 되어 있다. 이것이 흡수성인 회백색 가루인데 물에 풀면 남청색의 맑은 물이 된다.

수은은 중금속의 대표적인 것으로 단백질과 작용해서 변성(變性)

응고시키며, 한 번 인체에 흡수되면 쉽사리 빠져나가지를 못한다. 바로 그러한 특성을 이용해서 세균을 죽이는 농약으로 이용된 것이다.

단순한 생각으로 콩나물을 안 썩게 친 농약이 그것을 먹는 사람 몸 안에서 피부질환·언어장애·마비 등 무서운 독성을 나타내게 된다는 것을 잊어서는 안 될 것이다. 콩나물에 흡수된 수은은 씻거나 삶아도 제거되지 않는다.

□ 삶은 것 : 수분 92.4% 단백질 3.4g 탄수화물 2.9g 칼슘 32mg 인 40mg 비타민 C 3mg.

클로렐라

엽록소 속에 클로렐라 엑기스 함유
콜레스테롤 수치 떨어뜨리고 간장·신장 기능 도움

우수식품으로 크게 각광을 받고 있는 것에 클로렐라가 있다. 클로렐라는 민물에서 자라는 녹조류에 속하는 단세포 생물로 광합성 능력이 강한 것이 특색이다.

클로렐라의 엽록체 속에는 많은 클로렐라 엑기스(클로렐라의 성장인자)가 들어 있다. 이것은 사람에게 질병의 예방과 치료, 건강 유지에 유효한 것으로 알려져 있다. 그 밖에도 단백질(60%), 엽록소, 무기질, 비타민이 풍부하다.

네덜란드의 바이에르 링크라는 학자가 처음 알아냈고, 독일의 노벨상 수상자인 와르브르그가 광합성 연구에 사용해서 유명해졌다.

클로렐라가 동물체에 미치는 작용으로는 다음과 같은 것이 알려져 있어 건강 장수식품으로 손꼽히게 되었다.

① 단백질의 합성을 왕성하게 해 준다.
② 지질의 합성을 억제하여 몸을 단단하게 해 준다.
③ 혈액 정화 작용이 있다. 조혈 작용을 활발하게 하며 혈액 중의 콜레스테롤 값을 떨어뜨린다.
④ 간장과 신장의 작용을 도와준다.
⑤ 산성체질을 알칼리성으로 바꾸어 준다.
클로렐라는 알칼리성식품이기 때문이다.
⑥ 세포 부활 작용이 있어 사람 몸에 각 세포의 작용을 활발하게

한다. 신진대사나 세포의 분열·증식이 왕성해져 피부나 혈액을 비롯해서 몸 전체를 젊게 하는 효과가 인정되고 있다.
따라서 여러 질병의 예방이나 치료를 촉진하게 된다.
⑦ 농약 등의 공해에 대해 인체에 방어력과 회복력을 높여 준다.
시험관에 적혈구를 넣고 농약을 첨가하면 적혈구의 세포막이 상처를 입게 되는데 거기에 클로렐라 엑기스를 넣어 주면 세포막의 상처가 쉽게 아무는 사실이 알려지고 있다.
⑧ 외부에서 침입하는 세균이나 바이러스에 대해 저항력이 강해진다.
병원균을 잡아먹는 세포로는 백혈구가 널리 알려져 있으나 그것 말고 골수나 비장·임파절 등에 존재하는 망내계(網內系) 세포가 있다.
클로렐라 엑기스는 이 망내계 세포에 활성을 주는 사실이 알려지고 있다. 이러한 클로렐라 엑기스의 특수 성분으로 다당체(인체의 면역력을 높이는 물질)와 S-뉴클레오티드·펩티드라는 것이 밝혀져 있다.

위에 열거한 것처럼 뛰어난 효과가 인정되고 있는 클로렐라는 정제로 만들어 판매되기도 하고 가공식품에 이용되어 건강식품으로 각광을 받고 있다.
클로렐라에는 많은 엽록소가 들어 있어 탈취 효과도 크므로 냄새가 심하게 나는 식품을 먹은 뒤나 구취가 나는 경우에도 좋다.

□ 단백질 45.3g 지질 7.2g 회분 11.5g 칼슘 117mg 인 1,536mg 철 73.4mg.

키위

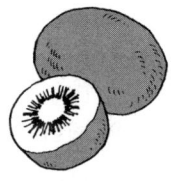

고혈압 예방에 효과
비타민 C가 많고 나트륨이 적음

    요즘 원예를 하는 분들의 노력으로 외국의 색다른 과일을 맛볼 수 있게 되었다. 그런 것의 하나가 키위이다.
    보숭보숭한 갈색 털로 뒤덮여 있는 생소한 열매이다. 껍질을 벗기면 전혀 대조적으로 녹색의 과육이 나와 놀라게 한다.
    키위란 원래 뉴질랜드에 사는 새 이름이다. 원시적인 새로 날개는 없고 털 모양의 깃털이 온몸에 났으며 크기는 닭만 하다. 부리는 길고 굵은 발에는 네 개의 발가락이 있으며 꽁지가 없다.
    낮에는 땅속·바위틈·나무구멍 등에 있다가 밤에 나와 활동하며 '키위 키위' 하고 울기 때문에 이름을 키위라고 했다고 한다.
    기이한 새 종류로 7,000만 년 이상이나 격리되어 살아왔다고 하는 뉴질랜드의 나라 새이다. 그래서 이 키위새는 살아 있는 화석이라고 재미있게 표현되고 있다.
    이 새와 비슷한 갈색털로 덮여 있는 과일 키위도 뉴질랜드 특산이며 '차이니즈 구즈베리'라고도 한다. 이 과일의 원산지는 중국 양자강 연안이며 '양도(楊桃)'라고 하는데 뉴질랜드에서 품종 개량이 되어 명성을 얻게 되었다.

나무는 등나무 비슷하게 생겼으며 다른 나무에 감아 올라가는 성질이 있다. 잎은 심장 모양이고 꽃은 유백색이며 후에 황색으로 된다. 생김새는 타원형이며 1개의 무게는 100g 가량이다.

과육은 비취와 같은 청록색이고 딸기와 멜론의 맛을 합친 것 같은 독특한 맛을 가지고 있다. 다 성숙하기 전에 먹으면 단단하고 제 맛이 나지 않으므로 후숙시켜 먹어야 좋다. 냉장을 하면 상당히 오래 저장이 가능하다. 잘 익은 과일은 젤리 모양이고 물기가 많으며 흑갈색의 작은 씨앗이 동심원상으로 배열되어 있다.

키위 과즙에는 단백질 분해효소가 들어 있는 것이 특색이다. 그래서 고기를 머금고 난 뒤의 후식으로도 좋고 연육제로도 이용된다. 질긴 쇠고기 위에 얇게 저민 키위를 약 20분간 올려놓으면 연하고 맛있는 스테이크가 된다고 한다.

비타민 C가 대단히 많은 것이 특징이다. 또 무기질 성분으로 나트륨이 매우 적고 칼륨이 많다. 나트륨은 소금의 성분으로 요즘 짜게 먹는 것이 고혈압과 관계가 있다는 사실이 알려져 관심이 쏠리고 있다. 그래서 소금의 섭취를 줄이도록 권장되고 있고, 나트륨과 경쟁적인 성질을 가지고 있는 칼륨을 많이 먹으면 그 피해를 막을 수 있다는 사실이 밝혀졌다. 그러한 면으로 보면 나트륨은 적고 칼륨은 대단히 많은 키위가 고혈압 예방에 효능이 있는 것이다.

키위를 맛있게 먹으려면 냉장고에서 차게 한 다음 가운데를 칼로 잘라 찻숟가락으로 파먹는 것이 좋다. 겉껍질 벗긴 것은 둥글게 잘라 장식용으로도 하고 후루츠 칵테일용으로도 이용된다.

이 과육 썬 것을 소주와 같은 술에 담그면 고운 색깔이 우러나오고 향미가 좋아져 색다른 맛을 즐길 수도 있다. 독농가들의 노력으로 우리나라에도 키위가 흔하게 선을 보이게 된 것은 매우 반가운 일이 아닐 수 없다.

▫ 수분 84% 단백질 1g 지질 0.4g 당질 12.5g 섬유 1.3g 칼슘 27㎎ 철 0.3㎎ 나트륨 2㎎ 칼륨 320㎎ 비타민 C 80㎎.

토끼고기

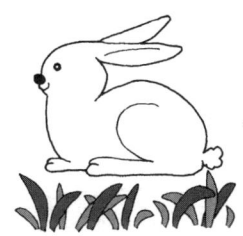

지질 적고 육질이 연해
갈증 없애고 비장 튼튼하게 해 주는 식품

토끼에는 얽힌 이야기가 많다. 고대 소설인 『토끼전』에는 꽤 많은 토끼가 남해 용왕을 속이는 재미있는 내용으로 잘 알려져 있다.

토끼는 호주 마다가스카르와 뉴질랜드를 제외한 전 세계에 널리 분포한다. 토끼는 설치목(楔齒目) 토끼과에 속하는 포유동물이다.

토끼가 가축이 된 것은 11~12세기로 알려져 있는데 털의 빛깔은 백색·흑색·적색의 세 가지로 크게 구별된다.

토끼는 원래 밤에 활동을 하는 야행성이며, 나무껍질·곡물·과실·채소 등을 먹고 사는데, 번식력이 강해 생후 6개월 만에 새끼를 낳는다. 암컷이 수컷보다 좀 크다.

가축화된 토끼로 우리나라에서는 개량 백색종·친칠라·뉴질랜드 화이트·앙고라·히말라얀 등이 사육되고 있는데 성분상의 큰 차이는 없다.

용왕이 먹으려다 실패한 토끼간은 쇠간이나 마찬가지로 영양가가 훌륭한 식품이다.

토끼 고기는 옛날부터 갈증을 없애고 비장을 튼튼하게 해 주는 식품으로 알려져 있다. 그러나 성질이 냉하여 많이 먹으면 원기와 정력을 떨어뜨린다는 말이 있으나 그 근거를 찾을 수는 없다. 어떤 음식이고 지나치게 먹어서 좋은 것은 없는 것이며, 여러 가지를 골고루 먹는 것이 바로 스태미나를 내는 비결이라고 할 수 있는 것이다.

돼지고기나 쇠고기보다 지질이 적고 조직이 부드러워 육질이 연한 것이 특색이다. 산에 눈이 쌓였을 때 잡는 것은 약효도 좋고 맛도 좋다고 알려져 있다.

토끼 고기의 노린내, 특히 산토끼는 더 심한데 조리할 때 향신료를 잘 써야 한다. 된장을 조금 풀어서 요리하는 것은 한 가지 방법이다. 쇠고기 기름을 조금 섞어 요리하면 쇠고기 요리 비슷한 맛이 난다. 민간요법으로는 산후 하혈과 난산 때 머리 부분을 고아 먹기도 하였다.

□ 단백질 21.6g 지질 4.9g 칼슘 8mg 인 254mg 철 2.7mg.

토란

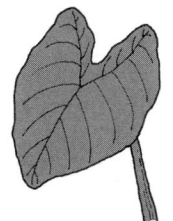

소화성 나쁜 당질 성분… 갈락탄 함유
위·장의 기능을 원활하게 하는 식품

들판에서 소나기를 만났을 때 장난꾸러기들이 우산 대용으로 곧잘 쓰던 것이 방패 모양으로 생긴 토란잎이다.

추석에 토란국을 끓여 먹는 것이 우리나라 풍습으로 되어 있다.

천남성과 다년생 초본인데 지대가 낮고 습한 곳에 잘 자라며, 높이는 80~120㎝가량으로 땅속에 살이 많은 구근(球根)이 있다. 잎은 두껍고 구멍이 많은 수질(髓質)의 엽병(葉柄)은 연하고 육질이다.

근경(根莖)을 토란(土卵)이라 하는데, 한명은 우자(芋子)·토련(土蓮)·토지(土芝) 등이 있다.

토란은 뱃속의 열을 내리고 위와 장의 운동을 원활하게 해 주는 식품으로 알려졌으며, 종기가 났을 때 먹으면 잘 낫지 않고 종기 자국이 남는다고 전한다.

토란에 가장 많은 당질은 녹말이 대부분이고 덱스트린과 설탕도 들어 있어 토란 고유의 단맛을 낸다.

토란의 미끈미끈한 성분은 갈락탄이라는 당질 때문인데, 이 성분은 소화성이 좋지 않다.

토란은 알칼리성식품이며 소화를 돕고 변비를 치료 예방해 주는 완화제이기도 하다.

송편이나 고기 등을 과식해서 배탈이 나기 쉬운 한가위에 토란국을 끓여 먹는 것은 계절음식 뿐으로서만 아니라 영양적으로도 매우 합리적인 것이다.

토란을 소금물에 조금 삶은 다음 요리를 하면 독성도 가시고 끈끈이도 줄어든다. 토란 껍질을 벗길 때 손이 가려워지는 수가 있는데 소금물로 씻으면 쉽게 낫는다.

독충에 쏘였을 때 토란 줄기를 짠 즙을 바르면 잘 낫고, 치통이 심해 볼이 부었을 때 토란과 생강을 간 것을 바르면 신효하게 잘 듣는다.

토란대(葉柄)를 식용으로 하는 것을 연뿌리 토란이라고 하는데 잎이 녹백색이고 횡단면에는 크고 작은 구멍이 뚫려 있다. 따뜻한 지방에서는 채소로 사용하기도 한다. 토란대와 토란에는 수산석회(蓚酸石灰)가 많아 너무 많이 먹으면 좋지 않다.

토란가루로 빚어 만든 송편을 '토연병(土蓮餠)'이라 한다.

토란 생육에 최적인 온도는 30℃이어서 겨울에는 지상부는 물론, 지하부까지도 5℃ 이하로 되면 상하기 때문에 캐서 저장했다가 봄에 다시 심어야 한다.

습기가 있는 땅에는 옛날부터 재배해왔는데 그 품종은 여러 가지가 있다. 토란의 품종 개량은 꽃이 좀체 피지 않기 때문에 다른 식물에 비해 어렵다. 조생종은 따뜻한 지방에서는 7월 중순부터 수확하나 보통은 10월 중하순이 수확의 적기이다.

토란은 5℃ 이하가 되면 부패하므로 추운 지방에서는 저장하기가 어려우나 따뜻한 곳에서는 간단하게 15~18cm 가량 흙만 덮어 두면 겨울을 지낼 수가 있다. 빗물이 들어가지 않도록 주의해야 한다.

□삶은 것 : 단백질 2.5g 탄수화물 12.5g 칼슘 17mg 인 32mg 비타민 C 3mg.

토 마 토

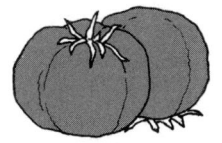

루틴 성분 함유… 혈압 내리고 혈관 튼튼하게
고기와 생선과 함께 먹으면 소화 도움

   토마토의 원산지는 고도의 문명을 누린 남미의 잉카 제국이었다고 전한다. 유럽을 거쳐 우리나라에 들어 온 것은 꽤 오래 되었지만 역시 처음에는 관상용이었고 식품으로 한 것은 50여 년 전의 일이었다.
   토마토를 '일년감' 또는 '남만시(南蠻柿)'라고 하는데 최근에는 비닐하우스 재배로 한겨울에도 토마토를 먹을 수 있게 되었다. 처음에는 풋내 같은 맛이 구미에 맞지 않아 싫어하지만 자꾸 먹을수록 입에 맞게 된다.
   토마토에는 구연산이 0.5~1% 있고, 유리아미노산이 70~90mg% 가량 들어 있다.
   토마토의 빨간색은 카로티노이드라는 물질 때문인데 특히 리코펜이 주성분이다. 가공용 품종인 빨간 것은 리코펜이 7~12mg% 들어 있으나 생식용 품종인 핑크색의 것은 2~4mg%에 지나지 않는다.
   토마토는 빨갛기 때문에 당근처럼 비타민 A가 많은 것으로 생각하기 쉬우나 실은 아주 적다.
   고기나 생선 등 기름기 있는 음식을 먹을 때 토마토를 곁들이면 위 속에서의 소화를 촉진하고 위의 부담을 가볍게 하며 산성식품을 중화시키는 역할도 하므로 일거양득의 효과가 있다.

토마토에는 루틴이 들어 있는데 혈관을 튼튼하게 하고 혈압을 내리는 역할을 하기 때문에 고혈압인 사람에게 아주 좋은 식품이다.

토마토는 조미료로서의 역할도 크다. 토마토를 이겨서 걸러 농축시킨 토마토퓌레에 소금과 향신료를 조미한 토마토소스, 소스보다 강하게 조미하고 단맛을 낸 토마토케첩 등 다양하다.

토마토주스는 1928년 처음 상품화 되었는데, 착즙에 소금을 0.5% 가량 넣고 살균한 것이다.

환자들의 음료로 토마토주스가 좋은 것은 유기산이 적어 자극성이 적은데다 영양가가 우수하고 소화성이 좋기 때문이다. 무기질로 칼륨이 많기 때문에 소금을 찍어 먹는 것이 설탕을 찍어 먹는 것보다 좋다. 토마토의 겉껍질을 벗기려면 팔팔 끓는 물에 잠깐 담갔다가 건져서 찬물에서 벗기면 손쉽게 벗길 수 있다.

잘 익은 토마토를 껍질을 벗기고 으깨면서 체에 밭친 것을 조미하지 않고 졸인 것을 토마토퓌레라고 한다. 이것은 토마토케첩을 비롯한 여러 가지 가공 원료로 이용된다.

잘 익은 토마토를 껍질을 벗기고 가늘게 썬 것을 퓌레와 섞어 케첩과 마찬가지로 조미를 한 것에 칠리소스가 있다. 토마토 씨와 과육 조각이 뒤섞인 점이 케첩과 다르다.

토마토 가공품은 그 색깔이 아주 중요한 구실을 한다. 토마토에 들어 있는 붉은 색소는 앞에서 말한 리코펜이 주체로 되어 있다. 그 밖에 카로틴·크산토필·크립토크산틴이 있으며, 덜 익은 것에는 푸른색의 엽록소가 들어 있다. 따라서 가공용에 알맞은 토마토는 리코펜 함량이 많은 품종이어야 한다. 같은 품종이라도 재배 환경이나 성숙도 등에 따라 차이가 생긴다.

성숙할 때의 온도가 18~23℃이면 리코펜이 잘 만들어져 색깔이 곱게 된다. 16℃ 이하나 30℃가 넘게 되면 리코펜은 만들어지지 않고 노란색이 강해진다.

여름에 지나치게 더운 지방보다 비교적 서늘한 곳 또는 낮과 밤의 온도차가 심한 곳에서 재배되는 것이 빛깔이 좋다.

토마토케첩 등 가공품에는 가짜가 많은데 그런 것을 가려내는 과학적인 방법으로 리코펜의 양을 재는 것이 가장 정확하다. 토마토 가공품에는 리코펜의 양이 최소한 5mg% 이상이 있어야 한다.

토마토를 영국 사람들은 '사랑의 사과'라고 하며, 이탈리아에서는 '황금의 사과'라고 부른다.

우리나라에서는 토마토를 식후에 후식으로 먹는 경향이 있는데 이것은 외국인이 샐러드나 요리재료로 쓰는 것과 매우 대조적이다.

덜 익은 토마토를 냉장고에 보관하면 빨갛게 변하지 않는다. 밖에서 붉게 변한 다음 냉장고에 보관해야 한다.

□ 수분 92.0% 단백질 2.0g 탄수화물 4.6g 칼슘 4mg 인 70mg 비타민 A 625I.U. 비타민 C 21mg.

톳

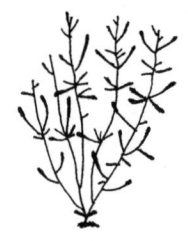

삶아먹거나 된장국에 넣어 먹는 해조류

노루 꼬리같이 생겼다고 해서 '녹미채(鹿尾菜)'라고도 한다. 갈조류에 속하는 해조로서 제주도와 서남해안에 분포한다. 잎은 베 짜는 북 또는 방망이 모양으로, 이 잎을 식용하는데, 3~4월에 채취한 부드러운 것을 먹는다. 기름에 간장을 넣어 삶거나 된장국으로 먹는다.

독특한 맛이 있으며 칼슘과 비타민 A가 많다. 점질물은 창자의 소화 운동을 높여 주는 중요한 작용을 한다.

□ 삶아 건조한 것 : 단백질 9.7% 지질 1% 당질 40% 섬유 10% 회분 18% 철 55mg% 칼륨 4,400mg% 요오드 50mg% 칼슘 1,400mg% 비타민 A 450I.U.

파

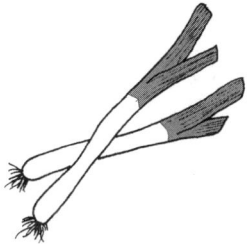

비타민·칼슘·철분 풍부
위의 기능 돕고 감기 악화 막는 효과

　백년해로의 표현을 파뿌리에 비유하는 것은 파의 지하경(地下莖)에 많은 수염뿌리가 있어 백발과 비슷해서 생긴 말일 것이다. 확실히 파를 잘 먹으면 검은머리 파뿌리 될 때까지는 해로하는 확률이 높아질 만한 특성을 지니고 있다.
　파는 백합과에 속하는 다년생 숙근초(宿根草)로서 내한성(耐寒性)과 내서성(耐暑性)이 특히 강하며, 북쪽의 시베리아로부터 남쪽의 열대 지방에까지 분포하여 있다.
　파는 중국이 원산지로 동양에만 있고 서양에는 없는데, 중국에서는 3,000년 전부터 재배되어 왔으며 우리나라에는 중국을 거쳐 고려 이전에 들어온 것으로 추측된다.

파는 우리 식생활에 깊게 뿌리 박혀 있을 뿐만 아니라, 그 영양 가치에 있어서도 높이 평가되어 각지에서 재배되고 있다. 특히 중국·한국·일본 등지에서는 빼놓을 수 없는 양념이다.

원추상의 잎은 끝이 뾰족하고 속이 비었는데 식용으로 많이 하는 비늘줄기는 잎과 뿌리 사이에 조금 있다.

우리나라의 모든 음식에 양념으로 들어가고 최근에는 고기와 함께 날로 먹는 경우도 많아졌다. 그러나 미역국에만은 파를 넣지 않는다. 특히 고기와 생선 등의 좋지 못한 냄새를 없애는 데 파는 큰 구실을 한다. 중국요리에서는 다양하게 이용되며 짜장에 날파를 찍어 먹는 것을 흔히 본다.

성분에서 보면 칼슘·인·철분이 많고 비타민이 많은 것이 특색이다. 녹색 부분에는 비타민 A가 있고, C도 많다.

파의 자극 성분으로 황화알린이 있는데, 마늘에 들어 있는 알린도 있어 비타민 B_1 유도체인 알리다아민이 되나 그 양은 마늘보다 적다. 알린은 창자에서 비타민 B_1과 결합하여 쉽게 흡수되고 이용도가 높은 새로운 비타민 B_1으로 변하게 하는 작용이 있다.

이렇게 음식의 영양가를 높여주고 맛을 좋게 하는 채소로서 파는 특색이 있고 약리작용이 있으나, 일반 채소가 알칼리성인데 반해 파는 유황이 많아 산성식품이다.

파는 몸을 따뜻하게 해 주고 위장의 기능을 도와준다. 또한 파는 감기 기운이 있을 때 악화되는 것을 예방하는 효과가 옛날부터 알려져 왔다.

파의 얇은 속껍질은 상처가 났을 때 붙이면 지혈 효과가 있다. 유행성 감기에 걸렸을 때 파 여덟 뿌리(흰 부분만)에 생강 5개를 함께 끓여서 마시면 몸이 따뜻해지고 하룻밤 땀을 내면 거뜬해진다.

잠이 안 오거나 흥분이 가라앉지 않을 땐 파를 고아 마시든지 생파를 된장에 찍어 먹으면 효과가 좋다.

□ 대파 : 수분 90.2% 단백질 1.4g 탄수화물 7.2g 칼슘 111㎎ 인 49㎎ 비타민 A 1,166I.U. 비타민 C 27㎎.

파래

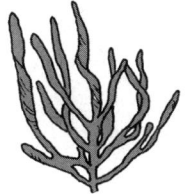

단백질과 철분 많아
입 냄새 제거에 좋아

김 비슷한데 머리털처럼 가늘고 긴 것도 있다. 강구(江口)의 단물 섞인 바다에 군생한다.

국에 넣기도 하고 튀각, 풀의 원료로 많이 쓰인다. 단백질의 함량이 많으며 특히 철분이 많다. 엽록소가 많아 신진대사를 도와주며 입에서 냄새가 날 때 씹으면 냄새가 없어진다.

□ 단백질 20.7g 탄수화물 18.7g 칼슘 600mg 철 106mg 비타민 A 2,900 I.U. 비타민 C 10mg.

파슬리

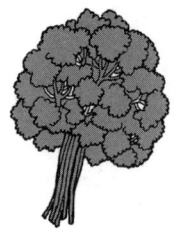

무기질·비타민 풍부한 강장 채소
빈혈·적혈구 조성에 효력

여러 가지 요리에 보기 좋게 장식용으로 쓰이는 채소에 파슬리가 있다. 그런데 흔히들 장식용인 줄 알고 먹는 것이 아닌 것으로 알고 제쳐 놓기가 일쑤이다.

파슬리는 향기가 독특하고 영양분이 많아서 요리의 액세서리에 활용될 뿐 아니라 수프, 소스, 샐러드 등에 이용되기도 한다.

미나리과에 속하는 이년생 초본인데 전체에 향기가 있어 식용으로 해왔다. 유럽 남동부와 북아프리카가 원산이나 습기가 알맞은 땅에서 잘 자라 지금은 세계 각지에서 널리 재배하고 있다.

골이 있고 30~60cm 정도 자라며, 줄기에서 많은 가지를 내는데 잎(三出重複葉)은 짙은 녹색이다. 윗면은 광택이 나며 2년째에 20~50cm의 화경(花莖)이 나와 황록색의 꽃이 2mm 가량으로 핀다. 이어서 넓은 달걀모양의 열매가 3mm 가량의 크기로 열린다.

파슬리는 무기질과 비타민이 많은 것이 특색인데 칼슘의 함량이 많은 알칼리성식품이다.

철분의 함량도 많은 편이어서 빈혈과 적혈구 조성에 크게 도움을 준다. 철분이 부족하면 적혈구가 줄어들고 온몸의 세포의 힘이 약해져 저항력이 없어지고 만다. 따라서 피로해지기 쉽고 정력적으로 일할 수 없게 된다.

파슬리를 자주 먹으면 여드름과 거칠어진 피부가 부드러워진다고 한다. 확실히 그럴 만한 이유가 있다. 비타민 A의 모체가 되는 카로틴의 함량이 많아 성인이 필요한 비타민 A를 파슬리 100g이면 충족될 정도이다.

비타민 A는 병에 대한 저항력을 높여 줄 뿐 아니라 피부를 매끈하게도 하는 것이다. 거기다 비타민 C가 많아 그 효과를 더해 주니 금상첨화라 할 수 있다.

파슬리만 먹을 때는 소금을 뿌리거나 레몬즙을 뿌리면 맛이 좋아진다. 특유한 냄새가 싫은 경우에는 기름에 튀겨 먹으면 꽤 많은 양을 먹을 수가 있다. 카로틴은 기름과 함께 먹으면 몸 안에서 더욱 잘 흡수된다.

파슬리는 컵에 꽂고 날마다 물을 갈아 주면 꽤 오래 간다. 생선, 달걀 등 산성식품을 먹고 난 뒤 파슬리를 조금만 먹어도 중화된다. 파슬리는 계절에 관계없이 나오는 채소이다.

□ 수분 76.2% 단백질 5.7g 탄수화물 14.8g 회분 2.5g 칼슘 238mg 인 51mg 철 10.6mg 비타민 A 3,792I.U. 비타민 C 150mg.

파인애플

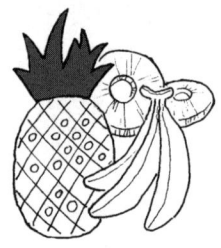

새큼한 맛의 구연산과 칼슘이 풍부
단백질 분해효소 들어 후식으로 유용

매혹적인 향으로 사람들의 구미를 돋우는 과실이 파인애플이다. 이것은 아나나스과에 속하는 상록 초본의 열매이다.

잎은 선형이고 뿌리에서 소복이 나는데 길이는 1m 가량이고 가에는 날카로운 톱니가 있다. 잎 사이에서 솔방울 모양의 밀집한 자색의 꽃이 피고 과실은 길이 20㎝가량의 타원형으로 맺어 황적색으로 익는데 이것을 파인애플이라고 해서 식용으로 한다.

열대와 아열대 지방에서 널리 재배해 왔는데 우리나라에서도 제주도 등지에서 재배하고 있다.

한명은 '봉리(鳳梨)'이다.

야생종이 많으나 재배되고 있는 것으로는 퀸종·카이엔종·스페인종 등이 있는데 가장 유명한 것은 스므스 카이엔종이다.

열매의 먹을 수 있는 부분은 약 80% 가량이다.

당분은 주로 설탕이며 과당과 포도당도 들어 있다. 새큼한 맛을 주는 구연산과 사과산이 0.5~3% 가량 들어 있고 아름다운 노란색을 띤 카로틴계 색소가 2~3mg%나 들어 있다.

칼슘이 비교적 풍부한 편이며 좋은 향기는 초산에틸을 비롯한 여러 가지 에스텔과 알코올 종류가 그 성분이다. 과육 중에는 단백질 분해 효소인 브로멜라인이라는 특수 성분이 들어 있어 고기를 먹고 난 뒤의 후식과일로 훌륭한 것이다.

바나나처럼 후숙시킬 수가 없고 부패하기 쉬워 생식용보다는 가공용으로 재배하는 일이 많다.

껍질 벗긴 모과를 푹 삶아 끓인 물에 담가서 삭인 것을 '모과수'라고 하는데, 파인애플 통조림을 '모과수'라고 부르기도 한다.

파인애플 열매의 껍질을 벗기고 썰어서 설탕물에 담근 통조림 말고도 주스와 저며서 말린 건조 파인애플이 있는데 그 향기와 맛이 달콤해서 한마디로 사랑스러운 과실이라고 할 수 있다.

□ 수분 88.5% 단백질 1.7g 탄수화물 9.1g 칼슘 17mg 인 6mg 비타민 C 31mg.

파파야

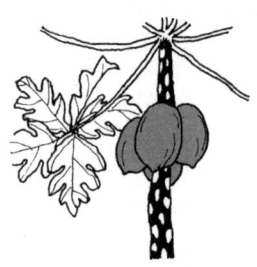

향기가 좋아 후식용 과일로 많이 먹어

열대아메리카 원산의 교목인데 자웅이주로, 수꽃은 황색육질이고 암꽃은 여러 개가 다닥다닥 핀다. 13℃ 이상의 온도가 아니면 제대로 자라지 않는다. 한명은 '번과(蕃瓜)'이다.

타원형의 황색 과실은 20~30㎝ 크기로, 씨가 많이 들어 있고 향기가 있어 후식용으로 많이 먹는다. 완숙과는 생식 외에도 설탕절임, 잼, 주스, 소금절임 등을 만들기도 한다. 파파야의 황색 색소는 크립토크산틴과 카로틴 등이다. 미숙과 껍질에 상처를 내면 유액이 나오는데 그 안에 단백질 분해 효소인 파파인(papain)이 들어 있다. 이 효소는 과실을 말려도 파괴되지 않는다. 그래서 단백질 소화제, 촌충 등의 구충제, 맥주·간장의 청징제(靑澄劑), 가죽기공용으로 쓴다.

고기를 부드럽게 하는 연육제로 쓰이며 냉동란을 이용할 때 발포제로도 쓰인다. 미숙과를 잘라 유즙(乳汁)을 모아 햇볕에 말리거나 알코올을 가하여 얻어지는 침전물을 말려 가루 낸 것을 이용한다. 공업적인 용도가 매우 다양하고 중요하다.

□ 완숙과 : 수분 86% 단백질 0.6g 지질 0.2g 당질 12g 섬유 0.7g 회분 0.5g 비타민 C 60㎎.

파프리카

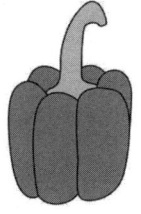

고추의 일종이나 맵지 않아
최근 우리나라의 수출 작물

 맵지 않은 고추의 종류가 파프리카인데 색깔도 녹색, 황색, 적색, 흑자색 등 여러 가지이다.
 대개는 길이가 6~12㎝이다. 스페인이나 모로코에서 생산되는 붉은 파프리카는 원형이고 살구만큼의 크기이다.
 파프리카의 고운색은 카로티노이드(0.12~0.35%)로 파프리카 1kg 중에 200㎎ 정도나 된다. 비타민 C는 신선한 것일수록 많고 과육이나 종자는 지질과 비타민 E를 갖는다.
 파프리카의 향기 성분은 메톡시 알킬피라질이다.
 파프리카의 과피(果皮)를 물로 처리한 후 유기용매로 추출한 것이 파프리카 오레오레진이다. 이것은 아주 진한 적색을 띠는데 식용유지류와 잘 섞이기 때문에 식품착색용으로 쓰인다.
 이 색소는 열에도 안정하므로 미과(米菓)나 통조림 식품에도 이용한다. 제빵류, 육류, 스프 등에도 쓰인다. 치즈, 달걀, 포테이토, 드레싱 등에 고운 색을 줄 수 있다. 오믈렛에도 쓰이는데 헝가리의 대표적인 요리가 로젠 파프리카나 헝가리안 구라쉬이다.

헝가리에는 다음과 같은 속담이 있다. '어느 사람은 명성 얻기를 바라고 어느 사람은 재물을 탐낸다. 그러나 모든 사람이 파프리카 구라쉬 먹기를 바란다.'

헝가리의 앨버트 기요르기 박사는 파프리카 중의 비타민 C를 분류하였는데 파프리카에서 바이오 플라보노이드를 발견하여 1937년 노벨상을 받았다.

중국 요리에 쓰이는 라유(辣油)는 보통 매운 고추를 쓰나 맵지 않은 라유를 만들 때 파프리카를 이용한다. 마가린이나 버터 착색에 쓰기도 한다.

파프리카 분말에는 카프시린이 0.02~0.03% 들어 있는데 스테로이드 사포닌이라고도 한다. 이것은 항균작용을 가지고 있다.

곰팡이가 생기기 쉽고 변질되므로 5℃ 이하의 저온저장을 해야 한다. 최근 우리나라에서 수출 작물로 재배되고 있다.

팥

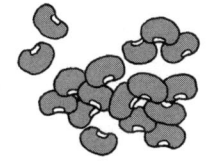

비타민 B₁ 많아 쌀에 섞으면 이상적 혼식
신장염・각기병・변비에 효과

눈이 펄펄 내리는 겨울날 뜨듯한 아랫목에 앉아서 먹는 팥죽은 한국 고유의 미각이라고 할 수 있다.

동짓날에 팥죽을 쑤어 액막이를 해 온 풍습은 이미 고려 때부터 있었다고 『동국세시기(東國歲時記)』에 소개되어 있다.

그 후 이사를 하면 으레 팥죽을 쑤어 집안의 평안함을 기구해 온 것은 풍속이 되기에 이르렀다.

팥은 이와 같이 절식(節食)으로서 우리의 식생활과 밀접한 관계를 가져왔기 때문에 속담에도 많이 이용되고 있다. 즉 지나치게 남을 믿는 사람을 조롱하는 말로 인용되는 것이 '팥으로 메주를 쑨대도 곧이 듣는다'느니, '팥을 콩이라 해도 곧이듣는다'고 말하고 있다.

손해를 본 듯하나 기실 손해 본 것이 없다는 말로 '팥이 풀어져도 솥 안에 있다'는 말이 있다.

팥은 콩과에 속하는 일년초인데, 동양이 원산으로 중국・한국・일본 등지에서 널리 재배되고 있다. 한명으로는 적두(赤豆) 또는 소두(小豆), 홍두(紅豆)라고 한다. 우리나라에서는 쌀과 콩 다음으로 치는 오곡 중의 하나이다.

팥은 팥밥과 팥죽뿐 아니라 떡고물이나 빵이나 생과자의 소 등에 널리 이용되며, 양갱(羊羹) 제조에도 쓰인다.

팥에는 사포닌(거품 성분)과 콜린 색소 등의 특수 성분이 있다. 이 사포닌 때문에 팥가루를 물에 넣어 거품을 일게 하여 비누 대용의 세제로 이용하기도 하였다. 이것은 화학제품과는 달리 약해가 없으므로 약한 피부나 식품을 씻는 데는 적격이다.

지질 함량이 적기는 하나 그 질은 우수해서 팔미틴산・스테아린산・아라키톤산 등으로 구성되어 있다.

곡류 중에서 비타민 B_1이 가장 많은 편으로 쌀밥을 많이 먹어 비타민 B_1이 부족해지기 쉬운 우리의 식생활에서 팥밥은 매우 합리적인 것이라고 할 수 있다.

'팥밥을 먹으면 각기병에 안 걸린다'는 말이 있는 것은 높은 비타민 B_1 함량 때문이다. 당질이 체내에서 연소할 때 비타민 B_1이 많이 필요한 것이다. 그래서 흰쌀에 팥을 섞으면 당질 대사가 잘된다. 당질의 연소 찌꺼기가 남지 않게 되기 때문이다.

당질의 연소 찌꺼기는 피로의 원인이 되는데, 이것이 몸 안에 많이 쌓이게 되면 스태미나가 급격히 감퇴하게 된다.

팥에는 4% 가량의 섬유가 있어 장을 자극하는 작용을 하므로 변비에는 탁월한 효능이 있다. 그러나 위장이 약한 사람이 팥을 먹으면 가스가 생기기 쉬워 방귀가 많이 나오게 된다.

팥은 다음과 같이 민간요법으로 널리 이용되고 있다.
① 신장염과 각기병인 사람은 팥을 삶아 먹으면 좋다.
② 숙취에는 팥죽이 좋다.
③ 손가락이 부어 아플 때에 팥가루와 같은 분량의 찹쌀가루를 식초로 개어 바르면 잘 낫는다.
④ 출산 후 젖이 적을 때 팥죽을 먹으면 유량이 많아진다.
⑤ 육류에 의한 식중독인 경우에도 삶은 떡을 먹거나 볶은 청을 가루 내어 한 번에 세 숟가락가량 먹으면 좋다.

팥은 섬유가 많고 조직이 단단하기 때문에 물과 함께 오래 삶아야 하는 불편이 있다. 그래서 쉽게 삶으려고 중조(식용 소다)를 소량 넣고 삶는 일이 많다. 쉽게 무르고 연료도 절약이 되어 좋으나 알칼리성인 중조에 의해 비타민 B_1이 파괴되는 것이 결점이다.

팥의 껍질은 7~8%이고, 우리나라에서 재배되고 있는 품종은 청주적(淸州赤), 재래 1호, 대납언(代納言) 등이 있다.

□ 붉은팥 삶은 것 : 단백질 8.9g 탄수화물 24.2g 칼슘 30mg 인 100mg 비타민 B_1 0.15mg 비타민 B_2 0.06mg.

팽이버섯

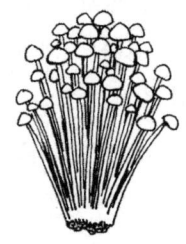

콩나물과 비슷
갓이 희고 중심부가 담갈색이고
살이 두꺼운 것일수록 좋은 것

팽나무버섯을 팽이버섯이라고 부른다. 감나무·팽나무·느티나무·뽕나무 등에 야생하는데 요즘은 병에 톱밥과 쌀겨를 혼합한 배지에 인공재배를 하고 있다.

갓이 희고 중심부가 담갈색이고 살이 두꺼운 것일수록 품질이 좋다. 일본에서는 특히 인기가 있어 우리의 콩나물처럼 많이 식용한다. 생김새도 콩나물 비슷한 모양을 하고 있다.

□수분 89.7% 단백질 2.7g 지질 0.5g 당질 5.4g 섬유 0.9g 회분 0.8g 칼륨 360㎎ 비타민 B_1 0.3㎎ 비타민 B_2 0.22㎎ 나이아신 8.1㎎.

포 도

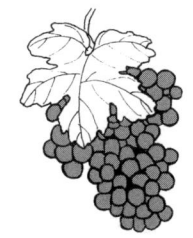

소화 흡수가 쉬운 포도당이 풍부
장의 활력 돕고 병후회복에 유효

    탐스럽게 익은 포도는 넘치는 생명력을 느끼게 한다. 포도는 유럽계와 미국계의 품종이 있는데, 원산은 지중해와 소아시아 등지라고 알려져 있고 종류가 많다.
    기원전 3,500년 전의 고대 이집트 벽화에 포도주를 담그는 그림이 남아 있고, 구약 성서에도 포도 이야기가 나오는 것으로 보아 포도의 역사가 오래된 것을 알 수 있다.
    우리나라에서 재배되고 있는 주요 품종은 캄벨스얼리·델라웨어·마스캇·콘코드·알렉산드리아·거봉 등이다.
    포도는 비가 많고 습기가 많은 곳에서는 잘 자라지 않기 때문에 프랑스를 중심으로 남유럽이 적지로 알려져 있다.
    포도는 품종과 성숙도에 따라 성분의 차이가 있다. 당질이 주성분인데 포도의 독특한 단맛을 내는 것으로는 대부분 이 포도당과 과당이다. 설탕과 같은 당분을 먹으면 위 안에서 분해되어 포도당과 과당으로 변하고 장에서 흡수된다.
    포도에 든 포도당과 과당은 쉽게 소화 흡수되어 피로 해소에 큰 도움을 준다. 피로했을 때 먹는 한 송이 포도는 다른 식품과는 비교가 안 될 정도로 빠른 효력을 나타낸다.

주석산과 사과산이 0.5~1.5%, 펙틴이 0.3~1%, 고무질·이노시톨·탄닌 등이 들어 있어 장의 활동을 촉진시켜 주고 해독하는 작용도 있다.

무기질로는 칼슘·칼륨·철분이 특히 많아 알칼리성식품이다. 자주색 과피의 색소는 안토시안계의 에닌과 그 분해물인 에니딘이다. 과실 중에서는 비타민이 아주 적은 편이다.

건포도는 씨 없는 포도가 좋고, 산미가 적은 품종을 과숙 상태가 되게 나무에 오래두면 좋다. 원료를 0.5% 가량의 끓는 가성소다 용액에 5~10초 동안 담가 과피 표면의 왁스분을 제거하고 상처가 나게 한다. 그래야 잘 마르게 된다. 그것을 물로 씻고 발에 널어 고르게 말려 수분이 15% 가량 되게 한다.

건포도에 윤이 나도록 건조하기 전에 3%의 중탄산소다를 넣은 올리브유에 담그기도 한다. 인공 건조는 65℃의 열풍으로 15~20시간 건조한다. 과즙 중에는 주석산칼륨이 많아 착즙 후에 영하 2℃로 오래 저장해서 주석을 제거해야 한다.

한방에서는 포도씨를 강장제로도 이용하는데, 지질이 20% 가량 들어 있다. 지질의 주성분은 리놀산과 스테아린 등이다.

포도는 잼이나 젤리를 만들어 놓으면 사시사철 그 맛을 즐길 수가 있다. 씨를 빼고 껍질만 따로 모아 같은 양의 물을 넣어 10분쯤 끓이면 천연 색소가 곱게 우러나온다. 그 물을 포도 과육과 섞어 설탕(포도 무게의 약 70%)과 함께 끓이면 색깔이 곱고 좋은 잼이 만들어진다.

씨를 빼고 과육과 껍질을 으깨어 포도과즙을 만들고 거기에 한천(2%)을 넣고 설탕은 기호에 따라 양을 조절(20~50%)하여 끓인 다음 식히면 포도 젤리가 된다.

ㅁ 수분 86.4% 탄수화물 11.5g 칼슘 12mg 인 20mg 비타민 B_1 0.40mg 비타민 B_2 0.25mg.

포도주

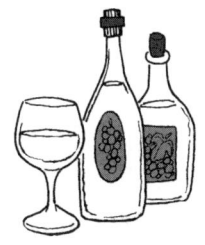

포도주용 포도는 당질 많고 유기산이 적은 것이 좋아
혈액순환 돕고 산성식품 중화 작용

    포도주는 가장 오래된 술이다. 박카스 신이 우리 인류에게 포도주 양조를 가르쳐 주었다고 하나 이것은 신화에 불과하며, 기독교에서는 최후의 만찬을 계기로 더욱 불가분의 음료로 되었다.
    포도주는 마개를 열고 주인이나 식사의 주최자가 자기 술잔에 조금 부어 먼저 맛을 보는 것이 에티켓으로 되어 있다. 이것은 16세기에 권모술수와 정적 암살로 유명했던 이탈리아의 보르지아 가문에서 비롯된 전통이라고 전해진다.
    '백 년의 적이 한 번의 회식으로 천 년의 친구가 된다'는 중국의 격언과 같이 식탁은 사교의 더없는 장소이며 좋은 기회인 것이다. 거기에 술이 없으면 삭막하기 이를 데 없을 것이고 술과의 대화는 한층 분위기를 좋게 해줄 것이다.
    포도주는 옆으로 눕혀서 보관하는 것이 원칙이다. 직사광선과 더운 곳을 피해야 하므로 지하실 등 어두운 곳에 보관하는 것이 좋다. 포도주는 한 번 마개를 따면 보존이 불가능하므로 다 마셔 버리는 것이 원칙이다.

　프랑스 사람들은 식사 중에 냉수를 먹는 사람을 보고는 '개구리가 아니면 미국 사람이다'라고 놀린다는 말이 있는데, 이는 포도주가 얼마나 식생활에서 대중적인 음료로 되어 있는가를 말해 주고 있다.

　식사하기 전에 마시는 포도주가 아페리티프이고, 생선 요리하고 곁들여 마시는 것이 백포도주이며, 쇠고기나 돼지고기하고 마시는 것은 적포도주이다.

　식사가 다 끝난 다음에 마시는 것은 디저트 와인 하는 식으로 포도주로 시작해서 포도주로 끝맺는 것이 상식으로 되어 있다. 그래서 이들은 포도주가 곁들여지지 않는 식사를 태양이 없는 하루로 비유하고 있다.

　포도주는 누룩을 쓰지 않아도 술이 되는데 그것은 포도 안에 당분이 많은 데다 포도 껍질에 효모(이스트)균이 묻어 있기 때문이다.

　포도주는 유럽계 민족이 키워 온 술인데 적색·백색·분홍색·단것·달지 않은 것·주정도(酒精度)가 높은 것·낮은 것 등 참으로 다양하다.

　프랑스가 포도주의 나라로 특히 유명한 것은 원료 포도가 좋은 것이 재배되기 때문이다. 포도주용 포도는 당분이 많고 유기산은 적은 것이 좋다. 같은 지방이라도 날씨가 불손한 해에는 포도의 당분이 적어 양조연차에 따라 포도주의 질이 뚜렷하게 차이가 난다.

　보통 '빈티지'라고 하면 그 해에 만들어진 술이며 저장할수록 질이 좋아지는 것이다. 덮어놓고 오래 묵으면 좋은 술이 된다고 아는 사람이 많으나 포도주에는 해당되지 않는 이야기이다.

　그러나 우리나라에서는 그 동안에 가짜 포도주가 판을 쳐서 포도주에 대한 개념이 아주 흐려져 있었다. 최근에 와서 제대로 양조한 것이 선을 보이고 있다.

　포도주를 가리켜 '생명의 물'이라고도 불러 왔다. 일사병에 쓰러졌을 때나 기절했을 때에 포도주를 한 모금 입에 넣어 주면 소생이 빨리 되는 데서 나온 말이다.

포도주는 보통 알코올이 12% 가량 들어 있어 피의 흐름을 도와주고 다른 술과 달리 알칼리성식품에 속하기 때문에 곡류나 육류와 같은 산성식품을 먹을 때 곁들여 먹으면 체액이나 혈액을 중성으로 유지해 주어 건강에도 좋은 음료이다.

술도 약리(藥理)면으로 보면 모르핀과 마찬가지로 습관성을 갖는 마약과 비슷한 것이므로 그 음주법에도 주의하여야 한다. 특히 포도주와 같이 주정도수가 강하지 않고 신맛과 떫은맛이 잘 조화된 술은 혈액 순환을 도우며 일상생활의 스트레스를 풀어 주는 효과가 크다. 술이 가지고 있는 장점과 단점을 이해한다면 술을 두려워하고 비난할 필요도 없으며 건강한 생활을 하는 데 도움을 받을 수 있는 것이다. 그런데도 술이 갖는 공적을 잊고 잘못해서 술로 인해 비극을 초래하고 있는 사람이 많음은 유감스러운 일이 아닐 수 없다.

포도주는 종류에 따라 제 맛을 내는 온도가 다르다. 즉 백포도주는 5~7℃, 핑크는 10℃, 적포도주는 15℃ 가량이 가장 좋다. 포도주는 잔에 1/2~2/3 정도 붓는 것이 에티켓으로 되어 있다.

술잔에 가득 채우면 공기 접촉과 공기 순환이 커져 향과 맛이 빨리 없어져 좋지 않다. 술잔에 따라진 포도주는 단번에 마시지 말고 네 번쯤 나누어 한 모금 한 모금씩 마시는 것이 좋다.

□ 백포도주 : 단백질 0.2g 탄수화물 2.0g 칼슘 9mg 인 4mg 철 0.8mg.

피 망

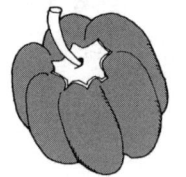

비타민 풍부한 서양고추
신진대사 돕고 몸속을 깨끗이 해 주는 강장식품

고추라면 매운 것을 연상하게 되나 맵지 않고 감미로운 고추도 있다. 바로 서양고추로 알려져 있는 피망이다.
　가짓과에 속하는 일년생인데 높이 60㎝ 가량이며 가지는 많이 치지 않고 잎은 커서 7~12㎝ 정도이다.
　화경(花莖)은 길어서 3.5㎝ 가량이고 열매는 짧은 타원형으로 꽈리와 비슷하다. 매운 맛이 없고 다 익으면 역시 붉어진다.
　'피망'은 프랑스어이며, 미국에서는 '스위트 페퍼'라고 한다.
　피망 가운데 살이 두꺼운 다육종인 것을 피멘토우라고 하는데 이것은 과육이 단단하고 익으면 선홍색이 된다. 이것은 주로 통조림과 병조림 원료로 쓰인다.
　피망은 풍부한 비타민 함유량으로 크게 각광을 받고 있는데 브라질이 원산지로 알려져 있지만 지금은 전 세계에서 널리 재배되고 있다. 우리나라에는 유럽을 거쳐 일제강점기에 들어왔으나 일반에게 영양식품으로 애용된 것은 최근의 일이다.
　여름채소 중의 왕자라고도 불린다.
　비타민 A가 풍부한 것이 특색인데 성장기에 A가 부족하면 골격의 성장이 정지된다. 피망 같은 채소 중에 들어 있는 비타민 A는 그 모체인 카로틴이라는 모양으로 들어 있다. 이 카로틴은 지질과 곁들여 먹으면 흡수와 이용률이 높아져 좋다.

샐러드로 먹거나 기름에 볶은 잡채 모양이면 그 흡수가 좋다는 뜻이다. 그래서 아침마다 기름에 살짝 데친 피망을 먹으면 여름을 거뜬히 넘길 수 있다고 말하는 이도 있다. 또 비타민 C가 시금치와 같은 양으로 채소 중에서는 파슬리 다음 가는 높은 함량이다.

요리할 때 비타민 C가 많이 파괴되는 것은 삶거나 끓이는 경우이고 기름에 튀기거나 지지면 그다지 파괴되지 않는다. 그래서 피망은 샐러드 등으로 날로 먹거나 고기를 넣어 지져 먹는 것이 좋다.

피망은 활발한 신진대사를 도와주고 몸 안을 깨끗하게 해 주므로 누구에게나 좋은 알칼리성 강장식품이다. 더위에 저항력이 없고 몸이 약한 경우에 계속 먹으면 체력이 불어난다.

다 익어 붉게 된 것은 우리 고추와 마찬가지로 향신료로 쓰인다.

□ 수분 93.0% 단백질 1.3g 탄수화물 4.8g 칼슘 10㎎ 인 27㎎ 비타민 A 1,600I.U. 비타민 C 101㎎.

피조개

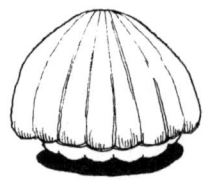

혈액 중에 헤모글로빈이 있어 빈혈 치료에 효과
조림요리와 국거리로 이용

돌조갯과에 속하며, '피안다미조개' 또는 '새고막'이라고 한다. 몸은 달걀모양이며 길이 12㎝, 높이 9㎝, 너비 7.5㎝ 가량이다. 껍질에 42~43개의 융기방사맥이 있고 색은 암갈색이다.

6~9월에 산란하며 깊이 10~40m의 바다 진흙 속에서 사는데 우리나라 남해와 일본 등에 분포한다.

패각과 내장 등은 먹을 수 없어 폐기율이 80~90%나 된다.

피조개의 혈액 중에 헤모글로빈을 가지고 있어 육질부는 적색을 띠기 때문에 피조개라고 한다.

생식에 알맞으며 간장, 식초 등과 같이 조림 요리와 국거리로 쓰인다. 빈혈 치료에도 효과를 거둘 수 있다.

유기산으로 호박산이 많고 아미노산으로 글루탐산이 많아 독특한 맛이 있다.

☐ 수분 78% 단백질 15.7g 지질 0.5g 당질 3.5g 회분 2.3g 철 5㎎ 비타민 $B_1 \cdot B_2$ 풍부.

한천

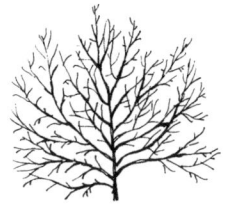

칼로리 없어 비만증인 사람에게 좋은 식품
장의 연동운동 도와 완화제로 이용

우뭇가사리의 끈끈한 점장(粘漿)을 얼려서 말린 것을 한천이라고 한다. 한천(寒天)이란 '추운 하늘'이란 뜻인데, 옛날에는 한천을 만들 때 겨울철 추운 하늘 밑에서 얼려 만들었기 때문에 붙여진 이름이다. 그러나 지금은 여름철에도 냉동기가 있어 계절에 구애받지 않는다.

우뭇가사리는 우뭇가사리과에 속하는 홍조류(紅藻類)인데 높이는 7~9㎝이고 줄기와 잔가지가 많아서 나뭇가지 모양을 이루고 단면은 방추형이다. 가지는 깃털 모양으로 갈라지고 몸빛은 여러 가지다.

열대에 많이 서식한다. 간조선보다 깊은 곳에 군생하는데 암초에 증식시키며 바닥에 암석을 넣어 번식하게 하고 긴 쇠갈고리 등으로 채취한다.

한명으로는 '석화채(石花菜)'라고도 한다.

당질이 주성분인데 대부분이 갈락탄으로 구성되어 있어 소화 흡수가 안 된다.

한천을 우무지라고도 하는데 뜨거운 물에서 우뭇가사리를 끓이고 추출한 다음 거르고 표백해서 얼려 만든다. 한천은 찬물에 녹지 않고 뜨거운 물에는 녹는다. 1%의 한천을 물에 넣고 끓이면 녹아 교질액이 되는데 40~35℃도로 식으면 굳어진다.

천연품인 각한천이나 실한천, 화학한천은 가루 모양으로 되어 있다. 화학품은 순도가 높아 의약용으로 쓰이며 값이 비싸다.

한천은 소화 흡수가 안 되고 창자의 연동운동을 잘하게 하므로 완화제로도 쓰이며 칼로리가 낮은 저칼로리 식품으로 비만증인 사람에게는 좋은 식품이 되는 것이다.

식품공업에선 광범위하게 쓰이는데 아이스크림, 소시지, 요구르트, 통조림 등에 알맞은 끈기를 주어 이용되기도 한다. 잼을 만들 때 잘 엉기게 하기 위해 1~0.5% 가량을 넣기도 한다.

장식용 제과를 만드는 원료로 많이 쓰이는데 다룰 때 유의할 점은 다음과 같다.

한천을 끓여서 녹일 때는 뚜껑을 닫지 않아야 하고 녹으면 곧 불에서 내려놓아야 한다. 설탕은 한천이 녹은 다음에 넣어야 잘 굳어진다. 한천에 과즙을 넣어서 가공할 때는 불에서 내려놓고 5분쯤 지나서 60℃ 가량으로 식혀 놓고 과즙을 넣어야 한다.

두 가지 색의 한천을 만들려면 먼저 굳혀 놓은 한천에 뜨거운 물을 조금씩 몇 번 부어서 약간 녹인 후 물기를 수건으로 닦아내고 다른 색의 뜨거운 한천을 부으면 실패하지 않고 잘 만들어진다.

□ 단백질 2.3g 탄수화물 74.6g 칼슘 523㎎ 인 16㎎ 철 7.8㎎.

해구신

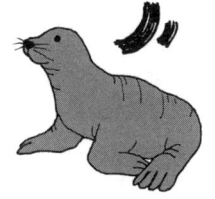

정력 강장제의 대명사로 알려져
영양가 낮은 단백질이 주성분

    물개는 수놈 한 마리가 암놈 30~50마리를 거느리고 산다. 수놈은 몸집이 커 암놈의 1m에 비해 2배가 넘는 2m 이상이며 무게는 암놈이 60kg가량인데 수놈은 3백kg나 된다.
    정력 강장제의 대명사처럼 불려 온 해구신(海狗腎)은 바로 이 수놈의 생식기이다.
    남성의 발기부진에 좋고 약해진 정액 생산 능력을 높여 주며 몽정과 정신허약, 중풍에 좋고 허리와 무릎을 따뜻하게 해 주는 것으로 과신해 온 사람이 많았다. 색을 너무 좋아해 헛것이 보일 때 좋다고 전해 오고 있으나 과연 성분상으로 보아 그럴 만한 것이 있는지는 의심이 간다.
    주성분은 단백질이며 그것도 콜라겐과 엘라스틴과 같은 경성 단백질이어서 영양가가 낮은 편이다. 설령 호르몬이 있다 해도 그것을 먹어서 사람의 정력으로 변환시킬 수 있는 것은 아니다. 그런데도 아직 알려지지 않은 특수 성분이 있는 것으로 믿고 있는 사람이 많다. 이것을 먹으면 틀림없이 효과가 있다고 믿는 심리적인 효과인 플라시보 효과가 큰 비중을 차지하고 있는 것이 아닌지 생각된다.

해구신은 개, 소, 수달피, 바다표범 등의 신(腎)을 가공해서 만든 가짜가 시중에 많이 나돌고 있다.

진품을 알아내는 방법으로는 다음과 같은 것이 있다.

진짜 해구신은 암캐에게 냄새를 맡게 하면 놀라 도망을 친다는 것이고, 병에 넣고 얼음이 얼 수 있는 온도로 했을 때 그 물이 잘 얼지 않는다고 한다.

해구신은 잡은 물개의 신(腎)을 말려 술에 하루쯤 담가 충분히 불린다. 그 뒤 종이에 싸서 뭉근한 불에 구워 썰거나 달여서 먹는다. 뜨겁게 하는 것이 효과가 더 좋고 찧어 가루로 쓰거나 환약을 짓기도 한다.

한 마리의 음경・음낭을 모두 잘라야 하는데 길이는 약 40cm 정도로 끝이 뾰족하다. 보통 교미하기 전 발정기의 것이 효력이 있을 뿐 그때가 아니면 아무 효과도 없다고 말하는 이도 있다. 해구신은 이렇게 진짜를 구하기 어려운 데에 매력이 있는지도 모른다.

한방에서는 발기불능과 음위증에 쓰이는 온눌보천환(溫訥補天丸)에 바로 해구신이 주체로 되어 있는 것이다.

갱년기 현상을 극복하기 위해 해구신을 애용하느니보다는 매일의 식사를 충실히 해서 자기 체력을 건강하게 관리하는 것보다 더 좋은 방법이 없다는 것을 알아야 하는 것이다.

해바라기 씨

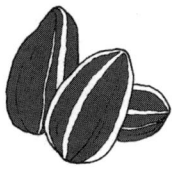

고열량 식품
고혈압·신경과민에 효과

　해바라기는 태양이 작열하는 8~9월에 정열적으로 꽃을 피우는데, 이글거리는 태양을 향해 피기 때문에 해바라기라고 부르는 것 같다. 영어로는 선플라워, 한명으로는 향일규(向日葵)·규곽(葵藿)·규화(葵花)라고 한다.
　해바라기씨는 여러 가지 특색을 가지고 있어 비상시에 대비한 저장식량으로 훌륭한 것이다. 쌀이나 콩처럼 찌거나 볶을 필요도 없이 껍질도 간단하게 벗길 수가 있다.
　해바라기에는 야생종·관상용종·보통 재배종의 세 가지가 있는데, 관상용종은 재배종과 비슷하나 씨앗이 작고 지질 함량이 적다. 재배종에는 미국종과 러시아종이 있다.
　미국종은 키가 크고 대립인 만생종인데 흑색종과 백색종이 있다. 러시아종은 키가 작고 조생이며 씨앗에 흑색의 무늬가 있는데 미국종보다 씨앗이 조금 작다.
　해바라기씨를 구성하는 단백질은 필수아미노산이 많다. 특히 아르기닌이 많다. 전래되는 말로는 시력이나 안색을 좋게 하고 손톱을 곱게 한다고 한다. 그리고 고혈압과 신경과민에도 좋다 하는데, 그것은 해바라기씨에 많은 칼륨·칼슘·철분 등의 무기질과 일반 곡류가 정제 과정에서 상실하기 쉬운 비타민 B 복합체가 풍부하기 때문이라고 생각되며, 이 성분이 부족하면 정신병에 걸리게 되는 레시틴이 많이 들어 있다.

성분상의 특색과는 별도로 씨앗의 상태로 장기간의 보존에 견디어 크게 변질되지 않는 것도 큰 장점이라고 할 만하다.

해바라기씨 중의 지질은 우수한 필수지방산이 많기 때문에 소화 흡수가 잘될 뿐 아니라 효율이 높은 것은 이미 깨나 호두에서 말한 바와 같다.

씨앗은 직접 식용으로 할 뿐 아니라 착유해서 샐러드유나 마가린 제조용으로 쓴다.

□ 단백질 19.9g 지질 56.4g 탄수화물 17.1g 칼슘 95㎎ 인 540㎎ 철 5.0㎎ 비타민 B_1 2.10㎎ 비타민 B_2 0.24㎎.

해삼

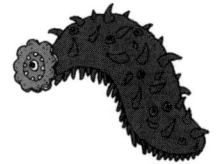

골격 형성에 필요한 칼슘·철분 풍부
발육기 어린이·임산부에 좋은 식품

해삼(海蔘)은 바다 밑에 깔려 있는 모래 속의 미생물을 먹고 사는데, 낮에는 바위 같은 곳에 숨어 있다가 밤에 활동하므로 육지의 쥐와 비슷하다고 해서 '바닷쥐'라고도 부른다.

운동은 20개의 촉수와 관족과 우족으로 한다.

해삼은 스티코프스과에 속하는 극피(棘皮) 동물인데, 밤색과 갈색이 교차하는 무늬를 갖고 있으며 길이가 40cm 가량 자란다. 바다 깊이 10~30m 되는 데에 살다가 바닷물의 온도가 16℃ 이상이 되면 깊은 바닷속으로 가거나 해저로 깊이 파고 들어가 그 속에서 여름잠(夏眠)을 잔다. 뱀이나 개구리의 동면과는 정반대의 생활이다.

전해 내려오는 말로 동면이나 하면을 해서 일정한 기간 잠을 자는 동물들은 정력에 좋다고 한다.

알은 여름잠을 자기 직전에 까는데, 해삼의 종류는 500여 종이나 된다. 몸의 앞 끝이 입이고 배 쪽에는 활동하기 위한 관족(管足)이 세 줄로 돋아나 있어 이것으로 바다 밑을 기어 다니는데, 우리나라와 일본에 특히 많다.

한명으로는 해서(海鼠)·사선(沙噀)·토육(土肉)이라 하는데, 서양 사람은 오이를 닮았다고 '바다오이'라 부르고 있다.

모양이 괴상하기 때문에 멀리하는 사람이 있지만 영양가가 우수한 식품이다. 그래서 중국에서는 인삼과 맞먹는다고 해서 '바닷삼(海蔘)'이라고 부르고 있다.

해삼은 그 담백한 맛도 좋아 여러 가지 요리 재료에 쓰이는데, 우리나라에서는 해삼백숙(내장을 빼낸 해삼을 토막을 치고 끓는 물에 잠깐 데치어 만듦)·해삼원미(원미를 쑤다가 불린 해삼을 잘게 썰어 넣고 끓인 다음 소주를 약간 섞어서 만든 음식)·해삼탕·해삼초(마른 해삼을 물에 불리어 내장을 뺀 다음 다시 불려 물을 뺀 뒤에 간장과 기름 설탕을 넣어 끓이고 후춧가루와 잣가루를 친 음식)·해삼전·해삼알찌게·해삼회 등으로 이용된다.

신선한 것을 썰어 놓으면 딱딱한 반면, 상한 것은 늘어지고 물이 생기며 냄새가 나서 식중독을 일으키기도 한다. 알칼리에는 약해서 곧 녹아버리는데 식초에 찍으면 단단해져서 초장에 찍어 먹으면 좋다.

수산 동물 중에서는 드물게 칼슘과 인의 비율이 이상적으로 되어 있는 것이 특색이다. 치아와 골격 형성, 근육의 정상적인 수축, 혈액 응고, 여러 가지 생리작용에 필수적인 칼슘과 조혈 성분인 철분이 많다. 그러므로 성장 발육기의 어린이나 임산부에게는 권장할 만한 식품이다.

예부터 해삼은 정력 강장제일 뿐만 아니라 식욕을 돋우고 신진대사를 왕성하게 하는 것으로 전해지고 있다. 한방에서는 신장을 튼튼히 하고 기운과 남성의 양기를 돋우며 성 능력이 쇠약해졌거나 없는 경우에도 유효한 것으로 전한다.

단백질이 우수하고 소화도 잘되기 때문에 어린이나 노인에게도 좋은 식품이며, 칼로리가 적어 비만증인 사람에게도 추천되는 식품이다. 혈압을 내리게 하는 식품으로도 알려져 있다.

싱싱한 해삼은 피부에 매우 작은 석회질 뼛조각이 있어 혀에 닿으면 딱딱한 감촉이 있다. 내장을 꺼내어 말려두면 오랫동안 두고 먹을 수 있다. 내장은 버리지 말고 소금에 절여 젓으로 먹는데, 특히 난소(卵巢)는 해서자라고 해서 진미로 유명하다.

해삼젓은 호박색을 띠는 것이 좋고, 검은 점이 있는 것은 좋지가 않다.

□ 수분 91.8% 단백질 3.7g 탄수화물 1.3g 회분 2.8g 칼슘 119mg 철 2.1mg.

해파리

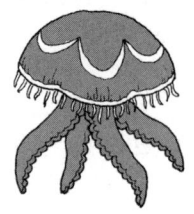

지질 적고 열량 적은 저칼로리 식품
비만증에 유효·정장(整腸) 작용

주요 요리가 나오기 전 식욕을 촉진하기 위해 제공되는 가벼운 음식을 '전채(오드블)'라고 한다. 프랑스에서는 14세기부터 연회석상에서 식사와 식사간의 심심풀이로 제공되었고, 러시아에서는 '자크스카'라고 해서 고기·생선·채소 등을 가지고 만든 간단한 안주가 시초였다고 한다. 영국에서는 '에피타이저'라고 한다.

중국 음식에는 '첸차이'라고 해서 차게 만든 냉채와 따뜻하게 만든 열채가 있다. 이 냉채는 냉훈(冷葷)이라고도 하는데 '훈(葷)'이라고 하는 것은 파·마늘·겨자와 같은 자극성 있는 향신료나 비린내 나는 육류나 어패류와 같은 식품을 가리키는 것이다.

냉채에는 종류에 따라 식품의 재료와 방법이 여러 가지가 있는데 별미의 재료로 손꼽히는 것으로 해파리가 있다. 해파리는 제아무리 양념을 해도 속까지 배어들지 않는다.

해파리는 해파릿과에 속하는 강장(腔腸)동물인데, 맑은 바닷물에 떠 있는 모양이 달과 같아 한명으로는 '해월(海月)' 또는 '수모(水母)'라고 한다.

모양이 갓 비슷하게 생겼으며 갓 밑에는 많은 촉수가 있고 뒷면 한가운데에 늘어진 자루의 끝에 입이 있어 갓같이 생긴 부분의 중앙에 있는 밥통과 통해 있다. 갓은 반구상(半球狀)으로 직경이 50cm 가량 된다. 몸빛은 담청흑색이며, 촉수는 유백색이다.

몸을 구성하는 성분은 대부분이 한천질(寒天質)인데 두껍고 단단하며 감각기(感覺器)가 여덟 개 있다.

염분 함량이 적은 바다에 많으며 갓 부분이 식용된다. 즉 갓을 석회와 명반에 담가 표백해서 피를 빼면 반투명한 황백색으로 된다. 이것을 소금에 절여 저장하기도 하며, 말렸다가 불려서 사용한다.

해파리는 지질이 거의 없으며 100g에서 34cal밖에는 나오지 않는 저칼로리 식품이므로 비만증인 사람에게는 아주 좋은 식품이다.

씹히는 맛이 젤리와 비슷해서 영어로는 '젤리피시'라고 하며, 냉채의 밑받침 재료로 적격이다. 중국 음식인 양장피 잡채에도 이용되며 렁빤하이저(冷拌海蜇)라는 냉채에는 필수 재료이다.

해파리는 소금물에 담가 3~4시간 우려서 염분을 뺀 후 냉수에 씻고 썰어 쓴다. 오이와 고기를 채 썰고 생즙·식초·설탕·간장·소금·참기름·겨자 등으로 조미해서 뿌려 놓고 먹을 때 가지기 버무려 먹는다.

『본초강목(本草綱目)』에는 '해사(海蛇)'라고 기록되어 있고, 목의 염증을 삭게 하고 소화불량을 낫게 한다고 말하고 있다.

해파리는 넓적하고 크게 말린 것은 엷은 소금물에 하룻밤 또는 2~3일 동안 불려서 소금기를 빼고, 돌돌 말아서 가늘고 작게 썬다. 썬 것은 20~30분 정도 담가서 소금기를 뺀다.

물을 어지간히 따르고 거기에 따뜻한 물을 부어 조금 쪼글쪼글해지면 얼른 다른 물에 건진다. 슬쩍 휘저어 소쿠리에 건져 물기를 빼서 조리하는 것이 좋다. 이때 쓰이는 따뜻한 물이 너무 뜨거우면 해파리가 지나치게 쪼그라들게 되므로 좋지 않으니 주의하여야 한다.

□ 수분 96.9% 단백질 1.3g 회분 1.7g 칼슘 2mg 인 8mg.

호 두

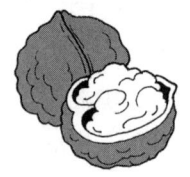

단백질·지질 함량 풍부
노화 예방·강장 효과
추위 이기는 훌륭한 식품

호롱불 대용으로 반 토막 낸 호두에 심지를 박고 불을 밝힌 우리 조상들은 낭만적인 데가 있었다. 낭만적인 선율 차이코프스키의 「호두까기 인형」에도 있듯이 동서양을 막론하고 호두는 예부터 애용되어 온 열매이다.

호두(胡桃)는 일명 '호도'라고도 하며 쌍자엽(雙子葉) 식물에 속한다. 북반구의 온대에 40여 종이 있고 한국에도 호두나무·굴피나무·가래나무 등 세 가지가 있다.

호두는 별명이 많아서 강도(羌挑)·당추자(唐楸子)·추자(楸子)·핵도(核桃) 등으로 불리는데, 단단한 겉껍질을 벗기면 속이 복잡하게 되어 있다. 그래서 일이 복잡하여 갈피를 잡을 수 없는 것을 말할 때 '호두 속 같다'고 한다.

호두에는 양질의 단백질과 영양가가 높으며 지질분이 많아 칼로리가 높은 식품이기 때문에 귀족들의 사랑을 받아온 식품이다. 하루에 호두 세 알만 먹으면 그날 필요한 지질분이 공급된다고 할 만큼 좋은 지질도 가지고 있다.

회복기에 있는 환자가 호두를 먹으면 회복이 빠르며 머리카락에 윤이 난다고 한다. 추위를 타는 사람에게는 추위를 이기는 훌륭한 식품이라고 할 수 있다.

우리나라 풍습에 음력 정월 보름날, '부럼'이라 해서 호두·밤·땅콩 등을 먹는데 이는 호두 등의 영양분이 많아 건강을 기원하고 이날 새벽에 까서 먹고 깍지를 버리면 그 한 해 동안에 부스럼을 앓지 않는다고 알려져 있다.

중국에서는 정초나 명절에 아이들에게 호두선물을 하는 습관이 있는데 이는 아이들의 기억력이 좋아진다고 믿고 있기 때문이다.

호두·밤·잣은 모두 견과류(堅果類)로서 영양이 풍부한 것이기 때문에 단단한 깍지를 밖으로 버린다는 풍습보다는 칼로리가 높은 식품을 엄동설한에 먹음으로써 건강을 유지하는 데 큰 도움을 주었을 것이다.

호두는 단백질의 함량이 육류보다 많으며, 지질은 돼지고기의 2배나 된다. 돼지고기나 쇠고기와 같은 육류의 지질은 포화지방산이 대부분이어서 비필수지방산이 많아 많이 섭취하게 되면 심장병이나 동맥경화 등이 되기 쉽다.

호두의 지질은 불포화지방산이 많고 혈청 콜레스테롤의 저하 작용이 있는 필수지방산이 많아 콜레스테롤이 혈관에 불필요하게 부착하는 것을 예방해준다. 따라서 성인의 스태미나 지질로는 동물성 지질이 아닌 식물성 지질로 바꾸는 것이 현명한 일이다.

호두에는 무기질과 비타민 B_1이 풍부해서 매일 먹게 되면 피부가 윤이 나고 고와지며, 노화 방지와 강장 효과도 기대된다.

청나라 말기의 서태후는 막강한 권력을 가진 여걸로서 널리 알려진 인물이다. 그녀는 젊었을 때 뿐 아니라 나이 들어서까지 아름다운 피부를 자랑했다. 막대한 돈을 들여 페르시아 만의 천연 진주를 가루 내어 마셨다는 풍문이 전해지고 있으나 실은 호두를 으깨서 만든 호두낙이 비법이었다.

「본초강목(本草綱目)」에 의하면 호두는 간을 보하고 허리와 무릎을 따뜻하게 해 주고 변비를 낫게 하며 가래를 없애 준다고 한다. 뿐만 아니라 신장 기능을 강화하고 기억력을 증강하며 신경쇠약 치료에도 이용되어 왔다.

　호두를 이용한 요리에는 호두낙·호두무으깸·호두두부 등이 있다. 호두낙은 깍지를 제거한 호두 10개를 뜨거운 물에 담가 속껍질을 곱게 벗긴다. 따로 쌀 150g을 잘 씻고 4시간가량 물에 담가 둔다. 절구나 유발에 호두·쌀·물 등을 조금 넣고 곱게 갈고 난 다음 체에 받친다.

　받친 국물에 꿀이나 설탕 150g에 물을 조금 혼합, 30분가량 약한 불에 끓인다. 여기에 대추를 넣어 끓이면 더 좋다. 쌀가루로 만든 새알심을 앞의 끓는 국물에 넣으면 호두낙이 완성된다.

　호두무으깸은 깍지 벗긴 호두에 끓는 물을 부어 속껍질을 벗긴다. 무 1개를 호두 2개와 섞어 간다. 거기에 간장으로 조금 간을 하여 먹으면 된다.

　호두두부는 속껍질을 벗긴 호두를 절구나 유발에 갈고 체에 밭친 후 냄비에 넣고 호두 분량 절반의 녹말가루나 칡가루와 함께 5~6배의 물을 넣어 소금을 조금 친 후 약한 불로 끓인다. 끈기가 생기지 않도록 저어 다 끓었으면 적당한 그릇에 담고 식힌 후 기호에 맞는 양념을 해서 먹는다.

　호두는 프랑스나 미국에서도 고급 견과에 속하는데 호두기름은 고급 식용유·향유·화장용·그림물감용 등 용도가 넓다.

　호두의 단단한 겉껍질을 깐 것은 오래 묵으면 기름기가 산패(酸敗)해서 변질하게 되므로 껍질 깐 것을 살 때는 잘 살펴야 한다.

　겉껍질이 있는 것이라도 다음해 4~5월이 지나면 맛과 영양이 떨어진다.

　□ 단백질 18.6g 지질 59.4g 탄수화물 15.7g 회분 1.8g 칼슘 130mg 인 199mg 철 3.0mg 비타민 B_1 0.55mg 비타민 B_2 0.11mg.

호박

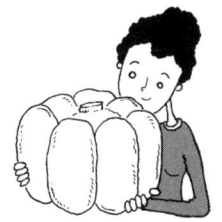

비타민 A·B·C 함유
비만·당뇨병에 좋고 병후 회복에 효과

호박은 박과에 속하는 식물 중에서 영양가가 가장 높다.

동인도가 원산지인데, 건조한 기후이면 어느 곳에서나 잘 자라 세계적으로 널리 보급되어 있다. 종류도 매우 많이 남멕시코산과 남미의 페루·볼리비아·칠레산과 북미산의 세 가지가 대표적이다.

우리나라에서는 재래종(만생종), 서울 애호박(조생종) 등이 재배되고 있다.

우리나라에는 일본과 중국에서 선조 때 임진왜란 이후에 들어 왔으며, 승려가 먹었으므로 '승소(僧蔬)'라고도 하다가 그 이후에 널리 퍼지게 되었다.

호박은 품종과 성숙도에 따라 영양 성분도 크게 달라진다. 잘 익을수록 단맛이 증가하는데, 주로 당분이 늘어나기 때문이다.

비타민 A는 프로비타민 A라고 하는 카로틴의 모양으로 존재하는데, 카로틴은 몸 안에 들어가면 비타민 A가 된다.

호박의 당분은 소화 흡수가 잘되기 때문에 위장이 약하고 마른 사람에게는 부식으로서만 아니라 간식으로 먹어도 되고, 회복기의 환자에게도 아주 좋다.

우리나라에서는 산후에 부기가 난 사람에게 가장 좋은 것으로 늙은 호박이 권장된 이유도 바로 호박이 갖는 특성 때문이었으리라. 또 당뇨병에 걸렸거나 뚱뚱한 사람에게도 좋은 식품으로 알려져 있다. 호박을 가장 효과적으로 먹는 방법은 기름으로 조리하는 것이다. 기름으로 카로틴의 흡수가 높아지기 때문이다.

한방에서는 황달과 각기에 걸린 사람에게는 좋지 않다고 하나 근거가 없는 이야기이다.

호박에는 비타민 C를 파괴하는 아스코르비나아제라는 효소가 들어 있는데 이것은 열에 아주 약하다. 그러나 호박은 생식하는 일이 없으므로 문제되지 않는다.

'동짓날에 호박을 먹으면 중풍에 걸리지 않는다'는 말이 있는데, 이는 호박 속에 많은 비타민 A와 C 및 B_2의 효과 때문이었을 것으로 짐작된다. 늙은 호박은 저장성이 좋기 때문에 겨우내 두고 먹었으며, 겨울에 부족하기 쉬웠던 비타민 A의 공급원으로 안성맞춤이었던 것이다.

☐ 수분 95.0% 단백질 2.0g 칼슘 15mg 인 23mg 비타민 A 930I.U. 비타민 B_1 0.06mg 비타민 B_2 0.15mg 비타민 C 8mg.

호박씨

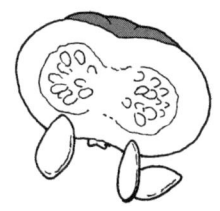

두뇌 계발에 유효한 무기질 · 비타민 B 풍부
고혈압 · 노화 방지 효과도

    겨울철의 저장 채소로서 이전에 큰 비중을 차지했던 호박이 요즘은 애호박으로만 이용되고 있다.
    늙은 호박과 호박고지 등이 보기 어려워진 것이다. 그러다 보니 귀중한 간식 재료였던 호박씨도 희소한 것이 되고 말았다.
    호박씨는 중국 사람들이 지금도 간식으로 하거나, 풀코스가 나오기 전에 심심풀이로 즐겨 까먹고 있다. 맛이 좋을 뿐 아니라 특별한 영양적 특징을 가지고 있어 건강식품의 대열에 끼고 있다.
    무기질로서 칼륨 · 칼슘 · 인이 풍부하며 비타민 B가 많이 들어 있다.
    주성분인 지질의 질이 매우 훌륭한 불포화 지질로 구성되고 있으며, 머리를 좋게 하는 레시틴과 필수아미노산이 골고루 들어 있다.
    옛날부터 '호박씨 깐다'는 말이 있다. 이 말은 뒷전에서 나쁜 일이나 모사를 꾸미는 사람을 빗대서 한 말이었으나, 실은 IQ가 높아 머리가 좋은 사람을 이르는 말이었을 것이다. 호박씨를 많이 먹게 되면 두뇌의 발달이 좋아질 수밖에 없으니까 말이다.

또 재미있는 연구로 호박씨가 혈압을 낮게 해 준다는 것도 있으며 천식 치료에도 쓰여 왔다.

호박씨는 기침이 심할 때 구워서 설탕이나 꿀과 섞어 먹으면 효과가 좋고 젖이 부족한 산모가 먹으면 젖이 많이 나온다고 전해지고 있다.

호박씨에는 필수아미노산인 메티오닌 등이 많아 간장의 작용을 돕는 역할을 하기 때문에 술안주로도 적격이라고 할 수 있다.

술이나 그 밖의 독성물질을 해독시키느라 시달리고 있는 사람들의 간장을 보호하고 작용을 활발히 하는 데 한몫을 할 수 있는 것이다. 호박씨는 볶으면 고소한 맛이 생겨 맥주나 위스키와 같은 술의 안주로 하면 맛이 잘 어울린다.

호박씨에 들어 있는 지질을 구성하고 있는 불포화지방산과 레시틴은 혈액순환을 도우며, 콜레스테롤의 침착을 하지 않기 때문에 고혈압이나 노화를 예방하는 효과도 기대된다.

유휴지를 이용해 늙은 호박을 재배해서 호박씨를 먹으면 건강 유지에 좋을 뿐 아니라 식량 자원 확보에도 큰 도움이 될 것이다.

□ 조미한 것 : 단백질 27.0g 지질 51.8g 탄수화물 11.5g 회분 5.2g 칼슘 44mg 인 1100mg 철 6.5mg 비타민 B_1 0.21mg 비타민 B_2 0.19mg.

홍어

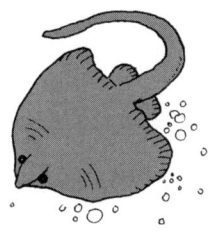

암모니아 발생시켜 색다르게 먹는 식품

가오릿과에 속하는 생선이 홍어(洪魚, 䱋魚)이다. 가오리는 몸이 가로로 넓적하고 꼬리가 긴 근해어로 노랑가오리·홍어·오동가오리·상어가오리·저자가오리·묵가오리·살홍어·눈가오리·흰가오리·꽁치가오리·나비가오리 등이 있다.

홍어는 몸길이가 1.5m 가량까지 크며, 마름모꼴 가오리와 비슷하나, 좀 더 둥글고 가로로 퍼졌으며, 머리가 작고 주둥이도 작다. 몸빛은 등 쪽이 갈색, 배는 희다. 제2등지느러미는 작은 꼬리지느러미에 연속되고, 뒷지느러미는 없다. 한국 연해와 일본 중남부 근해에 많다.

분어(鱝魚), 요어(鱙魚)라고도 하는데 요즘은 홍어회가 대중화되었다. 홍어회는 싱싱한 것으로 껍질을 벗겨 잘 씻은 후 막걸리에 2시간 가량 담그거나 잘 빨아 물기를 잘 짠다. 갖은 양념과 설탕을 넣고 실파, 당근, 마늘 썬 것과 잘게 찢은 도라지를 넣어 섞으면 새콤달콤하고 얼큰한 홍어회가 만들어진다. 홍어에 탁주가 어울린 것이라고 '홍탁'이라고도 한다.

홍어가 덜 잡혀 값이 비싸서 가오리가 홍어로 판매되는 일이 많다. 가오리는 등이 누렇고 살색도 노르스름한데, 홍어는 등이 거무스

름하고 살색이 희다. 홍어는 제철이 아니면 질기고 맛이 싱거워 겨울에서 이른 봄 산란기에 먹어야 연하고 좋다.

100g 중의 단백질이 19g 가량이고, 지질은 0.9g으로 고단백 저지질어에 속한다.

상어·가오리·홍어에는 요소 함량이 높다. 홍어 살 100g 중 2.6g의 요소가 들어 있다. 썩으면 강한 냄새가 나는데 그 이유는 고기 중의 요소와 3메틸아민옥사이드가 미생물에 의해 분해되어 암모니아와 3메틸아민으로 바뀌기 때문이다.

사람의 식성이란 이상해서 이따금 자극적인 이런 것을 먹고 좋아한다. 가오리와 홍어를 볏짚·톱밥을 섞어 가마니에 넣고 숙성시켜 요리해서 먹는 것은 바로 쏘는 듯한 풍미를 즐기기 위한 것이다.

뱀이 가오리를 싫어하므로 뱀에 물린 상처에 가오리 가죽을 붙이면 낫는다는 속설도 전해진다.

홍어는 흑산도가 유명한데, 그곳에서는 홍어를 12토막쯤 잘라서 장독 항아리에 차곡차곡 넣어 밀봉해 두었다가 1주일 정도 지나 매콤하게 변질되면 먹는다. 톡 쏘는 맛이 강해 입안이 얼얼해 피부가 벗겨질 정도라고 한다.

가오리와 홍어에는 몸에 이로운 베타인과 타우린도 있고 고린내 성분인 휘발성 지방산과 휘발성 카르보닐도 들어 있다.

▫ 단백질 19.6g 회분 2.4g 칼슘 305㎎ 인 250㎎ 인 1.2㎎.

홍화유

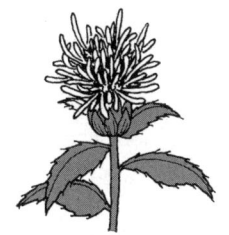

리놀산·비타민 E 함량 풍부
동맥경화·뇌졸중에 효과

요즘 미국 등지에서 홍화가 건강식품으로 인기를 모으고 있다.

홍화는 '홍남화'라고도 하고, 우리말로는 '잇꽃'이라고도 한다. 잇꽃의 원산지는 이집트인데 국화과에 속하는 일년추로, 줄기기 1m 가량이고 잎은 달걀모양이다.

7~8월에 분홍색 꽃이 두상화(頭狀花)로 줄기 끝과 가지 끝에 핀다. 색이 처음엔 홍황색이나 차차 짙어지는데 예로부터 물감 원료에 이용해 왔다. 옷감 염색뿐 아니라 연지나 떡의 착색 원료로도 애용되었다.

잇꽃을 따서 말린 것은 냉증이나 갱년기장애 등에 유효한 민간약으로 쓰여 왔다.

잇꽃의 종자는 쌀보다 조금 더 큰데 색이 희며 윤기가 있다. 이 종자에는 기름기가 많아 새로운 유지 원료로 주목을 끌게 되었다. 최근 미국의 캘리포니아에서 많은 재배를 하고 있고 콩기름 다음가는 자리를 굳히고 있다.

홍화유는 다른 식물성유와는 다른 특성이 있다. 잇꽃의 씨앗에는 20~30%의 지질이 함유되며, 거기에서 짜낸 홍화유는 77% 가량이 리놀산으로 구성되어 있다. 리놀산이 이렇게 많이 함유된 식용유를 다른 것에서 찾아볼 수가 없다.

리놀산은 불포화산의 한 가지인데, 사람 몸 안에서 만들어 내지 못하기 때문에 필수지방산 또는 비타민 F라고도 부른다.

식용유로 이것을 사용하면 산뜻하고 다른 기름에 비해 느끼하지 않아 우수한 식용유로 높게 평가받는다. 육식 과다 섭취에 의한 폐해를 막는 힘을 홍화유가 갖고 있는 것이다. 리놀산이 풍부할 뿐 아니라 비타민 E(90mg%)도 다량 함유하기 때문이다. 즉 비타민 E와 F는 혈관의 노화를 예방한다는 사실이 알려지면서 홍화유가 갑자기 각광을 받기 시작한 것이다.

사람은 혈관과 더불어 늙어간다고 말하고 있는데, 건강 장수 최대의 적은 혈관의 노쇠이다.

동맥경화·심근경색·뇌졸중·신장병 등도 혈관의 이상에서 오는 경우가 많다. 특히 40~50대에서 쓰러지는 사람의 대부분이 식생활의 잘못으로 혈관 노화가 촉진된 경우가 많음을 우리는 음미할 필요가 있는 것이다.

효 모

양질의 단백질 다량 함유
빈혈 치료에 탁월한 효능

    구약성서의 출애굽기에 보면 모세가 이스라엘을 떠나올 때 급히 서두르다 누룩을 잊고 왔다고 한다. 그래서 맛없는 빵을 먹지 않으면 안 되었다고 한다.
    그러나 이 말은 잘못 번역된 말이다. 서양에는 기후관계로 곰팡이를 이용한 누룩은 없었기 때문이다. 누룩이라 번역된 말은 빵씨였던 것이다. 빵 반죽을 만들어 두었을 때 효모, 즉 이스트가 자라 발효가 되면 부풀고 맛있는 빵이 만들어진다.
    효모는 현미경을 통해서만 볼 수 있는 미생물로 당분을 발효해서 알코올과 탄산가스로 분해하는 힘을 가지고 있다.
    그 당시에 사람들이 효모를 알았을 리가 없다. 그러나 그들은 오랜 경험을 통해서 잘 부푼 반죽을 다 굽지 않고 조금 남겨두었다가 다음 번 반죽을 만들 때 섞어 보니 잘 부푸는 것을 알게 된 것이다. 바로 그것이 빵씨였던 것이며 유럽에서는 신부가 시집갈 때 필수적인 지참물이었다.
    술과 빵은 효모가 가지고 있는 효소의 힘을 응용해서 만들어진 것이다. 기원전 1,300년경에 이미 이집트에선 빵이나 맥주를 만들어 먹었다고 하는데 그것도 효모의 작용을 전문적으로 알고 이용한 것이 아니라 생활의 경험에서 얻어진 지혜였던 것이다.
    이렇게 생활과 깊은 관련을 가진 효모도 중세에 이르기까지 그 정체가 밝혀지지 않았다. 15세기에 이르러 발효에 관한 연구가 활발해져 당시 발명된 현미경으로 효모의 모양이 알려지고 효모는 비로소 신비의 베일을 벗게 되었다.

효모는 모두 단순세포로 구성되며 둥글거나 타원형의 모양을 이루고 있는데, 빵효모·맥주효모·포도주효모·청주효모 등 종류가 많다. 효모를 연구하는 과정에서 효소도 알려지게 되었다. 음식물의 소화, 조직의 합성분해, 세포의 호흡, 근육의 수축 등이 모두 효소의 작용으로 이루어진다.

효모에는 생명 현상과 관계가 깊은 효소를 유효성분으로 가지고 있으며 그 밖에도 비타민류, 아미노산류, 무기질류 등이 풍부하다.

필수아미노산인 리신·트립토판·페닐알라닌·메티오닌 등이 골고루 들어 있다. 리신은 체내 조직의 합성에 유효하며, 트립토판은 발육과 체중유지에 중요한 작용을 하며 식욕증진, 조혈, 젖의 분비 촉진 등에도 유효하다.

메티오닌은 인지질 합성을 촉진하여 간의 지질을 적절히 운반해서 지방간이나 간경변을 예방하는 힘을 가지고 있다.

비타민 B 복합체를 골고루 가지고 있어 효모의 유효성분을 보면 참으로 화려해서 사람들이 필요로 하는 영양소를 풍부하게 가지고 있다. 제1차 대전 중 식량부족에 고심한 독일이 효모를 대량 생산하여 인조육을 만든 것은 유명한 이야기이다.

미국의 하우저 박사는 자신의 책『젊어 보이며 장수하는 법』속에서 효모에 들어 있는 비타민류, 아미노산류, 무기질 등이 젊음을 유지하고 장수하기 위해 필수적인 것으로 지적하고 있다.

효모에는 양질의 단백질이 50%나 들어 있으며 빈혈 치료에도 탁월한 효능이 인정되고 있다.

우리나라의 전통식품인 증편은 막걸리를 넣고 반죽해서 만든 것인데 효모에 의해 부풀린 것이다. 비스킷은 효모를 안 쓰고 중조를 써서 부풀린 것인데 나트륨이 많아 고혈압인 사람은 삼가는 것이 좋다. 효모로 발효시킨 빵이나 증편은 독특한 풍미가 있고 소화도 잘된다.

□ 수분 70.0% 단백질 12.6g 탄수화물 14.4g 회분 2.6g 칼슘 16mg 인 410mg 철 6.3mg 비타민 B_1 0.70mg 비타민 B_2 1.50mg.

후추

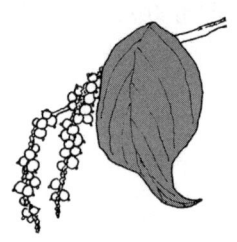

소화를 촉진하는 향신료
비타민 C 산화 막고 방부 효과

후추과에 속하는 열대성 관목이 후추나무이다. 줄기는 직경 2cm 가량의 원주형이고 잎은 끝이 뾰족한 난원형이다. 5~6월에 흰빛의 꽃 이삭이 자웅이주로 핀다. 열매는 장과(漿果)인데, 직경이 5~6mm 의 구형이며 붉게 익는다.

인도 남부가 원산인데 지금은 수요가 늘어나자 남미 지방에서 양산되어 각국에 수출하고 있다.

후추는 맵고 향기로운 특이한 풍미가 있어서 조미료와 향신료·구풍제(驅風劑)·건위제 등으로 널리 사용되고 있다.

유럽 사람들은 예나 지금이나 식생활의 주체는 육식으로 되어 있다. 그런데 옛날에는 냉장 시설이 없었으므로 고기를 보존하는 일은 아주 어려운 일이었다.

특히 사냥을 할 수 없는 겨울철에는 고기를 소금에 절여서 먹어야만 했다. 그러나 추운 겨울이라도 2~3개월이나 부패에 견디게 하는 일은 불가능했다. 그래서 후추와 같은 향신료를 듬뿍 쳐서 고약한 냄새를 지우고 새 향을 내지 않으면 먹기가 어려웠을 것이다.

향신료에는 방부 효과까지 있어 그 시대에는 필수적인 것이었다. 이러한 중요한 작용을 하는 향신료가 대부분 열대 지방의 산물이어서 유럽에서는 귀중품으로 대접을 받았다.

향신료를 구하려는 절실한 염원이 신대륙을 발견케 하였고, 식민지 개발에 박차를 가하게 되었다.

후추의 원산지가 어디인지 15세기경까지 비밀로 붙여졌다. 그래서 그것을 구하려면 아랍인의 손을 거치지 않고는 할 수가 없었다. 그 공급량이 조절되었기 때문에 그 값은 엄청나서 금값과 맞먹었던 것이다.

후추에는 검은 후추와 흰 후추가 있다. 검은 후추는 덜 익은 열매를 뜨거운 물에 담근 후 말린 것이고, 흰 후추는 다 익은 후추 열매를 발효시키면서 과피(果皮)를 제거해서 건조한 것이다.

검은 후추는 흰 후추보다 녹말이 적고 지질·회분·휘발성유가 많으며 향기가 더 세다. 함유 질소의 80~85%는 단백태 질소이고 나머지가 매운 성분의 질소로 그 주성분은 차비신이다.

흰 후추의 고급품은 성숙한 열매를 자루에 넣고 소금물 석회수 또는 흐르는 물속에 7~10일간 담근 후 마찰해서 과피를 제거한 건조품이다.

후추는 보통 1~3%의 휘발성유를 함유하며 특유한 향기를 갖는데, 휘발성유의 성분은 피넨페란드렌·피페로날 등이 주성분이고, 매운맛은 피페린·차비신·피페리딘 등이다.

향미 성분은 겉껍질에 많이 있기 때문에 겉껍질이 붙은 채로 가공한 검은 후추가 더 맵고 향미가 강하다. 고기나 생선에 후추를 알맞게 사용하면 비린내가 가셔서 좋다. 고깃국이나 만두에 후춧가루를 치면 그 맛이 한결 좋아지는 것을 우리는 잘 알고 있다.

후추는 향신료뿐 아니라 방부 효과도 아울러 가지고 있기 때문에 햄과 소시지 등 가공품에는 0.2~0.5%가 꼭 쓰이고 있다.

상쾌한 향미는 식욕을 증진시키는 것이 사실이나 지나치게 먹게 되면 위 점막을 자극해서 충혈이나 염증을 일으키므로 조심해야 한다.

제아무리 맵고 향미를 갖는 후추도 가루를 내야만 그 맛이 나는 것이다. 그렇기 때문에 한꺼번에 많은 후추를 사다 놓고 쓰는 것은 좋지 않다. 가장 좋은 것은 후추 알을 그때그때 갈아서 쓰는 것이다.

후추는 소화액의 분비를 촉진하는 향신료로서의 역할뿐 아니라 비타민 C의 산화도 방지하는 작용이 있다.

'후추를 통째로 삼킨다'는 말이 있는데 이는 무슨 일의 기미나 내막도 모르고 덤비는 것의 비유로 쓰인다.

□ 단백질 12.4g 지질 7.1g 탄수화물 63.6g 회분 5.5g 칼슘 141mg 인 332mg 철 10.6mg 비타민 B_1 0.20mg 비타민 B_2 0.25mg.

谷泉 유태종 박사

서울대학교 농과대학 농화학과 졸업
고려대학교 식품공학과 교수 역임
독일 마인츠 대학교 교환교수 역임
보건사회부 식품위생 심의위원
국방부 정책자문위원
농림부 전통가공식품 심의위원
한국산업규격 식품부회 위원장
식생활개선국민운동본부 부회장
건양대학교 식문화연구소 소장
곡천건강장수연구소 소장

주요 저서
『100세 청년』『아이들 두뇌는 식탁이 결정한다』
『성인병과 식생활』『세계의 장수촌』『인생에 정년은 없다』
『음식족보』『술, 악마의 유혹인가 성자의 눈물인가』
『음식궁합 1』『음식궁합 2』『수험생 밥상을 다시 차리자』
『유태종 박사의 건강 장수법』 등이 있다.

첫 1쇄 펴낸 날 1999년 8월 30일
첫 24쇄 펴낸 날 2023년 1월 20일
지은이 | 유태종
펴낸이 | 양동현
펴낸곳 | 아카데미북
등록 | 제13-493호
주소 | 서울시 성북구 동소문로13가길 27 아카데미하우스 201호
대표전화 | 02) 927-2345
팩시밀리 | 02) 927-3199
본문그림 | 이경남

잘못 만들어진 책은 구입하신 서점에서 바꾸어 드립니다.
ISBN 89-87567-45-1 13570